FORSCHUNGSBERICHTE DES WIRTSCHAFTS- UND VERKEHRSMINISTERIUMS NORDRHEIN-WESTFALEN

Herausgegeben von Staatssekretär Prof. Dr. h. c. Dr. E. h. Leo Brandt

Nr. 394

Privatdozent Dr. med. Wilhelm Koch

Oberarzt der
Orthopädischen Universitätsklinik und Poliklinik
(Hüfferstiftung) Münster (Westf.)
Direktor: Prof. Dr. med. O. Hepp

Die Ablagerung radioaktiver Substanzen im Knochen

Als Manuskript gedruckt

SPRINGER FACHMEDIEN WIESBADEN GMBH
1958

ISBN 978-3-663-03398-1   ISBN 978-3-663-04587-8 (eBook)
DOI 10.1007/978-3-663-04587-8

Forschungsberichte des Wirtschafts- und Verkehrsministeriums Nordrhein-Westfalen

Gliederung

A. Prinzipien radiologischen Denkens und Arbeitens . . . . S. 7

  I. Die radioaktiven Strahlenarten . . . . S. 10

   1. Alpha-Strahlen . . . . S. 10

   2. Beta-Strahlen . . . . S. 11

   3. Gamma-Strahlen . . . . S. 12

   4. Gamma-Absorption . . . . S. 12

  II. Die biologische Strahlenwirkung . . . . S. 13

  III. Der Nachweis radioaktiver Substanzen . . . . S. 15

   1. Die Meßmethode mit dem GEIGER-MÜLLER-Gerät . . . . . . S. 15

    a) Die Trockenveraschung der Gewebsproben . . . . S. 18

    b) Die Flüssigveraschung der Gewebsproben . . . . S. 19

    c) In vivo-Messungen . . . . S. 21

   2. Die Autoradiographie zum Nachweis radioaktiver Substanzen im Gewebe . . . . S. 21

    a) Die autoradiographische Technik . . . . S. 24

    b) Stripping-Film-Methode . . . . S. 26

  IV. Dosierungsfragen und Toleranzdosen . . . . S. 28

  V. Strahlenschäden . . . . S. 32

   1. Die akuten und subakuten Strahlenschädigungen . . . . S. 33

   2. Spätschäden und Spätschädigungen . . . . S. 35

   3. Strahlenschäden der Keimdrüsen und des Erbgutes . . . S. 39

  VI. Der Strahlenschutz und seine Durchführung . . . . S. 41

B. Die Anwendung radioaktiver Isotope in der medizinischen Forschung . . . . S. 44

  I. Indikator- und strahlenbiologische Untersuchungen des Knochengewebes mit natürlichen radioaktiven Isotopen . S. 46

   1. Uran-Radium-Reihe . . . . S. 46

   2. Thorium-Reihe . . . . S. 48

   3. Thorium X-Reihe . . . . S. 51

   4. GEIGER-MÜLLER-Messungen über die abweichende ThX- und ThB-Verteilung im menschlichen Organismus und beim Kaninchen . . . . S. 61

5. Die Ausscheidung von Thorium X und seinem Nachfolgeprodukt Thorium B beim Menschen nach parenteraler und oraler Anwendung . . . . S. 68
6. Was ist von in vivo Messungen am Menschen bei der ThX-Anwendung zu halten . . . . S. 71
7. Autoradiographische Untersuchungen über die Organverteilung von ThX und ThB beim Kaninchen . . . . S. 72
8. Autoradiographische Untersuchungen über die ThX-Verteilung im Knochengewebe . . . . S. 76
   a) Die ThX-Ablagerung in der Wachstumsfuge . . . . S. 76
   b) Die ThX-Ablagerung im frischen Frakturkallus . . . . S. 79
   c) Die ThX-Ablagerung in pathologischen Gewebsverkalkungen . . . . S. 80
9. Physiologische Knochenstudien mit Thorium X beim Kaninchen . . . . S. 82
   a) Radiographische Untersuchung der Knochenbruchheilung . S. 82
   b) Radiographische Untersuchungen über die Autotransplantation des periostgedeckten und periostfreien Tibiaspan . . . . S. 84
10. Die biologische Wirkung und der Einfluß der Alpha-Strahlung auf die enchondrale und endesmale Ossifikation . . . . S. 88
    a) Die Störung des Fugenwachstums durch Thorium X . . . . S. 88
    b) Verzögerter Fugenschluß beim Kaninchen nach der Thorium X-Behandlung . . . . S. 96
    c) Der Einfluß von Vitamin D auf das durch Thorium X gestörte Fugenwachstum beim Kaninchen . . . . S. 100
11. Andere mit einer Fugenwachstumsstörung einhergehende Krankheitsbilder im Vergleich zu den durch Thorium X bedingten Fugenveränderungen . . . . S. 103
    a) Rachitis . . . . S. 103
    b) Kongenitale Knochensyphilis . . . . S. 104
12. Exogen toxische Osteopathien . . . . S. 106
    a) Blei . . . . S. 107
    b) Phosphor . . . . S. 108

13. Der Einfluß der Alpha-Strahlung auf die Knochenbruch-
    heilung des Kaninchens bei der Thorium X-Behandlung . S. 110
   a) Der hormonelle Einfluß auf die experimentelle Fraktur-
      heilung im Vergleich zu Thorium X . . . . S. 114
14. Die Alpha-Strahlung verhindert die endesmale, hetero-
    tope Knochenbildung im Nierenbecken des mit Thorium X
    behandelten Kaninchens . . . . S. 115
15. Zusammenfassung der experimentellen Thorium X-Studien S. 116

II. Indikatoruntersuchungen des Knochengewebes mit künst-
    lichen radioaktiven Isotopen und der Einfluß der Beta-
    und Gamma-Strahlung auf die Ossifikationsvorgänge . . S. 118
   1. Der Einfluß der Beta-Strahlung auf die enchondrale
      und endesmale Ossifikation bei der innerlichen Anwen-
      dung künstlicher Radioisotope . . . . S. 119
      a) Radiophosphor, P^{32} . . . . S. 119
         1) Die Verteilung von P^{32} im wachsenden Knochen . . . . S. 120
         2) Der Einfluß von P^{32} (Beta-Strahler) auf das Fugen-
            wachstum . . . . S. 121
         3) Der Einfluß von P^{32} auf die Knochenbruchheilung und
            die endesmale Knochenbildung in der Niere . . . . . S. 123
      b) Radiostrontium, Sr^{89} . . . . S. 125
   2. Der Einfluß der Gamma-Strahlung auf die enchondrale
      Ossifikation bei der innerlichen Anwendung von Radio-
      gold, Au^{198} . . . . S. 129
      a) Der Einfluß harter Röntgenstrahlen auf die Ossifi-
         kation . . . . S. 138

C. Die innerliche Anwendung von radioaktiven Isotopen in
   der Klinik und ihre Bedeutung für die Orthopädie . . . S. 139
   I. Die Ergebnisse einer fünfjährigen intravenösen Thorium
      X-Behandlung der Spondylarthritis ankylopoetica . . . S. 140
   II. Die Behandlung der Myositis ossificans progressiva mit
       Thorium X . . . . S. 164

D. Literaturverzeichnis . . . . S. 170

E. Anhang: Abbildungen

A. Prinzipien radiologischen Denkens und Arbeitens

Jegliche Art der Anwendung radioaktiver Substanzen in der Medizin setzt ein gründliches Vertrautsein mit den wichtigsten radiologischen Fragen voraus. Hierbei läßt es sich nicht vermeiden, auch auf kernphysikalische Probleme einzugehen. Sie erklären letzten Endes die biologische Bedeutung der radioaktiven Strahlung.

Unsere Kenntnisse über den Atomaufbau sind eng mit der Entdeckung der Radioaktivität[1] durch BECQUEREL im Jahre 1896, ein Jahr nach der Entdeckung der Röntgenstrahlen, verbunden. BECQUEREL gelang die wichtige Feststellung, daß Uranverbindungen, U^{92}, in der Lage sind, durch die Kassette hindurch eine Fotoplatte zu belichten, wie man es bis dahin nur von der Lichtstrahlung kannte. Zwei Jahre später fand CURIE das Radium, Ra^{88}, und das Polonium, Po^{84}. Um die Jahrhundertwende entdeckte E.C. SCHMIDT das Thorium und 1902 gelang RUTHERFORD und SODDY die Darstellung von Thorium X. Nach ZIMEN sind heute 51 natürliche radioaktive Atomarten bekannt, die 18 verschiedenen Elementen von Thallium, T^{81}, bis zum Uran, U^{92}, angehören. SODDY u.a. fiel bei der Erforschung natürlicher radioaktiver Substanzen auf, daß ein und dasselbe Element aus den verschiedensten Atomarten zusammengesetzt sein kann, ohne daß sich dadurch die chemischen Eigenschaften des Elementes ändern. Sie führten hierfür den Begriff der Isotopie ein.

Zum besseren Verständnis sei hier ganz kurz der Aufbau eines Atoms geschildert (Abb. 1). Der Atomkern wird von dem positiven Proton und dem elektrisch neutralen Neutron gebildet. Beide sind gleich schwer und bestimmen das Atomgewicht. Die positive Kernladung wird durch die gleiche Zahl von negativ geladenen Elektronen, die in den Atomhüllen liegen, kompensiert. Die Zahl der positiv geladenen Protonen ist ausschlaggebend für die Ordnungszahl Z, welche die 92 stabile Elemente im periodischen System besitzen. So hat beispielsweise das einfachste Atom, das Wasserstoffatom, ein Proton, das durch ein Hüllenelektron abgesättigt wird,

---

1. Unter Radioaktivität versteht man einen Vorgang, bei dem instabile Atomkerne spontan Energie in Form einer Korpuskulären- oder Wellen-Strahlung abgeben, um dabei sofort oder stufenweise in stabile Atomkerne überzugehen

und damit die Masse 1. Ein Heliumatom setzt sich aus zwei Protonen und zwei Neutronen zusammen und besitzt neben der Ordnungszahl 2 die Masse 4, was in der folgenden Schreibweise zum Ausdruck kommt: ^4_2He. Durch eine Zunahme der Neutronen ändert sich wohl das Atomgewicht aber nicht die Kernladung und damit auch nicht die Ordnungszahl Z. Dies bedeutet aber, daß die Atomart auf dem gleichen Platz im periodischen System steht wie das Element, von welchem sie ein Isotop darstellt (isos = gleich, topos = Platz).

Von den bekannten Elementen sind 23 Reinelemente, wie z.B. das Natrium, das Aluminium, der Phosphor, das Jod und das Gold. Alle übrigen haben bis zu zehn stabile Isotope, die ihre Eigenschaften ohne äußere Beeinflussung nicht ändern, d.h. bei Bildung einer chemischen Verbindung reagieren nur die Elektronen der Atomhüllen. Außer den bekannten 274 stabilen Atomarten gibt es aber auch in der Natur instabile Isotope, die unter Aussendung von Strahlen entweder in weitere instabile oder sofort in stabile Atomarten mit anderen Eigenschaften übergehen. Sie bilden drei größere Gruppen, die sogenannten natürlichen radioaktiven Familien. Einer der bekanntesten Vertreter der natürlichen radioaktiven Isotope ist das Radium.

1919 beschreibt RUTHERFORD die erste stabile Kernumwandlung: Trifft ein energiereicher Alpha-Strahl eines Radiumpräparates auf einen Stickstoffkern, so entsteht ein Sauerstoffkern unter Abgabe eines Protons nach der folgenden Reaktionsgleichung:

$$^{14}_7N + ^4_2He \longrightarrow ^{17}_8O + ^1_1H$$

Durch den Alpha-Strahlenbeschuß wird eine stabile Atomart in eine neue Atomart unter Freiwerden eines Teilchens oder Quants übergeführt.

Die erste instabile Kernumwandlung, bei welcher der entstehende Atomkern nicht stabil ist, gelang 1934 dem französischen Forscherehepaar JOLIOT-CURIE. Beim Beschießen von Bor mit Alpha-Teilchen entsteht ein instabiles Stickstoffisotop und ein Neutron nach der Reaktionsgleichung

$$^{10}_5B + ^4_2He \longrightarrow ^{13}_7N + ^1_0N$$

Dieser neu entstandene Stickstoff ist nicht mehr stabil und geht unter Abgabe von Strahlung in den stabilen Kohlenstoff, C^{13}, über. Er ist das erste künstliche radioaktive Isotop. Im gleichen Jahr 1934 wendet FERMI die durch einen Kernprozess gewonnenen Neutronen zur Herstellung von radioaktiven Isotopen an.

Aber erst nach Entdeckung der Kernspaltung durch HAHN und STRASSMANN (1938) konnte in Amerika der Atombrenner "pile" entwickelt werden, was zu einer genügenden und auch wirtschaftlichen Herstellung der heute mit über 700 angegebenen künstlichen radioaktiven Isotopen führte. Bei der von HAHN und STRASSMANN durch langsame Neutronen erzielten Uran ($^{235}_{92}U$)-Kernspaltung werden durchschnittlich zwei Neutronen frei. Sie rufen bei genügender Verlangsamung und ausreichend vorhandenem U^{235} neue Kernspaltungen hervor, wodurch weitere Neutronen abgegeben werden. Diese Kettenreaktion von Atomkernen läuft im Uranmeiler im Gegensatz zur Atombombe unter Kontrolle ab.

Ferner lassen sich geladene Teilchen, Protonen und Deuteronen, in Hochspannungsanlagen kinetisch beschleunigen, wie es z.B. in der Beschleunigungskammer eines Zyklotrons der Fall ist, um sie dann als Geschoßteilchen zum Beschießen stabiler Atomarten zu verwenden. Jedoch von allen sogenannten Geschoßteilchen, Alpha-Teilchen ($^{4}_{2}$), Protonen ($^{1}_{1}p$), Deuteronen ($^{2}_{1}d$), sind die Neutronen ($^{1}_{0}n$) für die Herstellung von künstlichen radioaktiven Isotopen am wichtigsten, da sie am leichtesten in die schwersten geladenen Atomkerne eindringen, wie es bei der Uranspaltung der Fall ist.

Bei der Bestrahlung von Atomarten ist es wichtig, ob es sich um Reinelemente oder Isotopengemische handelt. Bei letzteren können durch die Kernreaktionen mehrere Atomarten und damit unerwünschte radioaktive Verunreinigungen auftreten.

Die wichtigsten Daten der künstlichen radioaktiven Isotopen, die z.Zt. aus Harwell in England zu beziehen sind, können den einschlägigen Tabellen mit der Preisangabe pro Bestrahlungseinheit entnommen werden.

So ist es besonders wichtig, vor jeder biologischen oder medizinischen Verwendung eines künstlichen Radioisotops seine Zerfallszeit, die sogenannte Halbwertszeit, die ausgesandte Strahlenart und ihre Energie zu kennen. Unter der Halbwertszeit, H.W., eines natürlichen oder künstlichen radioaktiven Isotops versteht man die Zeit, in der das Radioisotop die Hälfte seiner Strahlung abgegeben hat. Diese H.W. kann sich von

Bruchteilen von Sekunden bis zu Milliarden von Jahren ausdehnen und wird z.B. von KOHMAN für das Radium mit 1622 Jahren angegeben.

Was die radioaktive Strahlung angeht, so müssen grundsätzlich drei Strahlenarten unterschieden werden: Die Alpha-, Beta- und Gamma-Strahlen, von denen die beiden ersten korpuskuläre Strahlen sind und sich im Magnetfeld ablenken lassen. Die Gamma-Strahlen stellen eine elektromagnetische Strahlung von der Natur des Lichtes dar und haben eine kürzere Wellenlänge als die Röntgenstrahlen. Zur Beurteilung der biologischen Bedeutung dieser drei Strahlenarten müssen ihr unterschiedliches Verhalten beim Durchdringen von Materie und ihre speziellen Fähigkeiten im einzelnen näher besprochen werden.

I. Die radioaktiven Strahlenarten

1. Alpha-Strahlen

Die bei der Alpha-Umwandlung ausgesandten Alpha-Teilchen entsprechen im Aufbau dem Heliumion ^4_2He mit zwei Protonen und zwei Neutronen im Kern. Durch die Abgabe von Alpha-Teilchen beim Radiumzerfall, als reiner Alpha-Strahler, verringert sich die Ordnungszahl um zwei und die Massezahl um vier. Nach der folgenden Reaktionsgleichung

$$^{226}_{88}Ra \longrightarrow {}^{222}_{86}Rn + {}^4_2He$$

bildet sich aus Radium die gasförmige Radiumemanation, Rn, das sogenannte Radon. Diese Alpha-Umwandlung kommt bei relativ schweren Atomarten und nicht nur bei den 30 natürlichen Radioisotopen der drei natürlichen radioaktiven Familien, wie der Thorium-, Actinum- und Uran-Reihe vor, sondern auch bei etwa 70 künstlichen radioaktiven Isotopen, die zum Teil den Elementen der seltenen Erden angehören (zit.n.ZIMEN). Diese Feststellung ist deshalb besonders wichtig, da in medizinischen Publikationen über die Radioisotopen-Anwendung nicht selten das Auftreten von Alpha-Strahlen bei der sogenannten künstlichen Radioaktivität völlig negiert oder nicht erwähnt wird. Dies ist wohl darauf zurückzuführen, daß die künstlichen Alpha-Strahler nur wenig medizinisches Interesse haben.

Alpha-Absorption: Beim Durchtritt von energiereichen Alpha-Teilchen durch Luft oder Materie tritt eine sogenannte primäre Ionisation auf. Sie wird in der Wilsonkammer durch Ionisation der mit Wasserdampf gesättigten Luft sichtbar, daher auch Nebelkammer genannt, und führt zu einer eindrucksvollen Darstellung der Alpha-Bahnspuren, die sich etwa mit dem Bild eines Rasierpinsels vergleichen lassen. Unter dieser primären Ionisation versteht man die Bildung von Ionenpaaren. Die auf der Atomhülle auftreffenden Alpha-Teilchen schlagen ein Hüllenelektron heraus, das mit dem positiven Restatom ein Ionenpaar bildet. So erzeugt ein Alpha-Teilchen auf seiner Bahnspur von einigen Zentimetern in der Luft 10^5 Ionenpaare. Die Ionisationsdichte nimmt durch die verstärkte Bremswirkung gegen Ende der Bahn noch zu, und das Alpha-Teilchen liegt schließlich als gewöhnliches Heliumatom vor.

Außer dieser recht beachtlichen ionisierenden Wirkung, die von RAJEWSKY für die biologische Gewebswirkung mit einem überspringenden elektrischen Funken verglichen wird, zeichnen sich die Alpha-Strahlen durch ihre gleiche Reichweite bei einem geradlinigen Bahnverlauf aus. Beides erklärt sich durch die gleiche Energie[2] aller Alpha-Teilchen, mit der sie den Atomkern des Radioelements verlassen. So wird für den energiereichen natürlichen Alpha-Strahler Thorium C (Po^{212}) mit der Energie: E = 8,78 MeV, die Reichweite in Luft mit 8,9 cm und in Aluminium mit 55 μ angegeben, was annähernd der Reichweite im Gewebe entspricht. Dies bedeutet aber für die Praxis, daß die Alpha-Strahlen durch ein Stück Papier abgeschirmt werden. Ein besonderer Strahlenschutz erübrigt sich also bei einer äußeren Exposition Alpha-Strahlen gegenüber. Die Alpha-Strahlen der natürlichen Radioisotope dienen der Erzeugung von Neutronenquellen, die bei den erwähnten Kernreaktionen eine wesentliche Rolle spielen.

2. Beta-Strahlen

Bei der Beta-Umwandlung des Atomkerns wird entweder ein negatives Elektron, das Negatron, was eine Erhöhung der Ordnungszahl Z um 1 zur Folge hat, oder ein positives Elektron, das Positron, ausgesandt. Bei letzterem verringert sich die Ordnungszahl um 1, während bei beiden die Massezahl

---

2. Die Energie (E) der radioaktiven Strahlen wird einheitlich in Elektronenvolt ausgedrückt, wobei 1 Elektronenvolt der Energie entspricht, die ein Elektron beim Durchlaufen seiner Potentialdifferenz von 1 Volt erhält (MeV = Millionenelektronenvolt)

gleich bleibt. Nur 22 Atomarten der natürlichen Radioisotopen sind Negatronstrahler, während es bei den künstlichen Radioisotopen etwa 400 Negatron- und Positronstrahler gibt. Bei der Beta-Strahlung ist besonders die kontinuierliche Energieverteilung der emittierten Elektronen, die zwischen 1/100 und 10 MeV schwankt, zu erwähnen. Dies führt in der Reichweite der Beta-Strahlen des gleichen Radioisotops zu erheblichen Differenzen untereinander und ist für das Gewebe mit einigen Millimetern anzugeben.

Recht beachtlich ist das herabgesetzte Ionisationsvermögen der Teilchen, das für ein Beta-Partikel von 1 MeV Energie nur 90 Ionenpaare in der Luft gegenüber 60 000 Ionenpaare für ein Alpha-Teilchen ausmacht und das Auftreten einer sogenannten Bremsstrahlung beim Durchdringen von Materie. Auch die energiereichsten Beta-Strahler lassen sich wirksam durch Glas oder Aluminiumfolien bzw. Zinnfolien von einigen Millimetern abschirmen. Bei den Metallfolien ist allerdings die erzeugte Bremsstrahlung nicht ganz zu vernachlässigen.

3. Gamma-Strahlung

Sie tritt grundsätzlich nur in Verbindung mit einer Alpha- bzw. Beta-Umwandlung des Atomkerns auf. Der Kern befindet sich nach der Abgabe von Alpha- bzw. Beta-Teilchen in einem unbeständigen und angeregten Zustand. Durch möglichst rasche Abgabe dieser Anregungsenergie in Form von Quanten, denn diese Energie reicht zum Freimachen von Alpha-Teilchen nicht aus, geht der Kern in einen stabileren Grundzustand über. Der Abstand zwischen den Energiestufen des Kerns und der abgegebenen Energie ist recht groß, so daß die Gamma-Strahlung relativ hart ist. d.h. sie hat eine kurze Wellenlänge.

4. Gamma-Absorption

Beim Durchdringen der Materie durch Gamma-Strahlen tritt nur eine schwache Absorption auf und die Gamma-Strahlen sind von allen drei Strahlenarten am durchdringensten. Die Gamma-Strahlen bewirken eine indirekte Ionisierung, indem sie bei dem sogenannten "Fotoeffekt" durch das Auftreffen des Gamma-Quants, Photons, auf die Elektronenhülle ein Elektron mit der gleichen Energie herausstoßen und dadurch sekundär zu einer korpuskulären Strahlung führen. Außer dem Fotoeffekt sei bei dem Einstrahlen von Gamma-Quanten in die Materie noch der Compton-Effekt und die Paarbildung erwähnt. Mit steigender Absorberdicke verringert sich bei der Gamma-Strahlung im Gegensatz zur Alpha- und Beta-Strahlung die Anzahl der primären Gamma-Quanten. So ist mit einer wirksamen Schwächung der Gamma-Strahlung erst durch eine Bleidicke von einigen Zentimetern zu rechnen, was für den Strahlenschutz von größter Wichtigkeit ist, zumal die Reichweite der Gamma-Strahlung im Gewebe mehrere Zentimeter ausmacht.

II. Die biologische Strahlenwirkung

Die biologische Strahlenwirkung steht, nach dem was über die drei radioaktiven Strahlenarten gesagt wurde, mit den folgenden Strahleneigenschaften in einem engen Zusammenhang:

1) Hängt sie im wesentlichen von der Strahlenart und der damit verbundenen Ionisation ab, die nach SCHAEFER (2) für die Alpha-Strahlen 100 mal größer als die der Beta-Strahlen und 10 000 mal größer als die der Gamma-Strahlen ist.

2) Sind Strahlenenergie und wiederum die Strahlenart ausschlaggebend für das Durchdringungsvermögen der Strahlen in der Materie, und es werden von RAJEWSKY (5) folgende Reichweiten im Gewebe angegeben: Für Alpha-Strahlen bis 55μ, für Beta-Strahlen 8 mm und für Gamma-Strahlen einige Zentimeter.

Diese wichtigen Fähigkeiten der radioaktiven Strahlen führen im biologischen Gewebe durch direkte und indirekte Wirkungsmechanismen zu cytolytischen Veränderungen. Die äußerliche oder innerliche Anwendung der Strahlen ist hierbei nicht ausschlaggebend.

Die Zelluntergänge im bestrahlten Gewebe sind durch verschiedene Kernformen charakterisiert. Der Kernschrumpfung, Pyknose, und der Kernabsprengungen, Rexis, folgt schließlich der völlige Kernzerfall, Lysis, der dann zum Zelltod, Nekrobiose, führt. Solche Kernstadien hat LAMERTON besonders schön im Tumorgewebe des mit 300 r bestrahlten "Walker"-Karzinoms 256 bei Ratten gesehen. In der Anaphase der Kernteilung tritt zwischen den beiden Chromosomensätzen eine sogenannte Brückenbildung, "bridge", auf, der dann eine komplette Auflösung folgt.

Nach LANGENDORFF u.a. spielen für diese Zellveränderungen zwei Strahlenwirkungen, die beide auf dem Ionisationseffekt beruhen, eine wichtige Rolle:

1. Für die direkte Zellwirkung sind treffertheoretische Gesichtspunkte und vor allen Dingen physikalische Vorgänge der Energie-Absorption ausschlaggebend.

2. Die indirekte Wirkung besteht durch die Bildung von Spaltprodukten, den Folgeprodukten von Kernreaktionen, z.B. des intrazellulären Wassers, in einer Störung der übrigen Zellfunktionen des Stoffwechsels, wie Fermentsystem, Osmose und Zell-Permeabilität.

Die direkte Zellwirkung erklärt das Auftreten von pathologischen Chromosomen. Die strahlenbedingten Veränderungen ihrer Seitenketten, den Genen, führen zu Gen-Mutationen in der Geschlechtsfolge. Durch MÜLLER, 1927, HARTWIG und RUSSEL, 1950, wurde tierexperimentell bei der Taufliege und an weißen Mäusen solche strahlenbedingte Gen-Mutationen sichergestellt. Dies hat zu gewissen Folgerungen für die Anwendung von Strahlern in der Medizin geführt, wie wir es bei der Besprechung der Strahlenschäden noch sehen werden.

Was nun die indirekte Zellwirkung der radioaktiven Strahlen, also den rein funktionellen Teil des biologischen Substrats, angeht, so darf man annehmen, daß nur eine vorübergehende Schädigung der funktionellen Zelltätigkeit eintritt, die durchaus wieder reversibel sein kann. Dies geht aus den Stoffwechseluntersuchungen von SCOTT u.a. hervor. Sie dürfen aber keinesfalls völlig bagatellisiert werden, da sie unter gewissen Voraussetzungen zu einer malignen Zellentartung führen können.

Sehr wesentlich für all diese Betrachtungen sind meines Erachtens noch die Feststellungen, daß jugendliche Zellen strahlenempfindlicher sind und die Gewebsarten untereinander eine verschiedene Strahlensensibilität besitzen. Auf ihnen beruhen nicht nur die Voraussetzungen für die Strahlentherapie und die Anwendung von Strahlen für medizinische Zwecke überhaupt, sondern auch das Auftreten von sogenannten Strahlenschäden. Wie bei jedem anderen Medikament liegen auch bei den Radioisotopen gewünschte therapeutische Effekte und toxische krankhafte Erscheinungen mehr oder weniger eng zusammen und überschneiden sich teilweise sogar. Ausschlaggebend für eine richtig gewählte Dosierung muß deshalb der

Forschungsberichte des Wirtschafts- und Verkehrsministeriums Nordrhein-Westfalen

Nachweis und die Messung der radioaktiven Strahlung im Organgewebe selbst sein. Nur so ist eine verantwortungsbewußte Anwendung strahlender Substanzen in der Medizin möglich geworden.

III. Der Nachweis radioaktiver Substanzen

Die äußerst empfindlichen und genauen Methoden, welche dem Nachweis und der Messung der radioaktiven Strahlung dienen, haben in den vergangenen 20 Jahren zu einer geradezu überwältigenden Anwendung von Radioisotopen in der Medizin, den naturwissenschaftlichen Disziplinen und in der Technik geführt. Der Strahlungsnachweis beruht einerseits auf dem geschilderten Ionisationsvermögen der drei radioaktiven Strahlenarten und andererseits auf der alleinigen Fähigkeit von Alpha- und Beta-Strahlen, die Fotoplatte zu schwärzen.

1. Die Meßmethode mit dem GEIGER-MÜLLER-Gerät

Zunächst wollen wir die Meßmöglichkeiten studieren, die sich aus der Ionisationsfähigkeit jeder Strahlung für uns ergibt. Sowohl durch die korpuskulären Alpha- und Beta-Strahlen als auch durch die elektromagnetische Gamma- und Röntgen-Strahlung werden die Gase ionisiert, d.h. es kommt zur Abspaltung von Elektronen aus der Atomhülle, und die Gase werden leitfähig. Von GEIGER (1913) und MÜLLER (1928) wurde das sogenannte Zählrohr, eine Gasentladungsröhre entwickelt. Es zeichnet sich durch einen verblüffend einfachen Aufbau aus. Besteht es doch im Prinzip aus einer Kammer mit zwei Elektroden und einem Luftraum. Die hohe Empfindlichkeit des Zählrohrs gestattet sogar den Nachweis eines Elektrons, dem kleinsten Baustein der Materie.

Legt man an das Zählrohr, das aus einer Kathode von Zylinderform und einer axialen Drahtanode besteht, eine Spannung, so fängt bei einer bestimmten Spannungshöhe, der sogenannten Einsatzspannung, die für jedes Zählrohr spezifisch ist, dasselbe an zu arbeiten. Die durch die einfallenden Strahlen ausgelöste Ionisation führt zu einem Ionenstoß und damit zum Auftreten eines registrierbaren Spannungsimpulses in völliger Unabhängigkeit von der zu messenden Strahlenart.

Im allgemeinen liegt diese Einsatzspannung der im Handel befindlichen Zählrohre zwischen 800 und 1250 Volt. Sie stellt den Beginn des Geigerbereiches dar, das sogenannte Zählrohrplateau, in welchem bei einer

Forschungsberichte des Wirtschafts- und Verkehrsministeriums Nordrhein-Westfalen

Erhöhung der Einsatzspannung um 100 Volt die auftretende Impulszahl pro Minute prozentual nicht weiter zunimmt. Man versteht ganz allgemein hierunter die Zählrohrcharakteristik. Mißt man mit einem gebrauchten Zählrohr im Geigerbereich eine Impulszahlsteigerung um mehr als 20 %, so ist das Zählrohr unbrauchbar.

Vorteilhafterweise überzeugt man sich deshalb zu Beginn einer längeren Meßreihe durch Verwendung eines langlebigen Standardpräparates, meistens ein Radium- oder Uransalz-Präparat, von der Funktionstüchtigkeit des Zählrohrs, um von vornherein eine Ungenauigkeit der Meßresultate durch eine solche Fehlerquelle auszuschließen.

Es ist verständlich, daß das Zählrohr während des Auftretens einer Stoßionisation für neueintretende Alpha- oder Beta-Teilchen unempfindlich ist und erst wieder ein Teilchen registrieren kann, wenn der von der vorhergehenden Stoßionisation erzeugte Stromdurchgang im Zählrohr gelöscht ist, und der axiale Zähldraht wieder sein anfängliches Ruhepotential besitzt. Diese an und für sich schon recht kurze Zeitspanne beträgt nach H. FASSBENDER (1) 10^{-2} Sekunden.

Durch die Anwesenheit von organischen Dämpfen, z.B. Alkoholdampf, in dem mit einem Edelgas (Argon) gefüllten Zählrohr läßt sich nach den Angaben von TROST diese Zeitspanne auf 10^{-5} Sekunden herabdrücken. Man spricht dann von einem selbstlöschenden Zählrohr, wie sie heute üblicherweise von der Industrie geliefert werden. Das gleiche kann man durch das Einschalten eines sogenannten Löschkreises zwischen Zählrohr und Strahlungsmeßgerät erreichen. Mit einem selbstlöschenden Zählrohr können insgesamt bis zu 10^9 Impulse gemessen werden, ehe es verbraucht ist und sich die Zählrohrcharakteristik ändert.

Die kosmische Ultrastrahlung und die äußerst geringfügige Verunreinigung jeglicher Materie mit radioaktiven Substanzen, die auch u.a. in dem um das Zählrohr aufgestellten Bleimantel der Bleikammer vorhanden ist, führt bei eingeschaltetem Geigergerät und der eingestellten Arbeitsspannung des Zählrohrs zum Auftreten von Meßimpulsen, ohne daß sich ein radioaktives Präparat in der Bleikammer befindet. Dieser sogenannte Nulleffekt, gewöhnlich mit einer Impulsfolge von 30 bis 50 Impulsen pro Minute, wird bei Benutzung der Bleikammer auf die Hälfte herabgedrückt und muß zu Beginn und nach Beendigung der Messung eines radioaktiven Präparates bestimmt und von der Impulszahl der radioaktiven Meßprobe abgezogen werden.

Aus Gründen der Meßgenauigkeit ist es wünschenswert, daß vor jeder Messung eines Präparates die Arbeitsspannung des Zählrohrs, die 100 Volt über der Einsatzspannung liegt, neu eingestellt wird. Bei längerer Inbetriebnahme der Strahlungsmeßgeräte ändert sich die Spannungshöhe des Zählrohrs durch einen Spannungsanstieg.

Entsprechend den unterschiedlichen Meßmethoden hat die Industrie verschiedene Zählrohrtypen, z.B. das Glockenzählrohr und das Flüssigkeitszählrohr entwickelt. Für die eigenen Versuche wurden die Glockenzählrohre F.H.Z. 11 und F.H.Z. 12 der Firma Frieseke und Hoepfner mit der zugehörigen Bleikammer benutzt.

Im Gegensatz zum GEIGER-MÜLLER-Zählrohr ist der Bau eines Strahlungsmeßgerätes äußerst kompliziert. Von einem Netzanschlußteil wird sowohl die Hochspannung für die Zählrohre als auch die Spannung für die eigenen Röhren des Gerätes erzeugt.

Ein weiterer wichtiger Teil ist der Unterbrecher, der dafür sorgt, daß nicht jeder im Zählrohr erzeugte Impuls zu dem mechanischen Zählwerk gelangt. So wird nur jeder zweite und achte Impuls vom Zählwerk registriert, denn das mechanische Zählwerk kann nur eine bestimmte, verhältnismäßig geringe Impulszahl in der Minute verarbeiten. Außerdem sorgt der Unterbrecher für eine zeitlich gleichmäßige Verteilung der im Zählrohr unregelmäßig auftretenden Impulse.

Die aus einem radioaktiven Stoff austretenden Teilchen haben eine statistische Folge, d.h. es können zwei oder sogar mehrere Impulse dicht aufeinanderfolgen, so daß sie wegen des zu geringen Auflösungsvermögens des Gerätes bzw. bereits des Zählrohres nicht mehr voneinander getrennt und einzeln registriert werden können. Dieser statistische Fehler macht es verständlich, daß bei mehrmaliger hintereinander durchgeführter Messung ein und desselben radioaktiven Präparates Differenzen in den abgelesenen Impulszahlen auftreten. Er ist bei jeder absoluten Messung zu berücksichtigen.

Für die eigenen Messungen findet das von der Firma Frieseke und Hoepfner speziell für medizinische Zwecke entwickelte Strahlungsmeßgerät F.H. 41 A Verwendung. Es erlaubt die Messung einer Impulsfolge bis zu maximal 30000

Impulsen pro Minute. Richtet man sich bei der Benutzung dieses Gerätes nach den genau ausgearbeiteten Richtlinien, so sind im allgemeinen keine Meßschwierigkeiten zu befürchten.

Abschließend sei nochmals darauf hingewiesen, daß man mit den GEIGER-MÜLLER-Geräten grundsätzlich jede ionisierende Strahlenart messen kann, also auch die Röntgenstrahlen.

Bei den meisten biologischen und medizinischen Untersuchungen, die mit radioaktiven Isotopen durchgeführt werden, kommt es nicht darauf an, die absolute Aktivität, d.h. die Curie-Einheiten[3], für das zu untersuchende Präparat anzugeben. Es genügt vielmehr, wenn die gemessenen Aktivitäten der Gewebsproben untereinander und mit den Verdünnungsproben des verwendeten radioaktiven Isotops verglichen werden. Man beschränkt sich bewußt auf eine Relativmessung der radioaktiven Substanzen und vermeidet dadurch meßtechnische Schwierigkeiten, wie sie mit einer absoluten Messung verbunden sind.

Zur Herstellung der Meßproben von Gewebsstücken bedient man sich entweder der zeitraubenden Trockenveraschung oder der rascher durchzuführenden Flüssigveraschung.

a) Die Trockenveraschung der Gewebsproben

Bei den ersten eigenen Thorium X-Messungen werden die Meßproben folgendermaßen angefertigt [KOCH (6)]. Die Veraschung der Extremitäten erfolgt getrennt nach Epiphysen und Diaphysen im Muffelofen bei 750°C. Nach fünf Stunden werden die in ihrer Form erhaltenen Knochenstücke in einem Mörser zu einem feinen Pulver aufgearbeitet.

Die Organproben müssen dagegen 24 Stunden lang im Brutschrank bei 100°C langsam getrocknet werden. Bei höheren Temperaturen kommt es zu einer Aufblähung der Organe und bei einer raschen Temperatursteigerung tritt

---

3. Unter einer Curie versteht man die Menge jeder beliebigen radioaktiven Atomart, die ebensoviel Kernumwandlungen aufweist wie ein Gramm Radium. Eine Curie ist = $3{,}7 \times 10^{10}$ Zerfallsakte pro Sekunde. Es werden folgende übliche Abkürzungen gebraucht: Curie: C, Millicurie: 10^{-3}=mC, Mikrocurie: 10^{-6}=μC, Millimikrocurie: 10^{-9}=mμC

ein Verlust an radioaktiver Substanz durch die entweichenden Verbrennungsgase auf. Aus diesen Gründen ist der größte Wert auf ein langsames Trocknen der Organe zu legen. Die gut getrockneten Organstückchen lassen sich anschließend mit Feile und Mörser zu einem feinen Pulver bereiten.

Als Meßproben werden je 0,4 g Knochenasche und 0,4 g Organpulver in kleine Celluloiddosen von 23 mm Durchmesser, 6 mm Höhe und einer gleichmäßigen Wandstärke von 0,4 mm eingewogen und der Deckelschluß mit Paraffin abgedichtet. Zur Vermeidung jeglicher Verunreinigung der Bleikammer und des Zählrohres steckt man die Dosen in Cellophanbeutelchen und verschließt dieselben mit einem Cellophanklebestreifen. Die Messung der Proben erfolgt selbstverständlich unter gleichbleibenden Meßbedingungen.

b) Die Flüssigveraschung der Gewebsproben

Durch Oxydation des biologischen Materials in Lösung lassen sich viele Nachteile der Trockenveraschung vermeiden, wenn man von dem erheblichen Zeitaufwand bei der Trockenveraschung absieht.

Benutzt wird das Verfahren von CARIUS, das auf der Gewebsoxydation mit rauchender Salpetersäure beruht. Die Verwendung dieser relativ flüchtigen Säure hat den Vorteil, daß keine zusätzlichen Aschemengen auftreten und keine bei einer evtl. noch vorzunehmenden chemischen Trennung störenden Ionen zugefügt werden. Unter Erwärmung im Wasserbad löst man 0,4 g Organgewebe, was meist dem niedrigsten noch zu messenden Organgewicht entspricht, in 1,5 ccm rauchender Salpetersäure und füllt nach Abkühlen die Lösung auf 2 ccm Ampullen, die anschließend sofort zugeschmolzen werden.

Diese vom Verfasser erstmals angewandte Ampullenmethode besitzt gegenüber den sonst üblichen Meßmethoden von radioaktiven Substanzen in flüssiger Form gewisse Vorzüge, ohne daß die Genauigkeit der durchgeführten Vergleichsmessungen beeinträchtigt wird. Weder Meßküvetten noch das vom meßtechnischen Standpunkt sehr günstige Flüssigkeitszählrohr konnten bei den eigenen Untersuchungen benutzt werden. Die Verunreinigung der Glaswand des Flüssigkeitszählrohres durch die angewandten radioaktiven Substanzen ließ sich auch nach häufigem Spülen mit konzentrierter Salpeter- und Schwefelsäure nicht restlos beseitigen. Dadurch wäre eine erhebliche Ungenauigkeit aller nachfolgenden Messungen entstanden, ganz abgesehen von dem Zeit- und Materialaufwand, der den beiden anderen Methoden anhaftet. Macht doch gerade die Messung der natürlichen Radioisotopen, wie z.B. Thorium X, wegen der auftretenden Zerfallsprodukte, die Durchführung von Meßreihen notwendig. Die unverschlossenen Flüssigkeitsproben im Becherglas oder in Meßküvetten führen zum Verlust eines gasförmigen Nachfolgeproduktes, was die Einstellung des radioaktiven Gleichgewichtes der Muttersubstanz mit den Nachfolgeprodukten empfindlich stört. Außerdem wird durch diese gasförmigen radioaktiven Substanzen, wie z.B. Radon, und ihrer langlebigen Folgeprodukte die Zimmerluft verunreinigt und dadurch das Personal gefährdet. All diese Schwierigkeiten und Gefahren lassen sich mit der einfachen, weniger kostspieligen und auch weniger zeitraubenden Ampullenmethode vermeiden. Selbstverständlich sollen die Ampullen aus der gleichen Glassorte hergestellt sein und möglichst die gleiche Wandstärke besitzen.

Die Messung der Ampullen erfolgt unter den gleichen Meßbedingungen. Die Bleikammer mit dem Glockenzählrohr wird horizontal auf dem Tisch gelagert und nach Anbringen einer Ampullenarretierung am Präparatschieber die senkrecht stehende Ampulle im gleichen Abstand und zentral zum Zählrohrfenster eingebracht. Die Meßergebnisse unterscheiden sich nicht von denjenigen der Thorium X-Proben nach der Trockenveraschung.

Eine chemische Fällung der Radioelemente mit nachfolgender Filtration, der sogenannten Filtermethode, wie sie u.a. POPPE bei seinen Radiogolduntersuchungen benutzt, erübrigt sich nach den mit der Ampullenmethode gesammelten günstigen Erfahrungen. Von den zahlreichen Meßmethoden wird letzten Endes immer die am vorteilhaftesten sein, auf welche der Untersucher am besten eingearbeitet ist. Ist doch zu berücksichtigen, daß bei Vornahme ein und derselben Meßmethode im allgemeinen auch immer der gleiche meßtechnische Fehler gemacht wird.

So erhält man durchaus vergleichbare Meßergebnisse, die uns über die spezifische Aktivität der Organproben unterrichten, ohne daß nähere Angaben über die absolute Organaktivität möglich sind.

c) In vivo-Messungen beim Menschen

Die Messungen mit dem GEIGER-MÜLLER-Zählrohr beschränken sich nun keinesfalls auf Organ- und Gewebsproben, wie man sie operativ beim Menschen und tierexperimentell gewinnen kann. Sie lassen sich vielmehr auch am lebenden Individuum vornehmen, wenn hierfür die Voraussetzungen gegeben sind.

Es ist erforderlich, daß das nachzuweisende Radioisotop nach Möglichkeit ein Gamma-Strahler oder ein energiereicher Beta-Strahler ist. Letztere sind nur dann nachweisbar, wenn die radioaktive Substanz in oberflächlichen Gewebspartien abgelagert wird, und wenn man eine bestimmte Meßanordnung einhält. Es ist auch wünschenswert, daß das nachzuweisende Radioisotop selektiv in einem Organ bzw. Tumor abgelagert wird und sich die Aktivitätskonzentration deutlich von der Umgebungsstrahlung des übrigen Gewebes unterscheidet.

So werden z.B. durch Verwendung des Radiojods, J^{131}, bedeutende Fortschritte in der Diagnostik von Schilddrüsenerkrankungen erzielt. MULRY und DUDLEY konnten mit Radiogallium, Ga^{72}, osteoklastische Prozesse bei Knochenmetastasen und osteoblastische Prozesse eines Knochensarkoms nachweisen. Bei einem 60-jährigen Mann fanden sie auch eine vermehrte Ga^{72}-Einlagerung in den Knochenherden bei Morbus Paget. Auf die eigenen in vivo-Messungen, die an mit Thorium X behandelten Bechterew-Patienten erfolgten, wird an anderer Stelle ausführlich berichtet.

2. Die Autoradiographie zum Nachweis radioaktiver Substanzen im Gewebe

Von den drei radioaktiven Strahlenarten verursachen nur die korpuskulären Strahlen eine Belichtung der Silberkörner in der fotoempfindlichen Schicht einer Fotoplatte. Folglich sind auch nur die Alpha- und Beta-Strahlen, die bei fast allen in der Medizin gebräuchlichen Radioisotopen allein oder nebeneinander vorkommen, autoradiographisch nachzuweisen.

Sieht man von der Entdeckung der Radioaktivität durch BECQUEREL [1896] ab, so dürften nach der Ansicht von SCHAEFER (2) die Forscher MÜGGE [1909] KINOSHITA [1910] und REINGANUM [1911] zuerst die Belichtung der Fotoemulsion durch Alpha-Teilchen beschrieben haben. Aber auch LAZARUS [1912] fertigte bereits Strahlungsbilder von Organ- und Knochenstückchen nach einer Thorium X- bzw. Actinum X-Behandlung an. LACASSAGNE und LATTES [1924] teilen zuerst die Anfertigung von Autoradiographien durch Gewebsschnitte mit. Sie beschreiben u.a. die bevorzugte Ablagerung von Polonium in der Nierenrinde des Kaninchens. BEHRENS und BAUMANN [1934] haben bei ihren pharmakologischen Bleistudien, die sie mit dem instabilen Bleiisotop Thorium B vornahmen, schon sehr richtig die Bedeutung der autoradiographischen Organ- und Gewebsuntersuchungen erkannt.

In vieler Hinsicht stellt die Autoradiographie bei medizinischen und biologischen Studien, die mit Radioisotopen erfolgen, eine wertvolle Ergänzung der GEIGER-MÜLLER-Zählrohrmessungen dar. Man wird von ihr immer Gebrauch machen, wenn man verbindliche Aussagen über die örtliche Verteilung des angewandten radioaktiven Isotops im Gewebe selbst machen will. Sie ist nur ausnahmsweise homogen und viel häufiger inhomogen, da sie sich weitgehendst nach den Stoffwechselvorgängen des Körpers richtet. Die ungleichmäßige Organverteilung des Radioisotops verursacht an einigen Gewebspartien eine nicht unerhebliche Erhöhung der Strahlendosis, was zwangsläufig zu einer vermehrten Gewebsbelastung durch die radioaktive Strahlung führt. SCHAEFER spricht deshalb bei der Kontaktexposition eines histologischen Schnittes ganz richtig von der topologischen Aktivitätsverteilung des Präparats.

Man muß schon sagen "leider" ist das Auflösungsvermögen der Fotoemulsion nicht groß genug, um den Sitz der radioaktiven Substanz in der Zelle oder in ihrer Umgebung angeben zu können. Unter dem Auflösungsvermögen versteht man in diesem Zusammenhang den kleinsten Abstand zweier Silberkornschwärzungen, der mikroskopisch noch feststellbar ist. Er liegt bei guten Fotoemulsionen, wie sie die Kodak- und Ilford-Werke in England liefern und die ehemaligen Agfa-Werke in Deutschland herstellten, bei drei bis vier μ, normalerweise 25μ. Weiter spielen für das Auflösungsvermögen die Silberkorngröße (0,2 bis $0,3\mu$), die Schichtdicke (10 bis 200μ) der aus 80 % Silberbromid und 20 % Gelatine zusammengesetzten Fotoemulsion und das Durchdringungsvermögen sowie die Strahlenart eine wesentliche Rolle, um wirklich gute autoradiographische Bilder zu erhalten. Je kleiner das Silberkorn umso größer ist das Auflösungsvermögen und je größer das Silberkorn umso strahlenempfindlicher ist die Fotoschicht, so daß noch kleine Gewebeaktivitäten bei entsprechend langer Belichtungszeit nachgewiesen werden können. Das gleiche wäre von der Schichtdicke der Fotoemulsion zu sagen, d.h. mit zunehmender Schichtdicke nimmt die Empfindlichkeit zu und das Auflösungsvermögen ab. Dies bedeutet, daß man

Forschungsberichte des Wirtschafts- und Verkehrsministeriums Nordrhein-Westfalen

bei dünnen Fotoemulsionen schärfere Strahlungsbilder und ohne größere Herdstreuung erhält, wie es z.B. bei der starken Alpha-Strahlung von Thorium X der Fall ist.

Bei der quantitativen autoradiographischen Dosismessung ist die Dicke der Fotoemulsion für die Reichweite der Alpha- und Beta-Strahlen zu berücksichtigen, damit sich die Strahlen in der Schicht sozusagen totlaufen. So entspricht die Schichtdicke der Fotoemulsion für die Beta-Strahlen von radioaktivem Kohlenstoff, C^{14}, ca 20 μ und für J^{131} etwa 200 μ. Die Bahnspurdarstellung der Alpha-Strahlen ist für ihren quantitativen Nachweis in einer dickeren Fotoschicht ebenfalls günstiger.

Auf diesen Überlegungen baut sich im wesentlichen die von SCHAEFER 1948 entwickelte Methode der Alpha-Bahnspurauszählung auf. Gelingt es doch bei der Beherrschung dieser Methode noch Aussagen über kleinste Alpha-Aktivitäten im Gewebe zu machen und in Fällen von Radiumvergiftungen langlebige radioaktive Substanzen festzustellen. Voraussetzung für das gute Gelingen der Methode ist u.a. eine korndichte, schleierarme Fotoemulsion und die Wahl der richtigen Belichtungszeiten der Filmschicht durch die Gewebsproben, auch Expositionszeit genannt. Bei zu langer Expositionszeit treten grobdisperse Strahlungszentren auf, die bestenfalls zur Lokalisation des Strahlers im Gewebe geeignet sind. SCHAEFER gibt die Reichweite der Alpha-Teilchen in einer 23 μ dicken Fotoemulsion mit 40 bis 50 μ an.

Bei den natürlichen radioaktiven Isotopen kommt es durch die Nachfolgeprodukte, die teilweise auch reine Alpha-Strahler wie ihre Muttersubstanz sind, zum Auftreten von sogenannten Zerfallssternen. TAYLOR und DABHOLKAR haben erstmals einen solchen für das Radioelement Thorium typischen Zerfallsstern beschrieben. SCHAEFER (4) selbst sah bei der Kontaktexposition des von Troch angegebenen Thorium X-haltigen Platineosinsols, Peteosthor, einen vierarmigen Zerfallsstern von Thorium X. Der längste Strahl der vier nicht gleichlangen Alpha-Bahnspuren ist 55 μ lang und stammt von dem Alpha-Teilchen des energiereichsten natürlichen Alpha-Strahlers, dem Thorium C'.

Aber nicht nur die Alpha-Aktivitäten, sondern auch die Beta-Aktivitäten lassen sich durch eine fotometrische Auswertung der Filmschwärzung, die durch ein zu messendes radioaktives Präparat hervorgerufen wird, annähernd quantitativ bestimmen. Das zu messende Präparat wird mit mehreren Präparaten des benutzten Radioisotops von bekannter Aktivität zur gleichen Zeit auf die Fotoemulsion gelegt (DUDLEY und DOBYNS). Diese Vergleichsmessungen ermöglichen gewisse Rückschlüsse auf die örtlichen Aktivitätsverteilungen im Gewebe.

a) Die autoradiographische Technik

Hierfür bestehen eine ganze Reihe von Verfahren, die aber nicht alle an dieser Stelle im einzelnen besprochen werden sollen. Es wird vielmehr nur auf die vom Verfasser angewandten Methoden eingegangen und die eigenen Modifikationen derselben herausgestellt.

Die einfache Kontaktmethode besteht in dem Auflegen von gut getrockneten Organ- und Knochenschliffen von ca 1 mm Dicke auf Schleussner-Röntgenfilme oder Feinkornplatten, z.B. die Silbereosinplatte von Perutz.

Die Anfertigung von Organschliffen ist wegen der Brüchigkeit des Gewebes nicht einfach. Es genügt vielmehr völlig, die Organstücke zwischen zwei Glasplatten zu pressen und im Brutschrank bei 100°C für acht bis zehn Stunden zu trocknen. Die Organpresslinge werden mit der Schere zugeschnitten und auf einer Glasplatte mit Klebstoff fixiert.

Die Enden der langen Extremitätenknochen und zwei bis drei Körper der Lendenwirbelsäule des Kaninchens werden durch Aufsägen in der Median- oder Frontalebene in zwei symmetrische Hälften zerlegt und durch Schleifen auf die gewünschte Dicke gebracht.

Für das Fertigstellen der Knochenschliffe hat sich eine gewöhnliche Messerschleifmaschine am besten bewährt. Auf die eigentliche Schleifplatte werden auswechselbare, mit Glaspapier verschiedener Stärke bezogene Sperrholzscheiben aufmontiert.

Es ist verständlich, daß man mit der Kontaktmethode von Organschliffen zunächst nur grob die Organverteilung der Radioisotopen wird angeben können. Dies trifft in einem hohen Maß für die Weichteile und parenchymatösen Organe zu (Abb. 2). Aber in Fällen von ausgesprochen niedriger Organaktivität leistet diese Methode wiederum Gutes und gibt brauchbare Strahlungsbilder.

Die Knochenschliffe sind, was die Lokalisierbarkeit der Aktivitäten im Knochengewebe angeht, den Organschliffen überlegen. Dies konnten schon BEHRENS und BAUMANN in ihren mit Thorium B erzielten Strahlungsbildern der Extremitätenköpfe bei der jugendlichen Ratte zeigen.

Ist die verabreichte Menge des Radioisotops groß genug und findet vor allen Dingen eine selektive Gewebsverteilung der radioaktiven Substanz statt, so gelingt auch mit dem histologischen Schnitt eine gute Belichtung der Silbereosinplatte oder der von den Agfa-Werken hergestellten K-Platte.

Jetzt lassen die schönen Strahlungsbilder (Abb. 2) durchaus eine histotopologische Aktivitätsverteilung erkennen, wenn auch durch die nach der stattgefundenen Filmbelichtung vorgenommene Trennung von Fotoplatte und histologischem Schnitt eine genaue Beurteilung erschwert wird. Um bei dieser Methode einen festen Kontakt zwischen Gewebsschnitt und Fotoschicht zu erreichen, werden die Objektträger durch Leukoplaststreifen an der Rückseite der Fotoplatte fixiert. Hierbei ist darauf zu achten, daß die histologischen Schnitte direkt auf der Fotoschicht zu liegen kommen. Eine umständliche Beschwerung der Objektträger mit Gewichten ist dann nicht mehr nötig, was für die Aufbewahrung der Präparate eine wesentliche Vereinfachung bedeutet, die sich ja in allen Fällen von energiearmen und langlebigen Strahlern auf Wochen erstrecken kann.

Die Anfertigung der histologischen Schnitte von 10 bis 20 μ nach vorheriger Formolfixierung bereitet bei der vom Verfasser am meisten geübten und völlig ausreichenden Gefriermethode keine Schwierigkeiten. Nur bei leicht auseinanderfallendem Knochenmark ist eine Paraffineinbettung nötig.

Die radiologische Untersuchung des Knochengewebes macht dagegen die wesentlich schwierigere Herstellung von nicht entkalkten Knochenschnitten notwendig. AXELROD [1947] und SCHEER [1951] (3, 4) haben unabhängig voneinander eine brauchbare Methode entwickelt. SCHEER benutzt zur Einbettung von Rattenknochen ein flüssiges Kunstharz, das katalytisch rasch polymerisiert. Zum Schneiden dieser Präparate ist allerdings nur ein Spezialmikrotom der Firma Jung, Heidelberg, geeignet.

Da sich die eigenen Arbeiten hauptsächlich mit der Verteilung von natürlichen und künstlichen radioaktiven Isotopen im jugendlichen Knochengewebe befassen, konnte auf diese mit einem erheblichen Aufwand verbundenen Methode der Anfertigung nicht entkalkter Knochenschnitte verzichtet werden. Die Epiphysen der jungen Kaninchen lassen sich bis zur 4. Lebenswoche und das Kallusgewebe des Kaninchens läßt sich bis zur 4. Frakturwoche unentkalkt nach einer kurzen Formolfixierung gefrierschneiden.

Auf diese einfache und völlig befriedigende Weise wurde für die eigenen historadiographischen Untersuchungen das Problem der Anfertigung nicht entkalkter Knochenschnitte gelöst (KOCH (7, 8)). Schon die Belichtung der Silbereosinplatte oder der K-Platte durch die unentkalkten Knochenschnitte zeigt deutlich die unterschiedliche Verteilung der radioaktiven Substanzen im Knochengewebe. Sie sind eine wertvolle Ergänzung zu den Strahlungsbildern der Knochenschliffe.

b) S t r i p p i n g - F i l m - M e t h o d e

Die von BELANGER und LEBLOND (1946) EVANS (1947) und PELC (1949) entwickelte Methode bedeutet für die autoradiographische Untersuchung des Gewebes einen erheblichen Fortschritt. Gelingt es doch mit Hilfe dieser Methode, einen idealen Kontakt zwischen histologischem Schnitt und der Fotoemulsion zu erreichen.

Die zugeschnittenen Stripping-Filmstückchen[4] legt man in destilliertes Wasser von Zimmertemperatur. Die Schicht der Fotoemulsion läßt sich nach 10 bis 15 Minuten von ihrer Celluloidunterlage abziehen, um damit einen Gewebsschnitt auf dem Objektträger zu bedecken. Grundsätzlich können die histologischen Schnitte zuvor gefärbt werden, was jedoch manchmal mit dem Herauswaschen eines Teiles der radioaktiven Substanz verbunden sein dürfte. Aus diesem Grunde wurden bei den eigenen autoradiographischen Untersuchungen Schnitt und Film zuerst gemeinsam entwickelt und anschließend der Stripping-Film mit dem daran haftenden histologischen Schnitt auf dem Objektträger gewendet. Meist genügt dann die gewöhnliche Haematoxylin-Eosinfärbung, ohne daß eine stärkere Anfärbung der Fotoemulsion auftritt. Auf diese Weise erhält man ausgezeichnete histologische Strahlungsbilder, die bei mittlerer Vergrößerung die Strahlung im Gewebe selbst zeigen und erst bei stärkerer Vergrößerung eine getrennte Ein-

---

4. Benutzt werden Kodaline, Transparent-Stripping-Filme (18 x 24 cm)

stellung von Gewebsschnitt und Fotoschicht notwendig machen. Wird auf eine histologische Färbung verzichtet, so kann die Gewebsstruktur im Phasenmikroskop dargestellt werden.

Sehr wichtig für das gute Gelingen der Autoradiographien ist außer einem brauchbaren Film- und Plattenmaterial auch eine richtige Expositionszeit. So gaben die unter erschwerten Umständen aus der Ostzone bezogenen K-Platten gegenüber den Silbereosinplatten von Perutz keine besseren Strahlungsbilder. Das von den Kodak-Werken aus England gelieferte Stripping-Filmmaterial war dagegen ganz ausgezeichnet und kann für die histologischen Arbeiten nur empfohlen werden. Leider mußte wegen Devisenschwierigkeiten mit ein und derselben Stripping-Filmsorte vorlieb genommen werden, was wegen der gleichen Fotoschichtdicke für die Strahlenausbeute der angewandten radioaktiven Isotopen nicht immer gleichgültig war.

Bei jeder Historadiographie führt nur die Hälfte der Strahlung eines Schnittes von 10 bis 20 μ Dicke zu einer Belichtung der Fotoemulsion. Was die Dauer der Expositionszeit angeht, so kann dieselbe mit dem Geigergerät experimentell ermittelt werden. Mißt man z.B. nach innerlicher Thorium X-Anwendung eine Aktivität des 12 μ dicken Organschnitts von 50 Imp./Min. und des Knochenschnitts von 500 Imp./Min., so ist bei ersterem eine einwöchige und bei letzterem eine 24-stündige Stripping-Filmbelichtung notwendig. Im allgemeinen gilt die Faustregel, daß die Expositionszeit durch zwei Halbwertzeiten des Radioisotops gegeben ist. Selbstverständlich kann nur eine genügende Gewebsaktivität ein brauchbares Strahlungsbild ergeben. Nach KAMEN wird eine ausgezeichnete Filmbelichtung durch 10^6 bis 10^7 Beta-Teilchen pro Quadratzentimeter Fotoschicht gewährleistet.

Wegen der ungleichmäßigen Verteilung der Radioisotopen im Organismus ist meistens mit einem unterschiedlichen Verhalten der Organe bei der Historadiographie zu rechnen. Es ist in diesem Zusammenhang nicht ohne weiteres gerechtfertigt, daß man auch für den Tierversuch die Einhaltung der für den Menschen so sehr berechtigten Toleranzdosen der Radioisotope fordert. Bei diesen niedrigen Dosen würde es nur noch ausnahmsweise gelingen, die einverleibte radioaktive Substanz histopologisch in den Organen nachzuweisen. Auf diese Weise lassen sich keine bindenden Schlüsse für die Radioisotopentherapie ziehen, zumal die therapeutischen Strahlendosen nicht selten über den empfohlenen Toleranzdosen gelegen sind.

Abschließend sei noch darauf hingewiesen, daß uns die Autoradiographie wohl über die Ablagerung eines Radioelements oder einer radioaktiv markierten Verbindung im Gewebe unterrichtet. Sie gibt keine Auskunft über die Art der chemischen Bindung, die nach wie vor durch Gewebsanalysen geklärt werden muß.

IV. Dosierungsfragen und Toleranzdosen

Die zunehmende äußere und innere Anwendung von künstlichen radioaktiven Isotopen auf medizinischem Gebiet in den letzten 15 Jahren gründet sich im wesentlichen auf die Dosierungsvorschriften, die man erfahrungsgemäß in den vergangenen Dezenien mit den Röntgenstrahlen und der Radiumtherapie gemacht hat. Daß diese wertvollen Erfahrungen leider nicht ohne Opfer erkauft wurden, soll indessen nicht verschwiegen werden.

So gilt nach internationalen Abmachungen das Röntgen[5] als Dosiseinheit für die Röntgen- und Gamma-Strahlung. Diese in Röntgen ausgedrückte Strahlendosis ist unabhängig von der Strahlungszeit, welche aber für die biologische Wirkung eine recht erhebliche Rolle spielt und nicht ohne weiteres vernachläßigt werden darf. Der Organismus besitzt gegenüber jeglicher Form der Strahlenbelastung, ob von außen oder von innen, ein bestimmtes und begrenztes Erholungsvermögen, das außerdem noch individuellen Schwankungen unterliegt. Therapeutisch erreicht man deshalb mit einer einmaligen größeren Dosis oft mehr als mit verzettelten kleineren Einzeldosen. Mit den letzteren wird der Körper vom strahlenbiologischen Gesichtspunkt aus allerdings besser fertig. Doch darf diese letzte Überlegung für einen gewünschten therapeutischen Effekt, z.B. die Vernichtung von Krebszellen, nicht ausschlaggebend sein.

Es ist folglich wichtig, daß die Strahlendosis pro Zeiteinheit, d.h. Röntgen pro Stunde, r/h, angegeben wird. Diese physikalisch definierte Röntgeneinheit ist kein ideales Maß für die an biologische Objekte überführte Strahlungsmenge. Ganz abgesehen davon, daß sie nur für die

---

5. Ein Röntgen, r, ist diejenige Menge von Röntgen-oder Gamma-Strahlung, die in 0,001293 = 1 ccm trockener Luft im Normalzustand eine Anzahl Sekundärelektronen produziert, die in Luft (NTP) Ionen mit einer Ladung von einer e.s.E. jeden Vorzeichens bildet.

elektromagnetische, d.h. Photonen-Strahlung und nicht für die korpuskuläre Strahlung, Alpha- und Beta-Strahlung, zutrifft. Es wurden deshalb die neuen Einheitsbegriffe rep und rem[6] für die biologisch wirksame Strahlendosis eingeführt.

MARINELLI, HINE und QUIMBY haben unter der Annahme von vereinfachten Bedingungen, wie gleichmäßige und stabile Organverteilung des Radioisotops bei konstanter Absorption der Beta- und Gamma-Strahlen im Gewebe, einige Formen angegeben, die eine Berechnung der von einem Radioisotop gelieferten Beta- bzw. Gammastrahlendosis gestattet. Leider entsprechen auch diese Dosisangaben für ein Radioisotop keineswegs den wirklichen Bedingungen, die sich aus der Teilnahme des Radioelements am physiologischen Stoffwechselgeschehen, seiner Ausscheidung aus dem Körper, seiner unterschiedlichen Gewebsaffinität und der wirklichen Organverteilung ableiten lassen. Eine Neuberechnung dieser Dosisangaben für die in Deutschland zur Zeit zugängigen Radioisotope hat MEYER-SCHÜTZMEISTER vorgenommen.

Es war deshalb unerläßlich, daß sogenannte Toleranzdosen von der zuständigen nationalen bzw. der internationalen Röntgengesellschaft geschaffen wurden, bei deren Anwendung unter allen Umständen eine Schädigung aller Beteiligten vermieden wird. Die Toleranzdosen stellen demnach bei der äußerlichen Anwendung von ionisierenden Strahlen die maximal zulässige Strahlendosis dar, die bei längerer Bestrahlungsdauer, wie sie durch das tägliche Arbeiten mit Radioisotopen auch auf medizinischem Gebiet gegeben ist, nicht überschritten werden darf, um mit größter Wahrscheinlichkeit gesundheitliche Schäden zu vermeiden.

Auf dem 6. Internationalen Radiologen-Kongreß in London, 1950, wurde von der Internationalen Kommission für Strahlenschutz, ICRP, für die äußerliche Bestrahlung von Berufstätigen eine Maximaldosis für eine Photonenstrahlung, Röntgen- und Gamma-Strahlen, von einer Energie bis zu 3 MeV mit 0,3r pro Woche in Luft bei 40 Arbeitsstunden und mit 0,5 r pro Woche gemessen an der Körperoberfläche mit Ausnahme der Hände und Unterarme

---

6. 1 rep-Einheit = ein Röntgen-equivalent-physical.: ist die Strahlendosis, die in der betrachteten Substanz eine ebenso große Energieabsorption erzeugt wie in Luft (NTP).
1 rem-Einheit = ein Röntgen-equivalent: ist die Menge einer beliebigen Strahlung, die in dem gleichen Gewebe denselben biologischen Effekt erzeugt wie 1 r Photonenstrahlung

angegeben. Aber auch beim Arbeiten mit künstlichen Radioisotopen, die meistens reine Beta-Strahler sind, ist diese Toleranzdosis mit 0,3 rep pro Woche verbindlich und liegt nur bei einer harten Beta-Strahlung 5mal höher, 1,5 rep, pro Woche. Bei länger dauernden Arbeiten sollen diese Wochendosen auf keinen Fall überschritten und sowohl vom behandelnden Arzt als auch vom Pflegepersonal streng eingehalten werden. Erfahrungsgemäß wird die Strahlungsgefährdung eher unter- als überschätzt.

Von der ICRP werden keine Angaben über die maximal zulässige Strahlendosis bei einer kurzfristigen Bestrahlung gemacht und sollten die folgenden für Röntgen- und Gamma-Strahlen zutreffenden Angaben Beachtung finden:

3 000 r in 0,25 bis 0,5 Stunden gegeben führen zum Gewebstod und damit zum schlecht heilenden Strahlengeschwür.

500 bis 1 000 r in 0,25 bis 0,5 Stunden gegeben führen nach zwei bis vier Tagen zu einer Hautrötung, dem Strahlenerythem mit nachfolgender Hautpigmentierung.

Beim Unterschreiten der von MUTSCHELLER mit 0,04 r pro Stunde bereits vor 30 Jahren angegebene Toleranzdosis sind bis heute keine Hautschäden aufgetreten.

Hat man beim Arbeiten mit Radioisotopen bei einem Arbeitsgang die ganze Wochendosis auf einmal erhalten, so sollte man sich so lange nicht mehr der Strahlung aussetzen, bis die Wochendosis auf 0,3 rep heruntergegangen ist.

Da die Alpha-Strahlung biologisch, d.h. im Organismus etwa 20mal wirksamer ist als es die Röntgenstrahlen sind (1 rep=20 rem), wäre eine Toleranzdosis der Alpha-Strahlung mit 0,015 rep pro Woche anzugeben. Diese Toleranzdosis ist weniger wichtig für den Therapeuten als für den Patienten bei äußerlicher und innerlicher Anwendung der Alpha-Strahler, wie es z.B. bei Verwendung von Thorium X-Lacken in der Dermatologie und der parenteralen Thorium X-Anwendung der Fall ist. Wie wir bei der Besprechung der radioaktiven Strahlenarten schon gehört haben, zeichnet sich die Alpha-Strahlung durch die stärkste Ionisation und die geringste Reichweite im Gewebe aus.

Und damit wäre noch zu dem viel weniger einfachen Problem der Toleranzdosen bei der innerlichen Anwendung künstlicher radioaktiver Isotope

(Beta- und Gamma-Strahler) Stellung zu nehmen. Hierbei ist grundsätzlich zu fordern, daß, so lange noch keine genügenden Erfahrungen mit Radioisotopen vorliegen, die für die äußerliche Anwendung von Gamma-Strahlen gemachte Toleranzdosis von 0,5 rep pro Tag voll zu berücksichtigen ist.

Bei der Besprechung der Dosierungsmöglichkeiten künstlicher Radioisotope wurde schon auf die Schwierigkeiten hingewiesen, die sich aus der Einverleibung von radioaktiven Substanzen ergeben. Sie sollen der Wichtigkeit halber nochmals hier aufgeführt werden:

1) Strahlungsart und Energie des Strahlers,
2) Halbwertszeit der verwandten natürlichen oder künstlichen radioaktiven Substanz
3) Verteilung des Radioelements im Körper, die nach endgültiger Organfixierung meist inhomogen ist, wenn man von der anfänglichen Ganzbestrahlung des Körpers durch das Blutplasma bei der i.v.-Applikation des Strahlers absieht,
4) Geschwindigkeit und Höhe sowie Art der Ausscheidung in der Atemluft, im Urin und im Stuhl.

So wird z.B. das radioaktive Kochsalz (^{24}Na) so rasch ausgeschieden, daß es im Gewebe nur zu einer kurzen und fast homogen verteilten Strahlenbelastung kommt.

Bei der Berechnung der maximal zulässigen Menge eines radioaktiven Isotops, die ohne Gefährdung der Gesundheit per os, parenteral oder durch Inhalation beim Menschen dem Körper einverleibt werden kann, soll für keinen Körperteil die Dosisleistung von 0,015 rem pro Tag oder 0,15 pro Woche überschritten werden, ganz gleich, ob die Einverleibung des Radioisotops aus beruflichen Gründen, wie z.B. bei der Radioisotopenherstellung oder bei den Indikatoruntersuchungen am Menschen erfolgt ist. So werden von der ICRP unter Zugrundelegung der Erfahrungen, wie sie in den USA, in Kanada und England bisher gesammelt wurden, als maximal zulässige Mengen u.a. für folgende Radioisotope angegeben:

$$\begin{array}{lll}\text{Für Radium,} & \text{Ra}^{226}, : & 0,1\,\mu\text{C,}\\ \text{für Plutonium,} & \text{Pt}^{239}, : & 0,04\,\mu\text{C,}\\ \text{für Radiostrontium,} & \text{Sr}^{89}, : & 2\,\mu\text{C,}\\ \text{für Radiophosphor,} & \text{P}^{32}, : & 10\,\mu\text{C.}\end{array}$$

Diese Daten über die maximal zulässigen Dosen von Radioisotopen werden von der ICRP laufend ergänzt. Sie sind verbindlich für alle, die dauernd mit offenen radioaktiven Substanzen in Berührung kommen, wie es beispielsweise bei den Berufstätigen im Uranbergbau, in der medizinischen Radiumindustrie, in der Leuchtfarbenindustrie und bei der Produktion und Verteilung künstlicher radioaktiver Isotopen in der Atomindustrie der Fall ist. Aber nicht nur für die Berufstätigen, die einer erhöhten Gefahr der Einverleibung von langlebigen Radioisotopen ausgesetzt sind, sondern auch für alle diagnostische und Indikatoruntersuchungen mit Radioisotopen am Menschen sind diese erlaubten Maximalmengen an strahlender Substanz verbindlich. Außer berechtigter Ausnahmefälle, wie z.B. der Tumordiagnostik, muß streng darauf geachtet werden, daß die Aktivität des verabfolgten Radioisotops unter Beachtung der biologischen Besonderheiten die Toleranzgrenze nicht überschreitet. Bei der zunehmenden Anwendung radioaktiver Untersuchungsmethoden in der klinischen Medizin wären sonst unabsehbare Schäden für Gesundheit und Erbgut der auf diese Weise untersuchten Patienten zu befürchten.

Handelt es sich allerdings um eine therapeutische Anwendung von Radioisotopen, so wird es sich nicht immer vermeiden lassen, daß die Toleranzdosis auch im Gesunden erheblich überschritten wird, um eine wirklich ausreichende Strahlendosis an dem zu bestrahlenden Krankheitsherd zu erzeugen. Im allgemeinen sollte jedoch bei jeder Isotopentherapie, wie sie für die Selektivtherapie mit P^{32} bei der Polycythaemia vera, mit J^{131} beim Adenokarzinom der Schilddrüse und mit Thorium X bei der Spondylarthritis ankylopoetica in Frage kommt, angestrebt werden, mit der noch eben wirksamen Strahlendosis auszukommen, um durch eine Überdosierung die Schädigung gesunden Organgewebes auf alle Fälle zu vermeiden. Nur so wird es in Zukunft möglich sein, nicht nur akute Schädigungen, sondern auch Spätschäden zu vermeiden, wie sie nun einmal mit der äußeren und inneren Anwendung von Radioisotopen verbunden sein können.

V. Strahlenschäden

Alle Strahlenschäden der verschiedenen Strahlenarten beruhen praktisch auf der ionisierenden Wirkung durchdringender Strahlen, die durch ihre biologischen Wirkungsmechanismen zu Gesundheitsschädigungen führen können. Dieselben hängen hinsichtlich ihrer Krankheitserscheinungen nicht nur von der Dosishöhe, der Strahlungsdauer und der Größe des bestrahlten Körpervolumens ab, sondern sie richten sich auch in einem hohen Maße danach, ob die Bestrahlung von außen oder von innen nach Inkorporation radioaktiver Substanzen erfolgte. Gerade der letzte Umstand soll bei den nun folgenden Betrachtungen über die akuten Schädigungen und Spätschädigungen bzw. Spätschäden besonders berücksichtigt werden.

1. Die akuten und subakuten Strahlenschädigungen

Bei der äußerlichen Überbestrahlung mit Radioisotopen, wie Radiophosphor, P^{32}, als Beta-Strahler und Radiokobalt, Co^{60}, als Gamma-Strahler treten die gleichen Hautreaktionen wie nach einer Röntgen- oder Radium-Bestrahlung auf.

Über das Strahlenerythem, der einfachen Hautrötung, kommt es zur Blasen- und schließlich Geschwürsbildung mit nachfolgender Vernarbung.

Ein Frühsymptom der Strahlenschädigung an den Händen ist das herabgesetzte Tastempfinden an den Fingerkuppen. In fortgeschrittenen Fällen tritt neben den erwähnten Hautveränderungen eine Brüchigkeit der Fingernägel auf.

Abhängig von der Strahlendosis und der Größe der bestrahlten Körperpartie kommt es bei der äußerlichen Bestrahlung zu einer Allgemeinreaktion. Dieser sogenannte Strahlenkater wird von den meisten Patienten als recht unangenehm empfunden. Im Ausbleiben des Strahlenkaters besteht u.a. der große Vorteil der P^{32}-Therapie bei der Polycythaemia vera gegenüber der früher geübten Röntgenbestrahlung.

In seltenen Unglücksfällen und vor allen Dingen an den Opfern einer Atombombenexplosion zeigen sich schwere toxische Erscheinungen. Haemorrhagische Diathesen der Schleimhäute, besonders von seiten des Verdauungstraktes, und eine Panmyelophthise mit Sekundärinfektion führen in den ersten Tagen und Wochen zum akuten und subakuten Strahlentod. Nach CRONKITE ist bei einer Ganzkörperbestrahlung von 450 r, wie sie durch die Atomexplosion bei einem Teil der Verletzten erfolgt, in der Hälfte der Fälle mit einem tödlichen Ausgang zu rechnen.

Bei der innerlichen Anwendung von Radioisotopen entstehen beim Überschreiten der Toleranzdosen zunächst noch reversible Schädigungen der strahlenempfindlichen, stark reproduzierenden Systeme, wie sie die

Blutbildungsstätten, die Keimdrüsen und die Schleimhautepithelien des Darmkanals darstellen.

BLOOM (1948) fand bei seinen Untersuchungen über die Strahlenempfindlichkeit der Zellelemente des Knochenmarks eine größere Radiosensibilität der Erythroblasten gegenüber den Myelozyten. Die Erythropoese erfolgt nach seinen Beobachtungen zeitlich vor der Leukopoese. Das Auftreten einer Leukopenie mit ausgesprochener Rechtsverschiebung, d.h. Verschwinden der jugendlichen Zellelemente im peripheren weißen Blutbild, ist von allen klinischen Untersuchungsmethoden mit der feinste Test einer stattgefundenen Strahlenbelastung der Blutbildungsstätten: Knochenmark, Lymphknoten und Milz. Sie sollte bei der Radioisotopentherapie unter keinen Umständen übersehen werden.

Ausnahmsweise stellt sie einen therapeutisch gewünschten Effekt dar, wie er bei der myeloischen Leukämie zutrifft. Auch die Störung der Erythropoese wird bei der P^{32}-Behandlung der Polycythaemia vera bewußt in Kauf genommen, und es hat sich die Radiophosphor-Therapie bei dieser Blutkrankheit als Methode der Wahl durchgesetzt.

Die örtlich vermehrte Ablagerung von Radioisotopen im Gewebe kann z.B. im Knochen zu einer Nekrose und bei der Leber zu einer akuten Insuffizienz führen. PLATT stellt in 15 Fällen von 63 obduzierten Leukämiepatienten, die mit hohen P^{32}-Dosen behandelt wurden, eine Schädigung des Keimdrüsengewebes von Hoden und Eierstock fest. Außerdem bestehen Veränderungen in der Nebenniere und in der Niere, die bei der letzteren an die histologischen Befunde einer akuten Nephritis erinnern. Mit Ausnahme der Leber finden sich im Knochenmark, in der Milz und den Lymphknoten Fibroseherde und Nekrosen.

Alle Strahlenschädigungen, die mehr oder weniger Ausdruck einer Überdosierung der äußerlichen und innerlichen Radioisotopenanwendung sind, hängen außerdem von dem schwer faßbaren und erst recht nicht zu beeinflussenden Faktor der individuellen Strahlenempfindlichkeit ab. Vor allen Dingen haben sich amerikanische Forscher um einen medikamentösen Strahlenschutz bemüht. Durch prophylaktische Cystein- und Methionin-Gaben läßt sich die Strahlenempfindlichkeit des Gewebes herabsetzen, wie es HÖHNE u. a. neuerdings im Tierversuch bestätigen konnten. Diese Untersuchungen sind im Hinblick auf die zunehmende Anwendung von Radioisotopen und die bestehende Gefahr einer Atomwaffenanwendung für die Allgemeinheit von größter Wichtigkeit.

2. Spätschäden und Spätschädigungen

Während die subakuten, d.h. die beginnenden Strahlenschädigungen durchaus noch reversibel sein können, sind alle Spätschädigungen nicht mehr rückgängig zu machen und müssen deshalb unter allen Umständen vermieden werden. Jede akute Überbestrahlung, vor allen Dingen eine wiederholte oder auch dauernde Bestrahlung des Organismus mit kleinen und kleinsten Strahlendosen, kann nach einer gewissen Latenzzeit zum Auftreten eines Spätschadens als Folge einer einmaligen Überbestrahlung, oder im Falle der Dauerbestrahlung zu einer Spätschädigung führen. Es ist nach dem Gesagten immer besser, begrifflich die Spätschäden von den Spätschädigungen zu trennen. Für beide gelten in einem besonders hohen Maße die mit Röntgenstrahlen und Radiumpräparaten gesammelten Erfahrungen.

So stellen alle Deformierungen der Gliedmaßen, die nach einer Radiumbehandlung eines Haemangioms im Kindesalter durch die partielle Schädigung der Wachstumsfugen am Fuß und der Hand auftreten können, einen geradezu klassischen Spätschaden dar, den wir Orthopäden gar nicht selten sehen (MAU).

Bei Berufstätigen, die längere Zeit radiologische Arbeiten verrichten, stehen die Hautveränderungen an den Händen im Vordergrund. Sie führen durch den ständigen Umgang mit offenen radioaktiven Präparaten zum Hautkrebs, wenn man die erforderlichen Schutzmaßnahmen außer acht läßt.

Die häufigsten Spätschädigungen nach äußerlicher Bestrahlung treten an den Blutbildungsstätten auf und können sich in den leichtesten Fällen in einer dauernden Blutbildabweichung von der Norm bemerkbar machen. So werden von CRONKITE folgende Blutbildveränderungen angeführt:

1) Bleibende Erniedrigung der Gesamtleukozytenzahl unter 4 000.
2) Dauernde Erhöhung der Lymphozytenzahl über 15 000 mit absoluter Lymphozytose.
3) Erythrozytose über 5,8 Millionen und einem Haemoglobingehalt von über 18 g/ccm.
4) Retikulozytose über 2 %.

Diese Verschiebungen im peripheren Blutbild müssen durch öftere Kontrollen über einen längeren Zeitraum gesichert sein, um als Spätfolgen eines Strahlenschadens anerkannt zu werden. So hat sich gezeigt, daß Radiologen etwa 9 mal häufiger an einer Leukämie erkranken als die übrige Gesamtbevölkerung (MARCH).

Auch bei der innerlichen Radioisotopen-Therapie ist mit den gleichen Spätschädigungen der blutbildenden Organe zu rechnen. Nach HUG sind nach Radiophosphor Leukämien aufgetreten, was von SCHÄFER und GREUEL vor zwei Jahren erstmals in einem Fall von Thorium X-Anwendung mitgeteilt wurde.

Diese durch die radioaktive Strahlung verursachten Leukämieformen sind mehr im Sinne von Spätschäden aufzufassen und meist Folge einer zu hohen und zu langen Dosierung des Radioisotops. SCHÄFER und GREUEL sehen in dem Auftreten einer myeloischen Leukämie bei dem mit 15 000 e.s.E. Thorium X behandelten 19-jährigen Mädchen eine Spätschädigung. Sie machen hierfür die sogenannte Restaktivität, die durch eine verschwindend geringe Verunreinigung aller Thorium X-Präparate mit Radiothor gegeben ist, verantwortlich. Nach einer persönlichen Mitteilung des Max Planck-Instituts in Frankfurt (Prof. RAJEWSKY) wurde betont, daß der Nachweis einer Restaktivität in den eingeschickten Organproben des von SCHÄFER und GREUEL publizierten Falles nicht ohne weiteres verbindlich sei, da in diesem Fall unabhängig von der Thorium X-Behandlung noch eine andere radioaktive Verunreinigung mit im Spiele war.

Es ist auf alle Fälle ratsam, daß jegliche Beobachtungen auch von vermeintlichen Spätschäden gewissenhaft registriert werden, um gegebenenfalls daraus bindende Schlüsse für die Anwendung der Radioisotopen zu ziehen.

Aplastische Anaemien, wie wir sie u.a. gelegentlich nach Pyramidon und neuerdings auch Irgapyrin sehen, sind bei ständiger äußerer Strahlenexposition und nach einer Radiumvergiftung im Laufe der Jahre zu erwarten. Durch den Radongehalt in der Ausatmungsluft treten außerdem nach Radiumvergiftungen die gefürchteten Lungenfibrosen auf, und die Patienten sterben an einem scheußlichen Erstickungstod.

<u>Von allen Spätschädigungen aber muß dem Auftreten des gefürchteten Strahlenkrebses die meiste Beachtung geschenkt werden.</u> Grundsätzlich kann an jeder Körperpartie durch eine Dauerbestrahlung eine maligne

Entartung des von den radioaktiven Strahlen erzeugten Narbengewebes oft nach einer jahrzehntelangen Latenzzeit auftreten. RAJEWSKY (4) nimmt an, daß die mutationsähnlichen Zellveränderungen die zum Strahlenkrebs führen, gerade durch kleinste Dosen bedingt sind, vorausgesetzt, daß sie kontinuierlich ein und denselben Gewebsabschnitt treffen. Gegenüber großen Strahlendosen von Röntgen- und Alpha-Strahlen gibt er für die kleinsten Dosen eine Geschwulstrate bis zu 60 % an. Er begründet seine theoretischen Überlegungen damit, daß der immer wieder, auch bei geringster Bestrahlung gestörte Zellstoffwechsel eines Tages nicht mehr in der Lage ist, sich zu normalisieren. Der Stoffwechsel entgleist, was dann zu einer karzinogenen Veränderung der Zelle führt, nachdem sich in der Zellumgebung noch weitere karzinogene Stoffe angehäuft haben.

Als typische Schulbeispiele der strahlenbedingten Krebsentstehung seien an dieser Stelle nachfolgende Krebsarten erwähnt:

1) RAJEWSKY (1) beschreibt ausführlich das Auftreten des Schneeberger- und Joachimsthaler Lungenkrebses der Bergleute. Die Arbeiter atmen jahrelang die alphastrahlende Radiumemanation ein, was zu einer kontinuierlichen Strahlenbelastung des Lungengewebes und seiner malignen Entartung führt.

2) In der radiumverarbeitenden Leuchtzifferindustrie kommt es bei den Zifferblattmalern infolge der bevorzugten Ablagerung von Radium im Skelett zur Ausbildung von osteogenen Sarkomen. Schon die Ablagerung von 5×10^{-6} sind nach RAJEWSKY bei vorwiegender Ra-Verankerung im Knochen als krebsauslösend anzusehen. Es ist unter allen Umständen zu vermeiden, daß Radiumsalze in den Körper gelangen, wie es z.B. nach den Untersuchungen von INOUYE und KREBS bei der heute verlassenen Radonherstellung aus Paraffin-Präparaten der Fall ist.

3) Der Thorotrastschaden. Seit 1929 wurde zur röntgenologischen Darstellung der Organgefäße das Thorotrast, ein 25 %iges Thoriumdioxydsol und Salz des Thoriums, benutzt. Infolge der enorm langen Halbwertszeit von mehreren Milliarden Jahren für Thorium ($1{,}39 \times 10^{10}$ Jahre) treten die ersten Organveränderungen 10 bis 30 Jahre später auf.

Wie die Röntgenuntersuchung einer 54-jährigen Frau des eigenen Krankengutes zeigt, besteht 17 Jahre nach einer Thorotrasteinspritzung in die linke Halsschlagader noch eine erhebliche Thorotrastablagerung hinter dem linken Unterkieferwinkel sowie in Milz und Leber (Abb. 3a u. 3b).

KRÜCKE hat sich mit seinen histologischen Untersuchungen eingehend mit der im Laufe der Zeit eintretenden Thorotrastverlagerungen im Organismus befaßt. So findet er in der Leber ein herdförmiges Narbengewebe, das der radiologischen Thorotrastablagerung entspricht und eine Strahlenreaktion darstellt, wenn man von dem Fremdkörperreiz des Thorotrasts absieht. Es ist leicht verständlich, daß der ständige Alpha-Strahlenbeschuß von Thorium und seiner Zerfallsprodukte zu der beobachteten sarkomatösen Entartung des Narbengewebes führt. SCHAEFER (4) hat mit seiner Methode der Alpha-Bahnspurdarstellung sehr schön die in einer Thorotrastgeschwulst vorhandene Alpha-Aktivität durch das Auftreten der typischen Thorium-Zerfallssterne nachgewiesen. Mit dem Geiger-Gerät kann die geringe Gamma- und Beta-Strahlung der Nachfolgeprodukte von Thorium nach einer Thorotrastanwendung nicht erfaßt werden, wie es die eigenen in vivo-Messungen der oben angeführten 54-jährigen Patientin bestätigt haben. MAC MAHON u. a. (1947) berichteten über ein Lebersarkom 12 Jahre nach einer Thorotrastinjektion von 75 ccm. RUF und PHILIPP (1948) sehen nach einer Dakryozystographie vor 35 Jahren ein Plattenepithelkarzinom und ZOLLINGER (1949) beschreibt ein Spindelzellsarkom der Niere nach einer Thorotrastpyelographie, die 16 Jahre zurück lag.

Es versteht sich von selbst, daß die ausschließlich diagnostischen Zwecken dienende Thorotrastmethode heute wegen dieser Spätschädigungen verlassen ist und allgemein abgelehnt wird. Besitzen wir doch mindestens ebenso gute und weniger gefährliche Mittel zur Kontrastdarstellung von Gefäßen und Körperhöhlen im Röntgenbild.

Aber nicht nur die angeführten natürlichen langlebigen radioaktiven Substanzen sind Anlaß für die Entstehung des gefürchteten Strahlenkrebses. In nicht weniger hohem Maße ist die karzinomatöse Entartung des protrahiert bestrahlten Gewebes bei der Anwendung von künstlichen Radioisotopen gegeben. Nach den umfangreichen Studien amerikanischer Forscher darf man dies für die knochensuchenden Radioisotopen, den "boneseekers", Radiostrontium, Sr^{89} und Sr^{90}, Plutonium, Pu^{239}, die sogenannten radioaktiven Spaltprodukte und die radioaktiven Isotopen der seltenen Erden annehmen. LISCO u. a. (1947), konnten hierfür mit Sr^{89} und Pu^{239} den experimentellen Nachweis erbringen.

3. Strahlenschäden der Keimdrüsen und des Erbgutes

Ein nicht weniger ernst zu nehmendes Problem stellt bei der Strahlentherapie die Möglichkeit einer Strahlenschädigung des Erbgutes dar. Auf Grund der strahlengenetischen Versuche von MÜLLER, HARTWIG u. a. an der Taufliege, dem klassischen Objekt der experimentellen Genetik und an Säugetieren (Mäusen) ist eine solche strahlenbedingte Gen-Mutation durchaus möglich. Freiherr von VERSCHUER betont mit Recht, daß es keinen Hinderungsgrund gibt, diese Erkenntnisse der allgemeinen Genetik auch auf den Menschen und somit auf die Humangenetik zu übertragen.

Es sei hier ausdrücklich betont, daß für das Auftreten von Erbschäden eine Störung der Funktionstüchtigkeit der Geschlechtsdrüsen durch eine gewollte oder unerwünschte Überbestrahlung der Keimdrüsen keine Rolle spielt. Doch beweist das völlige Fehlen jeglicher Symptome, die für eine Keimdrüsenschädigung sprechen würden, bei der Anwendung eines Radioisotops gar nicht, daß es durch die radioaktive Strahlung nicht doch zu einer Schädigung des Erbgutes gekommen ist.

Bei den eigenen Thorium X-Versuchen am jugendlichen und erwachsenen Kaninchen läßt sich eine organisch faßbare Störung der Funktionstüchtigkeit der Keimdrüsen weder histologisch noch biologisch nachweisen. Die Geschlechtsreife der Jungtiere trat rechtzeitig auf und an der Zeugungsfähigkeit der männlichen und weiblichen Tiere änderte sich nichts.

HEITE und FREIER haben die Spermiogramme von 47 Bechterew-Patienten unseres Krankengutes vor und teilweise nach der Thorium X-Behandlung ausgewertet. Die Befunde haben keinen eindeutigen Beweis für das Vorliegen einer strahlenbedingten Hodenschädigung ergeben, wie es auch u.a. von HAGEDORN und MAHLO beschrieben wird. Letzterer sah bei seinen Bechterew-Patienten nach Sistieren der Schmerzen und Besserung des Allgemeinbefindens eher eine Zunahme der früher herabgesetzten Libido.

Für das mögliche Zustandekommen einer strahlenbedingten Gen-Mutation im Erbgang des Menschen, ein ausgesprochener Spätschaden des Erbgutes, genügt nach Ansicht der meisten Forscher schon die Tatsache, daß der Organismus einer äußerlichen oder innerlichen Bestrahlung ausgesetzt wird. Ein Schwellenwert der Strahlendosis, wie sie die Toleranzdosen nur für die somatischen Schäden darstellen, gibt es für den genetischen Effekt nicht. Es besteht deshalb ganz allgemein die Tendenz, jede Form der

Strahlenbelastung so niedrig wie nur irgend möglich zu halten. Sie soll im Idealfall der von HUG und MUTH mit 0,003 r pro Tag angegebenen Umgebungsstrahlung gleichkommen. In der Praxis läßt sich diese Forderung z. Zt. nur in den wenigsten Fällen der Radioisotopen-Anwendung in der Medizin realisieren, zumal die feinen Nachweismethoden der radioaktiven Strahlung wiederum noch nicht empfindlich genug sind.

Bei den Strahlenschäden des Erbgutes handelt es sich um rezessive Mutationen, und es ist zum Manifestwerden des Erbschadens nötig, daß zwei Partner mit dem gleichen mutierten Erbfaktor zusammenfinden. Es ist deshalb verständlich, wenn man bis heute in dem verhältnismäßig kleinen und räumlich verteilten Personenkreis der Radiologen und des Personals von Strahlen- und Röntgenabteilungen keine strahlenbedingte Schäden des Erbgutes mit Sicherheit nachweisen konnte. Erst bei einer Zunahme der Anwendung von strahlenden Substanzen und Strahlungsgeräten in der Medizin und Technik ist damit zu rechnen, wenn ein größerer Personenkreis der Bevölkerung einer Strahlenbelastung ausgesetzt wird. Diese sich anbahnende Entwicklung und die damit zu erwartende mögliche Schädigung des Erbgutes läßt sich heute noch nicht überblicken bzw. verbindlich beurteilen. Sie darf aus diesem Grunde keinesfalls bagatellisiert werden und GREBE ist in der Beurteilung dieses schwierigen Fragenkomplexes mit Recht zurückhaltend. Fehlen uns doch bis heute wissenschaftliche Aufzeichnungen, die über eine aufgetretene Häufung angeborener Mißbildungen berichten, welche auf die Atombombenexplosion im Jahre 1945 in Japan zurückgeführt werden können. Von einer teratogenen Wirkung der Atombomben zu sprechen scheint deshalb noch verfrüht.

Gerade unsere Unwissenheit auf diesem Gebiet der Humangenetik hinsichtlich der praktischen Auswirkung strahlenbedingter Gen-Mutationen macht es allen, die sich mit der Herstellung und Anwendung radioaktiver Substanzen und Strahlungsgeräten befassen, zur Pflicht, die strengsten Richtlinien an ihr Tun und Handeln zu legen. Dies ist in einem besonders hohen Maß dann gegeben, wenn durch unsere Arbeiten dritte Personen unwissentlich gefährdet werden können. Für medizinische Belange bedeutet dies, daß sich Strahlentherapeut und Pflegepersonal sowie der Experimentator und seine Mitarbeiter durch entsprechende Schutzmaßnahmen sichern, damit die festgelegten Toleranzdosen der äußerlichen Bestrahlung unter keinen Umständen über, sondern eher unterschritten werden.

Was die klinische Anwendung von Radioisotopen angeht, so sollte hierfür nur eine wirklich strenge Indikationsstellung ausschlaggebend sein. Rein wissenschaftliche Indikatoruntersuchungen am Menschen und eine zusätzliche Diagnostik mit natürlichen und künstlichen Radioisotopen sind bei nicht lebensgefährlichen Krankheitsbildern tunlichst zu unterlassen. Dies gilt besonders dann, wenn es sich noch um jüngere, im Fortpflanzungsalter stehende Personen handelt, und die allgemeinen Lebenserwartungen die Fünfjahresgrenze überschreiten.

Aus dem Gesagten ergeben sich zwangsläufig die Forderungen für eine therapeutische Anwendung von Radioisotopen. Sie erstreckt sich ja nicht nur auf maligne Tumorerkrankungen, bei denen die Lebenserwartung meist unter fünf Jahren liegt, sondern auf alle Krankheitsbilder, die bis heute durch keine andere weniger indifferente Methode gleich günstig oder besser behandelt werden können. Auch für die klinische Anwendung von Radioisotopen besteht die Forderung zu Recht, daß die angewandten Strahlendosen möglichst unter der Toleranzdosis liegen. Dies läßt sich selbstverständlich nicht in allen Fällen verwirklichen, sei es nun, daß durch die Anwendung eines Radioisotops ein bösartiges Krankheitsbild aufgedeckt oder erfolgreich behandelt werden soll. Der gewünschte strahlentherapeutische Effekt erlaubt dann ohne weiteres das Überschreiten der maximal zulässigen Menge an radioaktiver Substanz. Bei der innerlichen Anwendung von Radioisotopen ist der größte Wert auf eine kurze Halbwertszeit, eine energiearme Strahlung, eine niedrige Gesamtaktivität des Organismus und eine niedrige Organaktivität zu legen. Wird mit einem entsprechenden Radioisotop der Behandlungserfolg nicht erreicht, erübrigt sich seine Anwendung überhaupt. Nur so und nicht anders werden sich in Zukunft bei Zunahme der Radioisotopenanwendung in der Medizin die geschilderten Organ- und Erbgutschäden vermeiden oder wenigstens herabsetzen lassen.

VI. Der Strahlenschutz und seine Durchführung

Nach dem, was über die Beachtung der Toleranzdosen, 0,3 r pro Woche, gesagt wurde, um unerwünschte Schäden für Gesundheit und Erbgut zu verhüten, müssen alle Beteiligten, die mit radioaktiven Substanzen und Strahlungsgeräten einschließlich Röntgenanlagen arbeiten bzw. in nähere Berührung kommen, weitgehendst geschützt werden. Die einschlägigen Schutzmaßnahmen verlangen von dem verantwortungsbewußten Strahlentherapeuten, daß er mit den wichtigsten Eigenschaften der verschiedenen Strahlenarten vertraut ist. Nur so wird er in der Lage sein, einen wirksamen Strahlenschutz zu treiben, wo es angebracht ist.

Es erübrigt sich z.B. ein besonderer Strahlenschutz für die am stärksten ionisierende Alpha-Strahlung, da die Strahlen auch bei einer Reichweite von 50 μ im Gewebe niemals die Basalzellen der Haut erreichen. Es genügen deshalb einfache Gummihandschuhe, um die Hände beim Arbeiten mit Radon- und Thorium X-Präparaten zu schützen.

Etwas anders liegen die Verhältnisse bei den Beta-Strahlern, z.B. dem Radiophosphor, P^{32}, oder dem Radiostrontium, Sr^{89}. Da für die Beta-Strahlen eine Reichweite im Gewebe von 8 mm angenommen wird, muß ein völlig ungeschütztes Hantieren mit solchen künstlichen Radioisotopen auf die Dauer zu den beschriebenen Hautschädigungen führen.

Über allen radiologischen Arbeiten mit Beta- und Gamma-Strahlern sollte der Leitsatz stehen: "Der Abstand vom Strahler ist der beste Schutz".

Zur erfolgreichen Abschirmung der Beta-Strahlung genügt Glas, Kunststoff oder Wasser. Im Hinblick auf die Entstehung der sogenannten Bremsstrahlung durch das Auftreffen von Beta-Strahlen auf schwer atomige Materialien sollte man weder Aluminium- noch dünne Bleifolien zum Abschirmen verwenden. Auch Bleihandschuhe sind wegen dieser auftretenden Sekundärstrahlung beim Arbeiten mit reinen Beta-Strahlern nicht zu gebrauchen. Sie sind nicht nur unhandlich beim Arbeiten, sondern infolge der Bremsstrahlung eher strahlenbelastend. Einfache Gummihandschuhe sind beim Arbeiten mit P^{32} und Sr^{89} völlig ausreichend. Bei energiereichen Beta-Strahlern sind die Augen durch eine Brille zu schützen, was beim Arbeiten am Radiumarbeitstisch sich erübrigt.

Wesentlich umfangreicher sind nun die notwendigen Schutzmaßnahmen bei allen natürlichen und künstlichen Gamma-Strahlern, die meist als Mischstrahler auftreten. Das hohe Durchdringungsvermögen der Gamma-Strahlung zwingt zum Einhalten großer Abstände von der radioaktiven Substanz und zur Verwendung dicker Blei- bzw. Eisenplatten beim Abschirmen. Sämtliche Manipulationen mit Gamma-Strahlern sollten unter allen Umständen auf dem Radiumarbeitstisch erfolgen. Durch Spezialgreif- und Faßinstrumente ist es möglich, unter genügend weitem Abstand für die strahlungsgefährdeten Hände zu arbeiten. Unberücksichtigt bleibt die im Raum auftretende Streustrahlung, welche durch alle im direkten Strahlengang der Gamma-Strahlung liegenden Objekte hervorgerufen wird. Sie wächst mit der Strahlenenergie, und sie tritt u.a. in jedem Operationssaal beim Anfertigen einer Röntgenaufnahme mit der Siemens-Kugel auf.

Da eine restlose Abschirmung der bei einem Gamma-Strahler auftretenden Raumstrahlung unmöglich ist, sollte durch die Belichtungen von Spezialfilmen, die auf dem Körper getragen werden, und Strahlenschutzmeßgeräte ein einwandfreier Strahlenschutz für Arzt und Pflegepersonal sichergestellt sein. Ein solches Überwachungsgerät mit Instrumentenanzeiger stellt das von BOSCH und GERLACH entwickelte Radiameter der Firma Frieseke und Hoepfner dar. Nach den Angaben von FASSBENDER (2) handelt es sich um ein mit Batterie betriebenes Zählrohrgerät, das die Messung der Gamma-Strahlung in zwei Bereichen (0 bis 25 mr/h und 0 bis 1 r/h) und durch Verstellen der Zählrohrblende den Nachweis von Beta-Strahlen gestattet. Das Gerät ist äußerst handlich und kann jederzeit zum Aufsuchen von im klinischen Betrieb verlorengegangenen Radioisotopenmaterials verwendet werden. Auch die Streustrahlung der Röntgenanlagen kann damit annähernd bestimmt werden.

Auf die Problematik eines wirksamen medikamentösen Strahlenschutzes bei der innerlichen Anwendung von Radioisotopen durch Cystein, Methionin und Organextrakte wurde bei Besprechung der biologischen Strahlenwirkungen hingewiesen.

Selbstverständlich soll auch das Personal, das mit Radioisotopen arbeitet, regelmäßigen klinischen Kontrolluntersuchungen zugeführt werden, damit die ersten Symptome einer äußerlichen Strahlenschädigung, wie Sensibilitätsstörungen an den Fingerspitzen und eine Leukopenie im peripheren Blutbild rechtzeitig erkannt werden. Auch wird man durch eine entsprechende Urlaubsregelung dafür Sorge tragen, daß durch eine längere Erholungsmöglichkeit die Gefahr einer Strahlenschädigung herabgesetzt wird. Alle Personen, die an Erkrankungen der Blutbildungsstätten oder Keimdrüsen, einschließlich Regelstörungen bei Frauen, leiden, sollten überhaupt nicht zu radiologischen Arbeiten herangezogen werden.

In größeren Kliniken ist die Einrichtung von Isotopenlaboratorien und Bestrahlungsräumen anzustreben. Auf den Krankenstationen sind die Schutzbestimmungen speziell bei Anwendung von Radioisotopendosen, die mehrere

Millicurie ausmachen, streng zu beachten. Einerseits kann der mit dem Radioisotop behandelte Patient direkt seine Umgebung gefährden, wenn es sich um eine gamma-strahlende Substanz handelt, andererseits wird durch die Ausscheidung des radioaktiven Isotops im Urin oder Stuhl eine Strahlengefährdung der weiteren Umgebung durch Verschleppung ermöglicht. Im allgemeinen reicht hierzu die Verdünnung der radioaktiven Exkremente in den Abwässern der Kanalisation völlig aus. Eigens konstruierte Injektionsspritzen mit Bleimantel sind bei der Einspritzung stark gamma-strahlender Radioisotope notwendig.

Diese kurze Aufzählung der unbedingt notwendigen Strahlenschutzmaßnahmen können keinen Anspruch auf Vollständigkeit erheben. Sie sollten wenigstens auf einige wichtige und nicht zu vernachlässigende Schutzmöglichkeiten hinweisen. Weitere Einzelheiten müssen den einschlägigen Handbüchern entnommen werden.

Abschließend sei betont, daß die Bearbeitung radiologischer Probleme, wie es für die Radioisotopen-Anwendung in der Medizin und Biologie zutrifft, eine möglichst enge Zusammenarbeit mit dem Physiker notwendig macht. Alle theoretischen und praktischen Schwierigkeiten, die sich u.a. aus der Berechnung der Strahlendosis oder bei der Aufarbeitung des verwendeten Radioisotops ergeben, können auf diese Weise vermieden werden.

B. Die Anwendung radioaktiver Isotope in der medizinischen Forschung

Die radioaktive Markierung eines Elements durch ein entsprechendes Radioisotop erlaubt es, seinen Weg im Stoffwechselgeschehen zu verfolgen. Durch die günstigen Nachweismöglichkeiten der radioaktiven Strahlung ist es möglich, die Speicherung und die Organverteilung des Elemente im Organismus sowie seine Ausscheidungsverhältnisse zu studieren. Man nennt diese Art der Stoffwechselforschung mit sogenannten Leitisotopen oder Indikatoren Indikator- oder Tracer-Methode.

Geschichtlich gebührt HEVESY (1923) das Verdienst, als erster radioaktive Substanzen für diese Zwecke benutzt zu haben. Ausgehend von toxikologischen Fragen untersuchte er mit dem Bleiisotop Radium D die Bleiverteilung im Körper. Durch den synthetischen Einbau von Radioisotopen in

Komplexbindungen auf chemischem und biosynthetischem Wege lassen sich nicht nur die Bausteine unserer wichtigsten Nahrungsstoffe, wie z.B. das Methionin, sondern auch Hormone, Vitamine und Arzneimittel (Morphium, Digitalis, Penicillin) im Organismus verfolgen. Ein großer Teil unserer neuen Erkenntnisse auf dem Gebiet des intermediären Stoffwechsels und der Arzneimittel-Wirkung beruhen auf diesen zahlreichen Indikatoruntersuchungen.

Von besonderem Interesse sind für die Orthopädie die Ergebnisse der radioaktiven Isotopenforschung auf dem Gebiet des Mineralhaushaltes und Knochenstoffwechsels. Sieht man von den autoradiographischen Studien über die Bleiverteilung im Knochengewebe ab, die BEHRENS und BAUMANN mit Thorium B durchgeführt haben, so hat erst die Entdeckung der künstlichen Radioaktivität den Weg zu einer planmäßigen Erforschung des Knochenstoffwechsels freigemacht. Die ersten diesbezüglichen Untersuchungen führten CHIEWITZ und HEVESY (1935) mit Radiophosphor, P^{32}, sowie CAMPBELL und GREENBERG (1940) mit Radiocalcium, Ca^{45}, durch.

In den letzten Jahren wurden hauptsächlich in Deutschland außer den in Frage kommenden künstlichen Radioisotopen auch wieder natürliche Radioisotope zu Knochenstudien verwandt. Zwei Gründe dürften hierfür maßgebend gewesen sein. So standen uns nach dem 2. Weltkrieg künstliche radioaktive Substanzen nur beschränkt zur Verfügung, und ihre Herstellung ist in Deutschland auch heute noch untersagt. Die künstlichen Radioisotopen sind nur über das Isotopen-Laboratorium der Medizinischen Forschungsanstalt der Max Planck-Gesellschaft Göttingen aus Harwell in England zu beziehen. Andererseits haben die Pressemeldungen der Jahre 1946 und 1947 über überraschende Heilerfolge durch das von TROCH entwickelte Thorium X-haltige Präparat Peteosthor (Pet.) bei der Knochen-und Gelenktuberkulose dazu beigetragen, daß man sich nochmals gründlich mit dem natürlichen, radioaktiven Isotop Thorium X und seinen Nachfolgeprodukten befaßt hat. TROCH sah bei seinen mit Pet. behandelten Kindern ein überraschendes Auftreten von kalkdichten Bändern im Röntgenbild der Wachstumsfugen der langen Röhrenknochen und nahm eine günstige Präparatwirkung im Sinne einer vermehrten Knochenneubildung an. Diese Beobachtungen lenkten den Blick für die eigenen Untersuchungen vor allen Dingen auf das Knochengewebe, die im Herbst 1948 an der Tbc.-Heilstätte Trillkegut in Hildesheim aufgenommen und in den zurückliegenden fünf Jahren mit

natürlichen und künstlichen Radioisotopen systematisch durchgeführt
wurden.

I. Indikator- und strahlenbiologische Untersuchungen des Knochengewebes mit natürlichen radioaktiven Isotopen

Die mit natürlichen Radioisotopen über den Knochenstoffwechsel gewonnenen Erkenntnisse wurden sowohl am Menschen als auch am Tier gemacht. Von den drei natürlichen radioaktiven Familien haben die Zerfallsprodukte der Uran-Radium-Reihe und der Thorium-Reihe das meiste medizinische Interesse gefunden.

1. Uran-Radium-Reihe

Die radiologischen Vergiftungen im Radium- und Uran-Bergbau und die industrielle Verwendung von Radiumverbindungen in der Leuchtzifferindustrie haben hierzu einen guten Teil beigetragen. RAJEWSKY (1), der sich wohl am meisten mit der Radiumvergiftung und den daraus resultierenden Schäden befaßt hat, gibt an, daß 45 % des im Körper zurückgehaltenen Radiums in den Knochen eingebaut wird, weil die Affinität von Radium zu den Apatitkristallen und Phosphorverbindungen des Knochengewebes größer als die von Calcium ist. Die Messung des Radongehaltes in der Ausatmungsluft oder der Gamma-Strahlung des Zerfallsproduktes Radium C im Gewebe selbst ermöglichen solche Rückschlüsse auf den Radiumgehalt im Organismus während des Lebens. Die tägliche Radiumausscheidung in chronischen Vergiftungsfällen gibt RAJEWSKY mit 0,005 % an. Hiervon werden 91 % über den Darm und nur 9 % über die Nieren ausgeschieden, was den normalen Ausscheidungsverhältnissen beim Menschen fast gleichkommt. Man muß schon sagen "leider" läßt sich die Ausscheidung des im Knochengewebe fest verankerten Radiums weder durch eine entsprechende Diät noch durch medikamentöse und hormonelle Maßnahmen günstig beeinflussen.

Dies trifft praktisch für alle im Knochengewebe abgelagerten radioaktiven Substanzen zu, was besonders dann tragisch ist, wenn es sich um langlebige natürliche oder künstliche Radioisotope handelt. Die radioaktive Strahlung führt kurzfristig oder nach längerer Zeit zu den geschilderten Strahlenschäden.

Die von GETTLER (1933) und DAELS (1938) u.a. an Ratte, Maus und Meerschwein durchgeführten Untersuchungen über die Radiumverteilung im Organismus ergeben bei einer bevorzugten Radiumablagerung im Knochengewebe folgende absteigende Aktivitätsverteilung in den Organen: Knochenmark, Leber, Milz, Niere und Lunge. INOUYE und KREBS bestätigen diese Verteilung nach der Einverleibung von Radiumsalzen.

RAJEWSKY (5) spricht ganz allgemein von einer unspezifischen Strahlenwirkung und ungewollten Reaktionen bei der klinischen Anwendung natürlicher Radioisotopen. Aus diesem Grunde setzt er sich für die Anwendung von künstlichen Radioisotopen in der Medizin und Biologie ein. Diese Feststellung wurde für die strahlentherapeutisch noch immer geschätzte Radiumemanation, Ra, im Tierversuch verifiziert.

Für alle eigenen tierexperimentellen radiologischen Studien wird das Kaninchen verwandt, um die Verteilung der Radioisotopen im Organismus und Knochengewebe besser vergleichen und gleichzeitig den Einfluß der drei radioaktiven Strahlenarten auf das Knochenwachstum studieren zu können.

Gibt man neun Wochen alten Kaninchen wöchentlich 2 x 70 e.s.E. Radon in öliger Lösung[7] per os oder intramuskulär, so zeigen die in vivo-Messungen mit dem GEIGER-MÜLLER-Gerät nur eine schwache und gleichmäßig verteilte Aktivität über allen Körperpartien des Tieres. Die autoradiographischen Untersuchungen der Knochen- und Organschliffe ergeben bei der hohen Radondosierung keine verwertbaren Strahlungsbilder, die auf eine Organspezifität für Radon hätten schließen lassen. Röntgenologisch besteht der Eindruck einer gewissen Kalksalzverarmung des Knochens. Histologisch weichen die Befunde der Wachstumsfugen und der untersuchten Organe Lunge, Leber, Milz und Niere, nicht von der Norm ab. Auch das Lungengewebe ist trotz der größten Strahlenbelastung völlig normal. Die Ausscheidung der Radiumemanation erfolgt bei Verwendung der öligen Radonlösung verzögert über die Lungen.

Über den Blutstrom kommt es bei der therapeutischen Anwendung von Radon höchstens zu einer Allgemeinbestrahlung und damit zu einer gewissen

---

7. Radonöl wird in Kapselform unter der Firmenbezeichnung Radiogen von der Allgemeinen Radium-A.G. Brauschweig geliefert

Reizwirkung und möglichen Umstimmung des Organismus. Mit gewünschten strahlenbedingten Effekten an den Organzellen ist nicht zu rechnen. Nur der Tatsache, daß Radon ein Gas mit geringem Lösungskoeffizient in Wasser und damit auch im biologischen Gewebe ist, ist es zuzuschreiben, daß die Radiumemanation so rasch ausgeatmet wird und eine Speicherung der langlebigen Folgeprodukte, wie Radium D mit einer Halbwertszeit von 22 Jahren, im Körper unterbleibt.

2. Thorium-Reihe (siehe Abb. 4)

Nachdem man 1929 voreilig das Thorotrast in die Röntgen-Diagnostik eingeführt hatte, sind die späteren Untersuchungen über die Thoriumverteilung im Körper wegen seiner langen Halbwertszeit von mehreren Milliarden Jahren von größter Bedeutung, zumal das Thorotrast als Thoriumdioxydsol ein Salz des Thoriums darstellt. HEVESY (1930) findet bei Mäusen nach einer subkutanen Thorium-Injektion eine 99,1 %ige Thoriumausscheidung in den ersten neun Tagen und eine absteigende Organaktivität des im Körper verbliebenen Thoriums: Leber, Milz, Niere. MAXFIELD (1941) spritzte den Kaninchen Thorotrast intravenös. Acht Stunden später ist das Thorotrast aus der Blutbahn verschwunden. LAUCHE und NAEGELI (1933) beschreiben eine Organverschiebung des im Körper verbliebenen Thorotrasts. Das Thoriumdioxydsol wird in den regionären Organ-Lymphdrüsen abgelagert. KRÜCKE (1950) bestätigte diese Befunde und baute sie durch historadiologische Untersuchungen aus. Die Gefährlichkeit der rein diagnostischen Zwecken dienenden Thorotrastmethode wird dadurch nochmals herausgestellt und ihre Aufgabe mehr als gerechtfertigt.

WOLF (1944) u.a. (4) geben für das Thoriumisotop Uran X eine dem Thorium ähnliche Organverteilung beim Kaninchen an. In den ersten 14 Tagen wird Uran X im RES. und damit in den kapillarreichen Organen Leber, Milz und Knochenmark gespeichert und nur langsam ausgeschieden. Die langsame Organausscheidung macht es verständlich, daß es ähnlich wie für Radium zu einer zunehmenden Thoriumablagerung im Knochengewebe kommt, was man heute ja für die schweren Elemente und ihre Isotopen allgemein annimmt. Bei seinen autoradiographischen Studien an unentkalkten Rattenknochen findet HAMILTON (1947) schon acht Tage nach der Thorium-Injektion von 32 C eine Knochenstrahlung, die dem Periost, Endost und den Spongiosabälkchen entspricht und das Knochenmark freiläßt. Er führt diese Strahlungsbefunde am Knochen auf die direkte Anwesenheit von Thorium und nicht seiner Zerfallsprodukte zurück, da er für das bei der Uranspaltung auftretende Radioisotop Plutonium eine völlig identische Ablagerung im Knochengewebe nachweisen konnte. HAMILTON nimmt jedoch an, daß Thorium im Gegensatz zu Radium vorwiegend in die organische Knochenmatrix eingelagert und weniger an die Knochensalze selbst gebunden wird.

Es fällt auf, daß diese doch recht beachtliche Thorium-Einlagerung im Knochen, die sich durch keine medikamentösen Maßnahmen beeinflussen, geschweige verhindern läßt, allen früheren Untersuchern entgangen sein soll. Man wäre deshalb geneigt, die von HAMILTON erhobenen Strahlungsbefunde der Knochen nicht auf Thorium X zu beziehen. Wird doch bei der Thorium-Ablagerung im RES. von Leber, Milz und Knochenmark durch seinen ständigen allerdings sehr, sehr langsamen Zerfall u.a. Thorium X frei, das dann seiner Affinität entsprechend vorwiegend im Knochengewebe abgelagert wird und die von H. gefundenen Strahlungsbilder durchaus erklären könnte. Daß dem nicht so ist, sagen nicht nur die identischen Strahlungsbefunde von Thorium und Plutonium sowie anderer Radioisotopen der seltenen Erden, sondern auch die mit etwa 15 Milliarden anzugebende Halbwertszeit von Thorium, welche es sehr unwahrscheinlich macht, daß es innerhalb von acht Tagen nach der Thorium-Injektion zu einer genügenden Thorium X-Ablagerung im Knochengewebe gekommen ist.

Das Knochengewebe wird praktisch zu einem Speicher der schweratomigen radioaktiven Substanzen und entsprechend ihrer Halbwertszeit treten die Nachfolgeprodukte auf, die dann ihrerseits den physiologischen Bedingungen des Organismus unterworfen und in den Organen verteilt bzw. ausgeschieden werden. Die Radiumablagerung im Knochengewebe muß wegen des rascheren radioaktiven Zerfalls, Halbwertszeit 1622 Jahre, ernster genommen werden als die von Thorium. Die Alpha-Strahlung von Radium kann während des Lebens zu einer sarkomatösen Entartung des Knochengewebes führen. Durch die größere Teilchengröße von Thorotrast und dem damit verbundenen höheren Thoriumgehalt der dargestellten Organgefäße kann die Alpha-Strahlung nach 10 bis 30 Jahren zu einer malignen Entartung des im Organ teilweise auch als Fremdkörperreaktion aufgetretenen Narbengewebes führen. Es wurde bewußt nochmals so ausführlich auf diese Spätschädigungen durch langlebige radioaktive Substanzen eingegangen, da es immer wieder vorkommt, daß Thorium und sein wesentlich kurzlebigeres Folgeprodukt

Thorium X nicht scharf genug auseinandergehalten werden, was dann zu völlig unberechtigten Folgerungen führt.

Die dritte Zerfallsstufe von Thorium ist das Radiothor, RdTh, mit einer Halbwertszeit von 1,9 Jahren. Es wurde 1905 von O. HAHN entdeckt und von ZADECK durch zahlreiche experimentelle und klinische Studien auf seine klinische Brauchbarkeit untersucht. ZADECK (3) beschreibt für das vierwertige Radiothor, das ebenfalls ein Isotop des Thoriums darstellt, eine dem Element Thorium entsprechende Organverteilung in den blutreichen Organen Leber, Milz und Lunge. ZADECK betont hierbei, daß RdTh keine besondere Affinität zum Knochenmark besitzt, er sagt aber auch nichts über eine bevorzugte Radiothorablagerung im Knochen aus, die man heute nach dem über Thorium und Plutonium Gesagten annehmen darf.

Das Max Planck-Institut für Biophysik in Frankfurt hat in letzter Zeit auf unsere Veranlassung die Frage der Radiothorspeicherung im Knochengewebe erneut aufgegriffen. Jedenfalls gibt das von ZADECK beobachtete Auftreten von multiplen Myelomen beim Hund, 5 Monate nach einer Radiothorinjektion von 200 e.s.E., zu denken. Außerdem kommt bei der Radiothoranwendung noch eine mehr oder weniger ausgedehnte Organfibrose hinzu, wie sie uns von der tödlichen Lungenfibrose bei Radiumvergifteten bekannt und Ausdruck der Alphastrahlenschädigung ist. ZADECK neigt nun dazu, die Strahlenschäden der Blutbildungsstätten und des Knochens, die bei einer Radiothorbehandlung auftreten können, grundsätzlich auf das im Körper durch den Radiothorzerfall freiwerdende Thorium X zu beziehen. Alle seine Bemühungen, die Thorium X-Ausscheidung durch Medikamente zu fördern, blieben erfolglos.

Aus diesen Gründen konnte sich die von ZADECK (5) zunächst mit gutem Anfangserfolg geübte Radiothorbehandlung der chronischen myeloischen Leukämie beim Menschen nicht durchsetzen. Bei einer Radiothordosierung von 1 e.s.E. pro Kilogramm Körpergewicht treten spätestens 1 bis 2 Jahre danach bei den behandelten Patienten Schäden des haematopoetischen Systems auf. Die Patienten gehen schließlich an den Folgen eines unaufhaltsamen Leukozytensturzes zu Grunde.

Aber nicht nur die Radiothorbehandlung, sondern auch jede andere Radioisotopenanwendung, wie z.B. Thorium X und Radiophosphor, P^{32}, erscheint mir bei den myeloischen Leukämien auf die Dauer gesehen mehr als problematisch. Die radioaktive Strahlung schädigt zuerst vorübergehend die jugendlichen Zellelemente des Knochenmarks und eines Tages ist diese Schädigung irreversibel. Agranulozytose, Anaemie und Kachexie sind die unabwendbaren Folgen. Es geht nicht an, daß man therapeutisch gesehen ein Übel ausrottet, um ein ebenso großes in Kauf zu nehmen. Die Radiothor- und P^{32}-Behandlung der Leukämieformen ist aus diesen Gründen wieder verlassen worden.

3. Thorium X-Reihe

Thorium X, ThX, besitzt auch heute noch neben Radium von allen natürlichen radioaktiven Isotopen das größte medizinische Interesse. Seine ausführliche Besprechung scheint deshalb und zum Verständnis der eigenen Arbeiten angebracht.

Th X ist mit einer Halbwertszeit von 3,64 Tagen ein reiner Alpha-Strahler. Als zweiwertiges Erdalkalielement ist es wie Mesothorium ein Isotop des Radiums und das nächstfolgende Zerfallsprodukt von Radiothor.

Es wurde schon verhältnismäßig früh (1902) von SODDY und RUTHERFORD entdeckt und fand wegen seiner günstigen Eigenschaften sehr rasch Eingang in die Medizin. SPIESS schreibt, daß vor dem ersten Weltkrieg schon mehr als 30 Publikationen vorlagen, die sich vorwiegend mit der therapeutischen ThX-Anwendung auf fast allen Gebieten der Medizin befaßten, ohne daß zuvor ausreichende tierexperimentelle Erfahrungen mit dieser radioaktiven Substanz gesammelt worden waren. So braucht man sich nicht zu wundern, daß es durch eine zu hohe ThX-Dosierung bei der innerlichen ThX-Anwendung zu Todesfällen kam, die sich zwanglos auf einen akuten Strahlenschaden des haematopoetischen Apparates zurückführen lassen. ORTH (1912) berichtet über einen solchen Todesfall aus der Hiss'schen Klinik in Berlin. Nach 14 Tagen erfolgte bei einer Polyarthritispatientin, die eine fraktionierte Gesamtdosis von 4 460 e.s.E. ThX intravenös erhalten hatte, der Exitus. Im Gefolge eines Leukozytenschwundes kam es zu Bluterbrechen, Blutstühlen und Fieberanstieg durch die eingetretene Sekundärinfektion.

Solche und ähnliche Zwischenfälle sowie die mangelnde experimentelle ThX-Erfahrung dürften entscheidend dazu beigetragen haben, daß eine verbindliche Indikationsstellung für die innerliche ThX-Anwendung nicht gefunden wurde, und man aus Unkenntnis über die Wirksamkeit von ThX und seiner Nachfolgeprodukte die parenterale ThX-Anwendung nach 1918 verlassen hat. ThX findet vorübergehend nur noch auf dermatologischem Gebiet in Form von Salben und Lacken Verwendung. In den 30er und 40er Jahren haben sich BEHRENS und BAUMANN sowie WOLF u.a. (2) um eine experimentelle Klärung der ThX-Verteilung und dem Verbleib seiner Nachfolgeprodukte im Stoffwechselgeschehen des Organismus bemüht. Eine endgültige Deutung der mit der ThX-Anwendung zusammenhängenden radiologischen Wirkungsmechanismen wurde erst durch die Untersuchungen der letzten Jahre ermöglicht.

TROCH führte mit seinem Kombinationspräparat "Peteosthor" die parenterale Anwendung in Deutschland wieder ein. Er behandelte damit seit 1943 die Spondylarthritis ankylopoetica. Dadurch wurde der ganze mit ThX verbundene Fragenkomplex wieder in den Vorgerdrund des medizinischen Interesses gerückt. Zum besseren Verständnis der eigenen ThX-Untersuchungen ist es notwendig, auf alle wichtigen Ergebnisse der ThX-Arbeiten aus den letzten Jahren einzugehen.

ThX wird durch ein chemisches Abtrennungsverfahren von der langlebigen Muttersubstanz Radiothor gewonnen. WOLFF und BORN (1) (1941) bezeichnen das chemische Abtrennungsverfahren als völlig einwandfrei. Da sich eine ideal reine Trennung zweier Substanzen im chemischen Sinne nicht durchführen läßt, besteht bei allen auf diese Weise hergestellten ThX-Präparaten eine ganz geringe Verunreinigung mit Radiothor. Nach den jüngsten Messungen des Max-Planck-Institutes Frankfurt ist der Verunreinigungsgrad für 2 000 e.s.E. Thorium X mit $1,2 \times 10^{-9}$ Curie Radiothor anzugeben. Gemessen wurden die ThX-Präparate der Chininfabrik Buchler & Co., Braunschweig aus dem Jahre 1949.

Selbst bei Annahme der ungünstigsten Bedingungen für diese mit den ThX-Injektionen inkorporierten Radiothormenge, d.h. praktisch keine Ausscheidung durch Fixierung von RdTh im R.E.S. und im Knochen, würde eine überschlagsmäßige Alpha-Aktivität der Organe mit $1,5 \times 10^{-9}$ C auftreten, die um eine Zehnerpotenz unter der für die Alpha-Aktivität angegebenen Toleranzdosis von 3×10^{-8} C liegt (Schriftl. Mitteilung Dr. MUTH, Max Planck-Institut, Frankfurt).

Durch die von SCHAEFER (2) angegebene Bahnspurmethode lassen sich solch extrem niedrige Radiothormengen durch das Auftreten der typischen Thorium X-Zerfallssterne nachweisen und von dem normalerweise schon im menschlichen Körper vorhandenen Radium abgrenzen. Der übliche Radiumgehalt im menschlichen Organismus wird von KREBS mit 10^{-8} g Radium im mittleren Lebensalter angegeben. Es ist deshalb nicht ohne weiteres gerechtfertigt bei der parenteralen Anwendung von ThX-Präparaten von einer sogenannten Restaktivität zu sprechen, wie es SCHÄFER und GREUEL bei der Publikation eines Falles von akuter Myeloblastenleukämie getan haben. Dieselbe war ein Jahr nach Abschluß der ThX-Behandlung mit einer hohen Dosierung von insgesamt 15 000 e.s.E. bei einem 19-jährigen Mädchen aufgetreten. Eine solche "Restaktivität" läßt sich mit dem sehr empfindlichen GEIGER-MÜLLER-Gerät nicht mehr nachweisen. Nur mit Hilfe der Bahnspurmethode von SCHAEFER sind durch Auszählen der Bahnspuren Rückschlüsse auf den Gehalt an radioaktiver Substanz im Gewebe möglich.

Die ThX-Dosierung erfolgt auch heute noch in elektrostatischen Einheiten = e.s.E., einem elektrostatischen Strommaß von $3{,}33 \times 10^{-10}$ Ampere. Eine Umrechnung von e.s.E. in Curie ist möglich, aber vom strahlenbiologischen Gesichtspunkt aus nicht befriedigend, so daß sich bis heute für die ThX-Präparate eine Dosisangabe in Curie nicht durchgesetzt hat (1 e.s.E. ThX = $3{,}6 \times 10^{-7}$ ThX und eine $\mu C = 15{,}3$ e.s.E. ThX). Am hinderlichsten ist die Tatsache, daß es sich beim ThX wie bei allen natürlichen Strahlern im Gegensatz zu den künstlichen Radioisotopen um ein Mehrkomponentensystem handelt. Durch den Zerfall der natürlichen Radioisotopen tritt eine Mischstrahlung von Alpha- und Beta- sowie Gamma-Strahlen auf, die sich strahlenbiologisch erheblich voneinander unterscheiden.

ThX-Zerfall: Wie der Zerfallsreihe des Thoriums (Abb. 4) zu entnehmen ist, bildet sich aus ThX nach Abgabe der Alpha-Teilchen die kurzlebige Thorium-Emanation.

Die von KREBS (1940) an Mäusen durchgeführten Versuche haben keine größere radiologische Giftigkeit der Thorium-Emanation gegenüber der Radium-Emanation ergeben. RAJEWSKY (3) gibt als Wirksamkeitsgrenze für die Thorium-Emanation $2{,}5 \times 10^{-8}$ Curie/cm^3 innerhalb der Schwankungsbreite der Beobachtung an.

Aus der Thorium-Emanation entsteht nach einer Halbwertszeit von nur 54,5 Sek. der radioaktive Niederschlag. Als Endprodukt dieser Zerfallsreihe, Thorium A, Thorium B, Thorium C, Thorium C' und Thorium C'' bleibt das Thorium D, Pb^{208} als inaktives Bleiisotop übrig.

Von all diesen Zerfallsprodukten, die sämtlich kurzlebiger als ThX sind, was für die Nachfolgeprodukte von Radium nicht zutrifft, besitzt das Thorium B als reiner Beta-Strahler eine Halbwertszeit von 10,6 Stunden und das Thorium C als Alpha- und Beta-Strahler eine Halbwertszeit von 65 Minuten. Beide haben damit noch ein strahlenbiologisches Interesse und rechtfertigen die Ansicht von MOSER und SCHÖN bei der ThX-Anwendung von einem Zweikomponentensystem oder nach den jüngsten Arbeiten von HABERS (2) besser von einem Dreikomponentensystem zu sprechen. Die unterschiedliche Organverteilung von ThX, ThB und ThC einschließlich ihrer Zerfallsprodukte führt durch die radioaktive Strahlung zu einer völlig verschiedenen Organbelastung.

Die Rattenversuche von WOLF (1943 und 1944) und Mitarbeitern (2, 3) unterrichten uns einwandfrei über die unterschiedliche Organverteilung von ThX und ThB, auf die BRILL (1912) und METZNER (1913) schon hingewiesen haben.

So folgt ThX als Calciumhomolog weitgehendst dem Calciumstoffwechsel und wird am meisten im Knochen abgelagert. 40 Sekunden nach der intravenösen ThX-Injektion findet sich nach GERLACH nur noch 30 % der zugeführten ThX-Aktivität im Kreislauf, was auf eine rasche ThX-Aufnahme durch die für Calcium aufnahmefreudigen Gewebe hinweist. So steigt nach WOLF der ThX-Gehalt im Knochen bis zum 4. Tag an, während er in den übrigen Organen mit Ausnahme der Schilddrüse abnimmt.

Obgleich ThX ein Isotop des Radiums ist, muß die unterschiedlich rasche Aufnahme für ThX und Radium im Knochengewebe betont werden. Beim Radium steht die Spätverteilung und damit die Verlagerung von Radium aus den Organen in den Knochen im Vordergrund, während ThX sofort nach der Injektion und in den ersten Tagen im Knochengewebe eingebaut wird.

ThB findet sich nach WOLF als Bleiisotop in den eisenreichen Geweben: Blut, Leber, Milz und Knochenmark. Die ThB-Konzentration in den Organen liegt 10 bis 20 mal und mehr über der ThX-Konzentration. ThB wird lose an die roten Blutkörperchen gebunden. Diese Adsorptionsbindung ist reversibel und wird ThB durch inaktives Blei leicht verdrängt. In den ersten 24 Stunden nach einer ThX-Injektion nehmen die ThB-Werte in den Nieren und Geschlechtsorganen etwas zu, während sie in den übrigen Organen abfallen.

Gegenüber ThX ist die ThB-Aufnahme im Knochen herabgesetzt, was von WOLF auf eine Änderung der Affinitätsverhältnisse bei gleichzeitiger Anwesenheit von ThX und ThB im Organismus zurückgeführt wird. Setzt man der ThX-Injektion inaktives Blei zu, so ändert sich nichts an der ThB-Verteilung im Organismus.

Diese Feststellung von WOLF steht im Gegensatz zu den ThB-Untersuchungen von BEHRENS und BAUMANN. Sie studierten den Verbleib kleinster Bleimengen im Körper mit Hilfe des Bleiisotops ThB. Die Aktivitätsmessungen der Gewebsproben ermöglichte Rückschlüsse auf den Bleigehalt der Organe bei der Maus, da die Bleiverteilung von aktivem und inaktivem Blei im Organismus völlig identisch ist. Eine bekannte Menge Bleichlorid bis zu 0,25 mg wird bei den Versuchen mit unwägbaren ThB-Mengen markiert, ohne daß BEHRENS Angaben über die Einzeldosis der verwandten ThB-Aktivität macht.

ThB gewinnt B. nach folgendem Verfahren: Die Thorium-Emanation von fünf Milligramm Radiothor wird mit Platinblech aufgefangen. 12 Stunden später befindet sich das niedergeschlagene ThB mit dem Ausgangspräparat in radioaktivem Gleichgewicht und das Stückchen Platinblech wird in Salzsäure gelöst. Diese Lösung enthält 10^{-10} mg ThB. Sie wird zu gleichen Teilen dem Tier injiziert und zur Vergleichsmessung auf einen Tiegeldeckel gebracht. Die Bleikonzentration der Lösung wird durch Zugabe von gewöhnlichem Bleichlorid geändert.

BEHRENS und BAUMANN (1933) stellten bei ihren Tierversuchen fest, daß kleinste Bleimengen, wie es bei reinem ThB der Fall ist, bevorzugt im Knochen und größere Bleimengen durch Bildung von unlöslichen Bleiphosphaten vorwiegend im R.E.S. der Leber und Milz sowie den Hauptausscheidungsorganen Darm und Nieren vorhanden sind. Die Ausscheidung von ThB über die Galle und den Darm kann diejenige der Niere überwiegen, was aber nicht beim Kaninchen und bei Verwendung von reinem ThB zutrifft.

Durch autoradiographische Untersuchungen der Organe und Knochen, den ersten systematischen Radiographien überhaupt, konnten sie Aussagen über die ThB- und damit die keineswegs homogene Bleiverteilung im Gewebe machen. Bemerkenswert sind die Versuchsbedingungen, mit denen BEHRENS die Autoradiographien mit ThB angefertigt hat. Jugendliche Ratten erhalten 20 Gamma bis 0,25 mg mit ThB markiertes Bleichlorid intravenös und werden bereits eine Stunde später getötet und die Organ- und Knochenschliffe nach weiteren fünf Stunden zur Belichtung auf einen Leicafilm gebracht. ThB wird in der Peripherie der Leberläppchen und in der roten Milzpulpa gespeichert. Die ThB-Ablagerung im Drüsenepithel des Magen-Darmkanals sowie den Glomeruli, den Henle'schen Schleifen und den Tubuli contorti I. Ordnung der Nieren entspricht am meisten der Blei-Ausscheidung.

Die Strahlungsbilder der Gelenkköpfe lassen eine auffällige ThB-Anreicherung in der subepiphysären Wachstumszone der jugendlichen Ratte erkennen. BEHRENS führt diese Strahlungsbefunde nicht auf die Blutversorgung und das Knochenmark des spongiösen Knochens zurück. Er vermutet vielmehr eine bevorzugte ThB- und damit auch Bleibindung an die Phosphorsalze des Knochens. Für die Richtigkeit dieser Annahme spricht die ThB-Speicherung im Frakturkallus, unter der Knochenhaut und in den pathologischen Kalksalzniederschlägen der Organe, die nach einer Vigantolüberdosierung der Tiere in Lunge, Niere, Herz und Placenta auftreten. Sogar die in Verkalkung stehenden Tubuli contorti der Nierenrinde von Ratten, deren Nierenarterie vor 22 Tagen für drei Stunden unterbunden war, tritt eine Ablagerung auf. BEHRENS prägte den Satz: "Sind die Depots im Körper aufnahmebereit für Calcium, dann speichern sie auch Blei". Beim rachitischen Tier ist dagegen in den subepiphysären verbreiterten Wucherungszonen des Knorpels und des osteoiden Gewebes kein ThB mehr vorhanden. Es findet sich erst in der präparatorischen Verkalkungszone mit ihren ostoiden Säumen, d.h. also im Stadium der Heilung und der Kalksalzeinlagerung ins Gewebe. Er nimmt an, daß ThB und damit Blei gegenüber Calcium eine größere Affinität zu den Phosphorverbindungen der ersten Kalksalzfällungen im Gewebe besitzt und daß es bei der chronischen Bleivergiftung auf die Dauer gesehen zu einer festen Bindung von Blei an die Apatitkristalle des fertigen Knochengewebes kommt. Ähnlich wie beim Radium nimmt der Bleigehalt des Knochens im Laufe der Zeit zu. Es erfolgt eine Verlagerung des Bleis aus den sogenannten Speicherorganen Leber und Milz in den Knochen. Diese ThB-Befunde unterstreichen erneut die Richtigkeit der allgemeinen Beobachtung, daß Schwermetalle in mehr oder weniger hoher Konzentration in das Knochengewebe eingelagert werden, wobei zu betonen ist, daß diese Einlagerung entweder in die organische oder anorganische Knochenmatrix erfolgt.

MOSER und SCHÖN stellten bei in vivo-Messungen am Menschen über der erkrankten Leber ein von der Norm abweichendes Konzentrationsverhältnis ThB : ThX fest, was SCHEER (2) im Tierversuch nicht bestätigen konnte. Sie arbeiteten für ThX eine diagnostische Methode aus, die u.a. das Feststellen von malignen Lebertumoren ermöglichen soll. Gewöhnlich fällt die Abklingungskurve der Aktivität über der gesunden Leber und Milz durch das hohe Konzentrationsverhältnis ThB : ThX steil ab. Ein flacher Aktivitätsverlauf spricht für ein niedriges Konzentrationsverhältnis, welches auf einen malignen Leberprozess hindeuten soll.

Diese Aktivitätsmessungen nach intravenöser ThX-Anwendung beim Menschen zeigen am besten, wie rasch die Organ-Aktivität abnimmt. Der ständige ThX-Zerfall im Knochen führt wohl zu einer ThB-Verlagerung in die bevorzugten Organe Leber und Milz. Eine Erhöhung der absoluten Strahlendosis in den genannten Organen tritt dadurch nicht ein. Haben doch die jüngsten Aktivitätsmessungen von HABERS bewiesen, daß es beim Zerfall von ThB in der Leber noch zu einer ThC-Abgabe an das Plasma kommt. Soweit es seine H.W. von 60,5 Min. zuläßt, wird ThC zusammen mit ThB über die Nieren ausgeschieden.

BACHMANN u.a. (1950) und SCHEER (1951) (3, 4) haben durch historadiographische Untersuchungen die Aktivitätsverteilung im Gewebe nach intravenöser ThX-Injektion beim Kaninchen und bei der Ratte durchgeführt.

BACHMANN benutzt zur Organfixierung das sogenannte Freezing-Drying-Verfahren mit anschließender Paraffineinbettung und legt die Organschnitte auf Ilford-Platten, während SCHEER sich der eleganteren Stripping-Film-Methode bedient. BACHMANN stellt beim Kaninchen nach einer einmaligen Injektion von 550 e.s.E. ThX eine stärkere Strahlung in der roten Milzpulpa fest. Er schließt daraus ohne weiteres auf die Anwesenheit von ThX, obgleich die erhöhte ThB-Anreicherung in den Milztrabekeln schon von BEHRENS beschrieben wurde.

SCHEER findet bei den mit ThX behandelten Ratten eine gleichmäßige Aktivitätsverteilung in der Niere und eine Aktivitätsanhäufung im Pigmentepithel der Retina. Im unentkalkten Knochen besteht eine inhomogene

ThX-Verteilung, die vom Ort und Funktionszustand des Gewebes abhängt. So besteht eine vermehrte ThX-Einlagerung in die präparative Verkalkungszone und in die Spongiosa. In der Kompacta sieht man nur eine saumartige Aktivitätsanhäufung auf Seiten des Markraums, und die Marksubstanz selbst bleibt frei. Im rachitischen Knochen wird ThX erst im Stadium der Heilung eingelagert. Dies geschieht bevor die Kalkablagerungen histologisch nachgewiesen sind.

Weder BACHMANN noch SCHEER sahen eine Aktivitätsanhäufung in Depotform in den Organen, während sie SCHAEFER für die Milz und Leber nach einer Injektion von insgesamt 3 000 e.s.E. ThX beim Menschen beschreibt.

Dies besagt nur, wie vorsichtig man in der Beurteilung von Strahlenbefunden nach einer extrem hohen Dosierung radioaktiver Substanzen sein soll. So hat SPIESS (1) den Strahlungsbefund eines Kaninchenovars mitgeteilt, nachdem das Tier innerhalb von drei Wochen insgesamt 1 750 e.s.E. ThX erhalten hatte. Im Strahlungsbild des Eierstocks sieht man mehrere rundliche Strahlungsherde, die den Follikeln entsprechen sollen, ohne daß SPIESS den allein beweisenden histologischen Nachweis erbringt.

Interessanterweise konnte SPIESS (1) beim Kaninchen nur durch eine 10 bis 50-fache Überdosierung die durch ThX beim Menschen hervorgerufenen typischen Blutbildveränderungen erzeugen. Im übrigen ergeben seine tierexperimentellen Untersuchungen, daß es beim Kaninchen durch eine intravenös hohe ThX-Behandlung zu einer Senkungsbeschleunigung, Verlängerung der Blutungszeit, einer leicht negativen Blutdruckschwankung ohne bleibende Blutdrucksenkung, zu einem kurzen Anstieg des Blutzuckers kurz nach der Injektion und zu einem geringen Absinken der Albuminwerte zugunsten der Serum-Globuline kommt. Die Ergebnisse der Calcium- und Phosphorbestimmung im Blut sind wegen der normalerweise schon vorhandenen Schwankungsbreite beim Tier nicht sicher zu verwerten. Nach der ThX-Injektion sinkt der Calciumwert ab und wird von einem vorübergehenden Anstieg gefolgt. Im Urin setzt beim Kaninchen bei der hohen ThX-Dosierung eine vermehrte Ausscheidung von Phosphatsalzen ein und im Sediment finden sich kleine granulierte Zylinder. SPIESS (3) erblickt in diesem granulierten Zylinder toxische Zylinder und vergleicht sie mit den Coma-Zylindern. Sie konnten von ihm in 80 % der Fälle im Urin der mit Peteosthor von TROCH behandelten Kinder nachgewiesen werden.

Die von TROCH bei den mit dem ThX-haltigen Präparat Peteosthor behandelten Kindern zuerst beobachteten subepiphysären Schattenbändern im Röntgenbild der großen Gelenke werden auch von SPIESS beim jugendlichen, mit ThX überdosiert behandelten Kaninchen beschrieben.

Beide erblicken im Auftreten dieser metaphysären Verdichtungsstreifen eine verstärkte Kalksalzanreicherung, die nach den autoradiographischen Untersuchungen von SPIESS zu einer stärkeren Filmschwärzung führen soll. SPIESS setzt die mit ThX erzielten Strahlungsbefunde des Knochens den von BEHRENS und BAUMANN mit ThB gewonnenen Strahlungsergebnissen gleich. Eine histologische Klärung dieser durch ThX hervorgerufenen Fugenveränderungen unterbleibt.

SPIESS findet eine röntgenologische Kalksalzanreicherung im Frakturkallus des Kaninchens nach einer mehrwöchigen ThX-Behandlung. Er erblickt darin eine durch ThX begünstigte Frakturheilung, die sich nur wegen der von ihm geübten hohen ThX-Dosierung beim Menschen therapeutisch nicht anwenden lassen würde.

Bei fünf von 65 mit Pet. behandelten Kindern trat während oder nach der mehrwöchigen Peteosthorkur eine suprakondyläre Spontanfraktur des Femur auf, in einem Falle sogar in einem ruhigstellenden Becken-Beingipsverband. SPIESS (3) führt ganz richtig das Auftreten von Spontanfrakturen auf eine gewisse Entkalkung der Knochenschäfte zurück, für die nicht allein die lange Ruhigstellung und Bettruhe verantwortlich sei. Eine Erklärung für das scheinbar völlig entgegengesetzte Verhalten des Knochengewebes bei der intravenösen ThX-Behandlung, auf der einen Seite Kalkanreicherung in der subepiphysären Schicht und im Frakturkallus und auf der anderen Seite Kalksalzverarmung in den Knochenschäften des jugendlichen Organismus wird von SPIESS nicht gegeben.

Die G.M.Gerät-Messungen von SCHEER (1) und HABERS (1950) (1) haben die von WOLF gefundene unterschiedliche Organverteilung von ThX und ThB bei der Ratte und dem Kaninchen nochmals bestätigt. HABERS weist besonders auf die Erhöhung des Konzentrationsverhältnisses ThB : ThX in den gesunden Organen in den Tagen nach der ThX-Injektion hin. Er erblickt darin vom strahlenbiologischen Gesichtspunkt aus eine Belastung für die Leber und hält eine Strahlenschädigung des Organs auch bei therapeutischen ThX-Dosen für möglich.

HABERS läßt bei seinen sehr exakten Dosisberechnungen und seinen Folgerungen für die Organaktivität die Tatsache außer acht, daß der Anstieg des Verhältnisses ThB zu ThX in der Leber keinesfalls mit einer Zunahme, sondern eher mit einer Abnahme der Strahlendosis einhergehen muß. Kommt es doch primär infolge einer ThX-Verlagerung aus der Leber, sei es nun aus Gründen der Speicherung in den Knochen oder zur Ausscheidung über Galle und Darm zunächst zu einer Abnahme des initialen ThX-Gehaltes in den Organen, wie es WOLF (2) und Mitarbeiter bereits feststellten. Der ThX-Zerfall im Knochen führt umgekehrt zu einer ThB-Verlagerung über den Blutweg in die Organe, so daß anfänglich mit einer gewissen Zunahme der ThB-Konzentration in denselben zu rechnen ist, die aber infolge der wesentlich kürzeren Halbwertszeit von ThB gegenüber ThX sehr rasch wieder absinkt, sobald ThX im Knochen mit seinen Zerfallsprodukten im radioaktiven Gleichgewicht steht.

Was die Ausscheidung von ThX und seiner Folgeprodukte angeht, so gibt SCHEER (1) eine ThX-Ausscheidung von 35 % innerhalb der ersten 48 Stunden bei der Ratte an. Zwei Drittel der Aktivität werden über den Urin mit einem Aktivitätsgipfel in den ersten 12 Stunden und ein Drittel wird über den Stuhl mit einem Aktivitätsgipfel am 2. Tag nach der intravenösen ThX-Gabe ausgeschieden.

GERLACH stellt beim Menschen ein anderes Verhalten der ThX-Ausscheidung fest. Die kleinste ThX-Menge, d.h. 1 % der verabreichten Gesamtaktivität wird in den ersten 24 Stunden über den Urin und der weitaus größte Teil von ThX über den Stuhl ausgeschieden (40 % nach SCHEER und POPPE).

Die zahlreichen ThX-Untersuchungen an Mensch und Tier haben zu keiner Klärung der unter ThX am Knochengewebe auftretenden strahlenbedingten Veränderungen geführt. Um zu einer eigenen Urteilsbildung über die ThX-Wirkung und damit der von RAJEWSKY (5) als völlig unspezifisch angesehenen Alpha-Strahlung zu kommen, waren umfangreiche tierexperimentelle und klinische Studien erforderlich. Für die klinischen Untersuchungen standen die mit ThX behandelten Bechterew-Patienten in genügender Zahl zur Verfügung. Die Tierversuche wurden ausschließlich an jugendlichen und erwachsenen Kaninchen mit insgesamt 120 Tieren durchgeführt. Auf Verwendung derselben Tierart ist der größte Wert zu legen, da die Indikatoruntersuchungen mit den gleichen Radioisotopen bei den verschiedenen Tierarten zu unterschiedlichen Ergebnissen geführt haben. Sicherlich lassen sich nicht alle im Tierversuch gewonnenen Erkenntnisse der Radioisotopenforschung auf den Menschen übertragen. Es wird jedoch möglich sein, bindende Schlüsse für die Radioisotopenanwendung zu ziehen, wenn die beim Menschen und Tier beobachteten Organveränderungen übereinstimmen, wie es für ThX am Knochen zutrifft.

4. GEIGER-MÜLLER-Messungen über die abweichende ThX- und ThB-Verteilung im menschlichen Organismus und beim Kaninchen.

Die unterschiedlich hohe Verteilung von ThX und ThB in den Organen machten zum besseren Verständnis der in vivo-Messungen am Menschen und zur Deutung der mit ThX erzielten Gewebsautoradiographien weitere Aktivitätsmessungen am Tier notwendig.

Die am jugendlichen und erwachsenen Kaninchen durchgeführten, reproduzierbaren Meßreihen gestatten eine kurvenmäßige Darstellung der Organ- und Knochen-Aktivität. Diese Aktivitätskurven lassen Rückschlüsse auf die verschiedenen ThX- und ThB-Konzentrationen in den Organen zu. Voraussetzung ist allerdings eine möglichst rasche Bestimmung der Organaktivität nach dem Tod der Tiere. Liegen doch in Anbetracht der kurzen Halbwertszeit von ThB 63,3 Stunden nach dem Exitus nur noch 1,56 % ThB des anfänglich in den Organproben vorhandenen ThB vor. Hierbei hat sich die Flüssigveraschung von 0,5 g Organgewebe in 1,5 ccm konz. Salpetersäure durch Erhitzen und das Abfüllen auf Ampullen bewährt. Ich stimme nicht mit HABERS (1) überein, daß die Meßgenauigkeit bei der Trockenveraschung nicht unter dem Entweichen der Thorium-Emanation bei den gewöhnlichen G.M.-Gerätemessungen leidet. Wie weit es auch zur Messung der Alpha-Teilchen für die von H. benutzten Ionisationskammer zutrifft, soll damit nicht gesagt sein. Jedenfalls kommt es bei allen ThX-haltigen Knochenproben genau so wie bei der Verdünnungsprobe des eingespritzten ThX-Präparats zu einem übereinstimmenden Verlauf der Aktivitätskurve, die auf ein gestörtes radioaktives Gleichgewicht von ThX mit seinen Zerfallsprodukten hinweist. Die Messung der Ampullen erfolgt unter den gleichen Meßbedingungen mehrmals oder wenigstens zweimal täglich.

<u>Jugendliches Kaninchen:</u> Ein acht Wochen altes Kaninchen erhält 200 e.s. E. ThX in die Ohrvene gespritzt und wird 20 Stunden später getötet. Die regelmäßigen über eine Woche fortgeführten Messungen beginnen zwei Stunden nach dem Exitus. Die graphische Darstellung der Aktivitätskurven (Abb. 5)

zeigt am besten den unterschiedlichen ThX- und ThB-Gehalt in den Organen. Ein Kurvenanstieg weist auf eine ThX-Anreicherung im Knochen und ein sofortiger Kurvenabfall auf ein Überwiegen der ThB-Menge in den Organen hin. Aus den abfallenden Organkurven fällt die Aktivitätskurve des Auges heraus. Ihr typischer Verlauf läßt auf die Anwesenheit von ThX im Auge schließen. Zur besseren Vergleichsmöglichkeit sind im Kurvenbild die Aktivitätskurven der verdünnten ThX-Lösung und einer reinen ThB-Lösung eingetragen.

Die Aktivitätskurven der Knochen- und Augenproben sowie des ThX-Präparates erreichen in den ersten 36 Stunden das Maximum ihres Anstiegs, was auf eine Nachbildung von ThB zurückzuführen ist. Dieser Kurvengipfel wird bei den Knochenproben von Epiphyse und Diaphyse zeitlich früher erreicht und ist außerdem unter der Aktivität des Auges und des ThX-Präparates gelegen. Hieraus ist auf eine neben ThX im Knochen auftretende ThB-Ablagerung zu schließen. Sie ist im spongiösen, knochenmarkreichen Knochen der Epiphyse größer als im kompakten Knochen der Diaphyse. Der geringe ThB-Gehalt des Knochens erklärt den hinter dem ThX-Präparat zurückbleibenden Kurvenanstieg der Knochenpräparate. Demgegenüber darf man aus der gleichen Gipfelhöhe der Augenaktivität und des ThX-Präparates auf einen reinen ThX-Gehalt im Auge schließen. Nachdem der kurvenmäßige Aktivitätsgipfel erreicht ist, befindet sich ThX mit seinen Zerfallsprodukten im radioaktiven Gleichgewicht und entsprechend der Halbwertszeit für ThX von 3,64 Tagen kommt es zu einem geradlinigen Kurvenabfall.

Was die Aktivitätsverteilung im Knochen des Kaninchens angeht, so ist der ThX-Gehalt in den Epiphysen etwa 1 1/2-fach über dem der Knochenschäfte gelegen. Bei der ersten Messung besteht eine Epiphysen-Aktivität, welche durch den zusätzlichen ThB-Gehalt zweimal höher als die Diaphysen-Aktivität ist. Die Aktivität der herauspräparierten Wachstumsfugen ist sogar fünf Mal höher als die Aktivität der Diaphyse. Die Wachstumsfugen nehmen als Stelle des raschen Längenwachstums gegenüber dem fertigen Knochengewebe der Schäfte am meisten ThX auf, wenn man von dem langsameren Dickenwachstum an den Diaphysen absieht.

Die gemessenen Organproben zeichnen sich durch einen sofortigen mehr oder weniger steilen Abfall ihrer Aktivitätskurven aus. Dies ist auf den ungleich hohen ThB-Gehalt in den Organen und auf die abnehmende Meßgenauigkeit bei den niedrigen Aktivitätskonzentrationen der Organe zurückzuführen. In den Organen besteht folgende abfallende ThB-Konzentration: Niere, Knochenmark, Leber, Lunge, Milz und am wenigsten im Hoden und Ovar. 74,2 Stunden nach dem Exitus der Tiere ist dieser ThB-Gehalt der Organe auf 0,78 % abgefallen. Der jetzt einsetzende flache Kurvenverlauf spricht für einen niedrigen ThX-Gehalt, der um das 10 bis 20-fache unter der ThX-Konzentration des Auges und sogar um das 50-fache unter dem ThX-Gehalt der Knochen liegt. Es ergibt sich hieraus folgende Organverteilung für ThX: An erster Stelle steht beim Kaninchen wie bei der Ratte die Niere als Hauptausscheidungsorgan für ThX. Es folgen die Milz, das Knochenmark und die Leber als sogenannte Speicherorgane für ThX, wobei der Leber noch eine Ausscheidung von ThX über die Galle zukommt. In den nicht funktionstüchtigen Geschlechtsdrüsen findet sich trotz der hohen ThX-Dosierung, die der Einzeldosis beim Menschen entspricht, kein ThX.

Erwachsenes Kaninchen: Bei gleich hoher ThX-Dosierung von 200 e.s.E. intravenös liegt die Knochenaktivität um die Hälfte niedriger als beim jugendlichen Tier. Das Aktivitätsverhältnis von Epiphyse zu Diaphyse beträgt 2 : 1 und hat sich zugunsten der Spongiosa verschoben. Der ThB- und ThX-Gehalt ist in der Niere durch die vermehrte Ausscheidung größer. Im fertigen Knochen wird gegenüber dem wachsenden Knochen weniger ThX und ThB festgehalten. Die beim ausgewachsenen Kaninchen einsetzende Umwandlung des roten Femurmarks in Fettmark führt zu einer Abnahme des ThB- und ThX-Gehalts im Knochenmark. An der übrigen ThX-Verteilung und dem ThX-Gehalt der Organe im Vergleich zu der Aktivität im Auge und Knochen hat sich nichts geändert. Die extrem niedrige Aktivität des geschlechtsreifen Hodens unterscheidet sich nur wenig von der noch eben nachweisbaren Muskelaktivität und liegt damit um das 10 bis 20-fache unter den Organaktivitäten von Milz und Niere.

Die Applikationsart von ThX ist für die Höhe der Organ-Aktivitäten von großer Wichtigkeit. PLESCH (1912) beobachtete eine raschere und intensivere ThX-Wirkung nach der intravenösen Injektion. Neuerdings hat WILBERG (2) festgestellt, daß die intravenöse und orale ThX-Gabe zu einer übereinstimmenden ThX-Verteilung im Organismus führt, ohne nähere Angaben über die Höhe der Organaktivitäten zu machen. Sie baut auf dieser Beobachtung eine orale ThX-Behandlung beim Menschen auf und gibt als Einzeldosis 500 e.s.E. ThX.

Die eigenen Meßversuche am Tier haben nur für die parenterale ThX-Anwendung (i.v. und i.m.Inj.) eine völlige Übereinstimmung bezüglich der Verteilung und der Aktivitätskonzentration in den Organen ergeben. Nur die Tierart führt zu einer abweichenden Organverteilung.

So findet sich beim jungen Hund in den ersten Lebenswochen nach einer i.m. ThX-Injektion von 400 e.s.E. in den langen Röhrenknochen ein Aktivitätsverhältnis der Epiphyse zur Diaphyse wie 1,5 : 1. Der ThX-Gehalt des Knochens liegt 40 bis 160mal über der ThX-Menge der Organe und nur fünfmal über dem ThX-Gehalt des Auges. In den Organen des Hundes besteht eine abnehmende ThX-Konzentration in Leber, Milz, Niere und Lunge. Das Hauptausscheidungsorgan ist beim Hund nicht mehr die Niere, wie es beim Kaninchen und der Ratte der Fall ist, sondern die Leber und der Darm. Die ThX-Ausscheidung beim Hund besitzt eine große Ähnlichkeit mit den Verhältnissen beim Menschen nach einer parenteralen ThX-Gabe.

Die orale ThX-Anwendung führt nicht nur zu einer niedrigen Organ-Aktivität, sondern auch zu einer abweichenden Organverteilung. Eine ausschlaggebende Rolle spielt hierbei die herabgesetzte, dem Calcium entsprechende ThX-Resorption im Darm, die außerdem noch individuellen Schwankungen unterliegt.

Erhalten gleichaltrige Kaninchen acht Wochen gleichzeitig 200 e.s.E. ThX per os oder intravenös, so liegt 18 Stunden später die Knochenaktivität des gefütterten Tieres zehnmal niedriger und das Aktivitätsverhältnis der Epiphyse zur Diaphyse beträgt 1 : 1.

Die langsame und geringere ThX-Resorption im Magen-Darmkanal des Kaninchens führt über den Blutstrom zu einem niedrigen ThX- und ThB-Angebot im Knochen. Die gleichmäßige ThX- und ThB-Ablagerung in der Spongiosa und Compacta des Knochens schließt einen erhöhten ThX-Gehalt der Wachstumsfugen nicht aus, wie es die Radiographien der Gelenkköpfe zeigen. Überraschenderweise unterbleibt bei der oralen ThX-Gabe eine stärkere ThX-Anreicherung im Auge. Die herabgesetzte ThX-Konzentration im Blut und die größere Affinität des Knochengewebes gegenüber ThX dürfte hierfür verantwortlich sein.

An der ThX-Verteilung in den Organen ändert sich nach der ThX-Fütterung nichts, wenn man von der größeren ThX-Ausscheidung des nicht resorbierten und teils wieder ausgeschiedenen ThX sowie der damit verbundenen Strahlenbelastung des Darmepithels absieht.

Werden die Kaninchen vier Tage nach der oralen und intravenösen ThX-Gabe getötet, so tritt im Knochen ein Aktivitätsrückgang auf, der einer Halbwertszeit von ThX entspricht. Die Aktivität des Knochens liegt beim intravenös gespritzten Tier nur noch sechsmal über der Organaktivität und das Konzentrationsverhältnis der Epiphysen- zur Diaphysen-Aktivität nähert sich 1 : 1, wie es nach der oralen ThX-Gabe von Anfang an der Fall ist. Der ThX-Gehalt des Auges ist nur bei dem gespritzten Tier gegenüber den Knochenwerten um das fünf-fache erniedrigt. Von den gemessenen Organproben findet sich 4 Tage nach der ThX-Injektion nur noch in der Niere ein eben nachweisbarer ThX-Gehalt, der bei dem gespritzten Tier doppelt so hoch ist. Auch der doppelt so hohe ThB-Gehalt im Knochenmark erklärt nach der i.v. ThX-Gabe die anfängliche Erhöhung der Epiphysen-Aktivität im markreichen spongiösen Knochen.

Die wichtigste Feststellung der Meßergebnisse ist die unterschiedlich hohe ThX-Aufnahme und Verteilung im Knochengewebe nach der intravenösen und oralen ThX-Applikation. Bei der parenteralen ThX-Anwendung besteht eine 10-fach höhere ThX-Konzentration im wachsenden Knochen. Es ist mehr als fraglich, ob man durch eine entsprechende Erhöhung der oralen ThX-Dosen eine gleich hohe Knochenaktivität erreichen würde. Jedenfalls wäre damit zwangsläufig eine erhebliche Strahlenbelastung des Schleimhautepithels vom Magen-Darmkanal verbunden.

Der ThX-Gehalt des Auges stellt neben den bekannten Messungen über die ThX-Verteilung im Organismus einen neuen und erstmaligen Befund dar. Da sich in den pigmentarmen Augen von Albino-Kaninchen nur wenig ThX nachweisen läßt, ist auf eine ThX-Bindung an den organischen Farbstoff Melanin zu schließen. Darauf deuten auch die Strahlungsbefunde des Auges und der Haut hin.

Autoradiographisch besteht nach SCHEER (3, 9) in der Retina der ThX-behandelten Ratten eine vermehrte Strahlung, wie sie WITTEN auch in den Haarfollikeln und der melaninbildenden Basalzellschicht der menschlichen Haut bei äußerlicher ThX-Applikation antraf. Für das Ausbleiben einer vermehrten ThX-Ablagerung im Auge bei der oralen ThX-Gabe ist wahrscheinlich die niedrige ThX-Konzentration im Blut und Gewebe verantwortlich zu machen. Das alleinige Auftreten der komplexen ThX-Melaninverbindungen im Gewebe ist an die parenterale ThX-Anwendung gebunden. Auf die Bedeutung dieser ThX-Fixierung an das Pigment von Aderhaut und Retina des Auges wird bei der Besprechung der ThX-Therapie der Spondylarthritis ankylopoetica noch näher eingegangen.

Die ThB-Verteilung im Organismus: Sie wird mit einer frisch bereiteten ThB-Lösung [8] beim Kaninchen überprüft. Die bereits von BEHRENS und BAUMANN (1933) (2) beobachtete unterschiedliche ThB-Verteilung bei Verwendung einer reinen ThB- oder mit inaktivem Blei versetzten aktiven Bleichlorid-Lösung konnten im Gegensatz zu WOLF u.a. vollauf bestätigt werden.

Nach der intravenösen Injektion der reinen über Platinblech aufgefangenen ThB-Lösung findet sich mehr ThB im spongiösen Knochen der Epiphysen und der Wachstumsfugen (Abb. 6). Der ThB-Gehalt ist in den Diaphysen um die Hälfte herabgesetzt und entspricht etwa der ThB-Konzentration in der Leber. Wie die graphische Darstellung der Organ-Aktivität zeigt, ist der ThB-Gehalt der Niere als Ausscheidungsorgan am höchsten und nur wenig unter der Knochenaktivität gelegen. Es folgen dann in absteigender Reihenfolge die blutreichen Organe Leber, Lunge, Milz und Knochenmark, denen neben einer Speicher- auch eine Ausscheidungsfunktion zukommt. Entsprechend der verschiedenen Organ-Aktivität ist der Kurvenabfall mehr oder weniger steil und die Kurven laufen im Bereich der Nullmessung des Zählrohrs von 10 bis 12 Meßimpulse pro Minute in einer gemeinsamen Linie aus.

Von dieser ThB-Verteilung im Organismus weicht die ThB-Ablagerung in den Organen ab, wenn man eine ThB-Lösung verwendet. ThB wird mit einer Bleifolie aufgefangen, anschließend in Salpetersäure durch Erhitzen gelöst und mit Schwefelsäure als Bleisulfat gefällt. Den Filterrückstand löst man in amoniakkalischer Weinsäure und 50 ccm-Lösungen enthalten neben der unwägbaren ThB-Menge bis zu 500 mg inaktives Blei. Nach der intravenösen Injektion dieser Lösung steht jetzt die erhöhte ThB-Ablagerung in

---

8. Die Herstellung der frischen ThB-Präparate übernimmt liebenswürdigerweise Herr Dr. GONSER vom Phys.Chem.Institut der Univ. Münster

den Speicherorganen Milz, Leber und Knochenmark im Vordergrund. Sie kann bis zu zehnmal über der Knochenaktivität liegen und führt zu einer Erhöhung des Aktivitätsverhältnisses der Epiphyse zur Diaphyse auf 4 : 1. Die knochenmarksreiche Epiphysenspongiosa und wahrscheinlich weniger das jugendliche Knochengewebe der Wachstumsfugen selbst dürften hierfür verantwortlich sein.

Worauf diese abweichende ThB-Verteilung im Organismus durch den Zusatz von inaktivem Blei zur ThB-Lösung beruht, läßt sich noch nicht endgültig beurteilen. Möglicherweise spielt die von BEHRENS vermutete Bildung von unlöslichen Bleiphosphaten im Körper und ihre bevorzugte Aufnahme durch das RES eine ausschlaggebende Rolle. Chemische Bindungsvorgänge und eine biologische Filterwirkung der zum RES gehörenden Organe sind für die verschiedenen ThB-(Blei)Verteilungen im Organismus verantwortlich. Größere Bleipartikelchen werden zahlreicher in Leber, Milz und Knochenmark festgehalten, und die Bleiionen (ThB) gehen außerdem eine chemische Bindung im Gewebe ein.

Bei der ThX-Behandlung entspricht die ThB-Verteilung in den Organen der reinen ThB-Lösung, wie der graphischen Darstellung (Abb. 5, 6) zu entnehmen ist. Nur der ThB-Gehalt in der eigentlichen Knochenmatrix scheint herabgesetzt und verhindert die hohe ThX-Konzentration im Knochen. Die größere ThX-Affinität zu den Phosphorverbindungen an Stelle von Calcium setzt die ThB-Bindung an die Kalksalze und Apatitkristalle im Vergleich mit der reinen ThB-Anwendung herab. Das im Knochen durch den ThX-Zerfall freiwerdende ThB findet im Knochengewebe keine genügenden Bindungsmöglichkeiten mehr und gelangt auf dem Blutweg in die übrigen von ThB bevorzugten Organe der Ausscheidung und der Speicherung. Diese ThB-Verlagerung verursacht durch die kurze H.W. im ThB (10,5 Std.) nur eine relative ThB-Anreicherung in den Organen und das anfängliche Konzentrationsverhältnis ThB : ThX verschiebt sich zugunsten von ThB.

HABERS gibt an, daß in der Leber maximal 80 ThB-Atome auf ein ThX-Atom kommen. Umgekehrt nimmt der an und für sich schon niedrige ThB-Gehalt der Organe durch eine vermehrte Ausscheidung in den ersten Tagen nach der ThX-Injektion ab. Die ThX- und ThB-Ausscheidung erfolgt beim Kaninchen und der Ratte vorwiegend über die Nieren und beträgt nach SCHEER (1) in den ersten Tagen 30 bis 40 % der zugeführten ThX-Menge. Das nicht ausgeschiedene und im Knochen und den Augenhüllen festgehaltene ThX ist ein regelrechtes Depot radioaktiver Substanz. Solange ThX im Knochen vorhanden ist und zerfällt, muß durch die dauernde ThB-Verlagerung die kurzen Halbwertszeiten von ThB und seiner Nachfolgeprodukte mit einer abnehmenden Strahlenbelastung der Ausscheidungs- und Speicherorgane gerechnet werden. HABERS stellte bei seinen Aktivitätsmessungen in der Ionisationskammer außerdem noch fest, daß ein Teil des in den Organen noch frei werdenden ThC trotz seiner kurzen Halbwertszeit von 60,5 Minuten in der Leber bis zu 35 % an das Blut abgegeben und teilweise über die Nieren ausgeschieden wird.

Auf Grund dieser Untersuchungen ist man berechtigt, bei der ThX-Behandlung von einem Dreikomponentensystem zu sprechen, wie es durch die beschriebene unterschiedliche Organverteilung von ThX, ThB und ThC zutrifft. Die GEIGER-MÜLLER-Messungen haben ganz klar gezeigt, daß eine verbindliche Bestimmung der Strahlendosis im Gewebe bei den natürlichen Radioisotopen äußerst kompliziert ist. Zu der unterschiedlichen Organverteilung von ThX und seinen beiden wichtigen Komponenten ThB und ThC kommt noch erschwerend die inhomogene Gewebsverteilung hinzu, wie es die autoradiographischen Organ- und Knochenuntersuchungen noch zeigen werden. Man sieht daraus, daß die vorwiegend auf theoretischen Überlegungen beruhenden Toleranzdosen der Radioisotopen bei welchen somatische Schäden mit Sicherheit zu vermeiden sind, durch Tierversuche ergänzt werden müssen, um die biologische Wirkung der Alpha-, Beta und Gamma-Strahlen im Gewebe kennen zu lernen. Nur so wird sich in Zukunft die richtige Indikation für die Radioisotopen-Anwendung beim Menschen finden lassen.

5. Die Ausscheidung von Thorium X und seinem Nachfolgeprodukt Thorium B beim Menschen nach parenteraler und oraler Anwendung.

Diese Untersuchungen wurden an unseren mit ThX behandelten Bechterew-Patienten durchgeführt. Sie stellen in gleicher Weise eine wertvolle Ergänzung der beim Menschen bekannten ThX-Ausscheidung und der beschriebenen Meßergebnisse des Kaninchens dar.

Nach einer intravenösen ThX-Injektion von 200 e.s.E. besteht in den ersten 24 Stunden im Blut eine Aktivität, die etwa 10 % der zugeführten Gesamtaktivität ausmacht. Der Verlauf der Aktivitätskurve spricht für eine größere ThB-Konzentration im Blut. GERLACH hatte bei der Blutmengenbestimmung des Menschen mit ThX eine Abnahme der zugeführten ThX-Menge im

Blut um 70 % 40 Sekunden nach der Einspritzung gefunden. Auch am 2. Tag nach der ThX-Injektion ist im Blut noch eine meßbare ThB-Aktivität von ca. 1 % der verabreichten Gesamtaktivität vorhanden.

Die negativen Ergebnisse der Liquormessungen am ersten Tag nach der ThX-Injektion weisen darauf hin, daß die Blutliquorschranke weder von ThX noch von seinen Folgeprodukten durchbrochen wird. Dieser Befund ist besonders zu betonen, da die Placentaschranke von den ThX-Ionen durchbrochen wird und es am Ende der Gravidität zu einer zunehmenden ThX-Einlagerung in die ossifizierende fetale Skelettanlage des Kaninchens kommt!

Für die ThX- und ThB-Ausscheidung beim Menschen steht seit dem ersten Weltkrieg fest, daß beim Menschen im Gegensatz zum Versuchstier Kaninchen und Ratte ThX am meisten über den Darm und weniger über die Nieren ausgeschieden wird.

In Übereinstimmung mit GERLACH findet sich nur nach der intravenösen Injektion von 200 e.s.E. und nicht bei der oralen Gabe in den ersten 12 Stunden im Urin eine reine ThB-Aktivität von 1 bis 5 % der eingespritzten Gesamtaktivität. Eine meßbare ThX-Ausscheidung über die Nieren erfolgt nicht.

Die Messungen der Stuhlproben: Diese weichen ganz erheblich von den Urinproben ab. Ihre höhere Aktivität hängt von der Darreichungsform des ThX ab und die Aktivitätskurve entspricht einem Überwiegen der ThX-Konzentration im Stuhl. Die ThX-Ausscheidung im Darm, sei es durch Sekretion oder mangelnde Resorption, besitzt wieder große Ähnlichkeit mit der Calcium-Ausscheidung im Stuhl.

Nach der intravenösen ThX-Injektion ist am zweiten Tag nach der Injektion die höchste Stuhlaktivität vorhanden und auch am dritten Tag wird noch reichlich ThX über den Darm ausgeschieden. Dann nimmt die Stuhlaktivität bis zum fünften Tag rasch ab und am siebten Tag läßt sich eine Stuhlaktivität eben noch nachweisen. Durch Vergleichsmessungen der Stuhlproben mit ThX-Präparaten bekannter Aktivität wird im Stuhl in den ersten fünf Tagen bis zu 70 % der parenteral zugeführten ThX-Menge ausgeschieden. Der Mittelwert der über den Stuhl abgegebenen ThX-Aktivität liegt bei 45 %. Ganz beachtlich sind die Schwankungen der ThX-Ausscheidung im Stuhl des Bechterew-Patienten, die keinen Zusammenhang mit dem Krankheitsstadium erkennen lassen. So wird von einem Kind, das an einer Myositis ossificans progressiva leidet, trotz des größten Knochenwachstums und der pathologischen Knochenneubildung 70 % der gespritzten ThX-Dosis von 200 e.s.E. ausgeschieden. Aus der ThX-Ausscheidung über den Darm ist zu folgern, daß eine höhere ThX-Dosierung nicht ohne weiteres zu einer vermehrten ThX-Fixierung im Knochen führt. Der Körper kann nur soviel ThX-Ione festhalten, wie freie Calciumvalenzen im Gewebe vorhanden sind. Der Überschuß an ThX wird ausgeschieden.

Bei der oralen ThX-Anwendung, welche in der letzten Zeit WILBERG (2) u.a. als Trinkkur empfehlen, wird die größte ThX-Menge schon am ersten Tag nach der Applikation im Stuhl ausgeschieden, was auf eine herabgesetzte Resorption im Darm schließen läßt. Bis zum dritten Tag gehen bis zu 90 % der zugeführten ThX-Menge durch die Faeces verloren, ohne daß eine nachweisbar ThB-Ausscheidung über den Urin erfolgt. Die ThB-Konzentration des Blutes reicht nach der oralen ThX-Gabe nicht aus, um die Nierenschwelle zu erreichen bzw. zu überschreiten, wie es nach der intravenösen ThX-Injektion in den ersten Stunden der Fall ist.

Am besten kann man sich bei dem gleichen Patienten von der völlig verschiedenen ThX- und ThB-Ausscheidung überzeugen, wie sie durch die parenterale und orale ThX-Medikation zustande kommt. So liegt bei der gleich hohen ThX-Dosis von 200 e.s.E. die ThX-Ausscheidung der oralen Gabe 50 % höher. Erhöht man die ThX-Dosis auf 400 e.s.E., so wird von derselben an einem Knochensarkom erkrankten Patientin nach der intravenösen ThX-Injektion nur 30 % und nach der oralen ThX-Gabe weit über 90 % ausgeschieden. Die doppelte per os gegebene ThX-Dosis hat nicht zu einer entsprechend größeren ThX-Ablagerung im Körper geführt, da sich an der ThX-Resorption im Darm auch bei dem höheren ThX-Angebot nichts ändert. Die Patientin gab interessanterweise nur nach der intravenösen ThX-Injektion eine Schmerzreaktion in der erkrankten Körperpartie an, die als Ausdruck einer erhöhten Aktivität im Tumorgebiet aufzufassen ist.

Nach diesen Untersuchungen braucht man sich nicht zu wundern, daß WILBERG eine ausgezeichnete Verträglichkeit für eine wöchentliche ThX-Dosis von 500 e.s.E. per os angibt. Sie hat eine ThX-Trinkkur mit dem Präparat Auer-Thoros bis zu 16 Monaten bei Tumorpatienten durchgeführt. Wie die experimentellen Untersuchungen über die biologische Wirkung der Alpha-Strahlen noch zeigen werden, besteht durch die verschieden hohe Gewebsaktivität ein grundsätzlicher therapeutischer Unterschied bei der oralen und intravenösen ThX-Anwendung. Mit aus diesem Grunde sind der vor dem ersten Weltkrieg schon geübten oralen ThX-Medikation entscheidende Behandlungserfolge versagt geblieben.

6. Was ist von in vivo-Messungen am Menschen bei der ThX-Anwendung zu halten

Sämtliche in vivo-Messungen am Menschen sind nach dem über ThX als radioaktives Dreikomponentensystem Gesagten keineswegs einfach zu beurteilen.

Grundsätzlich werden mit einem G.M.-Gerät über den äußerlichen Organregionen nur die Beta- und Gamma-Strahlen der Zerfallsstufen ThB und ThC' gemessen, was natürlich nur in den wenigsten Fällen mit der Anwesenheit von ThX übereinstimmt. Wie wir von den experimentellen Messungen der Organproben wissen, liegt die ThX-Konzentration in den parenchymatösen Organen recht erheblich unter der ThB-Konzentration. Durch den ThX-Zerfall im Knochen wird das überschüssige ThB in die Organe verlagert. Hinzu kommt in den ersten Tagen eine ThX-Ausscheidung von ca. 50 % über den Darm. Durch hohe Reinigungseinläufe, wie sie MOSER und SCHÖN vor jeder in vivo-Messung empfehlen, läßt sich nur ein Teil der Darmaktivität beseitigen, und die Meßgenauigkeit über den Organen verbessern.

Bei den untersuchten Patienten wurde die Aktivität über markierten Meßpunkten des Körpers mit dem Beta- und Gamma-Zählrohr bestimmt. Als Meßpunkte dienten bei Bechterew-Patienten das Manubrium sterni, der rechte Rippenbogen, die Unterbauchmitte zwischen Nabel und Symphyse, die Dornfortsätze am Übergang der Brustwirbelsäule zur Lendenwirbelsäule, die beiden Kreuzdarmbeinfugen und die lateralen Femurkondylen. Meßtechnisch wird der Bleimantel der von Frieseke und Hoepfner gelieferten Bleikammer mit dem Glockenzählrohr über den Meßpunkten aufgesetzt, was durch entsprechende Lagerung der Patienten leicht gelingt.

Übereinstimmend besteht bei allen Patienten am ersten Tag nach der ThX-Injektion die höchste Aktivität über der Leber. Sie fällt am zweiten Tag um 60 % ab und unterscheidet sich gerade noch von den Meßwerten der übrigen Körperpartien. Während die abdominellen Meßwerte bis zum fünften Tag weiter abfallen, was mit der beschriebenen ThX-Ausscheidung im Stuhl parallel geht, klingt die Aktivität über den krankhaft veränderten Kreuzdarmbeinfugen langsamer ab. Sie ist doppelt so hoch wie die

Knochenaktivität über den distalen Femurenden und liegt dreimal über der Leber- und zweimal über der Unterbauch-Aktivität. Bei einer beginnenden Spondylarthritis ankylopoetica besitzt die röntgenologisch am meisten veränderte Fuge der einen Seite auch die höhere Aktivität.

In vivo-Messungen eines Kindes mit einer Myositis ossificans progessiva unterscheiden sich nicht von den Meßergebnissen der Erwachsenen. Am sechsten Tag nach der ThX-Injektion ist über den subcutanen Knochengeschwülsten des Kreuzbeins noch die höchste Aktivität von allen gemessenen Körperpartien vorhanden, was auf eine vermehrte ThX-Ablagerung hinweist.

Leider sind diese Meßergebnisse nicht eindeutig genug, um bindende diagnostische und therapeutische Schlüsse zu ziehen.

Acht Tage nach der ThX-Injektion ist eine fast gleichmäßig verteilte und noch eben nachweisbare Organaktivität vorhanden. Nach 14 Tagen kann man bei den in vivo-Messungen keine Aktivität mehr nachweisen.

Es ist ferner wichtig zu wissen, daß ein mit 200 e.s.E. ThX gespritzter Patient bei der von uns geübten Dosierung durch die Gamma-Strahlung keinesfalls seine Umgebung weder direkt noch indirekt durch die Ausscheidungsprodukte gefährdet. Dieser Nachweis wurde durch Strahlenschutzmessungen mit dem Radiameter an mit ThX behandelten Bechterew-Patienten geführt. Die Schwierigkeiten in der Auswertung von Befunden der in vivo-Messung bei mit ThX gespritzten Patienten bringen es mit sich, daß ich genau so wie SCHEER (2) der von SCHÖN und MOSER geübten Tumordiagnostik der Leber mit ThX zurückhaltend gegenüberstehe. Für diagnostische Untersuchungen sind m.E. die künstlichen Radioisotope den natürlichen einwandfrei überlegen. Bei ihnen hat man es vom meßtechnischen Standpunkt aus nur mit der radioaktiven Strahlung eines instabilen Elementes zu tun. So hat sich z.B. Radiojod, J^{131}, in der Schilddrüsendiagnostik bewährt. Auch eine Tumordiagnostik des Knochens soll nach amerikanischen Autoren mit Radiophosphor und Radiogallium möglich sein.

7. Autoradiographische Untersuchungen über die Organverteilung von ThX und ThB beim Kaninchen

Die autoradiographischen Untersuchungen bedeuten eine wichtige und wesentliche Ergänzung der mit ThX durchgeführten Aktivitätsmessungen, wobei es keine Rolle spielt, ob man mit dem GEIGER-MÜLLER-Zählrohr nur die

Beta- und Gamma-Strahler oder mit der Ionisationskammer die Alpha-Strahler von ThX und seinen Nachfolgeprodukten gemessen hat. Die Meßergebnisse orientieren uns lediglich über die unterschiedliche Organverteilung von ThX, ThB und ThC. Sie geben aber keine Auskunft über die Verteilung des Strahlers im Gewebe selbst.

Die einfachen Strahlungsbilder, die man durch Auflegen der Organ- und Knochenschliffe eines mit ThX behandelten Tieres auf den Röntgenfilm oder die Fotoplatte gewinnt, vermitteln einen vorläufigen Eindruck von der ThX- und ThB-Verteilung im Organismus. Hierbei muß man sich darüber klar sein, daß radiographisch nur die Alpha- und Beta-Strahler von ThX und seinen Zerfallsprodukten nachgewiesen werden. Diese Strahlungsbefunde unterrichten uns einfacher und schneller als die Meßreihen über die unterschiedliche ThX- und ThB-Verteilung im Knochen und den Organen.

Nach der intravenösen ThX-Injektion von 25 e.s.E. eines jugendlichen Kaninchens rufen die Knochenschliffe nach einer zweitägigen Filmbelichtung die stärkste Schwärzung der Fotoschicht hervor. Die geringe Strahlung der Organpräparate ist nach einer zweiten Filmbelichtung bei erhaltener Knochenstrahlung verschwunden. Die Strahlungsbilder decken sich mit dem graphischen Bild der Aktivitätskurven: In den Knochen überwiegt der ThX- und in den Organen der ThB-Gehalt. Von den Organen besitzen radiographisch die Nierenrinde und Leber die meiste Strahlung, und es folgen dem Schwärzungsgrad des Films nach Lunge, Nebenniere und beim älteren Tier die Keimdrüsen mit der niedrigsten Organaktivität.

Eine protrahierte ThX-Behandlung des Kaninchens in den ersten vier Lebenswochen führt bei zwei ThX-Injektionen in der Woche zu einer kräftigeren Knochen- und Organstrahlung, was für eine gewisse Gewebskummulation der Strahler im Rahmen ihrer Halbwertszeiten spricht (Abb. 7).

Das Strahlungsbild eines neugeborenen Kaninchens (Abb. 8), dessen Mutter mit ThX gespritzt wurde, zeigt die alleinige Filmschwärzung durch das Skelett. Die gegen Ende der Fetalzeit auftretenden Verknöcherungsstellen in der knorpligen Skelettanlage besitzen die größte Aufnahmefähigkeit für Calcium und damit auch für ThX.

Diese ThX-Strahlungsbefunde des Neugeborenen weisen eindringlich auf die bekannte Tatsache hin, daß die meisten Radioelemente in ionisierter Form die Placentaschranke durchbrechen. Es verbietet sich deshalb jegliche

Anwendung von natürlichen und künstlichen radioaktiven Isotopen während der Schwangerschaft, da mit somatischen und genetischen Strahlenschäden gerechnet werden muß.

Die Strahlungsbilder von Zahnschliffen lassen die kräftigste Schwärzung in der Zahnwurzel erkennen. Dem Strahlungsbefund des Kaninchenunterkiefers (Abb. 9) nach zu urteilen, befindet sich die größere ThX-Menge im Zahnbein und weniger im Unterkieferknochen, während der Schmelz von der Strahlung ganz freigelassen wird. Die bevorzugte ThX-Aufnahme durch die Kalksalze und Apatitkristalle des Dentins deckt sich mit seiner engen Verwandtschaft zum Knochengewebe. Das Zahnbein kann leicht das ThX aus den Blutgefäßen der Zahnpulpa aufnehmen und chemisch binden.

Sicherlich können nur diese orientierenden Strahlungsbefunde der einfachen Kontaktmethode von Organ- und Knochenschliffen uns nicht endgültig über die Gewebsverteilung des Alpha-Strahlers ThX aufklären, wie es durch die historadiographische Untersuchung mit dem Strippingfilm möglich ist. Allerdings wird eine geringe Organaktivität besser durch die Kontaktexposition der Organpresslinge nachgewiesen. Nur sollte man aus den Strahlungsbefunden der Organe nicht ohne weiteres auf die Höhe der Organaktivität schließen. Kann doch allein eine gewisse Präparatdicke schon zu einer besseren Filmbelichtung führen.

Die historadiographische Untersuchung der Organschnitte gelingt nur mit einer extrem hohen ThX-Dosierung, da die Organaktivität so erheblich unter der Knochenaktivität liegt.

Ein vier Wochen altes Kaninchen erhält intravenös in zwei Tagen insgesamt 2 600 e.s.E. ThX auf sechs Injektionen verteilt. Historadiographisch besteht in den funktionell wichtigen Abschnitten der Nierenkanälchen, den Tubuli contorti I. Ordnung, und weniger in den Glumeruli der Nierenrinde eine vermehrte Bahnspurdarstellung. Sie findet sich auch in der roten Milzpulpa und in der Peripherie der Leberläppchen. Die Strahlungsbefunde decken sich völlig mit der von BEHRENS beschriebenen Bleiverteilung in den genannten Organen und sind vorwiegend auf den erhöhten ThB-Gehalt von Niere, Leber und Milz zurückzuführen.

Außer dieser inhomogenen Aktivitätsverteilung im Gewebe finden sich in den gleichen Organen ausgesprochene Depotbildungen an strahlender Substanz. Diese Strahlendepots stehen histologisch in keinem Zusammenhang mit der Gewebsstruktur, wie es der Lungenschnitt deutlich zeigt (Abb. 10). Es dürfte sich um eine ausgesprochene Artefaktbildung handeln, welche auf die extrem hohe ThX-Dosierung zurückzuführen ist. Durch eine kolloidchemische Änderung des Dispersitätsgrades und nicht durch aktive speichernde Kräfte kommt es im Gewebe zur herdförmigen Anhäufung strahlender Substanz. Die von SCHAEFER und SPIESS nach Überdosierung von ThX in der menschlichen Milz und Leber sowie im Kanincheneierstock beschriebenen Streudepots sind folglich ebenfalls Kunstprodukte, die mit der physiologischen Verteilung von ThX und ThB bei therapeutischer Dosierung nicht im Einklang stehen.

Bei entsprechender ThX-Dosierung von 4 bis 8 e.s.E. pro Kilogramm Körpergewicht, wie sie heute beim Menschen üblich ist, können keine historadiographischen Gewebsbefunde erhoben werden, da die ThB-Konzentration und erst recht nicht die ThX-Konzentration in den parenchymatösen Organen und im Knochenmark ausreicht, um eine genügende Belichtung der Strippingfilmemulsion zu verursachen. Auch SCHEER (3) fand unter physiologischen Bedingungen im Gewebe keine Bildung von Herddepots. Dies bedeutet aber, daß es bei der ThX-Behandlung des Menschen von 200 e.s.E. pro Injektion wohl durch die inhomogene ThX-Verteilung zu einer gewissen Strahlenbelastung der Organe kommt, aber keinesfalls zu einer herdförmigen Gewebsbelastung und möglichen Strahlenschädigung, wie es eine depotartige Aktivitätsanhäufung im Gewebe mit sich bringen könnte.

Diese historadiographische Organstudien haben ganz klar gezeigt, daß es in den Organen mit Ausnahme des Auges, der Zähne und des Knochens nur zu einer geringen, dem Calcium-Gehalt des Gewebes entsprechend, ThX-Konzentration kommt. Es besteht hauptsächlich eine ThB-Ansammlung in den Organen aus Gründen der Speicherung bzw. Ausscheidung. ThB wird selbstverständlich in einem abfallenden Maße solange in den Organen nachweisbar sein, wie ThX im Skelett vorhanden ist und durch seinen Zerfall ThB frei wird und auf dem Blutweg in die bevorzugten Gewebe gelangt. Bei normaler ThX-Dosierung gelingt der ThB-Nachweis in den Organen am besten bei sofortiger Messung mit dem G.M.-Gerät und ist autoradiographisch schlecht sowie historadiographisch überhaupt nicht zu erbringen. Dies haben die eigenen Untersuchungen an Mensch und Tier gezeigt, und sie stehen in Übereinstimmung mit den tierexperimentellen Ergebnissen von SCHEER und HABERS.

8. Autoradiographische Untersuchungen über die ThX-Verteilung im Knochengewebe

Noch wichtiger als die historadiographischen Organbefunde sind für die Beurteilung der biologischen Wirkung der Alpha-Strahlen die radiographischen Untersuchungen des Knochengewebes, die am besten über die topologische ThX-Verteilung Auskunft geben. Der 50 bis 100-fach höhere ThX-Gehalt des Knochens ließ gegenüber der schwachen Organstrahlung bei der ThX-Anwendung von Anfang an mit eindeutigeren Strahlungsbefunden rechnen.

a) Die ThX-Ablagerung in der Wachstumsfuge

Die von BEHRENS und BAUMANN (1933) (2) mit ThB erhobenen Strahlungsbefunde des Knochens, die erstmals eine bevorzugte subepiphysäre ThB-Ablagerung in den Wachstumsfugen zeigten, und das von TROCH beobachtete Auftreten von subepiphysären kalkdichten Schattenbändern an den großen Gelenken der mit Peteosthor behandelten Kinder machten zuerst eine gründliche radiographische Untersuchung der Wachstumsfuge des Kaninchens notwendig (KOCH) (6, 7).

In den ersten Lebenswochen der Kaninchen findet eine fast gleichmäßige ThX-Ablagerung im Knochengewebe statt (Abb. 7). In der vierten bis sechsten Lebenswoche fällt eine zunehmende ThX-Speicherung in der subepiphysären Schicht der Wachstumsfugen auf. Nach der achten Lebenswoche sind die Strahlungsbilder der Gelenkenden der langen Röhrenknochen und der Wirbelkörper am eindruckvollsten (Abb. 11). Die subepiphysären Schwärzungslinien kommen nur bei vorhandenen Wachstumsfugen zustande und sprechen für eine bevorzugte ThX-Ablagerung in der eigentlichen Wachstumsschicht des Knochens. So tritt am distalen Humerusende beim Kaninchen keine Wachstumsfuge auf und die Wachstumsfugen des Kaninchens beginnen sich vom sechsten Lebensmonat an zu schließen. Die Schwärzungslinien der gleich dicken Knochenschliffe unterscheiden sich an den dargestellten Wachstumsfugen hinsichtlich der Breite und des Schwärzungsgrades untereinander. Die kräftigste Fugenstrahlung findet sich am Humeruskopf, den distalen Radius-Ulnaenden, am distalen Femurende sowie am Schienbeinkopf und den distalen Tibiafugen. Wie sich bei den Untersuchungen über den Einfluß von ThX auf das Fugenwachstum noch zeigen wird, besitzen die genannten Fugen beim Kind und beim Kaninchen die größte Wachstumsenergie, d.h. sie wachsen am meisten.

Die intravenöse und orale ThX-Gabe ändert nichts an der ThX-Verteilung im Knochen des wachsenden Tieres. Allerdings treten bei der oralen ThX-Gabe trotz gleich hoher ThX-Dosierung die subepiphysären Schwärzungslinien weniger kräftig auf, was für eine geringere ThX-Konzentration im Knochengewebe spricht. Liegt doch die Knochen-Aktivität bei der oralen ThX-Gabe bis um das 10-fache unter der Knochen-Aktivität nach der intravenösen ThX-Einspritzung. Diese durch Messungen und autoradiographisch gesicherte Feststellung ist von erhöhter praktischer Bedeutung für die ThX-Therapie.

Von BACHMANN und Mitarbeiter, die sich ebenfalls mit dem radiographischen ThX-Nachweis im Knochen befaßt haben, wird die Fugenstrahlung der Wirbelkörper verkannt und falsche Schlußfolgerungen für die Bechterew-Therapie gezogen. So beschreiben diese Autoren nach einmaliger ThX-Injektion von 400 e.s.E. eine "Thorium"-Anreicherung in unmittelbarer Nachbarschaft der Bandscheiben ohne Angaben über das Alter des Kaninchens zu machen. Sie sehen darin mit einen Grund für die günstigen Behandlungserfolge der ThX-Therapie beim Bechterew. In Wirklichkeit bleibt nach dem Fugenschluß beim erwachsenen Kaninchen eine bevorzugte ThX-Einlagerung in den Deckplatten der Wirbelkörper wie an allen übrigen geschlossenen Wachstumsfugen aus.

Nach einer vorherigen Entkalkung der Knochenschliffe in 5 %iger Salpetersäure kommt eine Filmbelichtung nicht mehr zustande. Mit den Mineralbestandteilen des Knochens wird das ThX mit Folgeprodukten entfernt. ThX wird als Erdalkalielement genau so wie Calcium chemisch an die Knochensalze und Apatitkristalle gebunden.

Die Strahlungsbilder der Knochenschliffe lassen wohl eine bevorzugte ThX-Ablagerung in der Wachstumsfuge und damit in der eigentlichen Wachstumsschicht des Knochens erkennen. Außerdem fällt der geringere ThX-Gehalt im spongiösen Knochen der Epiphysen und im kompakten Knochen der Diaphysen auf.

Erst die historadiographischen Untersuchungen der unentkalkten Fugenschnitte geben Auskunft über die ThX-Verteilung in der Wachstumsfuge. Das Strahlungsbild des Humeruskopfes (Abb. 12) zeigt eine kräftige

Knochenstrahlung der beiden Epiphysenkerne und der Wachstumsfuge unter Freilassung des Epiphysenknorpels. Bei stärkerer Vergrößerung sieht man, daß der Fugenknorpel von der Strahlung praktisch freigelassen wird. Er wird vielmehr durch eine schmale epiphysär und eine breitere metaphysär gelegene Strahlungszone eingeschlossen. Hierdurch wird die ruhende Knorpelschicht und der Blasenknorpel einer intensiven Alpha-Strahlung ausgesetzt und lediglich die Knorpelmitte bleibt von der Strahlung verschont (Abb. 13). Die geringe Alpha-Strahlung im Fugenknorpel ist sonst gleichmäßig verteilt und scheint sich auf die Knorpelgrundsubstanz zu beschränken und die Knorpelzellen freizulassen (Abb. 14). Eine exakte Angabe ist wegen der erreichten Grenze des Auflösungsvermögens der Fotoemulsion des Strippingfilms nicht möglich. Diese Ansicht erfährt bei Betrachtung der eigentlichen Verknöcherungzone der Fuge insofern eine Stütze, als in der verkalkten Grundsubstanz der präparatorischen Verkalkungszone vermehrt ThX eingelagert wird. Die Alpha-Bahnspuren sind schon in der Schicht des Blasenknorpels zahlreicher vorhanden, ohne daß in dieser Zone des Fugenknorpels histologisch eine Kalksalzfällung nachweisbar ist (Abb. 15). In der sich anschließenden präparatorischen Verkalkungszone, die sich histologisch und röntgenologisch abgrenzen läßt, wird mehr ThX eingelagert. Die größte ThX-Anhäufung in der Wachstumsfuge findet sich eindeutig in der primären Spongiosa, dem neugebildeten Knochen. Die Strahlung der ersten Knochenbälkchen ist nach einer einmaligen ThX-Injektion von 100 e.s.E. so kräftig, daß sie nach einer zweitägigen Filmbelichtung zu einer völligen Schwärzung geführt hat (Abb. 13). Wesentlich besser kommt die bevorzugte ThX-Ablagerung in der primären Spongiosa der Wachstumsfuge zur Darstellung, wenn dem Kaninchen nur 25 e.s.E. ThX gespritzt wurden. Besonders schön sieht man die ThX-Verteilung in der metaphysär gelegenen Spongiosa der Wachstumsfugen an den belichteten Filmstellen, wo es beim Wenden des Strippingfilms auf dem Objektträger zu einer partiellen Lösung der Knochenbälkchen gekommen ist (Abb. 15). Die sekundäre Spongiosa, also die reifen Knochenbälkchen, enthält genau so wenig ThX wie die präparatorische Verkalkungszone und der Blasenknorpel (KOCH (7).

SCHEER (3, 4) konnte die eigenen Strahlungsbefunde der Wachstumsfuge bei mit ThX behandelten Ratten bestätigen. Er beschreibt außerdem im unentkalkten Knochenschnitt der Diaphyse eine saumartige Aktivität auf Seiten des Markraumes, die unter dem Endost gelegen ist.

Nach diesen historadiographischen Untersuchungen der Wachstumsfugen
hängt die Verteilung von ThX im Knochen weitgehend vom Ort und Funktionszustand des Knochengewebes ab. Dies bestätigen die weiteren historadiographischen Befunde des frischen Frakturkallus beim Kaninchen.

b) Die ThX-Ablagerung im frischen Frakturkallus

Die Historadiographien der Wachstumsfugen ließen eine eingehende Untersuchung der ThX-Verteilung im frischen Frakturkallus des Kaninchens aussichtsreich erscheinen. Bei diesen historadiographischen Studien sollten hauptsächlich die ersten ThX-Ablagerungen im jugendlichen Knochenkallus erfaßt werden. Äußerst günstig ist, daß sich der Frakturkallus bis zur vierten Woche unentkalkt gefrierschneiden läßt.

Die Frakturen setzt man operativ durch eine Osteotomie an Ulna und Tibia. Die Kaninchen erhalten 24 Stunden vor ihrem Exitus 400 e.s.E. ThX i.v., um den Strahlungsnachweis mit der Strippingfilmmethode durchführen zu können.

Das Strahlungsbild des 14 Tage alten Ulnakallus zeigt eine auffällige ThX-Anreicherung im knorpligen Frakturkallus in unmittelbarer Gefäßnähe mit beginnender Knochenbildung (Abb. 16). In den verkalkenden Knorpelbezirken werden die Knorpelzellen grobblasig und ihre randständigen Kerne gehen zugrunde (Abb. 17a und 17b). Gerade die beginnende ThX-Einlagerung in der Knorpelgrundsubstanz kommt bei der 1200-fachen Vergrößerung durch das Auftreten von Alpha-Bahnspuren deutlich heraus. Die reihenförmige Anordnung der belichteten Silberkörner ist beweisend für die Alpha-Strahlen von ThX und seinen Folgeprodukten. Ist keine ThX und folglich keine Gewebsstrahlung vorhanden, so sind wohl einzelne Silberkörner durch die Eigenbelichtung geschwärzt, aber niemals bahnspurartig angeordnet, wie es das Strahlungsbild des unveränderten Knorpelkallus mit reichlich Grundsubstanz und intakten Knorpelzellen zeigt (Abb. 18a und 18b).

Der dreiwöchige Frakturkallus besitzt die ersten Knochenbälkchen, die sich gegenüber den Verkalkungsprozessen im Knorpelkallus (Abb. 19) durch eine kräftigere Gewebsstrahlung auszeichnen. Die primitiven Knochenbälkchen treten sowohl in dem bindegewebigen, gefäßreichen Kallus als auch in dem Knorpelkallus auf. Enchondrale und endesmale Verknöcherungsvorgänge laufen im Kaninchenkallus nebeneinander ab. Die Abbildung der einsetzenden Ossifikation im Knorpelkallus (Abb. 20a) zeigt im Strahlungsbild (Abb. 20b) bei stärkerer Vergrößerung den größten ThX-Gehalt in einem primitiven Knochenbälkchen, das in Gefäßnähe gelegen ist. Im Innern des Knochenbälkchens liegen Knorpelzellreste und in seiner linken, dem Blutgefäß zuwandten Seite sieht man Osteoblasten.

Die historadiographischen Kallus-Studien mit ThX haben noch klarer als die Wachstumsfugen gezeigt, daß ThX mit den ersten Kalksalzniederschlägen im Gewebe, besonders in der primitiven Knochenmatrix, festgehalten wird und die Knochenzellen am meisten von der kurzen und stark ionisierenden Alpha-Strahlung getroffen werden.

c) Die ThX-Ablagerung in pathologischen Gewebsverkalkungen

Nachdem die Strahlungsbefunde der Wachstumsfugen und des Frakturkallus eine bevorzugte ThX-Ablagerung im verkalkenden Fugen- und Kallusknorpel sowie in den primären Knochenbälkchen des unfertigen Knochengewebes ergeben haben, schien es angebracht, auch pathologische Gewebsverkalkungen auf ihr Verhalten gegenüber ThX zu untersuchen.

So gelingt autohistoradiographisch der ThX-Nachweis im tuberkulösen, verkäsenden Gewebe, sobald eine Kalksalzfällung einsetzt. Dies ist beim Kaninchen 10 bis 12 Wochen nach Setzen einer experimentellen Kniegelenkstuberkulose der Fall(KOCH (11)). Die Impfung erfolgt intrafemural am distalen Femurende mit einem virulenten TB-Stamm vom Typus humanus, und es entwickelt sich eine weniger progredient verlaufende Gonitis (Abb.21), ohne daß es zu einer stärkeren haematogenen Organstreuung kommt. Die Tiere konnten bis zum 135. Tag nach der Impfung im Versuch gehalten werden. Das Strahlungsbild zeigt eine kräftige Strahlung im subfaszial gelegenen Käseherd 113 Tage nach Setzen der Impftuberkulose (Abb. 22). Die historadiographischen Untersuchungen der tuberkulösen Gewebe stimmen mit den Meßergebnissen überein, d.h. es kommt nur im Stadium der Verkalkung des tuberkulösen Käses und der Abszesse zu einer erhöhten ThX-Einlagerung.

Experimentell lassen sich in der Niere sehr schöne Gewebsverkalkungen nach Unterbindung und Durchtrennung der Blutgefäße am Nierenhilus erzeugen wie es SACERDOTI u.a. beschrieben haben. Die ersten Kalksalzniederschläge im nekrotischen Nierenparenchym der Nierenrinde treten in den ersten beiden Wochen nach der Ligatur der Hilusgefäße in den gewundenen Abschnitten der Harnkanälchen und in einzelnen Glomeruli auf. Erhalten die Kaninchen 24 Stunden vor ihrem Exitus 40 e.s.E. ThX i.v., so findet eine selektive ThX-Bindung an diese frischen Kalksalzeinlagerungen im zugrundegegangenen Nierengewebe statt. Das Strahlungsbild einer operativ ausgeschalteten Niere zeigt am besten die topologische ThX-Verteilung im Gewebe und seine Anreicherung in verkalkten Nierenkörperchen und einzelnen funktionell wichtigen Abschnitten der Harnkanälchen (Abb. 23). Bis zur vierten Woche nimmt die Verkalkung der Nierenrinde an Stärke zu. Die Strahlungsbefunde lassen klar erkennen, daß die älteren Gewebsverkalkungen nicht mehr so viel ThX aufnehmen und chemisch binden können.

Diese bevorzugte ThX-Ablagerung in den jüngsten Gewebsverkalkungen der ausgeschalteten Niere und des tuberkulösen, verkäsenden Gewebes haben gezeigt, daß die ThX-Ionen nicht allein auf dem Blutwege, sondern auch über die Gewebsflüssigkeit durch Diffusion in die Kalksalzniederschläge des Gewebes gelangen. Die ThX-Affinität zu den jüngsten Verkalkungs- und Verknöcherungsvorgängen im Gewebe ist größer als die von Calcium. Die im Organismus bestehenden chemischen Bindungsmöglichkeiten von ThX unterstreichen seine Bedeutung als Erdalkalielement.

Vergleichende Betrachtungen über die ThX- und ThB-Ablagerung im Knochen und den Gewebsverkalkungen. BEHRENS und BAUMANN (2) haben bei ihren radiographischen ThB-Studien an Mäusen und Ratten mit der einfachen Filmkontaktmethode von Knochen- und Organschliffen eine bevorzugte ThB-Ablagerung in der subepiphysären Schicht der Wachstumsfugen, im Frakturkallus und in den Kalksalzniederschlägen im Gewebe von Niere, Lunge, Herz und Placenta nach einer Vigantolüberdosierung beschrieben.

Die Aktivität der mir zur Verfügung stehenden ThB-Präparate reichte nicht aus, um die G.M.-Messungen der ThB-Verteilung im Körper durch autoradiographische Befunde zu ergänzen.

Man darf jedoch aus den für ThX und ThB übereinstimmenden Strahlungsbefunden des Knochengewebes und der Gewebsverkalkungen auf eine gemeinsame Affinität zu den Kalk- und Knochensalzen schließen. Selbstverständlich übertrifft hierbei die chemische Bindung des Erdalkalielementes ThX jene des Bleiisotops ThB. Die von SPIESS verantwortlich gemachte Tatsache, daß ThX und folglich auch ThB von derselben Muttersubstanz, Radiothor, abstammen, spielt für die chemischen Eigenschaften von ThX und ThB und ihre Bindung im Organismus keine Rolle. Die verschieden hohe ThX- und ThB-Konzentration in den Organen und im Knochen haben die G.M.-Messungen der Organ- und Knochenproben einwandfrei gezeigt und bedarf keiner weiteren Beweise. Im Knochengewebe überwiegt durch die besseren chemischen Bindungsmöglichkeiten, welche durch den hohen Calcium-Gehalt des Knochens (97-99 % der Gesamtmenge des Körpers) bestehen, die ThX-Konzentration. In den Organen ist die ThB-Konzentration größer, für welche außer einer Art chemischen Bindung auch die Speicherung in den Zellen des RES, dem biologischen Filter des Körpers, verantwortlich zu machen ist. Diese Erkenntnisse über die unterschiedliche Bindungsmöglichkeit für ThX und ThB im Gewebe sind bei allen angestellten strahlenbiologischen Betrachtungen im Rahmen einer ThX-Anwendung keinesfalls zu vernachlässigen.

9. Physiologische Knochenstudien mit Thorium X beim Kaninchen

a) Radiographische Untersuchung der Knochenbruchheilung

Durch die dem Calcium entsprechende ThX-Einlagerung in den Frakturkallus war es möglich, auf autoradiographischem Wege die unterschiedliche Periost- und Endostbeteiligung an der Knochenbruchheilung zu studieren.

Bei acht ausgewachsenen Kaninchen wird das Femur im mittleren Drittel osteotomiert und bei je zwei Tieren an den Bruchenden entweder nur das Periost oder nur das Endost bzw. beides oder überhaupt nichts entfernt. Eine Ruhigstellung der Oberschenkelfraktur im Gips- oder Schienenverband unterbleibt. Die Kaninchen werden in den ersten Tagen nach der Osteotomie in kleinere Boxen gesetzt, um ihre Bewegungsfähigkeit vorübergehend zu behindern. Die beiden Gruppen von je vier Kaninchen werden getrennt am 18. und 21. Tag der Knochenbruchheilung getötet, nachdem die Tiere am Tag vorher 400 e.s.E. ThX i.v. gespritzt bekamen. Vor Entnahme des frakturierten Oberschenkelknochens erfolgt eine Röntgenkontrolle der Frakturstellung und der Kallusbildung. Beide Fragmente sind meistens in beiden Ebenen um ein Drittel der Schaftlänge gegeneinander verschoben. Die Kallusentwicklung an den Bruchstücken und auch die Knochenbruchheilung wird dadurch nur wenig gestört.

Die Periost-, Endost- und Knochenmarksentfernung führt durch eine Nachblutung zur Entwicklung von Blutsäcken an den Fragmentenden. Sie waren nur bei einem Tier vereitert. Das Strahlungsbild des entzündlichen Granulationsgewebes zeigte keine ThX- und ThB-Einlagerung.

Übereinstimmend mit den Strahlungsbefunden von ThX am tuberkulösen Gewebe (KOCH (11)), besitzen weder ThX noch ThB eine Affinität zum unspezifischen und spezifischen Granulationsgewebe, und es spielt praktisch keine Rolle, ob es sich um eine akute oder chronische Entzündung handelt.

Am 18. Tag der Frakturheilung findet eine genügende ThX-Einlagerung im jungen Kallusgewebe statt, und man kann aus den Strahlungsbefunden der Knochenschliffe direkt die unterschiedliche Beteiligung von Periost und Endost an der Kallusbildung ablesen (Abb. 24). Die Schwärzung an den Bruchenden spricht bei Ka. 1 für eine beginnende periostale und endostale Kallusentwicklung. Die Periost-Entfernung an den Fragmentenden läßt bei Ka. 2 eine schwache endostale Kallusbildung auftreten. Bei dem gleichen Tier hat das abgehobene Periost an beiden Fragmenten zu einer in Metaphysenhöhe gelegenen periostalen Kallusbildung geführt. Die Endostentfernung zeigt bei Ka. 3 besonders schön am distalen Bruchstück einen periostalen Kallus und eine endostale Knochenneubildung dicht unter der Metaphyse. Am proximalen Bruchstück war die Endost- und Knochenmarkentfernung ungenügend. An beiden Bruchstücken von Ka. 4 kommt eine Kallusbildung nicht mehr zustande, nachdem das Periost und Endost mit dem Knochenmark restlos entfernt wurden. Dafür tritt an den Schaftenden eine kräftige Knochenentwicklung im Markraum unter den Gelenkköpfen neben einer periostalen Kallusbildung auf, die auf den gesetzten Reiz der Endost- und Periostabtragung an den Bruchenden zurückzuführen ist. Die Gelenkenden des Femur lassen nur bei Ka. 3 eine feine subepiphysäre Schwärzungslinie erkennen, die auf eine noch nicht völlig geschlossene Wachstumsfuge hinweist. Die geschlossenen Wachstumsfugen besitzen wie das fertige Knochengewebe der Epiphyse und Corticalis keinen erhöhten ThX-Gehalt.

Die Strahlungsbefunde der zweiten Versuchstiergruppe lassen durch die kräftigere Kallusstrahlung drei Wochen nach der Osteotomie noch besser die Beteiligung von Periost und Endost an der Kallusbildung erkennen. Die vergleichende Betrachtung der Strahlungsbilder mit den Knochenschliffen und histologischen Femurschnitten zeigen sehr eindrucksvoll die übereinstimmende ThX-Anreicherung im verkalkten und verknöcherten Kallusgewebe (Abb. 25).

Diese autoradiographischen Studien der Knochenbruchheilung beim Kaninchen lassen ganz klar die überragende Bedeutung von Periost und Endost mit Knochenmark für die Bildung eines funktionstüchtigen Frakturkallus erkennen.

Die mit ThX erzielten Strahlungsbilder der Femurfrakturen stimmen grundsätzlich mit den von RUF und PHILIPP (1) erhaltenen Strahlungsbildern bei Verwendung von radioaktiven Phosphor, P^{32} überein. Ähnlich wie mit ThX kommt es zu einer vermehrten P^{32}-Ablagerung im Frakturkallus (Abb. 26). Die Zunahme von Calcium und Phosphor im reifenden Kallusgewebe führt infolge der längeren Halbwertszeit von P^{32} zu einer Art Speicherung im reifen Kallus. 50 Tage nach Setzen der Fraktur ist der P^{32}-Gehalt in der statisch und funktionell umgebauten Fraktur noch meßbar erhöht. Die Meßkurven von Radiophosphor, P^{32}, und Radiocalcium, Ca^{45}, im Frakturkallus lassen sich nicht durch Medikamente, Hormone und Vitamine beeinflussen oder nachweisbar stören. PHILIPP und RUF erblicken außerdem in der P^{32}-Zunahme des Frakturkallus bis zum 12. Tag eine Stütze für die Osteoblasten-Theorie der Knochenneubildung. Sind doch die Osteoblasten die eigentlichen Phosphatasebildner, welche für die Knochenneubildung unerlässlich sind. REHN sieht im erhöhten P^{32}-Gehalt des Frakturmuskels zu Beginn der Frakturheilung eine biologische Einheit von Muskel, Periost und Knochen, welche für die Ausheilung des Knochenbruchs verantwortlich sei.

b) <u>R a d i o g r a p h i s c h e   U n t e r s u c h u n g e n   ü b e r   d i e   A u t o t r a n s p l a n t a t i o n   d e s   p e r i o s t g e d e c k t e n   u n d   p e r i o s t f r e i e n   T i b i a s p a n s</u>

Die Autoradiographien der Knochenbruchheilungen haben erneut die große Bedeutung des Periosts und Endosts für die Kallusentstehung herausgestellt. Daher schien eine radiographische sowie histologische Untersuchung der Knochenbildungsfähigkeit des frisch entnommenen Tibiaspans beim Kaninchen angebracht. Durch Einpflanzen des Knochenspans in die Muskulatur, also in ein neutrales Lager, sollte vor allen Dingen die Eigenwertigkeit des periost- und endostgedeckten Spans gegenüber dem periost- und endostfreien Tibiaspan studiert werden. Da in den letzten Jahren auch in Deutschland der homoplastische und heteroplastische, konservierte Knochen der Knochenbank in steigendem Maße Verwendung findet, sind Untersuchungen über die Knochentransplantation wieder von besonderem Interesse für Klinik und Praxis.

Absichtlich wurden für die eigenen Studien 17 ausgewachsene, 8 bis 10 Monate alte Kaninchen ausgewählt. Nahm man doch bisher an, daß das Periost des wachsenen Knochens für die bessere Einheilung des Autotransplantats verantwortlich zu machen sei.

Das experimentelle Vorgehen gestaltet sich hierbei recht einfach. Aus der Tibiavorderfläche wird ein zwei bis drei Zentimeter langer Span entnommen und sofort in die Streckerloge der Oberschenkelmuskulatur des gleichen Beines eingepflanzt. Bei der Hälfte der Späne wurde vor der Einpflanzung das Periost und Endost gründlich entfernt. Die Spaneinheilung und die knöcherne Ausheilung des Spanbettes verläuft bei allen Tieren komplikationslos. Es kommt weder zu einer Infektion noch zum Auftreten von Spontanfrakturen der Tibia an der Entnahmestelle. Die Einheilungsvorgänge des Autotransplantats werden von der ersten bis zur 20. Woche röntgenologisch, autoradiographisch und histologisch verfolgt. Bei den Radiographien werden außer den halbierten Tibiaspänen auch die Knochenschliffe der Spanentnahmestelle gleichzeitig auf die Fotoplatte gebracht. Auf diese Weise kann der unterschiedliche ThX-Gehalt des Tibiaspans miteinander verglichen werden. Die Tiere erhalten deshalb 24 Stunden vor ihrem Tod 400 e.s.E. ThX intravenös.

Ergebnisse: In den ersten drei bis vier Wochen entwickelt sich um die eingepflanzten Tibiaspäne ein kräftiges Bindegewebslager. Erst von der fünften Woche an besteht ein grundsätzlich anderes Verhalten der beiden Spanarten.

An den periost- und endostfreien Corticalisspänen treten bis zur 12. Woche lediglich lakunäre Resorbtionserscheinungen auf, die mit einer Rückbildung der fremkörperartigen, bindegewebigen Abkaspelung des Spans einhergehen (Abb. 27). Nur in einem Fall besteht sechs Wochen nach der Transplantation spärliche Spongiosabildung im Bindegewebslager, ohne daß es zu einem Umbau des kompakten Knochens vom Corticalisspan gekommen ist. Der Tibiaspan liegt ähnlich wie ein Sequester in seinem bindegewebsarmen Muskelbett. Im Röntgenbild des periost- und endostlosen Tibiaspans läßt sich eine langsam zunehmende Kalksalzverarmung des Knochen nachweisen. Die zugehörigen Strahlungsbilder lassen meistens keine oder nur eine feine Randstrahlung der Knochenspäne erkennen. Diese beobachtete Randstrahlung dürfte auf die geringe Knochenneubildung im Bindegewebslager zurückzuführen sein und ist der Ausdruck der von SPEEMANN festgestellten Gewebsinduktion durch das Knochentransplantat. Die Knochenstrahlung der Spanentnahmestelle ist infolge der vermehrten ThX-Einlagerung in das neugebildete Knochengewebe gegenüber dem übrigen Knochengewebe noch deutlich erhöht. Dies läßt darauf schließen, daß die Calciumwerte im Frakturknochen noch über den 50. Tag bis zum 140. Tag erhöht sind.

Ganz andere Verhältnisse der Spaneigenleistung bestehen nach der vierten Woche beim periost- und endostgedeckten Tibiaspan. In der fünften Woche setzt eine Osteoklastentätigkeit ein, die zu einem lakunären Ab- und Umbau an den Spanenden und im kompakten Knochen des Corticalisspans führt (Abb. 28). In den Knochenlakunen entwickelt sich ein zellhaltiges Knochenmark und die Knochenbälkchen besitzen echte Osteoblastensäume (Abb. 29). Nach der 8. Woche ist der ehemalig kompakte Knochen des Tibiaspans in ein spongiöses Knochengewebe umgebaut. Auf der ehemaligen Periostseite besteht noch ein Bindegewebslager, während sich auf der ehemaligen Endostseite ein typisches fettreiches Markgewebe entwickelt hat (Abb. 30). Mit der 20 Woche sind die aktiven Ab- und Umbauvorgänge des neugebildeten spongiösen Knochens abgeschlossen (Abb. 31). In Übereinstimmung mit den histologischen Befunden sieht man röntgenologisch das Auftreten einer Spongiosastruktur des früheren Corticalisspans, welche zwangsläufig eine Abnahme der Kalkdichte hervorruft (Abb. 32). Die Strahlungsbilder lassen mit Beginn der Spongiosabildung von der sechsten Woche an eine kräftige, ungleichmäßig verteilte ThX-Ablagerung erkennen, welche bis zur 17. Woche nicht nur im Span, sondern auch im Bindegewebslager zunimmt (Abb. 33a u. Abb. 33b). In der 20. Woche wird im fertigen spongiösen Knochen des Spans im Gegensatz zur Spanentnahmestelle der Tibia nur noch wenig ThX eingelagert.

Diese historadiologischen Untersuchungen der Autotransplantation dürften erneut bestätigt haben, daß nur der Periost- und endostgedeckte Eigenspan eine echte Spaneigenleistung besitzt. Die wiedererwachte oder induzierte Osteoklasten- und Osteoblastentätigkeit führt zu einem Ab- und Umbau des Knochengewebes und damit zu einer ThX-Aufnahme in den neugebildeten Knochensalzen. Wichtig ist, daß sich dieser Umbau auch in dem neutralen Muskelbett vollzieht. Der Wegfall einer statischen Beanspruchung des in die Oberschenkelstreckmuskulatur eingepflanzten Tibiaspans führt zur Entwicklung eines markhaltigen, spongiösen Knochengewebes.

Im Widerstreit der Meinungen über die Knochenregeneration, der auch heute noch nicht zur Ruhe gekommen ist, sprechen diese historadiographischen Studien über das Regenerationsvermögen eines Knochenspans zunächst einmal für die Anhänger der alten Osteoblastenlehre, wie LEXER, AXHAUSEN u.a. nur beim periostgedeckten Knochenspan bleiben Teile des Periosts und Endosts am Leben und bilden dadurch die Voraussetzung für den raschen Anschluß, den das Transplantat an das Bindegewebe des Spanbetts findet und einen Umbau sicherstellt. Aber auch die Induktionslehre von LEVANDER, BARTH, ANNERSTEN u.a. ist nicht restlos abzulehnen, wenn sie auch nicht die wichtigste Rolle für die Knochenregeneration spielt. Das abgestorbene Knochengewebe des periost- und endostfreien Spans übt auf das mesenchymale Bindegwebslager des Spanbetts eine induzierende Wirkung aus.

W. AXHAUSEN (2) nimmt deshalb mit Recht an, daß beide Möglichkeiten für die Knochenbildungsvorgänge des Transplantats von Bedeutung sind. Auch er vermutet, daß die ersten Regenerationserscheinungen von den noch überlebenden osteogenen Zellen des Transplantats ausgehen, denen sich eine Induktion des Lagerbindegewebes durch das implantierte Knochengewebe anschließt. Dies bedeutet für die Praxis, daß wir bei Osteoplastiken auch heute noch nicht auf den periost- und endostgedeckten Eigenknochen verzichten können. Besonders dann nicht, wenn er mit Knochentransplantat eine möglichst rasche Knochenneubildung erzielt werden soll.

Die jüngsten Untersuchungen von MAATZ (1,2) und Mitarbeiter über die Knochenbildungsfähigkeit konservierter Späne stellen eine Bestätigung dieser Ansicht dar. Die von ihnen mitgeteilten histologischen Befunde der Einheilungsvorgänge lebensfrisch transplantierter Späne beim Hund stimmen grundsätzlich mit den von mir beobachteten Umbauvorgängen des

Autotransplantats beim Kaninchen überein. Die größte Spanleistung besitzt der in die Muskulatur eingepflanzte Tibiaspan. Ihm fast gleich kommt der im Vollblut oder in Soran-Thyrode-Lösung aufbewahrte Knochenspan, wenn die Konservierungsdauer acht Tage nicht überschritt. Demgegenüber besitzt der tiefgekühlte Knochenspan keine Spaneigenleistung mehr, wie wir es für die periost- und endostfreien Tibiaspäne beim Kaninchen beschrieben haben. Die zeitliche Dauer der Tiefkühlung, Stunden, Tage oder Wochen, spielt für das Ausbleiben der Umbauvorgänge des tiefgekühlten Knochenspans keine Rolle.

Nur so erklärt sich der hohe Prozentsatz an Mißerfolgen von 41% der operierten Pseudarthrosen langer Röhrenknochen, welche MAATZ bei alleiniger Verwendung des Knochenbankspans gesehen hat. Gerade bei den Pseudarthrosenoperationen sollte man sich darüber klar sein, daß man bei Verwendung eines tiefgekühlten Knochenbankspans abgestorbenes Knochengewebe einpflanzt. Die Mißerfolge, besonders bei ungenügend langer Fixierung im ruhigstellenden Gipsverband, wundern dann nicht, wenn man die experimentellen Forschungsergebnisse der Knochentransplantation und ihre praktische Bedeutung genügend berücksichtigt hat.

KARCHER u.a. studierten die Methoden der Spankonservierung mit Radiophosphor, P^{32}. Sie fanden in den frischen Autotransplantaten den höchsten P^{32}-Gehalt, welcher bei den tiefgekühlten Knochenspänen um die Hälfte erniedrigt war, was ebenfalls für eine biologische Minderwertigkeit des Knochenbankspanes spricht.

10. Die biologische Wirkung und der Einfluß der Alphastrahlung auf die enchondrale und endesmale Ossifikation

a) Die Störung des Fugenwachstums durch Thorium X

Die von TROCH im Röntgenbild beobachteten Schattenbänder der Wachstumsfugen, welche unter der Pet.-Behandlung im Kindesalter an den großen Gelenken und der sternalen Rippenknorpelgrenze auftreten, konnten SPIESS und der Verfasser während einer gemeinsamen einjährigen gastärztlichen Tätigkeit (1948/49) an der Tbc.-Heilstätte Trillkegut in Hildesheim bestätigen. Diese subepiphysären kalkdichten Bänder sind vorwiegend auf die Metaphyse beschränkt und besitzen röntgenologisch eine gewisse Ähnlichkeit mit den unter einer Phosphor-Medikation zustandekommenden Schattenbänder.

Sie pflegen beim Kind besonders schön an den distalen Ulna-Radiusfugen, der proximalen Humerusfuge, den distalen Femurfugen und den proximalen und distalen Tibiafugen sowie an der Rippenknorpelgrenze aufzutreten. Die Röntgenbilder des Kniegelenkes eines mit Pet. behandelten Kindes mit 100 e.s.E. ThX zweimal wöchentlich zeigen das Auftreten der subepiphysären Verdichtungsbänder nach den ersten sechs Behandlungswochen (Abb.34a und 34b). In den folgenden Wochen der Thorium X-Behandlung nimmt die Breite der subepiphysären Bänder noch zu, bis sie die ganze Metaphyse einnehmen. Nach einer drei- bis viermonatigen Thorium X-Behandlung im Kindesalter pflegen sich diese Verdichtungsstreifen aufzulockern (Abb.34c) und bis auf eine feine Art von Wachtumsnarbe an der Meta- und Diaphysengrenze zurückzubilden. Nach einer längeren oder öfters wiederholten Thorium X-Behandlung bei demselben Kind sind die Wachstumsveränderungen nicht mehr so charakteristisch und die Fugenstruktur wird mehr und mehr verwaschen, was auf eine zunehmende Störung des Fugenwachstums hinweist.

FÜRMAIER (1947) nimmt an, daß es sich bei diesen nach einer Pet.-Behandlung im Kindesalter auftretenden Schattenbändern um massive Platinablagerungen in den Wachstumsfugen handeln würde. BRANDT meint, daß es nach Pet. und Thorium X ähnlich wie beim Phosphor zur Ausbildung einer echten Spongiosklerose der Wachstumsfugen kommen würde. TROCH und SPIESS führen die im Röntgenbild beobachteten subepiphysären Schattenbänder der mit Thorium X behandelten Kinder und Kaninchen auf eine vermehrte Kalksalzeinlagerung zurück und erblicken darin eher eine günstige Beeinflussung der Verknöcherungsvorgänge. SPIESS (1) spricht in diesem Zusammenhang von der Möglichkeit einer therapeutischen Thorium X-Anwendung bei der Knochenbruchheilung, die seiner Ansicht nach nur an der hohen ThX-Dosierung und der damit verbundenen Strahlenbelastung der Organe scheitern würde.

Verfasser konnte in seinen ersten Untersuchungen über die Verteilung und Wirkung von Peteosthor und seinen beiden Hauptbestandteilen Thorium X und Platinsol im heranwachsenden Kaninchen zeigen, daß die Wachstumsfugenveränderungen des Kindes nach der Pet.-Behandlung einzig und allein auf ThX und nicht auf die Platinkomponente des Präparats zurückzuführen sind, wie es auch SPIESS bei seinen tierexperimentellen Untersuchungen gefunden hat.

Die histologische Klärung dieser zum ersten Mal in der Literatur für ThX beschriebenen Fugenveränderungen machte eine röntgenologische, radiographische und histologische Untersuchung der Wachstumsfugen der mit ThX behandelten Kaninchen im ersten Lebensjahr notwendig. Nur so konnte die durch ThX auftretende Störung der enchondralen Ossifikation an den Wachstumsfugen endgültig geklärt werden.

Bei diesen ausgedehnten Untersuchungen an Kaninchen ergab sich folgende wichtige Feststellung: Die Art und der Grad der Fugenveränderungen hängen von der Höhe der ThX-Dosen und dem Alter der Tiere ab.

Nur kleine ThX-Dosen von wöchentlich 2 e.s.E. führen beim vier Wochen alten Kaninchen nach einer neunwöchigen Behandlung röntgenologisch zu einer leichten Zunahme der Knochendichte in den Metaphysen der langen Röhrenknochen (Abb. 35). Histologisch findet sich an den rasch wachsenden Extremitätenfugen eine echte Zunahme der Spongiosa bei einem Überwiegen der sekundären Spongiosa an der distalen Femurfuge (Abb. 36). Die Markhöhle wird durch eine schmale Zone primärer Knochenbälkchen abgeschlossen, die an ihren Knorpelzellresten zu erkennen sind (Abb. 37). Diese histologischen Befunde deuten bereits auf eine strahlenbedingte Störung der Ab- und Umbauvorgänge in der knochenbildenden Schicht der Wachstumsfuge hin. Der Fugenknorpel selbst ist unverändert. In der Eröffnungszone der Wachstumsfuge liegen Osteoblasten, welche in Richtung Diaphyse an Zahl abnehmen. Dafür überwiegen die sekundären Knochenbälkchen mit ihrer Lamellenstruktur und den Osteoblastenräumen (Abb. 38). Zwischen den Knochenbälkchen hat sich infolge der radioaktiven Strahlung ein Fasermark gebildet und die Markhöhle besitzt nur ein normales Fettmark mit den typischen Zellelementen (Abb. 37).

Ähnliche histologische Befunde konnten bei gleich niedriger ThX-Behandlung der vier Wochen alten Kaninchen nicht mehr erhoben werden, was für eine größere Strahlenempfindlichkeit der jugendlichen Wachstumsfugen spricht.

Völlig anders sehen die Ergebnisse aus, wenn die Kaninchen von der zweiten bis sechzehnten Lebenswoche mit höheren ThX-Dosen, wöchentlich zweimal 12 bis zu 25 und 50 e.s.E., einige Wochen behandelt werden.

Die eindrucksvollsten Veränderungen der Wachstumsfugen erzielt man, wenn die intravenöse ThX-Behandlung der Kaninchen in der zweiten bis vierten Lebenswoche beginnt und sich über vier bis sechs Wochen erstreckt, was in dem rascheren Fugenwachstum des Kaninchens im ersten Lebensquartal begründet ist. Röntgenologisch ist nach acht Tagen eine subepiphysäre Verdichtung und nach weiteren 14 Tagen eine ausgesprochene Streifenbildung im Röntgenbild aller rasch wachsenden Fugen vorhanden, welche an den Extremitätenfugen zur Diaphyse hin gerückt sind. Gleichzeitig ist damit eine kolbige Auftreibung der am meisten veränderten Wachstumsfugen verbunden, wie es die Röntgenbilder der hinteren und vorderen Gliedmaßen mit den zugehörigen Mittelfuß- und Mittelhandknochen sowie die sternalen Rippenansätze an der Knorpelknochengrenze erkennen lassen (Abb. 39 und 40). An der vorderen Extremität sind die proximale Humerusfuge, die distalen Ulna-Radiusfugen und die distalen Fugen der Mittelhandknochen am meisten verändert. An der hinteren Extremität sind es die Hüftkopf- und Trochanterfuge, die distale Femurfuge, die proximalen und distalen Tibiafugen, die einzige Fibulafuge, die distalen Fugen der Mittelfußknochen und am wenigsten die proximalen Fugen aller Zehengrundphalangen. Hinzu kommen noch die angezogenen und becherartig gestalteten Verdichtungsbänder an der Rippenknorpelgrenze der sternalen Rippenansätze. Der unterschiedliche Schweregrad dieser Fugenveränderungen ist auf die verschieden starke Wachstumsbeteiligung zurückzuführen als Ausdruck der spezifischen Energie der einzelnen Wachstumsfugen, wie es von den klassischen Untersuchungen WEGNERS, (1876) am Kaninchen durch Fütterungsversuche mit Phosphor bekannt ist.

Die Strahlungsbilder der am meisten veränderten Extremitätenfugen lassen im Gegensatz zu den normalen Wachstumsfugen direkt unter der Epiphysenstrahlung eine strahlungsfreie Zone erkennen, die makroskopisch dem maximal verbreiterten Fugenknorpel entspricht (Abb. 41). An sie schließt sich eine schwache metaphysäre Knochenstrahlung an.

Histologisch besteht an den röntgenologisch veränderten Extremitätenfugen nach der vierwöchigen ThX-Behandlung des zwei Wochen alten Kaninchens eine Verbreiterung des Fugenknorpels um das Zehnfache (Abb. 42). An diesen schließt sich eine hochgradig veränderte Verknöcherungszone an. Nur an den proximalen Gelenkenden der Grundphalangen ist die Verknöcherungszone ohne Beteiligung des Fugenknorpels stärker entwickelt (Abb. 43).

Eine sechswöchige intravenöse ThX-Behandlung führt beim vier Wochen alten Kaninchen zu den gleich schweren röntgenologischen, radiologischen und histologischen Fugenveränderungen. Beim Vergleich der hochgradig veränderten Ulna-Radiusfugen mit den normalen Fugen des gleichaltrigen

Kontrolltieres (Abb. 43a und 43b) sieht man am besten das durch die Alpha-Strahlung ausgelöste pathologische Fugenwachstum.

Daß diese schweren Fugenveränderungen nicht ganz ohne Einfluß auf das Längenwachstum der jugendlichen Kaninchen sein konnte, ließ sich schon bei den sechs bis zehn Wochen alten mit ThX behandelten Kaninchen feststellen. Um sich über das Ausmaß der Störung des Längenwachstums der Tiere ein besseres Urteil bilden zu können, wurde an einem homogenen Tiermaterial von vier Kaninchenwürfen der gleichen Sippe mit insgesamt 26 Tieren eine mehrwöchige ThX-Behandlung durchgeführt (KOCH (6)).

In Anlehnung an die beim Menschen geübte ThX-Dosierung, 200 bis 500 e.s. E. ThX pro Injektion, erhalten die 10 bis 12 Wochen alten Tiere zweimal in der Woche 8 bzw. 16 e.s.E. ThX pro Kilogramm Körpergewicht in die Ohrvenen gespritzt. Die ThX-Behandlung der Tiere erstreckt sich über 10 bis 16 Wochen.

Während die Blutbilduntersuchungen während der ThX-Kur keine Abweichungen von der Norm zeigen, ergeben die Gewichtskontrollen und die laufenden Röntgenkontrollen eine graphisch darstellbare Abhängigkeit von der ThX-Behandlung der vorderen und hinteren Gliedmaßen (Abb. 44). Im Vergleich zu den Kontrollkaninchen kommt es durch ThX zu einer geringeren Zunahme der Körpergewichte und einem herabgesetzten Längenwachstum, das in Abhängigkeit von der therapeutischen ThX-Dosierung um ein Drittel bis um die Hälfte zurückbleibt. Bei diesen vier Versuchstiergruppen zeigt sich wieder die bereits erwähnte Abhängigkeit der Fugenveränderungen vom Alter der Tiere und der ThX-Dosierung. So treten bei den 10 bis 12 Wochen alten Kaninchen durch die doppelt so hohen ThX-Dosen nach vier Wochen subepiphysäre Verdichtungsstreifen auf, die bei der einfachen ThX-Dosis erst nach 8 Wochen zustande kommen. Zu diesem Zeitpunkt hat die doppelte ThX-Gabe zu einer kolbigen Auftreibung und becherartigen Gestaltung der Wachstumsfugen geführt und an den langen Röhrenknochen sind die zwei bis drei Millimeter breiten Verdichtungsbänder durch die Fugenknorpelverdickung zur Diaphyse verdrängt worden. Bei der einfachen ThX-Dosierung lassen sich die gleichen röntgenologischen Veränderungen erst nach 10 bis 12 Behandlungswochen erzielen, wie es die Röntgenbilder von Ulna und Radius des ThX-Kaninchens und Kontrolltieres an den distalen Ulna- und Radiusfugen so schön darstellen (Abb. 45). Neben den typischen metaphysären Bändern fällt der herabgesetzte Kalkgehalt der übrigen Knochen und die verdünnte Corticalis der Knochenschäfte besonders auf.

Die Strahlungsbefunde der veränderten Extremitätenfugen weichen von den Strahlungsbildern der normalen Wachstumsfugen der gleichaltrigen Kontrolltiere erheblich ab (Abb. 11, 46). An den veränderten Fugen treten nur noch feine subepiphysäre Schwärzungslinien und eine schwache Strahlung in Epiphyse und Diaphyse auf, während die eigentliche Verknöcherungszone der Wachstumsfuge überhaupt keine Strahlung mehr besitzt. Diese Strahlungsbefunde unterscheiden sich auch von den Befunden der sechs bis zehn Wochen alten Kaninchen nach einer vier- bis sechswöchigen ThX-Behandlung (Abb. 41). Bei ihnen besteht noch eine gewisse Strahlung in der Verknöcherungszone unter Freilassen der verdickten Fugenknorpel. Die Strahlungsbilder der proximalen Tibiafugen des einmal mit ThX gespritzen Kontrolltieres und des über zehn Wochen mit ThX behandelten gleichaltrigen Kaninchens lassen am besten die unterschiedliche ThX-Verteilung in der normalen und der veränderten Wachstumsfuge sehen (Abb. 47). Der Strahlungsbefund ergibt einwandfrei, daß ThX nur wenig in das fertige Knochengewebe eingelagert wird und nicht mehr in der verbreiterten präparatorischen Verkalkungszone und eigentlichen Verknöcherungsschicht der Wachstumsfuge auftritt. Die von SPIESS mitgeteilten Strahlungsbefunde über eine ThX-Anhäufung in der Verknöcherungszone der veränderten Wachstumsfugen konnten somit nicht bestätigt werden. Diese ausbleibende ThX-Ablagerung in der Verknöcherungsschicht der Fuge läßt auf eine unterbrochene enchondrale Ossifikation schließen. Es tritt keine neue Kalk- und Knochensalzbildung auf, so daß auch kein ThX mehr festgehalten wird.

Bei der makroskopischen Betrachtung der veränderten Wachstumsfugen besteht eine meßbare Verbreiterung des Fugenknorpels um das fünf- bis zehnfache. An den verdickten Fugenknorpel schließt sich eine kalkreiche Verknöcherungszone an.

Aber erst die histologischen Untersuchungen führen zu einer endgültigen Klärung der unter der parenteralen ThX-Anwendung auftretenden Fugenveränderungen.

So zeigen die distalen Ulna-Radiusfugen nach einer vierwöchigen ThX-Behandlung des 12 Wochen alten Kaninchens eine 10 bis 20-fache Verbreiterung der sonst nur saumartigen präparatorischen Verkalkungszone (PVZ) und eine gestörte Spongiosaentwicklung, bei der die unfertigen primären Knochenbälkchen überwiegen (Abb. 48). Nach der 12-wöchigen ThX-Behandlung ist es durch eine nach der vierten Behandlungswoche einsetzende Dickenzunahme des Fugenknorpels um das 10 bis 15-fache an allen rasch wachsenden Extremitätenfugen zu einem Diaphysenwärtsrücken der verbreiterten PVZ gekommen.

Mit der Toluidinblaufärbung erhält man sehr schöne, kontrastreiche Bilder, indem sich der Fugenknorpel und seine Grundsubstanz einschließlich der PVZ dunkelblau darstellt und sich das Knochengewebe zart orange anfärbt. Die PVZ und ihre Reste lassen sich ausgezeichnet von den primären und sekundären Knochenbälkchen unterscheiden. Vergleicht man die Wachstumsfugen des distalen Femurendes nach der 16-wöchigen ThX-Behandlung mit der normalen Fuge des gleichaltrigen Kontrolltieres (Abb. 49a und 49b), so fällt am meisten die erhebliche Störung des Fugenwachstums auf. An den stark verbreiterten Blasenknorpel schließt sich beim ThX-Tier eine Kalkgitterzone an, die an der ehemaligen Säulenstruktur und den zum größten Teil zugrundegegangenen Knorpelzellen und der verkalkten Knorpelgrundsubstanz als ehemalige stark auseinandergezogene PVZ erkennbar ist (Abb. 50a und 50b). Nur an wenigen Stellen der PVZ liegen Knorpelzellen mit Kernresten in reihenförmiger Anordnung (Abb. 51). An der Grenze zwischen Blasenknorpel und PVZ, der ehemaligen Eröffnungszone der normalen Wachstumsfuge, haben sich Hohlräume gebildet, die mit Fasermark ausgefüllt sind. Etwas kleinere Hohlräume in der Kalkgitterzone haben zu einer gewissen Auflockerung der wabigen Struktur der verkalkten Knorpelgrundsubstanz geführt, und es haben sich nur wenig primitive Knochenbälkchen gebildet. In der normalen distalen Femurfuge zeigt die sekundäre Spongiosa nur noch wenig verkalkte Knorpelgrundsubstanz und die schmale PVZ hat keine Kalkgitterstruktur. Die vom Markraum gegen die PVZ und Blasenknorpelschicht vordringenden Gefäßkapillaren treten an die Stelle der Knorpelzellsäulen und gewinnen Verbindung mit den Knorpelmarkgefäßen und führen so zu einer Eröffnung des Fugenknorpels. Die ständige Verkalkung der Knorpelgrundsubstanz schreitet hierbei dem Eindringen der Markraumgefäße voraus, welche dann von der Bildung primärer Knochenbälkchen gefolgt wird, die an dem reichlicheren Gehalt an verkalkter Knorpelgrundsubstanz zu erkennen sind.

ThX hat also gerade diesen wichtigen Vorgang der Erschließung des Wachstumsknorpels unterbrochen und die ausbleibende bzw. spärliche Spongiosabildung hat bei Fortbestehen des Fugenwachstums zu einer Ausziehung der an und für sich schmalen Kalkgitterzone geführt, die sich am besten mit einem ausgezogenen Mikroskoptubus vergleichen läßt.

Die erheblichen Veränderungen des Fugenknorpels, was seinen Aufbau und die Knorpelzellen angeht, zeigen sich bei näherem Studium. Die subepiphysäre ruhende Knorpelzone geht ohne Formierung eines Reihenknorpels gleich in den enorm verbreiterten Blasenknorpel über. Die Knorpelgrundsubstanz ist in der subepiphysären Knorpelschicht vermehrt und die Knorpelzellen bieten alle Abweichungen von der Norm. Neben Kernpyknosen sieht man bizarre Teilungsfiguren und Kerntrümmer (Abb. 52a). Letztere besitzen in den aufgetriebenen hellen Zellen der Knorpelwucherungszone eine gewisse Ähnlichkeit mit den Kernkörperchen (Abb. 52b). Das Strahlungsbild der Wachstumsfuge (Abb. 47) zeigt, daß gerade die ruhende Knorpelschicht und die obersten Lagen der in Teilung begriffenen Knorpelzellen am meisten der radioaktiven Strahlung durch die ThX-Einlagerung in die Epiphysenspongiosa ausgesetzt sind. Wegen der bekannten Radiosensibilität der in Teilung befindlichen Knorpelzellen lassen sich die beobachteten Zellveränderungen zwanglos als Strahlenschäden deuten.

Die Verbreiterung des Fugenknorpels an den rasch wachsenden Extremitätenfugen und der Rippenknorpelgrenze dürfte allerdings nur zum Teil Ausdruck einer Strahlenschädigung sein. Tritt doch bei der ThX-Behandlung zuerst die Verknöcherungsstörung durch die nicht erfolgte Erschließung der PVZ und des Blasenknorpels auf, die zu einer erheblichen Verbreiterung der PVZ als Kalkgitterzone führt. Es kommt dann erst sekundär zu einer Verdickung des Fugenknorpels und damit zu einem Diaphysenwärtsschreiten der Kalkbänder im Röntgenbild. Man darf annehmen, daß das Fugenknorpelwachstum trotz des Ausbleibens einer normalen Eröffnung weitergeht und zwangsläufig zu einer Zunahme der Blasenknorpelschicht führt. Die strahlenbedingte Störung der enchondralen Ossifikation an allen Wachstumsfugen ist das primäre Ereignis und nur an den rasch wachsenden Fugen kommt es durch das Fortbestehen des Fugenwachstums zu der beschriebenen tubusähnlichen Ausziehung der PVZ in Kalkgitterform und der sich anschließenden teils strahlen- teils wachstumsbedingten Hypertrophie des Fugenknorpels.

Gerade die Strahlungsbilder der Wachstumsfugen (Abb. 47) haben die bevorzugte ThX-Ablagerung in den primären Knochenbälkchen und in den ersten Kalksalzfällungen der Knorpelwucherungszone sowie der sich anschließenden PVZ deutlich gezeigt. Durch die stark ionisierende Alpha-Strahlung wird an der Eröffnungszone des Wucherungsknorpels sowohl die Osteoblasten- als auch die Osteoklastentätigkeit empfindlich gestört, so daß der normale Ab- und Umbau der PVZ, und damit zunächst die primäre Spongiosabildung ausbleibt. Dies führt beim Fortbestehen der Kalksalzfällungen in der Knorpelgrundsubstanz des weiter wachsenden Blasenknorpels zu einem Bestehenbleiben der PVZ und durch das Zugrundegehen der Knorpelzellen in dieser Zone entstehen die Bilder eines Kalkgitters. Die Kalkgitterschicht besitzt infolge der kurzen Halbwertszeit von ThX und dem Ausbleiben neuer Kalksalzbildungen nur noch wenig ThX. In den Strahlungsbildern (Abb. 46 und 47) tritt sie als helle Zone auf und setzt sich gegen die schwache Epiphysen- und Diaphysenstrahlung ab. Nur verzögert beginnt in Markraumnähe die Bildung von primären Knochenbälkchen, welche ebenfalls durch die Strahlenschädigung der Knochenzellen nicht in fertige Knochenbälkchen umgebaut werden. Die Entwicklung einer sekundären Spongiosa bleibt aus.

b) <u>Verzögerter Fugenschluß beim Kaninchen nach der Thorium X-Behandlung</u>

Grundsätzlich tritt der Fugenschluß nicht an allen Wachstumsfugen gleichzeitig auf. Normaliter schließen sich beim 26 Wochen alten Kaninchen zuerst die distalen Tibiafugen, die proximalen Ulna-Radiusfugen und anschließend die distalen Ulna-Radiusfugen. Zeitlich später folgen die größeren Gelenke. Bei den mit ThX behandelten Kaninchen bleibt ein rechtzeitiger Fugenschluß aus, wie es beispielsweise die Bilder der distalen Ulna-Radiusfugen des 28 Wochen alten Kaninchens zeigen nach einer 16-wöchigen ThX-Behandlung (Abb. 53a und 53b). Es fällt auf, daß der Fugenknorpel des ThX-Kaninchens nicht mehr so breit ist, wie er es nach der 12-wöchigen ThX-Behandlung noch war, was durch einen partiellen Abbau des Fugenknorpels erklärt werden kann.

Aber erst nach einer mehrmonatigen Versuchsdauer lassen sich histologisch Veränderungen des durch ThX verzögerten Fugenschlusses eindeutig klären. Röntgenologisch hat sich beim neun Monate alten Kaninchen nach einer fünfmonatigen ThX-Behandlung, wöchentlich zweimal 10 bis 20 e.s.E., an den Wachstumsfugen nicht viel geändert (Abb. 54a). Die kalkdichten Bänder sind auf der Seite des nicht mehr so dicken Fugenknorpels unscharf begrenzt und die Knochenschäfte fallen durch eine ausgesprochene Kalksalzverarmung auf. Der Fugenknorpel selbst zeichnet sich demgegenüber durch einen gewissen Kalkgehalt aus. Histologisch fällt an den zuerst sich schließenden Wachstumsfugen der distalen Tibia-, Ulna- und Radiusenden eine zunehmende Vaskularisation des verdickten Fugenknorpels mit nachfolgender Markraumbildung auf. Ausgehend vom Perichondrium, der eigentlichen Matrix der Knorpelmarkhöhle, findet eine Erschließung des Fugenknorpels an seinen Randpartien und an der Grenze zwischen Blasenknorpel und der verbreiterten PVZ statt, wie es die distalen Ulna-Radiusfugen sehr eindrucksvoll zeigen (Abb. 54b). An den zuerst sich schließenden distalen Tibiafugen setzt außerdem von der Epiphyse her eine Gefäßeinsprossung in den Fugenknorpel ein (Abb. 55). Auf diese Art und Weise wird zuerst das Knorpelgewebe mehr und mehr abgebaut. Diese Markraumbildung erfolgt auf Kosten der Fugenknorpel. Sie führt zu einer partiellen Verkalkung des Blasenknorpels (Abb. 56a) und zu einer Bildung von primitiven Knochenbälkchen, die möglicherweise auf einer echten Metaplasie des Knorpelgewebes beruht (Abb. 56b). Die Knorpelzellen werden zu Knochenzellen, indem sie von dem Knochenzement regelrecht eingemauert werden. Die Markräume sind von einem zellarmen Bindegewebe bei vorherrschender Verkalkung des erschlossenen Blasenknorpels ausgefüllt (Abb. 56a). Neben dem Fugenknorpel wird die Kalkgitterschicht der PVZ von der neu entstandenen Eröffnungszone aus größtenteils abgebaut und nur wenig knöchern umgebaut. Die primitiven an die eigentliche Markhöhle angrenzenden Knochenbälkchen lassen immer noch die überwiegenden Resteder PVZ erkennen, ohne daß aktive Umbauvorgänge zur sekundären Spongiosa beständen. Ein zellarmes fibröses Markgewebe hüllt die plumpen Knochenbälkchen ein und grenzt sie gegenüber der eigentlichen Markhöhle ab (Abb. 57).

Diese histologischen Befunde der durch ThX veränderten Wachstumsfugen erklären durchaus den zeitlich verspäteten und von der Norm abweichenden Fugenschluß der mit ThX behandelten Kaninchen. In der Erschließung und den damit verbundenen Ab- und Umbauvorgängen des verbreiterten Fugenknorpels und der Kalkgitterzone darf man eine Art Selbsthilfe des Organismus erblicken. Sie führt zu einem verspäteten Fugenschluß, ohne daß sich das Fugenwachstum des Kaninchens nach einer mehrwöchigen ThX-Behandlung wieder normalisiert hätte. Normalerweise schließen sich die Wachstumsfugen des Kaninchens vom sechsten Lebensmonat an und der Fugenschluß ist gewöhnlich im achten Monat beendet. Dagegen hat die 12-wöchige ThX-Behandlung mit zweimal 12 e.s.E. pro Woche der zwei Monate alten Kaninchen erst im zehnten Lebensmonat, also vier Monate nach Abschluß der ThX-Behandlung, zum Fugenschluß geführt. Im Röntgenbild der Extremitätenfugen lassen sich alle für ThX beschriebenen Befunde bis zum Schluß sämtlicher Fugen im zehnten Lebensmonat verfolgen. Röntgenologisch sieht man an den geschlossenen Extremitäten der langen Röhrenknochen des neun Monate alten Tieres zarte Verdichtungslinien am Übergang der Metaphyse zur Diaphyse, welche sich mit den Wachstumsnarben des Fugenwachstums vergleichen lassen (Abb. 58a). Außerdem fällt die fleckige Atrophie der Knochenschäfte auf, und das Tier ist gegenüber dem Kontrolltier um 20 bis 25 % im Längenwachstum zurückgeblieben. Auch histologisch sind die distalen Ulna-Radiusfugen und die proximale Humerusfuge geschlossen. Lediglich die ehemalige Fuge des Humeruskopfes ist noch an ihren subepiphysären Knorpelresten und den wenigen in der Metaphyse gelegenen Spongiosabälkchen, die zwischen dem fibrösen Markgewebe liegen, zu erkennen. An der Grenze zwischen Meta- und Diaphyse findet sich an den am meisten unter ThX verändert gewesenen Extremitätenfugen ein Streifen unfertigen Knochengewebes (Abb. 58b). Er entspricht den feinen Verdichtungslinien des Röntgenbildes und dem letzten Rest der Wachstumsfuge, welcher auf die unter ThX gestörte enchondrale Ossifikation hinweist. Die primitiven Knochenbälkchen enthalten neben verkalkter Knorpelgrundsubstanz immer noch Knorpelzellreste. Es ist nicht mehr zu einer Ausdifferenzierung in die sekundäre Spongiosa gekommen, welche sich durch ihre Lamellenstruktur auszeichnen. Zwischen den plumpen Knochenbälkchen liegt ein zellarmes Fasermark, das gleichzeitig das primitive Knochengewebe bindegewebig einhüllt und vom normalen Knochenmark trennt (Abb. 59 und 60).

Man könnte geradezu von einer Art Fremdkörperreaktion des Organismus sprechen, die er gegenüber dem primitiven Knochen einnimmt. Er ist nicht ohne weiteres in der Lage, das unreife Knochengewebe der früheren Wachstumsfuge ab- und in fertige Knochengewebe umzubauen. Dieser Befund kann nur durch eine irreversible Störung der enchondralen Ossifikation erklärt werden und ist Folge einer Strahlenschädigung der Knochenzellen durch die Alpha-Strahlung von ThX.

Die für ThX typischen Fugenveränderungen und der verspätete Fugenschluß an allen rasch wachsenden Extremitätenfugen finden sich auch an der Knorpel-Knochengrenze der sternalen Rippenansätze. Neben einer geringen Zunahme des Blasenknorpels besteht an der zweiten Rippe eine Verbreiterung der PVZ als Kalkgitter, die entsprechend dem vermehrten Rippenwachstum bis zur siebten Rippe an Ausdehnung zunimmt (Abb. 61). Diese Veränderungen führen zu einer rosenkranzähnlichen Verdickung der Rippen-Knorpelgrenzen, wie es das Röntgenbild zeigt (Abb. 40).

An allen langsam wachsenden Fugen führt die ThX-Behandlung röntgenologisch zu keinen faßbaren Veränderungen, wie es z.B. an den Wirbelkörperfugen der Fall ist. Erst die histologische Untersuchung deckt eine Schädigung der Wachstumsfugen auf, die ebenfalls einen Strahlenschaden darstellt. Im Strahlungsbild des Wirbelkörpers eines vier Wochen alten Kaninchens sieht man sehr schön die größte ThX-Ablagerung in der primären Spongiosa zu beiden Seiten des Wachstumsknorpels (Abb. 62). Infolge der intensiven Alpha-Strahlung hat sich nach der 12-wöchigen ThX-Behandlung eines 11 Wochen alten Kaninchens der in seinen Randpartien am meisten getroffene Wachstumsknorpel verdickt, und die normale Eröffnung der Knorpelwucherungszone vom Markraum her sistiert völlig (Abb. 63a und 63b). Im Vergleich mit dem normalen Fugenknorpel ist die Knorpelstruktur in ihrem Aufbau völlig über den Haufen geworfen und die ungleich großen Knorpelzellen dringen bis in die ruhende subepiphysäre Knorpelschicht vor, ohne daß sie sich zu Zellsäulen formieren. Die Zellkerne in den Blasenknorpelzellen bieten alle Formen der Strahlenschädigung und es fallen neben einer Kernschrumpfung und Spirembildung bizarre Kernteilungsvorgänge auf. Das langsame Fugenwachstum der Wirbelkörperfugen führt nicht mehr zu einer Verbreiterung der PVZ und zum Auftreten einer Kalkgitterzone, wie wir es an den Extremitäten- und Rippenfugen gesehen haben. Stattdessen bilden sich plumpe und primitive Knochenbälkchen, die durch ihren Reichtum an verkalkter Knorpelsubstanz auffallen. In den Markräumen dieser unreifen Spongiosa hat sich ein zellarmes und vorwiegend bindegewebiges Mark entwickelt. Gerade das Ausbleiben der normalen Knochenmarkbildung, welche eindeutig auf die Alpha-Strahlung zurückzuführen ist, weist darauf hin, daß die Unterbrechung der normalen enchondralen Ossifikation ebenfalls strahlenbedingt ist. Die teilweise oder völlig aufgehobene Osteoblasten- und Osteoklastentätigkeit läßt bei erhaltener

Verkalkung der Knorpelgrundsubstanz ein minderwertiges Knochengewebe entstehen, das keine Tendenz besitzt, durch Ab- und Umbauvorgänge zu einem reifen Knochengewebe auszudifferenzieren.

Diese histologischen Befunde der langsam wachsenden Fugen beweisen, daß die ThX-Behandlung des wachsenden Organismus zu einer allgemeinen Störung der enchondralen Ossifikation führt, die alle Wachstumsfugen betrifft. Einzig und allein in Anhängigkeit von der unterschiedlich großen Wachstumsenergie der einzelnen Wachstumsfugen untereinander kommt es dann zu den histologisch und röntgenologisch voneinander abweichenden Befunden der rasch wachsenden Extremitäten- und Rippenfugen und zu den langsam wachsenden Wirbelkörperfugen.

c) Der Einfluß von Vitamin D auf das durch Thorium X gestörte Fugenwachstum beim Kaninchen

Die gleichzeitige und mehrwöchige Behandlung 12 Wochen alter Kaninchen mit ThX, zweimal wöchentlich 20 e.s.E., und Vigantol, täglich 3 000 I.E. per Os, verhindert nicht das Auftreten der durch ThX hervorgerufenen Fugenveränderungen. Wie die Röntgenbilder der vorderen und hinteren Gliedmaßen zeigen, besteht eine erhebliche Verbreiterung der subepiphysären Bänder, die sich gegenüber der alleinigen ThX-Behandlung durch eine intensivere Schattendichte auszeichnen (Abb. 65). Außerdem fällt auf, daß die unverkalkte, subepiphysäre Zone der Fugenknorpel schmal bleibt, was auf eine durch Vitamin D begünstigte Kalksalzfällung im verbreiterten Blasenknorpel hindeutet, da sie bei der alleinigen ThX-Behandlung ausbleibt und so ein Diaphysenwärtsrücken der Kalkbänder im Röntgenbild sehen läßt. Andererseits lassen sich diese Röntgenbefunde gut mit den Röntgenbildern der mit Pet. (ThX) behandelten Kinder vergleichen, bei welchen ebenfalls nur subepiphysäre Kalkbänder auftreten, ohne daß der unverkalkte Fugenknorpel sich sichtbar verdickt. Beim Kind kann die ausbleibende Verdickung des Fugenknorpels durch das gegenüber dem Tier wesentlich langsamere Fugenwachstum erklärt werden.

Die drei- bis viermonatige ThX- und Vigantol-Medikation führt zu einer Zunahme der nach ThX-Behandlung auftretenden Kalksalzverarmung der Knochenschäfte. Sie ist am stärksten direkt unter den Kalkbändern, und die Knochenstruktur ist ausgesprochen fleckig (Abb. 65). Die Folge dieser

Atrophie ist das Auftreten von Spontanfrakturen der Oberschenkelknochen bei ca. der Hälfte sämtlicher über mehrere Wochen mit ThX gespritzten Kaninchen und bei einem Tier nach zusätzlicher Vigantolgabe. Ein Tier hatte sogar Rippenfrakturen (Abb. 66). Bei sämtlichen Spontanfrakturen fällt die schlechte Heilungstendenz auf, und man sieht im Röntgenbild eine zunehmende Kalkdichte des Kallus ohne knöcherne Konsolidierung.

Die Überdosierung von Vitamin D führt zu einer Kalksalzanreicherung in der unter ThX verbreiterten Kalkgitterzone der PVZ und den primären Knochenbälkchen. Gleichzeitig mobilisiert Vitamin D die Kalksalze der normalen Spongiosa und Kompakta in der Meta- und Diaphyse des Knochens und fördert die durch ThX hervorgerufene Atrophie der Knochenschäfte. GYÖRGY bezeichnet die durch hohe Vigantolgaben erzielte Kalkausschwemmung aus der sub- bzw. metaphysären Knochenschicht der normalen Röhrenknochen als das erste Etappenmagazin des Kalkhaushaltes, da in den Knochenbälkchen dieser Zone die Kalksalzdepots am leichtesten mobilisiert werden können. Erst wenn diese Kalkspeicher geräumt sind oder im Falle einer ThX-Behandlung durch die ausgebliebene Bildung einer sekundären Spongiosa wegfallen, wird die Spongiosa und Compakta der Diaphyse angegriffen, und es entwickelt sich das Bild einer Osteoporose. Die unter ThX auftretende und durch Vitamin D verstärkte Knochenatrophie der Diaphysen erlaubt die Folgerung, daß ThX nicht nur das Fugenwachstum und damit das Längenwachstum sondern auch die endostale und periostale Knochenneubildung und damit das Dickenwachstum nachhaltig stört. Die Alpha-Strahlung von ThX setzt die Funktionstüchtigkeit der Knochenzellen im fertigen Knochen herab, was dann zu einer geringen Aufnahme der Kalksalze und ihrer Ionen aus dem Plasma führen kann bei erhaltener Kalksalzabgabe des Knochengewebes. An den histologischen Befunden der Wachstumsfugen hat sich bei der gleichzeitigen ThX- und Vitamin-D-Behandlung nichts geändert. Die Markraumbildung und Erschließung des leicht verbreiterten Fugenknorpels und der Kalkgitterzone hat bei dem sechs Monate alten Tier bereits eingesetzt und ist als beginnender Fugenschluß zu werten.

SCHEER konnte bei rachitischen Ratten im Stadium der Heilung ThX in den einsetzenden Kalksalzeinlagerungen des osteoiden Gewebes der rachitischen Zone nachweisen, wie es BEHRENS und BAUMANN (1933) für ThB beschrieben hatten. SPIESS drückt sich hinsichtlich des ThX-Einflusses auf die Ausheilung einer experimentell an Ratten erzeugten Rachitis sehr vorsichtig aus. Bei vier Tieren kam es zu einer geringen Zunahme des Röntgenschattens der PVZ und des osteoiden Saumes. Sie war weniger ausgeprägt als nach der Vigantolbehandlung. Spontanheilungsvorgänge konnte SPIESS nicht sicher ausschließen. Nach den vom Verfasser mitgeteilten Beobachtungen über die ThX-Wirkung auf die Verknöcherungsprozesse der Wachstumsfugen ist mit einer spezifischen Heilwirkung von ThX bei der Rachitis nicht zu rechnen. ThX wird die Verkalkung nicht hindern sobald die Heilung einsetzt. Die ThX-Einlagerung in das osteoide Gewebe kann während der Ausheilung der Rachitis zu einer zusätzlichen Fugenwachstumsstörung führen, indem die enchondrale Ossifikation aufs Neue unterbrochen wird.

Fassen wir nochmals die biologische Wirkung der Alpha-Strahlung auf das Fugenwachstum zusammen, so ergeben sich für die enchondrale Ossifikation folgende wichtige Feststellungen:

1. Kleinste ThX-Dosen führen zu einer vermehrten Spongiosabildung und damit zu einer echten Spongiosasklerose. Die Alpha-Strahlung hemmt bei erhaltener Osteoblastenfunktion, so daß der Neu- und Umbau der Knochenbälkchen den Abbau der sekundären Spongiosa überwiegt.
2. Größere ThX-Dosen, d.h. eine fünf- bis zehnfache höhere Dosierung unterbrechen die normale enchondrale Ossifikation und bewirken so ein herabgesetztes Längenwachstum.

Die bevorzugte ThX-Einlagerung in die Kalksalzverbindungen des Wucherungsknorpels und der primären Spongiosa führt durch die Alpha-Strahlung zu einer Schädigung der Osteoklasten- und Osteoblastentätigkeit. Die normale Erschließung der PVZ und des Blasenknorpels durch Gefäßeinsprossungen von seiten des Markraums bleibt aus. Hierdurch kommt es bei allen rasch wachsenden Fugen der Gliedmaßen und Rippen zu einer 10 bis 20-fachen Verbreiterung der PVZ als Kalkgitterschicht und in Markraumnähe entwickelt sich ein unreifes Knochengewebe. Die erloschene Knochenzellfunktion verhindert einen Ab- und bzw. Umbau der Kalkgitterschicht und des primitiven Knochens. An die Stelle des zellreichen Knochenmarks ist ein bindegewebiges zellarmes Mark getreten, das in der PVZ und zwischen den unfertigen Knochenbälkchen liegt und letztere gegen die eigentliche Markhöhle abgrenzt. Erst sekundär tritt durch das Fortbestehen des Fugenknorpelswachstums eine 10 bis 20-fache Verdickung des Blasenknorpels auf, die teilweise auch eine Folge der Alpha-Strahlung ist, wie es die geschädigten Knorpelzellen zeigen. Die neuerliche Erschließung des verdickten Fugenknorpels und der Kalkgitterzone durch eine vom Perichondrium ausgehenden Vaskularisation und nachfolgenden Markraumbildung führt ohne Normalisierung des Fugenwachstums zu einem verspäteten Fugenschluß. Das primitive Knochengewebe wird nicht abgebaut und bleibt an der Meta-Diaphysengrenze liegen, eingeschlossen von Fasermark.

3. Die Kalksalzverarmung der Knochenschäfte und das Auftreten von Spontanfrakturen als Ausdruck einer erhöhten Knochenbrüchigkeit weisen gleichfalls auf eine durch ThX hervorgerufene Störung der periostalen und endostalen Ossifikation hin.

11. Andere mit einer Fugenwachstumsstörung einhergehende Krankheitsbilder im Vergleich zu den durch Thorium X bedingten Fugenveränderungen

a) Rachitis

Bei der Rachitis tritt sowohl eine Störung der endostalen und periostalen Ossifikation als auch der enchondralen Ossifikation auf. Durch das Ausbleiben einer Verkalkung des Wucherungsknorpels und des neugebildeten osteoiden Gewebes entstehen an den Wachstumsfugen die sogenannten rachitischen Zonen an allen rasch wachsenden Extremitätenfugen und den sternalen Rippenansätzen. Im Gegensatz zu ThX bleibt also die normale Verkalkung des Gewebes aus. Im Röntgenbild sind subepiphysär bzw. metaphysär Aufhellungszonen zu sehen. Die ausbleibende Gefäßerschließung der PVZ und die ausgesetzte Verkalkung des sich bildenden oesteoiden Gewebes stellt im Gegensatz zu ThX weniger eine Schädigung der Knochenzellen als vielmehr eine Störung des Mineralstoffwechsels bei der enchondralen Ossifikation dar. Das Fortbestehen des Fugenknorpelwachstums ist mit einer Verdickung des Fugenknorpels und dadurch mit einer kolbenartigen Auftreibung der Wachstumsfugen verbunden. Der verdickte Fugenknorpel verlagert die rachitische Zone gegen die Diaphyse. Der gewucherte Fugenknorpel wird vom Perichondrium her durch eine Vascularisierung der Knorpelmarkkanäle und nachfolgenden Markraumbildung neu erschlossen. Bei dieser Erschließung des Fugenknorpels macht das Knorpelgewebe den Versuch einer Bildung von Knochenbälkchen, die nicht verkalken. Diese Vorgänge besitzen eine große Ähnlichkeit mit den histologischen Befunden des durch ThX verzögerten Fugenschlusses beim Kaninchen. Die Ausheilung der Rachitis bewirkt eine vermehrte Kalksalzablagerung im rachitischen Wucherungsknorpel und dem osteoiden Gewebe der Metaphyse. Im Röntgenbild treten jetzt metaphysär gelegene Schattenbänder auf, die bei zunehmender Normalisierung des Fugenwachstums wieder verschwinden. Im Vergleich zur Rachitis hat man bei ThX den Eindruck, daß die enchondrale Ossifikation durch die Strahlenschädigung der Osteoklasten und Osteoblasten wesentlich nachhaltiger gestört wird. Trotzdem bleibt bei der Rachitis das Längenwachstum zurück.

b) K o n g e n i t a l e K n o c h e n s y p h i l i s

Die durch die Syphiliserreger und ihre Toxine hervorgerufene Störung des Fugenwachstums, welche nach THOMSEN am Ende des fünften Fetalmonats einsetzt, besitzt nicht nur röntgenologisch sondern auch histologisch eine große Ähnlichkeit mit den durch ThX hervorgerufenen Fugenveränderungen. Auch bei der Syphilis treten röntgenologisch einfache oder doppelte subepiphysäre Verdichtungsstreifen auf, die sich an allen rasch wachsenden Extremitätenfugen und der Knorpelknochengrenze der sternalen Rippenansätze finden.

Nach FRÄNKEL sind die meisten Spirochäten in den primären Markräumen der Eröffnungszone der PVZ und des Wucherungsknorpels anzutreffen, also ganz ähnlich wie wir es auch für die größte ThX-Ablagerung in der Wachstumsfuge beschrieben haben. ThX wird allerdings in die Kalksalzverbindungen der PVZ und die primäre Spongiosa eingelagert. Wie bei ThX bleibt bei der Syphilis die normale Erschließung der Knorpelwucherungszone und der PVZ aus. Die Zellfunktion der Osteoblasten und Osteoklasten wird durch die Toxine der Syphiliserreger nachhaltig gehemmt, bei ThX war es die Alpha-Strahlung. Die PVZ verbreitert sich und wird zur Kalkgitterschicht, an die sich eine spärliche Spongiosa anschließt (Abb. 67). Interessanterweise wird diese Kalkgitterschicht, die ja nichts anderes darstellt als eine tubusähnlich ausgezogene PVZ, von vielen Autoren als kümmerliche Spongiosa bezeichnet. Sie bildet an der Meta-Diaphysengrenze ein brüchiges Mauerwerk. Genauso wie bei ThX und der Rachitis kommt auch bei der kongenitalen Syphilis durch das weitere Fugenwachstum eine Verdickung des Blasenknorpels zustande. Im sogenannten zweiten Stadium der syphilitischen Fugenwachstumsstörung entwickelt sich zwischen Wucherungsknorpel und Kalkgitterschicht eine Art von Granulationsgewebe. Es wird als eine gewisse entzündliche Reaktion des in den Knorpelkanälen dieser Grenzschicht vorhandenen blutgefäßhaltigen Bindegewebes aufgefaßt, welches vom Perichondrium herstammt. Von anderer Seite wird betont, daß sich dieses Granulationsgewebe nicht mit dem gummösen Gewebe der späteren Syphilisstadien vergleichen läßt. CAFFEY sieht die als Osteochondritis luetica bezeichnete Störung des enchondralen Knochenwachstums als nicht spezifisch für die Syphilis an. Er gibt allerdings keinen Hinweis, welche Erkrankung zu ähnlichen Wachstumsfugenveränderungen führt. Nach Ansicht des Verfassers ist die durch ThX hervorgerufene Störung der enchondralen Ossifikation die erste nachgewiesene Wachstumsfugenveränderung, die mit den syphilitischen Fugenveränderungen weitgehend übereinstimmt. Aus diesem Grunde stellt das sogenannte Granulationsgewebe in Höhe der ehemaligen Eröffnungszone der Wachstumsfuge auch bei der angeborenen Syphilis nichts anderes als eine Art Selbsthilfe des Körpers dar. Die Knorpelkanäle erweitern sich zu Markräumen, in welche das Bindegewebe mit den Gefäßen vom Perichondrium her eindringt, und sie verdrängen den Wucherungsknorpel und die Kalkgitterschicht der PVZ. Aus dem in den Markräumen gelegenen spindellhaltigen und fibrillenreichen Gewebe sowie aus dem Blasenknorpel selbst entstehen wahrscheinlich durch direkte Metaplasie geflechtartige Knochenbälkchen von minderwertiger Beschaffenheit. Die Ausbildung dieser neuen Eröffnungszone an der Grenze zwischen Blasenknorpel und PVZ kann in seltenen Fällen zu einer sogenannten Epiphysenlösung Anlaß geben, wenn es der erhaltene Periostschlauch zuläßt. Sie ist nicht mit einer echten traumatischen Epiphysenlösung zu vergleichen, da bei der Syphilis mit der Epiphyse auch der ruhende Fugenknorpel mit abgehoben wird. Bei diesem Versuch der Normalisierung des Fugenwachstums bildet sich eine neue präparatorische Verkalkungszone, die im Röntgenbild zu einer doppelten Streifenbildung an den Wachstumsfugen führt (Abb. 68). Die Röntgenbilder besitzen eine große Ähnlichkeit mit den Röntgenbefunden der großen Gelenke nach einer unterbrochenen und wieder aufgenommenen ThX-Behandlung beim Kind. Im Tierversuch kommt es bei einer Unterbrechung der ThX-Behandlung nicht zu doppelten Kalkschatten, was auf die erheblich kurze Zeitspanne des Wachstums zurückzuführen ist. Das Längenwachstum des Kaninchens ist auf Monate zusammengedrängt und die neuerliche Erschließung des während der ThX-Behandlung verdickten Fugenknorpels und der verbreiterten PVZ fällt zeitlich mit dem Fugenschluß zusammen. Man darf demnach in dem Auftreten der Markräume in der Knorpelwucherungszone und in der Kalkgitterschicht durchaus einen Heilvorgang sehen. Der Körper versucht auf diese

Weise das überschüssige und das Fugenwachstum störende Gewebe der verkalkten Knorpelgrundsubstanz und des Blasenknorpels zu beseitigen. Hierbei kann sich sogar ein minderwertiges Knochengewebe durch metaplastische Vorgänge entwickeln. Beim ThX-behandelten Kaninchen führen diese Vorgänge der Selbstheilung nicht mehr zu einer Normalisierung des Fugenwachstums, sondern vielmehr zu einem verspäteten Fugenschluß.

Genau so wie bei der angeborenen Syphilis kann sich im Unterschied zum Tier bei den mit ThX behandelten Kindern das Fugenwachstum wieder normalisieren. Es ist aber nur damit zu rechnen, wenn sich die ThX-Behandlung auf Wochen beschränkt und nicht öfter wiederholt oder über Monate bis zu zwei Jahre ohne Unterbrechung fortgesetzt wird, wie es bei einigen mit Pet. behandelten Kindern (TROCH) der Fall war. Die Wachstumsfuge dürfte dann eines Tages nicht mehr in der Lage sein, das durch die Alpha-Strahlung ständig gestörte und unterbrochene Fugenwachstum zu normalisieren und ein vorzeitiger Fugenschluß oder zumindest völliger Wachstumsstillstand dürfte die unausbleibliche Folge sein. Dies würde bedeuten, daß das Kind im Längenwachstum zurückbleibt und ähnlich wie bei der Rachitis ein Zwergwuchs auftreten kann. Bei der kongenitalen Syphilis normalisiert sich erfahrungsgemäß das gestörte Fugenwachstum im ersten Lebenshalbjahr und nur in den seltensten Fällen bleibt eine Knochendeformierung als Ausdruck einer abgelaufenen Fugenschädigung zurück.

12. Exogen toxische Osteopathien

Es ist bekannt, daß es nach längerer Anwendung anorganischer Substanzen, besonders bei Überdosierung, zur Ausbildung von Spongiosklerosen, Periostosen und Endostosen kommt, wie es für Blei, Phosphor, Strontium, Arsen und Wismuth beschrieben wird. Die hierbei auftretenden Fugenveränderungen im Kindesalter besitzen durch das Auftreten von subepiphysären, schattengebenden Bändern im Röntgenbild der großen Gelenke eine große Ähnlichkeit mit den Röntgenbefunden eines mit Pet. (ThX) behandelten Kindes. Durch histologische Untersuchungen beim Kaninchen konnte das verschiedene Verhalten der enchondralen Ossifikation bei Zuführung anorganischer Stoffe gegenüber der ThX-Medikation einwandfrei geklärt werden.

a) B l e i

Die chronische Bleivergiftung des Kindes führt u.a. am wachsenden Knochen im Röntgenbild aller schnell wachsenden Extremitäten zu subepiphysären Schattenbändern, die auch an den sternalen Rippenansätzen auftreten.

KRAFT und KATO erhielten nach oralen Bleigaben beim Hund und Kaninchen ähnliche Röntgenbilder. Die subepiphysären Bänder sollen sich durch eine gewisse Lamellierung auszeichnen.

Mit der von KRAFT und KATO angegebenen Bleidosierung konnte Verfasser nur beim vier Wochen alten Kaninchen durch Verfütterung einer 5 %igen Blei-Acetatlösung bei täglicher und steigender Dosierung von 0,17 bis 0,25 mg nach einer 12-tägigen Behandlung homogene subepiphysäre Verdichtungsstreifen an den Extremitätenfugen und sternalen Rippenenden erzeugen, wie es die Röntgenbilder gut erkennen lassen (Abb. 69). Beim älteren Kaninchen treten nach der Bleiverfütterung keine Fugenveränderungen mehr auf, was bei ThX bis zum vierten Lebensmonat der Fall ist.

Histologisch sind Fugenknorpel und PVZ von normaler Beschaffenheit und die Schicht der primären und sekundären Spongiosa ist ganz erheblich verbreitert (Abb. 70a und 70b). Die durch Blei hervorgerufene Spongiosklerose der Wachstumsfugen ist allein verantwortlich für die Röntgenschatten und kann sowohl durch eine Förderung der Osteoblastentätigkeit als auch durch eine Hemmung der Osteoklasten erklärt werden. Sie läßt sich unter gar keinen Umständen mit der durch ThX hervorgerufenen Störung der enchondralen Ossifikation vergleichen.

VOGT und AUB stellten bei gewebsanalytischen Untersuchungen des Knochengewebes einen viermal größeren Bleigehalt in der Metaphyse gegenüber der Diaphyse fest und FAIRHALL gelang der mikroskopische Bleinachweis in den verdickten Knochenbälkchen. BEHRENS und BAUMANN bestätigten durch ihre radiographischen Knochenstudien mit ThB die überwiegende Bleiablagerung in der eigentlichen Verknöcherungszone der Wachstumsfuge. Die meisten Autoren neigen dazu, eher den Blei- als den Kalksalzgehalt des neugebildeten Knochens für das Zustandekommen der Röntgenschatten verantwortlich zu machen. Nach Ansicht des Verfassers reicht hierzu die verbreiterte und engmaschige subepiphysäre Spongiosa aus. Die Bleibindung an die Phosphate der Knorpelgrundsubstanz und die Knochensalze der primären Spongiosa hemmen vorübergehend den Ab- und Umbau der primären Spongiosa und verursachen ihre Verbreiterung. Im übrigen läuft der Vorgang der enchondralen Ossifikation, d.h. die Erschließung der PVZ und des Wucherungsknorpels im Gegensatz zu ThX völlig normal ab, und das gebildete Knochengewebe besitzt eine normale Struktur. Sehr bald gewinnt die Osteoklastentätigkeit wieder die Oberhand, und es entwickelt sich eine weitmaschige Spongiosastruktur am Übergang zum Wucherungsknorpel in Markraumnähe, so daß sich das Fugenwachstum bald wieder normalisiert. Das gebildete Knochenmark ist bei all diesen Verknöcherungsvorgängen normal (Abb. 71). Daß die Osteoklasten-Tätigkeit zuerst gehemmt wird, hat die mit kleinen ThX-Dosen erzielte Spongiosavermehrung an den Wachstumsfugen gezeigt. ThX ruft nur beim jugendlichen Kaninchen bis zur dritten Lebenswoche eine vermehrte, weniger engmaschige Spongiosa hervor, welche die geringere Schattendichte der Metaphysen im Röntgenbild erklärt.

Werden die jugendlichen Kaninchen nicht mit Bleiacetatlösung sondern mit praktisch unwägbaren Mengen an ThB und ThD über fünf bis zehn Wochen gespritzt, so wird das Fugenwachstum weder durch die Anwesenheit von inaktiven Bleiionen noch durch die Beta-Strahlen beeinflußt und das Auftreten von kalkdichten Schatten im Röntgenbild der Extremitätenfugen bleibt aus. Die parenteralen ThB- und ThD-Dosen entsprechen nur gewichtsmäßig den ThX-Präparaten und die Aktivität der ThB-Präparate liegt niedriger. Histologisch sind die Wachstumsfugen normal aufgebaut. Diese mit aktivem und inaktivem Blei durchgeführten experimentellen Untersuchungen haben bewiesen, daß

1. nur der Alpha-Strahler ThX und nicht sein wichtigstes Nachfolgeprodukt ThB für die Störung der enchondralen Ossifikation verantwortlich ist, und

2. nur größere, d.h. toxische Bleisalzmengen zu einer vorübergehenden Spongiosklerose des wachsenden Knochens führen.

b) P h o s p h o r

Nach den klassischen Untersuchungen von WEGNER (1872) erzeugen orale Phosphorgaben beim wachsenden Kaninchen eine subepiphysäre, kompakte Knochenschicht, die auch wieder an allen rasch wachsenden Extremitätenfugen und den sternalen Rippenansätzen auftritt.

Die Röntgenbilder der vorderen und hinteren Gliedmaßen mit den dazu gehörigen Pfoten zeigen bei einem 16 Wochen alten Kaninchen nach einer 10-wöchigen oralen Phosphormedikation, täglich 0,1 bis 0,2 ccm der 1%igen Lösung, das Auftreten von kräftigen, in der Metaphyse gelegenen Bändern (Abb. 72). Röntgenologisch stimmen diese Wachstumsfugenveränderungen zuerst mit den durch ThX hervorgerufenen subepiphysären Kalkbändern überein, besonders was die veränderten Extremitätenfugen und Rippenfugen angeht. Im weiteren Verlauf der Phosphorbehandlung macht sich auch im Röntgenbild ein Unterschied gegenüber den durch ThX verursachten Fugenveränderungen bemerkbar. Die bei Phosphor auftretenden subepiphysären Bänder sind breiter und im Gegensatz zu ThX nicht immer homogen sondern lamelliert (Abb. 73). Die bei einer längeren ThX-Behandlung beobachtete Verdickung des Fugenknorpels bleibt aus und es kommt nicht zu einer kolbigen Auftreibung der rein röntgenologisch veränderten Wachstumsfugen, wie es bei ThX und der Rachitis so ausgesprochen der Fall ist.

Histologisch fällt an der durch Phosphor veränderten Fuge der schmale Fugenknorpel und die stark verbreiterte primäre Spongiosa auf (Abb. 74). Die im Röntgenbild nicht immer vorhandene Lamellierung der subepiphysären Bänder ist auf die Bildung einer weitmaschigen sekundären Spongiosa zurückzuführen, die dann wieder von einer engmaschigen primären Spongiosa gefolgt wird. Möglicherweise ist hierfür eine vorübergehende Störung der Phosphor-Resorption im Magen-Darm-Kanal verantwortlich. Andererseits kann für das Auftreten der fertigen Knochenbälkchen, welche nur noch wenig verkalkte Knorpel-Grundsubstanz enthalten, die wiedererwachte Osteoklastentätigkeit eine Rolle spielen. Dieser Abbau der primären Knochenbälkchen kann dicht unter der Eröffnungszone beginnen (Abb. 75). Außerdem wird die engmaschige primäre Spongiosa in Markraumnähe mehr und mehr durch eine weitmaschige Spongiosa ersetzt, je länger die Phosphorbehandlung dauert (Abb. 76). Die auftretenden Markräume sind von einem zellhaltigen Knochenmark ausgefüllt.

Bei den exogenen toxischen Osteopathien kommt es im Gegensatz zu ThX und zur kongenitalen Syphilis nicht zu einer Unterbrechung der enchondralen Ossifikation. Es bildet sich weder eine verbreiterte PVZ noch verdickt sich der Fugenknorpel an den rasch wachsenden Fugen. Die normale Eröffnung des Fugenknorpels wird durch Blei und Phosphor nicht gestört. Viele Untersucher erblicken in dem Auftreten einer Spongiosasklerose eine positive Reizwirkung von Phosphor und Blei auf die Osteoblasten-Tätigkeit, ohne die herabgesetzte Osteoklasten-Funktion genügend zu würdigen. Die Unterbrechung der Osteoklastentätigkeit kann durch die Alpha-Strahlung kleinster ThX-Dosen und toxisch durch Blei- und Phosphorgaben bedingt sein. Die Folge ist das Auftreten einer mehr oder weniger ausgeprägten Spongiosklerose. Erst nachdem sich das Gleichgewicht zwischen der Osteoblasten- und Osteoklasten-Tätigkeit wieder hergestellt hat, tritt ein normales Fugenwachstum auf.

Aber nicht nur Blei, Phosphor und kleinste Dosen ThX führen beim wachsenden Organismus zu einer Spongiosklerose, sondern nach GIES und anderen Autoren üben auch Arsen, Strontium und Wismuth einen formatativen Reiz auf das knochenbildende Gewebe aus. Von Vitamin D ist bekannt, daß geringe Vigantolgaben bei einem reichlichen Kalkangebot eine röntgenologisch nachweisbare Verdichtung der subepiphysären Schicht hervorrufen, was durch eine vermehrte Kalksalzeinlagerung in die Knochenbälkchen erklärt wird und weniger durch eine Zunahme der Spongiosa.

Alle exogen toxischen Osteopathien, die mit einer Bildung von subepiphysären Verdichtungsbändern im Röntgenbild einhergehen, wie sie u.a. auch von BRANDES (1927) nach Phosphor-Lebertran im Kindesalter an den rasch wachsenden Extremitätenfugen beobachtet wurden, lassen sich weder röntgenologisch noch histologisch mit der durch höhere ThX-Dosen hervorgerufenen Störung des Fugenwachstums vergleichen, wenn man von den zu Behandlungsbeginn sich ähnelnden Röntgenbefunden absieht. Im Tierversuch tritt allein durch die Alpha-Strahlung von ThX eine dauernde Unterbrechung der normalen enchondralen Ossifikation auf. Beim Kind und Neugeborenen führen die radioaktive Strahlung von ThX und die Toxine der Syphiliserreger übereinstimmend zu einer reversiblen Störung des Fugenwachstums, wie sie für ThX noch nicht beschrieben wurde.

13. Der Einfluß der Alpha-Strahlung auf die Knochenbruchheilung des Kaninchens bei der Thorium X-Behandlung

Nicht nur bei den mit Pet. (ThX) über mehrere Wochen behandelten Kindern, sondern auch bei der Hälfte aller mit ThX behandelten Kaninchen traten Spontanfrakturen am Oberschenkel auf. Äußere Gründe, wie unsachgemäße Behandlung oder Pflege, kamen für diese erhöhte Knochenbrüchigkeit nicht in Frage. Es dürfte vielmehr die unter ThX auftretende Kalksalzverarmung der Knochenschäfte eine wichtige Rolle spielen. Die Alpha-Strahlen schädigen wahrscheinlich auch die Zellfunktion der Osteozyten des fertigen Knochens. Die Abbauvorgänge des Knochens überwiegen bei einer herabgesetzten Kalksalzeinlagerung den Aufbau, so daß man auch von einer durch ThX hervorgerufenen oder in ihrer Entstehung begünstigten Osteoporose sprechen kann. Die durch ThX verursachte Störung der Knochenbildung und des Stoffwechsels ist keinesfalls auf die Wachstumsfugen beschränkt, sondern sie betrifft den fertigen Knochen genau so wie den wachsenden.

Bei den Spontanfrakturen des mit ThX behandelten Kaninchens fällt trotz genügender Kallusbildung die zeitlich verzögerte Heilung auf. Normalerweise wird die Femurfraktur des Kaninchens innerhalb von vier bis fünf Wochen fest und der überschüssige Kallus wird statisch umgebaut, was beides bei den durch ThX bedingten Spontanfrakturen nicht der Fall ist (Abb. 77). So besteht drei Monate nach der Oberschenkelfraktur des mit ThX gespritzten Kaninchens noch ein kalkreicher Kallus bei erhaltenem Frakturspalt. SPIESS sieht in dem scheinbar vermehrten Knochenkallus der Röntgenbilder eine günstige ThX-Wirkung auf die Knochenbruchheilung. Nach den historadiographischen Befunden des Frakturkallus war anzunehmen, daß die Alpha-Strahlung von ThX für die schlechte Knochenbruchheilung verantwortlich ist.

Die Vorgänge der durch die ThX-Behandlung gestörten Knochenbruchheilung wurden bei 40 erwachsenen und jugendlichen Kaninchen studiert.

Bei den Tieren werden operativ Brüche an Ulna, Fibula, Tibia und Femur gesetzt. Bei den Ulna- und Fibulabrüchen kann man auf eine Ruhigstellung im Gips verzichten, wenn die Tiere in den ersten Frakturtagen in kleineren Stallboxen untergebracht werden, damit sie sich möglichst wenig bewegen. Die Ruhigstellung der gesamten hinteren Extremität in einem Gipsverband ist gar nicht so selten komplikationslos. Durch ein regelrechtes Abdrehen der eingegipsten Gliedmaßen kann es sogar zum Exitus der Tiere kommen. Wie die Tierversuche gezeigt haben, ändert die Ruhigstellung im Gipsverband grundsätzlich nichts an den Vorgängen der Frakturheilung, wenn man von einer geringeren Kallusbildung absieht. Auch das Alter der Tiere hat keinen Einfluß auf die Frakturheilung. Beim unbehandelten Kaninchen sind die operativ gesetzten Knochenbrüche nach vier Wochen fest, was auf ein äußerst starkes Knochenbildungsvermögen des Kaninchens hinweist. Nach weiteren zwei bis vier Wochen ist der Frakturkallus auch funktionell umgebaut, so daß röntgenologisch und histologisch die Fraktur ausgeheilt ist. Wegen dieser äußerst rasch verlaufenden Frakturheilung beim Kaninchen erhalten die Tiere wöchentlich zweimal 20 oder 50 e.s.E. ThX gespritzt. Um die ThX-Ablagerung im Kallus historadiographisch zu erfassen, bekommen die Tiere 24 Stunden vor ihrem Exitus nochmals 400 e.s.E. Die Kaninchen werden von der zweiten bis zur neunten Frakturwoche getötet.

Röntgenologisch besteht in den ersten 14 Tagen der Heilung einer Ulnafraktur kein Unterschied zwischen dem mit ThX gespritzten Kaninchen und dem Kontrolltier. Nach der dritten Woche überwiegt die Kallusbildung beim Kontrolltier (Abb. 78a) und nach vier Wochen ist die Osteotomie knöchern fest (Abb. 78b). Zu diesem Zeitpunkt ist die Ulnafraktur des ThX-Kaninchens nicht ausgeheilt, obgleich die Kallusbildung stärker geworden ist. In der neunten Woche ist beim Kontrolltier der statische Umbau erfolgt, und beim ThX-Kaninchen hat sich der Kallus zurückgebildet und die Kalkdichte in Höhe der Osteotomie zugenommen, ohne daß sich der Frakturspalt geschlossen hat (Abb. 78c).

Die durch ThX gestörte Frakturheilung zeigen auch die Röntgen- und Strahlungsbilder der neun Wochen alten Tibiafraktur (Abb. 79). Der Frakturspalt ist nicht geschlossen, und beim ThX-Tier besteht eine vermehrte Kallusstrahlung. Röntgenologisch fällt die zunehmende Kalkdichte im Frakturkallus auf. Daß es sich hierbei nicht um eine bloße Kalksalzanreicherung im Kallusgewebe entsprechend den Wachstumsfugen handelt, wie SPIESS und TROCH auf Grund der Röntgenbefunde annehmen, beweist auch im Falle der Frakturheilung einzig und allein die histologische Untersuchung des Frakturkallus.

Das Kallusgewebe des Kaninchens zeichnet sich normalerweise durch seinen Knorpelreichtum aus. Der Knorpel wird von einem mesenchymalen Gewebe eingefaßt, und in der zweiten Frakturwoche setzt eine randständige Ossifikation ein (Abb. 80). Diese nimmt in der dritten Woche deutlich zu und der Knorpelkallus ist nach 22 Tagen zur Hälfte ossifiziert (Abb. 81). Die ThX-Behandlung führt erst in der dritten Frakturwoche zu einer Differenzierung des knorplig-bindegewebigen Kallus. Die Knorpelzellen blähen sich auf, die Kerne werden randständig und in der Knorpelgrundsubstanz treten Kalksalze auf. Sie halten ThX fest, wie es die Historadiographie des jugendlichen Kallus zeigt (Abb. 82a und 82b). Neben den Kalksalzfällungen in der Knorpelgrundsubstanz bildet sich osteoides Gewebe und die plumpen Knochenbälkchen zeichnen sich durch einen erhöhten ThX-Gehalt aus (Abb. 83a und 83b). Möglicherweise werden hierbei die Knorpelzellen durch Metaplasie zu Knochenzellen, zumal die Bildung des osteoiden Gewebes nicht an eine Blutgefäßerschließung des Knorpelkallus gebunden ist, wie es für den Fugenknorpel zutrifft. Diese Verkalkungs- und Verknöcherungsvorgänge des Kallus zeigt am besten das Strahlungsbild des drei Wochen alten Frakturkallus (Abb. 84). In Übereinstimmung mit dem Strahlungsbefund der Wachstumsfugen ist die Strahlung der verkalkten Knorpelgrundsubstanz gegenüber den ersten Knochenbälkchen herabgesetzt. Die durch ThX gestörte enchondrale und endesmale Ossifikation des Knochenkallus tritt erst in der vierten Frakturwoche in Erscheinung. Beim Kontrolltier ist die Ulnaosteotomie knöchern fest und der reife Frakturkallus befindet sich im statischen Umbau (Abb. 85a). Im vierwöchigen Kallusgewebe der mit ThX gespritzten Kaninchen überwiegt der Knorpelkallus (Abb. 85b). Die primitiven Knochenbälkchen im Knochenkallus enthalten in ihrem Innern grobblasige Knorpelzellreste und eine randständige fleckige Kalksalzeinlagerung (Abb. 86a). Ein gefäßhaltiges, vorwiegend aus Spindelzellen bestehendes Mesenchym trennt das unreife Knochengewebe von dem Knorpelkallus. Im Strahlungsbild sieht man außer der Randstrahlung im Knochengewebe eine kräftige Strahlung im Blasenknorpel, welche durch die ersten histologisch sonst nicht nachweisbaren Kalksalzfällungen in der Knorpelgrundsubstanz hervorgerufen wird (Abb. 86b). Histologisch ist die Ulnafraktur des Kontrolltieres in der neunten Woche statisch restlos umgebaut und nur an der aufgelockerten Corticalis als solche zu erkennen. Beim ThX-Kaninchen besteht zur gleichen Zeit ein nicht ausgereifter Frakturkallus, der keine Zeichen eines funktionellen Umbaues besitzt und im Strahlungsbild einen größeren ThX-Gehalt aufweist (Abb. 87a und 87b).

Der Organismus ist ohne weiteres nicht in der Lage, das unter ThX entstandene primitive Knochengewebe zu beseitigen, und die Frakturheilung bleibt aus. Hierdurch wird im Röntgenbild eine zeitliche spätere und infolgedessen scheinbar vermehrte Kallusbildung vorgetäuscht, wie es das Röntgen- und histologische Bild der fünf Wochen alten Fibulaosteotomie so schön zeigt (Abb. 88a und 88b). Es ist nach dem Gesagten nicht angebracht, allein auf Grund der Röntgenbefunde auf eine durch ThX günstig beeinflußte Frakturheilung zu schließen (SPIESS (1)).

ThX ruft bei der Frakturheilung ähnlich wie beim Fugenwachstum eine Unterbrechung der Ossifikationsvorgänge hervor, welche in Anbetracht des ausgesprochenen Bildungsvermögens beim Kaninchen umso beachtlicher ist. Die Alpha-Strahlung schädigt nachhaltig die Osteoklasten- und Osteoblasten-Tätigkeit, so daß es trotz fortbestehender Kalksalzeinlagerung in die Knorpelgrundsubstanz und in das unreife osteoide Gewebe nur zu einem minderwertigen Knochenkallus kommt. Die Folge davon ist das Ausbleiben der zeitlich normalen Frakturheilung, und nicht selten bildet sich eine Pseudarthrose.

Die mit ThX bei der Knochenbruchheilung des Kaninchens erhobenen Befunde stimmen mit unseren klinischen Erfahrungen überein. In zwei Fällen benötigte die während der ThX-Kur bei Bechterew-Patienten wegen einer Beinfehlstellung vorgenommene subtrochantere Osteotomie zum Festwerden einige Wochen mehr als üblich.

a) Der hormonelle Einfluß auf die experimentelle Frakturheilung im Vergleich zu Thorium X

FONTAINE und Mitarbeiter untersuchten den Einfluß verschiedener Hormone auf die Heilung des genagelten Schienbeinquerbruchs beim Hund, welche gewöhnlich in sieben bis acht Wochen erfolgt. Thyroxingaben beschleunigen die Bruchheilung und hohe Dosen Desoxycorticosteron und Cortison verzögern die Frakturheilung erheblich. Histologisch besteht der Kallus aus einem spärlichen fibrösen, knorpelhaltigen und gefäßarmen Gewebe, in welchen erst 150 Tage nach der gesetzten Fraktur Knochenbälkchen vorhanden sind. Die Bildung echter Pseudarthrosen ist nach Ansicht von FONTAINE möglich. Die gewebsanalytischen Untersuchungen ergaben an der Frakturstelle und im übrigen Knochen herabgesetzte Phosphatasewerte. Die Nebennierenrindenhormone hemmen ganz allgemein die mesenchymalen Reparationsvorgänge, wie es für die durch Cortison stark verzögerte Wundheilung bekannt ist. Cortison und Desoxycoricosteron, denen vom funktionellen Standpunkt aus eine entgegengesetzte Wirkung zugeschrieben wird, haben im Falle der verzögerten Knochenbruchheilung die gleiche Wirkung, welche sich nicht mit der durch ThX erzielten Unterbrechung der enchondralen Ossifikation vergleichen läßt. Bei ThX entwickelt sich ein knorpelig-bindegewebiges Kallusgewebe, das durch die darniederliegende Tätigkeit der strahlengeschädigten Osteoklasten und Osteoblasten zu einem primitiven Knochenkallus wird. Die Ausdifferenzierung in endgültiges, belastungsfähiges Knochengewebe unterbleibt.

Hohe Cortisongaben hemmen ähnlich den Röntgenstrahlen alle Vorgänge der Knochenbruchheilung einschließlich der Bildung des bindegewebig-knorpeligen Kallus. Allerdings muß bei der Anwendung des Nebennierenrindenhormons außer dem Ausbleiben der Kallusbildung mit erheblichen Nebenwirkungen und einer hormonellen Entgleisung des Stoffwechselgeschehens gerechnet werden. Die Alpha-Strahlung von ThX unterbricht dagegen ganz selektiv den Erschließungsvorgang des verkalkten Knorpelkallus durch die alleinige Hemmung der Knochenzellfunktion, ohne daß es zu einer allgemeinen Schädigung der mesenchymalen Organe kommt.

14. Die Alpha-Strahlung verhindert die endesmale, heterotope Knochenbildung im Nierenbecken des mit Thorium X behandelten Kaninchens

Nach den eindeutigen Untersuchungsergebnissen der durch die Alpha-Strahlen unterbrochenen enchondralen Ossifikation ergab sich für die weiteren ThX-Studien der Knochenneubildung die Fragestellung, ob ThX auch in der Lage ist, die endesmale Ossifikation zu beinflussen.

Hierfür schien das heterotope Auftreten eines schalenförmigen Knochens endesmaler Herkunft im Nierenbecken des Kaninchens in der dritten Woche nach erfolgter Unterbindung der linksseitigen Nierengefäße am Organhilus sehr geeignet (Abb. 89). ThX kann bei einer wöchentlichen Dosierung von zweimal 50 e.s.E. nicht verhindern, daß die Verkalkung des zugrundegegangenen Nierenparenchyms erfolgt und 14 Tage nach der Ausschaltung des Organs treten Kalksalzniederschläge in der Nierenrinde sowie an der Basis und Spitze der Nierenpapillen auf. Daß damit auch eine ThX-Einlagerung in das Nierengewebe stattfindet, haben die Strahlungsbilder gezeigt. Nach vier Wochen haben die Kalksalzfällungen in der Nierenrinde trotz der durchgeführten ThX-Behandlung an Dichte und Stärke zugenommen. Von der Verkalkung sind besonders die gewundenen Harnkanälchen und die Nierenkörperchen betroffen (Abb. 90).

Nur beim unbehandelten Kontrolltier ist es vier Wochen nach der Gefäßunterbindung nicht zur Nierenrindenverkalkung, sondern auch zu einer Verknöcherung im Nierenbecken gekommen. Der schalenförmige Knochen ist an der Papillenoberfläche gelegen und grenzt direkt an das bindegewebige Stroma des Nierenbeckens an (Abb. 90). Diese rein endesmale Form der Knochenneubildung setzt nach den eigenen Untersuchungen in der dritten Woche nach der operativen Ausschaltung der Niere ein. Die jugendlichen Zellelemente des Mesenchyms werden zu Knochenbildnern und zwischen den reifen Knochenbälkchen hat sich ein zellhaltiges Markgewebe entwickelt, so daß man von einem echten Knochen sprechen darf.

Bis zu einer neunwöchigen ThX-Behandlung tritt bei den zehn mit ThX gespritzten Kaninchen keine Nierenbecken-Verknöcherung auf, und das Strahlungsbild der Organschliffe zeigt eine intensive Rindenstrahlung, welche durch die Nierenrindenverkalkung hervorgerufen wird (Abb. 91).

Um sich ein Urteil über die durch ThX verhinderte endesmale und heterotope Knochenneubildung im Nierenbecken bilden zu können, ist es wichtig zu wissen, daß die Unterbindung und Durchtrennung der linksseitigen Nierengefäße nur bei der Hälfte der 20 nicht mit ThX behandelten Kaninchen zu einer Knochenneubildung geführt hat. Die durch ThX verhütete Bildung einer endesmalen Ossifikation im Nierenbecken dürfte damit hinreichend gesichert sein. Es kommt erst gar nicht zur Ausbildung eines primitiven Knochengewebes, wie es bei der enchondralen Ossifikation an den Wachstumsfugen und im Frakturkallus nach ThX der Fall ist.

15. Zusammenfassung der experimentellen Thorium X-Studien

Die am Menschen und beim Kaninchen durchgeführten ThX-Untersuchungen geben für die ThX-Verteilung im Organismus, die ThX-Ausscheidung und die Alpha-Strahlenwirkung auf die Ossifikationsvorgänge folgende wichtige Feststellungen:

1. ThX wird als Erdalkalielement bevorzugt im Knochengewebe festgehalten und chemisch an Stelle von Calcium an die Kalksalze und eigentlichen Knochensalze gebunden. Die ThX-Verteilung im Körper stimmt mit Calcium überein, das zu 98 % im Skelett vorhanden ist. Die jüngsten Knochenbälkchen der Wachstumsfugen und des frischen Frakturkallus nehmen am meisten ThX auf. Aber auch die frischen Gewebsverkalkungen binden ThX. Es spielt hierbei keine Rolle, ob es sich um physiologische oder pathologische Verkalkungen und Verknöcherungen handelt, wie es die Untersuchung des tuberkulösen Gewebes und der ausgeschalteten Niere gezeigt haben. ThX ist als

Calciumhomolog besonders zu physiologischen Knochenstudien geeignet, da es durch Messungen und autohistoradiographisch sehr gut nachzuweisen ist.

2. Die ThX-Ausscheidung erfolgt beim Kaninchen größtenteils über die Nieren und beim Menschen zu mehr als 50 % der zugeführten ThX-Menge über den Darm.

3. Kleinste intravenöse ThX-Dosen bewirken eine Zunahme der Spongiosa am wachsenden Knochen, was auf eine Hemmung der Osteoklastentätigkeit hinweist und weniger ein Reiz für die Osteoblasten darstellt.

4. Die protrahierte, parenterale ThX-Behandlung mit höheren Dosen führt zu einer Unterbrechung der enchondralen Ossifikation und zu einem Ausbleiben der heterotopen endesmalen Ossifikation. Zu einer bleibenden histologisch faßbaren Schädigung der Blutbildungsstätten, der Speicherorgane Milz und Leber sowie der Ausscheidungsorgane Darm und Niere durch die im Organismus auftretende Organverlagerung der kurzlebigen Nachfolgeprodukte, ThB und ThC, kommt es hierbei nicht! Die Alpha-Strahlen schädigen bei der geübten Dosierung von 4 bis 8 e.s.E./Kg Körpergewicht einzig und allein die Knochenzellen. Die ausbleibende Eröffnung des Wucherungsknorpels mit nachfolgender Bildung eines primären Knochengewebes an den Wachstumsfugen und im Frakturkallus ist verantwortlich für das Zurückbleiben des Längenwachstums und die stark verzögerte Knochenbruchheilung. Gleichzeitig stört ThX den Knochenstoffwechsel in der Diaphyse, was durch das Überwiegen der Abbauvorgänge eine Kalksalzverarmung der Knochenschäfte zur Folge hat und zu einer erhöhten Knochenbrüchigkeit Anlaß gibt.

Nach den jüngsten elektronen-mikroskopischen Untersuchungen des Knochengewebes von ROBINSON ist anzunehmen, daß die durch ThX hervorgerufene Störung der enchondralen Ossifikation eine neue Art von Osteopathie darstellt, die exogen durch die Alpha-Strahlung ausgelöst wird und eine Ähnlichkeit mit der durch die Toxine der Syphiliserreger verursachten Unterbrechung der enchondralen Ossifikation besitzt. In dem primitiven, vorwiegend aus verkalkter Knorpelgrundsubstanz bestehenden Knochengewebe treten infolge der strahlenbedingten Osteoblastenschädigung bei darniederliegender Phosphatasebildung keine kollagenen Fibrillen auf, so daß eine Einlagerung der Knochenapatitkristalle in das Fibrillennest nicht stattfindet. Die Reifung des Knochengewebes bleibt bei erhaltener Verkalkung des Knochenzements und der Knorpelgrundsubstanz aus. Die geschädigten

Osteoklasten sind nicht in der Lage, diesen primitiven Knochen abzubauen, um dadurch den Umbau des Knochens einzuleiten. Diese strahlenbedingte Osteopathie darf nicht mit den durch Blei, Phosphor, Arsen u.a. Elementen hervorgerufenen exogen, toxischen Osteopathien verwechselt werden, bei denen es zu einer echten Spongiosklerose am wachsenden Knochen kommt.

Im fertigen Knochengewebe übernehmen die strahlengeschädigten Osteozyten nicht mehr in gleichem Umfang die Vermittlerrolle für den normalen Austausch der Mineralien zwischen Blutplasma und Gewebslymphe auf der einen Seite und dem Mineraldepot der Hydroxylapatitkristalle des fertigen Knochens auf der anderen Seite. Der Abbau der Knochensubstanz scheint den Aufbau zu überwiegen, was zu einer durch ThX hervorgerufenen Osteoporose des reifen Knochengewebes führt.

Welche Art der durch die Alpha-Strahlung hervorgerufenen Schädigung der Knochenzellen am wichtigsten ist, läßt sich nicht abschließend beurteilen. Sicherlich werden neben direkten, vor allen Dingen indirekte Zellvorgänge für die strahlenbiologische Wirkung der Alpha-Strahlen eine entscheidende Rolle spielen. Die von WILBERG (3) für ThX vermutete Hemmung des fermentativen Abbaues, wie er für die Hyaluronidase zutreffen soll, ist vom strahlenbiologischen Standpunkt aus möglich. Entscheidend für alle strahlenbiologische Zellvorgänge ist die Konzentration der strahlenden Substanz im Gewebe, ihre Halbwertzeit und ihre Strahlenart.

II. Indikatoruntersuchungen des Knochengewebes mit künstlichen radioaktiven Isotopen und der Einfluß der Beta- und Gamma-Strahlung auf die Ossifikationsvorgänge

Die für medizinische Zwecke benutzten künstlichen Radioisotopen sind entweder reine Beta- oder Gamma- und Beta-Strahler. Alle im Knochengewebe bevorzugt abgelagerten künstlichen Radioisotopen sind daher besonders geeignet, den Einfluß der Beta- und Gamma-Strahlen auf die Knochenneubildung zu untersuchen. Sie stellen im Vergleich zu den natürlichen Radioisotopen ein Einkomponentensystem dar, was die Beurteilung ihrer Organ- und Aktivitätsverteilung im Organismus gegenüber ThX und seinen Zerfallsprodukten wesentlich erleichtert. Allein schon diese Tatsache hat die diagnostische und therapeutische Anwendung der kurzlebigen künstlichen Radioisotopen in den letzten zehn Jahren so ungeheuer gefördert. Nach ihrem Zerfall ist die radioaktive Bestrahlung beendet, wenn bei der Herstellung der künstlichen radioaktiven Isotope im Uranmeiler oder Zyklotron eine Verunreinigung mit langlebigen Radioisotopen nicht erfolgt ist.

HEILMEYER, TUTT, BOYD u.a. sehen in der überwiegenden und selektiven Ablagerung einiger künstlicher Radioisotopen im Knochen eine Gefährdung für das Fugenwachstum. Ohne ihre Vermutungen durch klinische und experimentelle Beobachtungen zu sichern, fordern sie mit aus diesem Grunde eine strenge Indikation für die innerliche Anwendung von künstlichen Radioisotopen bei Jugendlichen.

1. Der Einfluß der Beta-Strahlung auf die enchondrale und endesmale Ossifikation bei der innerlichen Anwendung künstlicher Radioisotope

a) R a d i o p h o s p h o r , P^{32}

Radiophosphor, P^{32}, ist ein reiner Beta-Strahler mit einer Energie von 1,69 MeV und einer Halbwertszeit von 14,3 Tagen. P^{32} wird als Orthophosphorsäure im Uranmeiler durch den radioaktiven Beschuß von Schwefel nach folgender Reaktionsgleichung geliefert:

$$S^{34} (d,) P^{32}$$

Die Lösung enthält nur wenige Gamma inaktiven Phosphor und kann nach vorheriger Neutralisation intravenös gespritzt werden.

P^{32} stand als erstes künstliches Radioisotop in genügender Menge zur Verfügung, und es sind mit ihm auch am Knochen zahlreiche Indikatoruntersuchungen durchgeführt worden (HAHN, HEVESY, BORN u.s.). Alle Stoffwechseluntersuchungen zeigen einheitlich, daß die P^{32}-Aufnahme in den Organen zunächst weniger von dem eigentlichen Phosphorgehalt derselben abhängt. Ausschlaggebend für die P^{32}-Ablagerung im Gewebe ist vielmehr der Funktionszustand der Zellen und die Permeabilität der Zellwand. Nur so ist es zu verstehen, daß die parenchymatösen Organe, Leber und Milz und die rasch wachsenden Tumorzellen reichlich P^{32} aufnehmen und das Knochengewebe mit dem größeren Phosphorgehalt verhältnismäßig wenig. Erst im weiteren Verlauf nimmt die Knochenaktivität durch den Ionenaustausch zwischen Plasma und Knochenphosphaten zu und die Organaktivität gleichzeitig ab. Die Knochen besitzen bei längerer Versuchsdauer schließlich die höchste Organaktivität. Die Ausscheidung von P^{32} erfolgt in den ersten Tagen bis zu 30 % der zugeführten P^{32}-Menge über Niere und Darm. Die

Nieren-Ausscheidung überwiegt, und es besteht eine Übereinstimmung zwischen der Konzentration an aktiven Plasmaphosphaten und der spezifischen Urinaktivität. Dies trifft für den P^{32}-Gehalt des Stuhls nicht zu, da die Rückresorption von P^{32} im Darm hinzukommt.

Der P^{32}-Gehalt des Knochengewebes zeichnet sich durch eine unterschiedliche Aufnahme im wachsenden und fertigen Knochengewebe aus. "Je lebhafter der Knochenstoffwechsel, umso größer die P^{32}-Aufnahme", was für die eigenen Untersuchungen über den Einfluß der Beta-Strahlung auf die enchondrale Ossifikation von größter Wichtigkeit ist.

1) Die Verteilung von P^{32} im wachsenden Knochen

Beim neugeborenen Kaninchen findet sich nach einer P^{32}-Behandlung des Muttertieres die größte Aktivität im Skelett und den parenchymatosen Organen. Das Strahlungsbild des neugeborenen Kaninchens läßt nach vorheriger Entfernung der Organe übereinstimmend mit der Röntgenaufnahme sehr schön die kräftige Filmschwärzung durch das Knochengewebe erkennen (Abb. 92a und 92b). Wie man sieht, ist die Verknöcherung der knorpligen Skelettanlage bei der Geburt des Kaninchens schon weit fortgeschritten. Die Metaphysen der langen Röhrenknochen, die Kieferknochen und die Wirbelkörper besitzen als spongiöse Knochen gegenüber den platten Knochen des Schädeldaches, des Schulterblattes und der Rippen einen höheren P^{32}-Gehalt. Radiophosphor durchbricht, wie die meisten Radioisotope, die Placentaschranke und wird genau so wie ThX entsprechend seiner Organ-Affinität im Foeten abgelagert. Das Verbot der Radioisotopen-Anwendung während der Schwangerschaft wird durch diese Befunde nur noch unterstrichen.

In den ersten Lebenswochen nimmt der Knochen des Kaninchens nach einer einmaligen P^{32}-Injektion fast gleichmäßig P^{32} auf (Abb. 93). Erst bei dem 6-8 Wochen alten Tier überwiegt die P^{32}-Ablagerung in der eigentlichen subepiphysären Wachstumsschicht. Im Strahlungsbild sind metaphysär gelegene Schwärzungsstreifen zu sehen. Die Strahlungsbefunde der Wachstumsfugen stimmen mit denen nach ThX-Anwendung überein (Abb. 94). Die radiographischen Befunde der Knochen- und Organschliffe stehen nach der intravenösen P^{32}-Gabe im Einklang mit den GEIGER-MÜLLER-Messungen der Organ- und Knochenproben der gleichaltrigen Kontrolltiere. 24 Stunden nach der P^{32}-Injektion liegt die Aktivität des Knochens nur viermal über die Leberaktivität. Fünf Tage nach der P^{32}-Injektion ist die P^{32}-

Konzentration des Knochens sieben- bis neunmal größer als die P^{32}-Konzentration in der Leber. Diese Befunde bestätigen erneut, daß die chemische P^{32}-Bindung an die Calciumphosphate und Apatitkristalle des Knochens wesentlich fester ist, und im Laufe der Zeit durch die vermehrte P^{32}-Abgabe der parenchymatösen Organe noch zunimmt, was auf die größere Permeabilität der Organzellen zurückzuführen ist.

Das Aktivitätsverhältnis für P^{32} von Epiphyse zur Diaphyse ist bei der Geburt und sogar in den ersten Lebenswochen annähernd 1:1. Beim heranwachsenden Kaninchen verschiebt sich dieses Verhältnis zugunsten der Epiphyse, und beim erwachsenen Tier liegt die Epiphysenaktivität drei- bis viermal über der Diaphysenaktivität. An diesem Aktivitätsverhältnis des erwachsenen Kaninchens ändert sich im Unterschied zum jugendlichen Kaninchen auch bei längerer Versuchsdauer nicht das geringste. Dies haben LACROIX u.a. in ihren jüngsten P^{32}-Untersuchungen nochmals bestätigt. Die unterschiedliche P^{32}-Verteilung im Knochengewebe des erwachsenen Organismus ist an den vorhandenen spongiösen und kompakten Knochen gebunden. Der spongiöse Knochen der Epiphysen besitzt eine größere Oberfläche und ist infolgedessen in der Lage, mehr P^{32}-Ionen festzuhalten und entsprechend der Erneuerungsquote in die Apatitkristalle einzubauen, als es bei den kompakten Knochen der Diaphyse der Fall ist. So beträgt die Erneuerungsquote des Knochens bei einem 65-jährigen Mann 19 Tage nach der P^{32}-Injektion 5 %.

2) Der Einfluß von P^{32} (Beta-Strahler) auf das Fugenwachstum

Wie die Thorium X-Untersuchungen gezeigt haben, ist die größte Radiosensibilität der Wachstumsfugen des Kaninchens in den ersten Lebenswochen vorhanden. Untersucht werden insgesamt 26 Kaninchen, die im Alter von drei bis zwölf Wochen mit P^{32} behandelt wurden. Drei Wochen alte Kaninchen erhalten zwei bis sechs Wochen lang wöchentlich zweimal P^{32} intravenös. Die Einzeldosen betragen 1 und 12 μC. Nach vierwöchiger Behandlung ist röntgenologisch eine geringe subepiphysäre Zunahme der Spongiosadichte an den langen Röhrenknochen zu sehen (Abb. 95). Subepiphysäre Bänder treten nach P^{32} im Röntgenbild der rasch wachsenden Fugen nicht auf, wie es nach Gaben von inaktivem Phosphor und ThX der Fall ist. Auch die bei Thorium X einsetzende Verbreiterung des Fugenknorpels bleibt aus. Histologisch ist nach einer sechswöchigen P^{32}-Behandlung der drei Wochen alten Tiere eine leichte Spongiosklerose an den distalen Enden von Ulna, Radius und Femur festzustellen (Abb. 96a und 96b). Ähnliche histologische Befunde der Wachstumsfugen fanden sich nach kleinsten ThX-Dosen, 1 bis 2 e.s.E. beim gleichaltrigen Kaninchen. Das Strahlungsbild der Gelenkköpfe zeigt entsprechend der aufgetretenen Spongiosklerose eine kräftige Schwärzung in der Meta- und Diaphyse sowie eine Aufhellung in den Epiphysen (Abb. 97). Die Strahlungsbefunde decken sich mit den Meßergebnissen, und es liegt die Diaphysenaktivität nach einer P^{32}-Behandlung des wachsenden Tieres bis zur Hälfte über der Epiphysenaktivität. Diese Knochenbefunde des jugendlichen mit P^{32} behandelten Kaninchens lassen sich nicht auf das ausgewachsene Kaninchen übertragen. Es ist unzulässig, die mit Radioisotopen gewonnenen Ergebnisse der Aktivitätsverteilung im Knochen vom jugendlichen auf den erwachsenen Organismus zu übertragen. Beim 18 Wochen alten Kaninchen ist es nach der sechswöchigen P^{32}-Behandlung mit der gleichen Dosierung zu einer Zunahme der sekundären Spongiosa gekommen. Die Knochenbälkchen besitzen Osteoblastensäume, und das Knochenmark der subepiphysären Spongiosa fällt durch sein zellarmes, bindegewebiges Stroma auf (Abb. 98). Neben Spindel- und Fettzellen sieht man Osteoklasten und typische Markzellen. Der Fugenknorpel ist völlig normal aufgebaut, und die Radio-Phosphor-Behandlung hat nichts an dem im sechsten Lebensmonat einsetzenden Fugenschluß der Kaninchen geändert. Der Fugenschluß beginnt an den distalen Tibia- und distalen Ulna-Radiusfugen mit einer Rückbildung der Spongiosa (Abb. 99). Er ist mit dem achten Lebensmonat beendet, ohne daß die Kaninchen nach einer sechs- bis achtwöchigen P^{32}-Behandlung im Wachstum zurückgeblieben sind.

Die Beta-Strahlung hat trotz der hohen P^{32}-Dosierung nicht die enchondrale Ossifikation unterbrochen, wie es durch die Alpha-Strahlung von ThX geschieht. Die vermehrte, subepiphysäre Spongiosabildung deutet auf einen verzögerten Abbau und läßt auf eine durch die Beta-Strahlen erfolgte Hemmung der Osteoklastentätigkeit bei erhaltener Osteoblastenfunktion schließen, wie wir es bei geringen Alpha-Aktivitäten gesehen haben. Die nach P^{32} auftretende Knochenmarksfibrose in der Spongiosa der eigentlichen Wachstumsschicht ist nach ThX noch ausgeprägter und eine typische Reaktion des Knochenmarks auf die radioaktive Strahlung. Es ist nicht anzunehmen, daß die wenigen Gamma inaktiven Phosphors der Radiophosphor-

Lösung die geringe Spongiosklerose hervorgerufen haben und man eher von einer toxischen als strahlenbedingten Osteopathie sprechen müßte.

Eine weitere Erhöhung der Beta-Strahlendosis im Knochengewebe ist ohne Erhöhung der Strahlenschädigung von Leber und Milz nicht möglich. Die P^{32}-Behandlung der Kaninchen hat bei der wöchentlichen Dosierung von zweimal 12 μC vorwiegend zu einer peripheren Leberverfettung geführt (Abb. 100). Durch eine depotartige P^{32}-Ablagerung im Leberparenchym kommt es sogar zu örtlichen Gewebsnekrosen (Abb. 101a und 101b). All diese Organschäden pflegen beim Kaninchen ohne Veränderungen im peripheren Blutbild einherzugehen. So konnte SPIESS mit ThX erst durch eine vielfache Überdosierung Blutbildveränderungen beim Kaninchen hervorrufen, die sich mit den menschlichen Blutbildabweichungen vergleichen lassen. Das Kaninchen ist als Versuchstier nicht geeignet, um bindende Schlüsse aus einer möglichen Strahlenbelastung der Blutbildungsstätten für die therapeutische Radioisotopen-Anwendung beim Menschen zu ziehen.

3) Der Einfluß von P^{32} auf die Knochenbruchheilung und die endesmale Knochenbildung in der Niere

Die biologische Wirkung der Beta-Strahlen auf die Knochenbruchheilung und die Nierenbeckenverknöcherung wurde bei 18 Kaninchen vom 10. bis 42. Tag untersucht. Bei den Tieren werden die Tibia und Ulna osteotomiert und die linksseitigen Nierengefäße unterbunden. Die Kaninchen erhalten wöchentlich zweimal 25 μC intravenös.

Röntgenologisch hat lediglich die Kallusdichte in der dritten und vierten Frakturwoche etwas zugenommen. Die Strahlungsbefunde des Frakturkallus mit P^{32} weichen von den ThX-Befunden deutlich ab. Die wöchentliche P^{32}-Behandlung führt erst mit Beginn der Verknöcherung des Frakturkallus von der zweiten Woche an (Abb. 102) zu einer zunehmenden P^{32}-Aufnahme im Kallus, so daß die Kallusstrahlung in der vierten Frakturwoche der Organstrahlung gleichkommt. Dies ist nach einmaliger P^{32}-Injektion 24 Stunden vor dem Exitus des Tieres nicht der Fall (Abb. 103a und 103b). In der sechsten Frakturwoche ist die Kallus-Aktivität größer als die Organ-Aktivität. Bei ThX kommt es sofort mit der einsetzenden Verkalkung und Ossifikation des Knorpelkallus zu einer kräftigen Kallusstrahlung, welche im Gegensatz zu P^{32} die Organ-Aktivität immer übertrifft (Abb. 104a und 104b).

Während ThX die Frakturheilung unterbricht, kommt es durch die protrahierte P^{32}-Behandlung weder röntgenologisch noch histologisch zu einer Störung der normalen Knochenbruchheilung des Kaninchens (Abb. 105).

P^{32} wird weit weniger als ThX von den jüngsten Kalksalzfällungen des Nierenparenchyms festgehalten (Abb. 104a und 104b). Erst die auftretende und nicht durch P^{32} verhütete heterotope Knochenbildung im Nierenbekken führt zu einer Erhöhung der P^{32}-Aktivität in der funktionsuntüchtigen Niere.

Die Energie der Beta-Strahlung reicht nicht aus, die Osteoblasten und Osteoklasten nachweisbar zu schädigen, wenn man von der vermehrten Spongiosabildung im Frakturkallus der vierten Woche absieht. Sie läßt sich mit der geringen Spongiosklerose der Wachstumsfugen bei den jugendlichen mit P^{32} behandelten Kaninchen vergleichen. Die endesmale Verknöcherung im Nierenbecken wird ebenfalls durch die Beta-Strahlung von P^{32} nicht verhindert, wie die röntgenologische, radiologische und histologische Untersuchung der operierten Niere gezeigt hat.

Gegenüber ThX ist die P^{32}-Behandlung mit einer größeren Organbelastung verbunden, welche bei ThX durch die im Organismus auftretende Organverlagerung von ThB und ThC zustande kommt. Die Keimdrüsen und die Nebennieren besitzen bei P^{32} eine erstaunlich hohe Aktivität, wie es BORN (1) schon 1940 festgestellt hat. Die Beta-Strahlung der hohen P^{32}-Dosierung hat im wachsenden und werdenden Knochen eine Spongiosavermehrung und Knochenmarkfibrose hervorgerufen und eine Strahlenschädigung der Leber verursacht. Um die Strahlendosis im Knochen zu erhöhen, müßte noch mehr P^{32} gespritzt werden, was wiederum eine lebensbedrohende Organschädigung zur Folge hätte, ohne daß dadurch eine Schädigung der Knochenzellen durch die Beta-Strahlen mit Sicherheit zustande käme. Beim Menschen würde sich die Anwendung einer solchen hohen P^{32}-Dosierung sowieso verbieten. Die von HEILMEYER u.a. angenommene Wachstumsstörung jugendlicher Leukämiepatienten, die mit Radiophosphor behandelt wurden, kann tierexperimentell mit Sicherheit abgelehnt werden. Die Beta-Strahlung von P^{32} im Knochengewebe reicht nicht aus, um die enchondrale und endesmale Ossifikation ungünstig zu beinflussen, wie es durch die Alpha-Strahlung von ThX geschieht.

b) Radiostrontium, Sr^{89}

Sr^{89} ist ein reiner Beta-Strahler mit der gleichen Strahlenenergie von 1,5 MeV wie Radiophosphor. Sr^{89} besitzt gegenüber P^{32} eine vierfach längere Halbwertszeit von 55 Tagen. Radiostrontium wird im Uranmeiler durch Neutronenbeschuß von inaktivem Strontium nach folgender Reaktionsgleichung gewonnen:

$$Sr^{88} (N,) Sr^{89}$$

Normalerweise kommt Strontium als Spurenelement in der Knochenasche vor und wird für den Menschen mit 0,2 % angegeben. Chemisch gesehen gehört Sr^{89} in die Gruppe der Erdalkalielemente, und es besteht dadurch ein annähernd gleiches Verhalten im Organismus wie Calcium, das zu nahezu 98 % im Knochen vorhanden ist.

CAMPBELL und GREENBERG (1940) haben für ihre Indikatoruntersuchungen des Knochenstoffwechsels zuerst Radiocalcium, Ca^{45}, einen schwachen Beta-Strahler mit einer Halbwertszeit von 152 Tagen, benutzt. Sehr bald nahm man zu diesen Untersuchungen Radiostrontium wegen seiner günstigen radioaktiven Eigenschaften und studierte mit Sr^{89} die Verteilung von Calcium im jugendlichen und erwachsenen Knochen. Außerdem wurden der Einfluß von Vitamin D auf die Calciumresorption im Darm, seine Einlagerung in die rachitischen Zonen der Knochenepiphysen und die Vorgänge der Knochenbruchheilung mit Sr^{89} untersucht.

Bei diesen Untersuchungen mit Sr^{89} zeigte sich, daß Sr^{89} nach der intravenösen Injektion mehr im Knochengewebe eingelagert wird als es nach der oralen Gabe der Fall ist. Die Ausscheidung von Sr^{89} erfolgt bei Kaninchen und Ratten zu 17 % über die Nieren und zu 6 % über den Stuhl. Für die Ausscheidung über die unteren Darmabschnitte sind Sekretionsvorgänge verantwortlich. Hierdurch ist es nicht ohne weiteres möglich, bei oraler Darreichung von Sr^{89} die ausgeschiedene Menge des Radioisotops im Stuhl allein auf die geringere Resorption im Darm zu beziehen. Sicherlich spielt sie für die Ausscheidung von oral zugeführten Radioisotopen eine wichtige Rolle, wie es die eigenen Untersuchungen der ThX-Ausscheidungen beim Menschen gezeigt haben.

Radiostrontium wird infolge des hohen Calciumgehalts praktisch nur in das Knochengewebe eingelagert und findet sich nur spurenweise in den Organen.

Es folgt wie ThX dem Weg des Calciums im Organismus. Sr^{89} wird am meisten im jungen Knochengewebe und in den Gewebsverkalkungen eingelagert. Seine chemische Bindung erfolgt an Stelle von Calcium an die Phosphate und Karbonate der Kalksalze. An die eigentlichen Knochensalze wird Sr^{89} zunächst oberflächlich an die Apatitkristalle angelagert, um im Laufe der Zeit in die neu gebildeten Apatitkristalle eingebaut zu werden. Vielleicht ist dies auch durch Diffusionsvorgänge möglich. Es ist verständlich, daß die neu entstehenden Apatitkristalle im wachsenden Knochen rascher zu einer Sr^{89}-Aufnahme führen als es durch die langsame Erneuerungsquote der Knochensalze im fertigen Knochen des erwachsenen Tieres geschieht. Sr^{89} erfüllt am besten von den untersuchten künstlichen Radioisotopen die Forderung einer nahezu reinen Einlagerung in das Knochengewebe. Die Beta-Strahlen können allein im Knochengewebe ihre biologische Wirkung entfalten und so Einfluß auf Verknöcherungsprozesse des wachsenden und werdenden Knochens nehmen. Allerdings ist mit der Radiostrontium-Einlagerung in den Knochen eine nicht zu vernachlässigende Belastung des Knochenmarks verbunden, wie es im Tierversuch beobachtet wurde (PECHER). LISCO u.a. haben sogar durch die verhältnismäßig lange Halbwertszeit von Sr^{89} mit der Beta-Strahlung tierexperimentell Knochentumoren erzeugen können. TUTT, KIDMAN, BOYD u.a. sehen in der bevorzugten Sr^{89}-Ablagerung im jugendlichen Knochengewebe der Wachstumsfugen eine Gefahr für das Längenwachstum, ohne den allein beweisenden klinischen bzw. experimentellen Nachweis zu führen.

Die eigenen Untersuchungen am Kaninchen werden mit einer gesättigten Strontium-Laktatlösung von insgesamt 250 μC vorgenommen. Die Tiere erhalten die radioaktive Lösung entweder gefüttert oder gespritzt, um die unterschiedliche Sr^{89}-Aufnahme im Knochen und den Einfluß der Beta-Strahlung auf das Knochenwachstum des jugendlichen Kaninchens zu studieren.

Neugeborene Kaninchen werden vier Tage lang fünfmal täglich mit einer Sr^{89}-haltigen Halbmilch gefüttert. Sie erhalten mit der gesättigten Radiostrontium-Laktatlösung ca. 15 μC Sr^{89}. Die historadiographische Untersuchung des nicht entkalkten Knochengewebes zeigt nach einer 30-tägigen Expositionszeit eine schöne Knochenstrahlung, ohne daß eine Organstrahlung auftritt. Die Knochenstrahlung stimmt mit den Verknöcherungszentren in der knorpligen Skelettanlage von Knochenschäften, Brustbein und Wirbelkörpern überein. Histologisch stimmt der Strahlungssitz mit der neu gebildeten Knochenspongiosa überein, und es wird der Knorpel, das umgebende Binde- und Muskelgewebe, freigelassen (Abb. 106).

Beim drei Wochen alten Kaninchen führt die viertägige intravenöse oder orale Radiostrontium-Behandlung mit insgesamt 10 μC der gesättigten Laktatlösung zu einer vermehrten Sr^{89}-Einlagerung in die subepiphysären Wachstumszonen. Das einfache Strahlungsbild der Organ- und Knochenschliffe zeigt nach einer Belichtungsdauer von 125 Tagen die Sr^{89}-Verteilung im Knochen und das völlige Fehlen einer Organstrahlung in Lungen, Leber, Milz und Niere (Abb. 107a und 107b). Die lange Belichtungsdauer der Knochen- und Organpräparate deutet darauf hin, daß die strahlenbiologische Wirkung der Beta-Strahlen im Gewebe auch bei gleicher Strahlenenergie für P^{32} und Sr^{89} nicht ohne weiteres miteinander verglichen werden kann und ganz wesentlich von der Zerfallszeit der radioaktiven Substanz abhängt. Die Historadiographien der distalen Tibiafugen und der Lendenwirbelkörper geben wunderschön die vermehrte Sr^{89}-Ablagerung in der metaphysären Knochenschicht unter Freilassung des Fugenknorpels und der Bandscheiben an den Wachstumsfugen und Deckplatten wieder (Abb. 108). Sie kommt durch die bevorzugte Calcium-Aufnahme in der jugendlichen Knochenspongiosa zustande, wie es auch für ThX zutrifft. Die reife Spongiosa in den Epiphysen der Gelenkköpfe und in den Deckplatten selbst nimmt wenig Radiostrontium auf, was der Erneuerungsquote des fertigen Knochengewebes völlig entspricht. Die mit Sr^{89} beim jugendlichen Kaninchen erzielten Strahlungsbefunde stimmen mit den Knochenstrahlungsbildern der jungen Ratte überein, wie sie HAMILTON für Radiostrontium beschrieben hat.

Um den strahlenbiologischen Einfluß der Beta-Strahlung von Sr^{89} auf das Fugenwachstum zu studieren, wurden drei- und elfwöchige Kaninchen intravenös oder oral mit insgesamt 10 μC Sr^{89} einer gesättigten Radiostrontium-Laktatlösung bei guter Verträglichkeit bis zu zehn Wochen behandelt. Die Röntgenkontrollen der langen Röhrenknochen ergeben sogar bei der radiosensiblen Wachstumsfuge des drei Wochen alten Kaninchens ein völlig normales Fugenwachstum. Die Sr^{89}-Behandlung der 11 Wochen alten Tiere hat den rechtzeitig einsetzenden und normalen Fugenschluß der fünf bis sechs Monate alten Kaninchen nicht verhindern können. Im Röntgenbild der Extremitäten des fünf Monate alten Tieres fällt die Kalkdichte in den Epiphysen und teilweise auch in den Knochenschäften auf, welche in einem großen Gegensatz zu den Röntgenbefunden der langen Röhrenknochen nach einer mehrwöchigen ThX-Behandlung stehen, wo es bekanntlich zum Auftreten metaphysärer Verdichtungsbänder und einer ausgesprochenen Atrophie der Diaphysen kommt (Abb. 109). Die Strahlungsbilder der Knochenschliffe zeigen infolge der protrahierten Sr^{89}-Behandlung eine nahezu übereinstimmende Schwärzung durch die Diaphysen und Epiphysen der langen Röhrenknochen. Die GEIGER-MÜLLER-Messungen der Knochenproben ergeben eine größere Diaphysenaktivität, welche auf das Fugenwachstum und die damit verbundene Sr^{89}-Aufnahme zurückzuführen ist. Die Knochenaktivität liegt nach der intravenösen Behandlung mit Radiostrontium-Laktatlösung bis um das 50-fache über der Knochenaktivität nach der oralen Behandlung, obgleich fünfmal so hoch dosiert wurde. Dieser Befund beweist eine stark herabgesetzte Sr^{89}-Resorption im Darm, an welcher auch die höhere orale Dosierung nichts ändert. Ähnliche Verhältnisse bestehen auch für die intravenöse und orale ThX-Behandlung. Die histologische Untersuchung der Wachstumsfugen ergibt bei allen mit Sr^{89} behandelten Kaninchen einen normalen Befund. Weder der Fugenknorpel noch die subepiphysäre Spongiosa und das Knochenmark lassen Veränderungen erkennen, die Ausdruck eines Strahlenschadens wären. Die Beta-Strahlen der selektiven Ablagerung von Sr^{89} in den Kalk- und Knochensalzen der primären Knochenbälkchen in den Wachstumsfugen haben nach einer mehrwöchigen Behandlung die Osteoblasten- und Osteoklastentätigkeit nicht unterbrochen, die enchondrale Ossifikation läuft normal ab.

Mit einer Radiostrontium-Anwendung beim Kind ist genau so wenig wie mit Radiophosphor ein Zurückbleiben im Längenwachstum verbunden, da eine Strahlenschädigung des Fugenwachstums im Gegensatz zu ThX nicht erfolgt.

COPP und GREENBERG studierten mit Sr^{89} den Einfluß von Vitamin D auf die Heilung von Fibulafrakturen bei zwei bis drei Monate alten Ratten. Sie berücksichtigten hierbei nicht den Einfluß der Beta-Strahlung auf die Ossifikation des Frakturkallus.

Es wurde deshalb der Einfluß von Sr^{89} auf die Frakturheilung untersucht und bei zehn erwachsenen Kaninchen die Tibia und Ulna osteotomiert sowie die Nierengefäße auf der linken Seite unterbunden und durchtrennt. Die Tiere erhalten sofort nach der Operation zweimal in der Woche 0,5 μC Sr^{89} in die Ohrvene gespritzt oder gefüttert. Nach 14 Tagen sieht man in den Strahlungsbildern der Organ- und Knochenschliffe eine schwache Strahlung in der verkalkten Nierenrinde und eine Schwärzung des periostal und endostal auftretenden Knochenkallus (Abb. 110a und 110b). Bei einem ungestörten Verlauf der Frakturheilung und einer in der vierten Woche post operationem auftretenden endesmalen Knochenneubildung im Nierenbekken findet bis zur sechsten Woche eine steigende Sr^{89}-Einlagerung im Frakturkallus und in der Niere statt, wobei die Sr^{89}-Aktivität nach der intravenösen Behandlung größer ist (Abb. 111). Röntgenologisch ist die Ulna- und Tibiaosteotomie ausgeheilt und histologisch befindet sich der reife Frakturkallus im statischen Umbau. Die bevorzugte Radiostrontiumspeicherung im unreifen Knochengewebe reicht nicht aus, um durch die Beta-Strahlung die normale Knochenbruchheilung zu stören und die heterotope, endesmale Knochenbildung im Nierenbecken zu verhindern.

Zusammenfassend läßt sich auf Grund der mit P^{32} und Sr^{89} durchgeführten Kaninchenversuche für die strahlenbiologische Wirkung der Beta-Strahlung auf die enchondrale und endesmale Ossifikation folgendes aussagen:

1. Die P^{32}- und Sr^{89}-Bindung an die Kalk- und Knochensalze im unreifen und reifen Knochen sowie in den pathologischen Gewebsverkalkungen stimmen mit ThX überein.

2. Die energieschwache Beta-Strahlung von P^{32} und Sr^{89} (1,5 MeV) reicht gegenüber der energiereichen und stark ionisierenden Alpha-Strahlung von ThX (5,681 MeV) nicht aus, um den Ablauf der enchondralen Ossifikation durch eine Schädigung der Knochenzellen zu unterbrechen. Die Beta-Strahlen führen weder zu einer Wachstumsstörung noch zu einer verzögerten Frakturheilung. Auch können sie nicht das Auftreten der heterotopen Knochenneubildung im Organismus verhindern.

3. Die zunehmende P^{32}- und Sr^{89}-Einlagerung in die Knochenschäfte des wachsenden Organismus und die bevorzugte Ablagerung im spongiösen Knochen des ausgewachsenen Tieres vergrößert durch die längeren Halbwertszeiten der beiden künstlichen Radioisotopen im Unterschied zu ThX die Gefahr einer irreversiblen Strahlenschädigung des Knochenmarks.

2. Der Einfluß der Gamma-Strahlung auf die enchondrale Ossifikation bei der innerlichen Anwendung von Radiogold, Au^{198}

Der Einfluß der Gamma-Strahlung auf das Fugenwachstum beim Kaninchen wird mit Radiogold, Au^{198}, untersucht.

Au^{198} besitzt mit 2,7 Tagen eine günstige Halbwertszeit, ist ein schwächerer Beta-Strahler als P^{32} und Sr^{89} mit einer Energie von maximal 0,97 MeV und sendet Gamma-Strahlen von 0,41 MeV aus. Es wird im Uranbrenner durch den direkten Beschuß von inaktivem Gold bei einer verhältnismäßig hohen Aktivitätsausbeute pro Bestrahlungseinheit von 0,1 g = 200 mC gewonnen. Die medizinische Anwendung von Au^{198} erfolgt meistens als Goldsol.

POPPE berichtete auf der Nordwestdeutschen Orthopädentagung in Göttingen im Sommer 1952 über eine günstige Wirkung des Radiogoldsols bei der Spondylarthritis ankylopoetica, welche der ThX-Behandlung nicht nur ebenbürtig, sondern sogar überlegen sein soll. Er beschreibt u.a. eine bevorzugte Au^{198}-Ablagerung im Strahlungsbild der Wachstumsfugen des Kaninchens und sieht darin eine Übereinstimmung mit den Strahlungsbefunden von ThX, P^{32} und Sr^{89}.

Nach MÜLLER ist die Teilchengröße des verwendeten Goldsols ausschlaggebend für die Organverteilung und nach POPPE auch für die Aufnahme im Knochen. Je kleiner die Goldpartikelchen sind, umso größer ist die Au^{198}-Einlagerung in das RES von Leber, Milz und Knochenmark, wie die eigenen Versuche bestätigten. In den ersten Tagen nach der Radiogoldsolinjektion soll nach POPPE die Aktivität des Knochens durch eine angeblich auftretende Au^{198}-Verlagerung aus Leber und Milz in das Knochengewebe noch zunehmen. Durch sofortiges Nachspritzen einer Pektinlösung im Anschluß an die intravenöse Goldsolinjektion würde das RES an einer stärkeren Au^{198}-Aufnahme gehindert.

Die meisten Autoren stellen gegenüber POPPE die allein von der Teilchengröße des Goldsols abhängige Organverteilung von Au^{198} heraus. Hierbei handelt es sich im Gegensatz zu ThX, P^{32}, Sr^{89} nicht um eine chemische Bindung im Gewebe, sondern vielmehr um eine Art von biochemischem Filtervorgang auf mikromechanischer Grundlage. Ein Goldsol mit einer Teilchengröße von 50 mμ wird vorzugsweise im RES von Leber, Milz und Knochenmark zurückgehalten und ein Goldsol mit der Teilchengröße von 200 bis 400 mμ hauptsächlich im respiratorischen Epithel der Lunge. MÜLLER spricht geradezu von einem Mikroembolismus der größeren Goldsolpartikelchen in den Lungenkapillaren und kleinsten Arteriolen. Kein Autor mit Ausnahme von POPPE hat eine bevorzugte Goldablagerung im Knochengewebe selbst bei Verwendung eines Radio-Goldsols gesehen, wenn man von der Au^{198}-Aufnahme durch das Knochenmark absieht.

Auf der anderen Seite unterstreicht POPPE bei der örtlichen Tumorbehandlung mit dem Radiogoldsol die höchst unerwünschte Belastung des gesamten RES, obgleich es nach Ansicht von anderen Autoren bei dieser Form der Au^{198}-Anwendung nur zu einer verhältnismäßig geringen Au^{198}-Einlagerung in Leber und Milz im Unterschied zu der intravenösen Goldsoleinspritzung kommt. P. hat sogar aus diesem Grunde eine neue Methode der örtlichen Tumorbehandlung entwickelt. Er spritzt in das Tumorgewebe nacheinander radioaktives Goldchlorid und Askorbinsäure. Durch die Anwesenheit der Askorbinsäure wird das Gold im Gewebe als Metall gefällt. Dadurch soll es gegenüber dem gewöhnlichen Goldsol nur zu einer geringen Au^{198}-Verlagerung in die übrigen Organe kommen, d.h. die Hauptstrahlendosis wird an der gewünschten Stelle im Tumor selbst appliziert.

Die sich teilweise widersprechenden Ansichten über die Radiogoldverteilung im Organismus nach einer parenteralen Goldsolanwendung machten eine erneute Überprüfung im Tierversuch notwendig.

Aus Harwell in England werden 0,2 g Goldfolie mit 400 mC Au^{198} bezogen und nach der von POPPE (2) verwendeten Vorschrift zu einem Radiogoldsol aufgearbeitet, das an Periston stabilisiert wird (Dr. GONSER). Die fertige kolloidale Goldlösung besitzt eine tiefburgunderrote Farbe, was für seine kleinste Teilchengröße spricht. Die intravenöse Injektion des mit wenigen Tropfen 2n NaOH auf ein pH von 7,8 bis 8,0 eingestellten Goldsols wird von den Tieren ausgezeichnet vertragen. Die intramuskuläre Goldsolinjektion scheint beim Tier schmerzhaft zu sein.

Die Radiogoldsolverteilung im Organismus wird an 13 jugendlichen Kaninchen im Alter von 2-4 Wochen, an zwei erwachsenen Kaninchen und einer tragenden Häsin studiert. Die Tiere erhalten ein-bis zweimal 0,2 mC Radiogoldsol intravenös und nur in zwei Fällen intramuskulär gespritzt. Die Tiere werden 24 Stunden bis zu insgesamt 336 Stunden nach der verabfolgten, absichtlich hohen Radiogoldsolgabe getötet. Nur so konnte eine nach der Goldsolinjektion noch auftretende Spätverteilung von Au^{198} im Organismus bei der kurzen Halbwertszeit von 2,7 Tagen mit einiger Wahrscheinlichkeit erfaßt werden.

Zunächst zeigt sich ein erheblicher Unterschied in der Au^{198}-Verteilung in den Organen bei der intravenösen und intramuskulären Goldsolinjektion. Nur bei der intravenösen Goldsolinjektion werden die Goldpartikelchen bevorzugt durch das RES in Leber, Milz und Knochenmark sowie im Lungengewebe festgehalten und durch diesen biologischen Mikrofilter aus der Blutbahn entfernt. Die Aktivität des Knochengewebes und der übrigen Organe liegt um das 20 bis 50-fache unter der Leberaktivität, welche in den ersten Tagen nach der Injektion den größten Au^{198}-Gehalt besitzt. Ganz anders liegen die Verhältnisse bei der intramuskulären Goldsolinjektion in die Oberschenkelmuskulatur. Der größte Teil von Au^{198} bleibt an der Injektionsstelle im Muskelgewebe liegen. Durch eine langsame und geringe Resorption der kleinsten Goldpartikelchen kommt es über Blut und Lymphe zu einer fast gleichmäßigen Au^{198}-Verteilung in den Organen und man darf von einer Allgemeinstrahlung des Körpers sprechen. Die Leberaktivität unterscheidet sich in ihrer Höhe nicht mehr von der Knochenaktivität, welche etwas niedriger als nach der intravenösen Goldsolinjektion liegt. Interessanterweise besitzt die Nebenniere nach der intramuskulären Goldsolinjektion von allen Organen den höchsten Au^{198}-Gehalt, was vielleicht auf einen Fällungsvorgang durch die in der Nebennierenrinde anwesende Askorbinsäure zurückzuführen ist.

Erhält eine tragende Häsin sieben Tage vor dem Wurf an drei aufeinanderfolgenden Tagen insgesamt 5 mC Radiogoldsol intravenös, so besitzen die neugeborenen Kaninchen keine nachweisbare Aktivität. Die direkte G.M.-Messung über dem Abdomen und Thorax des Muttertieres ergibt demgegenüber eine hohe Aktivität. Dieses Versuchsergebnis beweist, daß die größeren Goldsolpartikelchen im Gegensatz zu den ThX-, P^{32}- und Sr^{89}-Ionen von der Placentaschranke zurückgehalten werden und nicht in den fetalen Blutkreislauf gelangen. Das RES des Muttertieres hat das gesamte Radiogoldsol festgehalten. Eine Ausscheidung des Goldsols über Niere und Darm findet so gut wie gar nicht statt und die gesamte mit der Radiogoldsolmenge verabreichte Strahlendosis im Organismus kommt zur Wirkung.

Was die Radiogoldverteilung beim jugendlichen Kaninchen nach der einmaligen intravenösen Injektion von 0,2 mC angeht, so ist festzustellen, daß nur die Leber, Milz und das Knochenmark die größte Aktivität besitzen. Verfolgt man die Aktivitätsverteilung in den Organen bis zum 14. Tag nach der intravenösen Goldsolinjektion, so besitzt die Leber in den

ersten beiden Tagen die höchste Organaktivität und vom dritten Tag an
überwiegt die Milzaktivität. Nach 8 und 14 Tagen sind Milz- und Leberaktivität annähernd gleich, während die Aktivität des Knochenmarks im
Femurschaft in der ganzen Zeit gleichbleibend um die Hälfte unter der
niedrigsten Aktivität von Milz und Leber gelegen ist. Es läßt sich nicht
sicher sagen, welche Faktoren für die beobachtete Organverschiebung des
Au^{198}-Gehaltes in Leber und Milz verantwortlich sind. Möglicherweise gelangen histiocytäre Zellelemente, wie z.B. die Uferzellen in der Leber,
in die Blutbahn, um dann am meisten in der Milz aufgefangen zu werden,
soweit nicht eine fragliche Verschleppung in das Knochenmark erfolgt.
Von allen übrigen Organen besitzt nur noch die Lunge einen Au^{198}-Gehalt.
Ob hierbei die Radiogoldeinlagerung in die Endaufzweigungen des funktionellen und nutritiven Gefäßbaumes der Lunge oder in das lymphoide Gewebe
des Bronchialbaumes erfolgt, ist nicht zu entscheiden.

Bei zwei erwachsenen Kaninchen, welche 60 und 136 Stunden nach der intravenösen Radiogoldsolinjektion von 0,5 und 1,5 µC getötet werden, liegt
die Femuraktivität über der Milzaktivität, aber deutlich unter der Leberaktivität. Außer einer nachweisbaren Nebennierenrindenaktivität fällt besonders der Au^{198}-Gehalt in den geschlechtsreifen Keimdrüsen und Eierstöcken auf.

Die Au^{198}-Verteilung in den Organen nach der intravenösen Goldsolanwendung wurde nicht nur durch GEIGER-MÜLLER-Messungen, sondern auch durch
historadiographische Untersuchungen gesichert. Mit der Strippingfilm-Methode läßt sich in der Leber und Milz eine ausgesprochene herdförmige
Strahlung nachweisen, welche in der Leber die Peripherie der Leberläppchen bevorzugt und sich in der Milz auf die Randpartie der Milzkörperchen beschränkt (Abb. 112 und 113). Die herdförmige Gewebsstrahlung
stimmt mit dem histologisch geführten Goldnachweis überein. So finden
sich die kleinen Goldpartikelchen von Zellgranulagröße in den Kupffer'
schen Sternzellen zwischen den Leberzellen (Abb. 114) und histiocytär
gespeichert in der roten Milzpulpa (Abb. 115). Diese zelluläre Radiogold-Speicherung führt durch die Beta-Strahlen zu einer örtlichen Gewebsbelastung und durch die gleichzeitig auftretende Gamma-Strahlung zu einer
gleichmäßigen Organbelastung. In der Leber tritt infolge der radioaktiven Strahlung in den ersten Tagen nach der intravenösen Goldsolinjektion

bei der hohen Dosierung eine groß- und kleintropfige periphere Leberverfettung auf, welche in den folgenden Tagen nach dem Zentrum der Leberläppchen zu fortschreitet (Abb. 116). Die Leberverfettung geht durch die Volumenzunahme der Leberzellen mit einer Gewichtserhöhung der Organe einher, die nach 14 Tagen ein Drittel über dem normalen Organgewicht gelegen ist. Die kastanienbraune Leberfarbe hat einer olivgelben Organfarbe Platz gemacht. Die Leberverfettung stellt möglicherweise eine erste Schutzmaßnahme des Organs auf die cytotoxische Bestrahlung des Leberparenchyms dar, wie wir auch bei dem Beta-Strahler P^{32} gesehen haben. Gerade die Radiogoldversuche beweisen, daß die Leberverfettung nach Radiophosphor durch die Beta-Strahlung und nicht durch die wenigen Gamma inaktiven Phosphors der Radiosphosphor-Lösung hervorgerufen wird. Die ionisierenden Beta-Strahlen bewirken durch eine indirekte Zellwirkung eine Störung und Entgleisung des Leberzellstoffwechsels.

Ähnliche Reaktionen der Leberzellen könnten im Tierversuch durch Conteben- und elementare Phosphorgaben erzeugt werden (KOCH (4)). Die auftretende Leberverfettung ist ebenfalls Ausdruck einer toxischen Zellschädigung. Die Leberverfettung ist ein reversibler Vorgang. Sechs und zwölf Wochen nach einer dreiwöchigen parenteralen Radiogoldsol-Behandlung mit insgesamt 5 mV besteht noch eine geringe kleintropfige Leberzellverfettung. In den vergrößerten Leberzellen sind neben den Zellgranula Vakuolen zu sehen und die Zellkerne sind unscharf begrenzt. Diese Zellveränderungen weisen auf eine Strahlenschädigung hin. Durch größere P^{32}- und Au^{198}-Gaben wurde die Strahlendosis im Leberparenchym weiter erhöht, und es muß mit einem akuten Organversagen gerechnet werden.

Von großer Wichtigkeit sind die Meßergebnisse und Strahlungsbefunde des jugendlichen und ausgewachsenen Knochengewebes. Die Knochenaktivität liegt bis um das 10-fache unter der Knochenmarksaktivität und bis um das 20-fache unter der höchsten Organaktivität von Leber und Milz. Es liegen bezüglich der Organ- und Knochenaktivität die umgekehrten Verhältnisse vor, wie sie bei Thorium X und Radiophosphor bestehen. Von den Knochenproben besitzt die Wirbelsäule den höchsten Radiogoldgehalt und bei den langen Röhrenknochen ist die Epiphysen-Aktivität größer als die Diaphysen-Aktivität. Sieben Tage nach der Radiogoldsol-Injektion ist im Knochen und in der Lunge noch Au^{198} nachzuweisen, was nach 14 Tagen bei erhaltener Leber-, Milz- und Knochenmarksaktivität nicht mehr möglich ist.

Die Aktivitätswerte der Knochenproben fallen bei den einzelnen Tieren vom 1. bis 14. Tag nach der Goldsolinjektion langsamer ab. Sie entsprechen annähernd den abnehmenden Aktivitätswerten des Knochenmarks, so daß man gegenüber dem Au^{198}-Gehalt von Milz und Leber von einer relativen Zunahme der Knochenaktivität in den ersten Tagen nach der Goldsolinjektion sprechen kann. Beim erwachsenen Kaninchen sind Wirbelkörper- und Epiphysen-Aktivität gleich hoch. Beide liegen jedoch dreimal über der Diaphysen-Aktivität. Nach einer vorherigen Entkalkung des Knochengewebes in 5 % Salpetersäure bleibt ein meßbarer Radiogoldgehalt bestehen, der bei dem erwachsenen Tier um die Hälfte unter den nicht entkalkten Knochenproben liegt. Diese G.M.-Messungen beweisen, daß Au^{198} nicht an die Kalk- und Knochensalze des osteoiden Gewebes gebunden wird, wie es bei ThX, P^{32} und Sr^{89} der Fall ist.

Noch eindrucksvoller als die Meßergebnisse der Knochenproben sind die Strahlungsbilder der Knochenschliffe und histologischen Schnitte. Die radioaktive Strahlung der Gelenkköpfe des wachsenden Tieres läßt den Fugenknorpel und die eigentliche Wachstumsschicht der Fuge frei. Die Epiphysen, weniger die Meta- und Diaphysen der langen Röhrenknochen, besitzen den größten Radiogoldgehalt (Abb. 117 und 118). Eine Verwechslung mit den Strahlungsbefunden nach ThX, Sr^{89} und P^{32} ist nur bei oberflächlicher Betrachtung und bei Wiedergabe des Strahlungsbefundes im negativen Strahlungsbild möglich, d.h. Epiphyse und Diaphyse werden hell und die Wachstumsschicht schwarz abgebildet, wie es dem normalen Strahlungsbefund der Wachstumsfuge nach ThX, P^{32} und Sr^{89} entspricht. Die Strahlungsbilder der Wirbelkörper des jugendlichen Kaninchens bestätigen die Strahlungsbefunde der Gelenkköpfe. Der größte Au^{198}-Gehalt findet sich im Wirbelkörper, Wirbelbogen und in den Deckplatten. Die eigentliche Wachstumsfuge zwischen der strahlenden Deckplatte und dem Wirbelkörper wird von der Strahlung genau so freigelassen wie die Bandscheiben (Abb. 117 und 119). Historadiographisch fällt die kräftige teils herdförmige Strahlung im Bereich der Spongiosa auf, welche gegenüber der Kompakta am meisten markhaltig ist. Werden die Knochenschliffe und Knochenschnitte vorher mit Salpetersäure entkalkt, so ändert sich nichts an der radioaktiven Strahlung, d.h. Radiogold wird nicht an die Knochensalze gebunden. Im Strahlungsbild ist nach der Entkalkung die Struktur der Wirbelkörper verwaschen (Abb. 120). Beim jugendlichen Tier ist sieben

Tage nach der Goldsolinjektion die Wirbelkörperstrahlung noch größer als die Gelenkkopfstrahlung, und nur beim erwachsenen Kaninchen entspricht die Aktivität der Femur- und Tibiaepiphysen etwa der Wirbelkörperstrahlung. Das Strahlungsbild des Wirbelkörpers vom erwachsenen Tier zeigt die kräftigste Strahlung in den Gelenkfortsätzen und Bögen (Abb. 121). Die histologische Untersuchung des Knochengewebes klärt die Strahlungsbefunde endgültig. Nur im Knochenmark lassen sich die Goldteilchen in den Bindegewebssepten und als regelrechte Zelleinschlüsse nachweisen (Abb. 122a und 122b). In der eigentlichen Knochenmatrix sind auch bei stärkster Vergrößerung keine Goldpartikelchen zu finden, was aber eine geringe Goldablagerung in die organische Knochensubstanz nicht auszuschließen braucht. Nach diesen Untersuchungen ist mit Sicherheit zu sagen, daß die unterschiedliche Knochenstrahlung nach der intravenösen Radiogoldsol-Anwendung allein auf das Knochenmark zurückzuführen ist. Die Gelenkköpfe der langen Röhrenknochen und die Wirbelkörper besitzen durch ihre überwiegende Spongiosastruktur und dem damit verbundenen hohen Markgehalt die größte Knochenaktivität, die 10 bis 20-mal unter der Leber- bzw. Milz-Aktivität liegt.

Die Richtigkeit der Goldsolverteilung im Knochengewebe wird durch das Fehlen einer radioaktiven Strahlung im drei Wochen alten Frakturkallus einer Oberschenkelfraktur des erwachsenen Kaninchens nach vorheriger Radiogoldsolinjektion bestätigt. Radiogold wird nicht von den Kalk- und Knochensalzen festgehalten.

Die Strahlungsbefunde des Knochengewebes mit Radiogold ließen durch den Sitz des Strahlers von vornherein nicht mit einer radioaktiven Beeinflussung des Fugenwachstums durch die Beta- und Gamma-Strahlung von Au^{198} rechnen. Die dreiwöchige intravenöse Radiogoldsolbehandlung der drei Wochen alten Kaninchen mit insgesamt 5 mC Au^{198} hat sechs und fünfzehn Wochen nach Behandlungsbeginn das normale Fugenwachstum weder röntgenologisch noch histologisch stören können, obgleich die erhöhte Radiosensibilität der Wachstumsfuge des Kaninchens in den ersten Lebenswochen besteht, wie es von den ThX-Untersuchungen des wachsenden Knochens bekannt ist. Das Längenwachstum der Tiere bleibt normal. Vielleicht kommt die geringe Zunahme der Blasenknorpelzellen im Fugenknorpel durch die Gamma-Strahlung zustande. Eine weitere Erhöhung der Strahlendosis im Knochen, um den Fugenknorpel durch die Gamma-Strahlung noch intensiver zu treffen, ist wegen der zunehmenden Strahlungsgefährdung der Leber und der Blutbildungsstätten nicht möglich.

Die eigenen tierexperimentellen Au^{198}-Studien haben nicht nur gezeigt, daß bei der intravenösen Radiogoldanwendung nicht nur die Radiogoldablagerung im frisch gebildeten Knochengewebe unterbleibt, sondern auch eine Radiogold-Aufnahme durch das entzündliche Gewebe nicht erfolgt. So kommt es durch eine experimentell gesetzte Terpentin-Arthritis an den Kaninchenpfoten nicht zu einer erhöhten Radiogoldsol-Aufnahme nach der intravenösen Injektion.

Abschließend läßt sich zu den Radiogoldsolversuchen am Kaninchen sagen, daß sich die Ergebnisse der Radiogoldverteilung in den Organen und im Knochen nicht auf die radioaktiven Goldsalze übertragen lassen. So hat TOBIAS eine meßbare Au^{198}-Speicherung in der Gelenksynovia nach der intravenösen Injektion von Radiogold als Natriumsulfat gesehen. Außerdem werden die Goldsalze im Gegensatz zum Goldsol vorwiegend über die Nieren ausgeschieden.

Zusammenfassend kann man über den Einfluß der radioaktiven Strahlung auf das Ossifikationsgeschehen bei Anwendung der im Knochen bevorzugt abgelagerten künstlichen Radioisotopen P^{32}, Sr^{89}, Au^{198} sagen, daß weder die Beta- noch die Gamma-Strahlung in der Lage ist, das Fugenwachstum und die Knochenbruchheilung zu unterbrechen und die heterotope Knochenbildung zu verhindern. Die Energie der Beta- und Gamma-Strahlung und die im Gewebe auftretende Ionisationsdichte reicht nicht aus, um eine cytotoxische Schädigung der Knochenzellen hervorzurufen, wie es durch die energiereiche und stark ionisierende Alpha-Strahlung von ThX geschieht. Die biologische Wirkung der Alpha-Strahlen im Knochengewebe wird durch die dem Calcium entsprechende vermehrte ThX-Ablagerung in die frischen Gewebsverkalkungen und in die jüngsten Bildungen osteoiden Gewebes sichergestellt. Die Osteoklasten und Osteoblasten werden durch die Alpha-Strahlung nachhaltig geschädigt und die enchondrale Ossifikation wird im Stadium der Erschließung des verkalkten Wucherungsknorpels unterbrochen.

Forschungsberichte des Wirtschafts- und Verkehrsministeriums Nordrhein-Westfalen

a) Der Einfluß harter Röntgenstrahlen auf die Ossifikation

Die mit der innerlichen ThX-Anwendung erzielte Unterbrechung der enchondralen Ossifikation und des gestörten Knochenstoffwechsels drängt geradezu den Vergleich mit der Röntgenstrahlenwirkung bei der Knochenneubildung auf.

Die ausgezeichneten Arbeiten von BAUNACH (1935) und GÜNSEL aus jüngster Zeit haben die früheren klinischen und experimentellen Ergebnisse der mit Röntgenbestrahlungen erzielten Störung des Knochenwachstums noch einmal herausgestellt. So konnte GÜNSEL nach einmaliger, überdosierter Bestrahlung der jugendlichen Ratte mit 3000 r alle Stadien der Strahlenschädigung studieren.

Die am weitesten ausdifferenzierten Knorpelzellen des Wachstumsknorpels sind gegenüber den Röntgenstrahlen am widerstandsfähigsten. Aber nicht nur der Fugenknorpel, sondern auch die sich anschließende Verknöcherung des Knorpelgewebes wird durch die Röntgenstrahlung geschädigt. Sie bleibt entweder ganz aus oder tritt nur mangelhaft in Erscheinung. Die Strahlenfolgen der Röntgenbestrahlung erstrecken sich im Gegensatz zur Alpha-Strahlung von ThX gleichmäßig auf alle Zellelemente des Knochengewebes unter Einschluß des Knochenmarks, wie es die herabgesetzte P^{32}-Aufnahme des Knochens aus dem Plasma nach vorheriger Röngenstrahlung des Knochens gezeigt hat (MARINELLI). Die schwere Schädigung des Fugenknorpels durch die Röntgenstrahlen führt zwangsläufig zu einem Zurückbleiben der Tiere im Längenwachstum. Aber nicht nur das Fugenwachstum, sondern auch die Frakturheilung kann nach einer hochdosierten Röntgenbestrahlung ausbleiben. Es entwickelt sich ein minderwertiges, vorwiegend bindegewebig knorpliges Kallusgewebe, das große Ähnlichkeit mit dem durch die Nebennierenrindenhormonbehandlung gebildeten Frakturkallus besitzt und Ausdruck einer allgemeinen hormonellen Hemmung mesenchymaler Reparationsvorgänge ist.

Während die Röntgenstrahlen und Nebennierenrindenhormone bei hoher Dosierung sofort in die ersten mesenchymalen Vorgänge der Knochenentwicklung eingreifen, kann ThX erst seine cytotoxische Alpha-Strahlung im Knochengewebe entfalten, wenn es durch die auftretenden Kalk- und Knochensalze chemisch gebunden wird. Die enchondrale Ossifikation wird durch Alpha-

Strahlen nur an einer Stelle unterbrochen. Es entwickelt sich ein minderwertiges, kalkhaltiges Knochengewebe, das der Organismus nicht ohne weiteres in fertiges Knochengewebe umbauen kann, da die Knochenzellen nachhaltig durch die Alpha-Strahlen geschädigt wurden. ThX besitzt gegenüber den Röntgenstrahlen und Nebennierenrindenpräparaten den großen Vorzug, daß sich die strahlenbiologische Wirkung der Alpha-Strahler allein auf die Unterbrechung der enchondralen Ossifikation beschränkt, ohne daß durch die im Organismus auftretende Organverteilung der kurzlebigen Nachfolgeprodukte von ThX eine Organschädigung auftritt, wie es nach den untersuchten künstlichen Radioisotopen der Fall ist.

Wir besitzen in ThX ein Mittel, welches in der Lage ist, nicht nur physiologische, sondern auch pathologische Verknöcherungsprozesse zu unterbrechen oder zumindest ganz erheblich zu stören. Im folgenden Abschnitt soll über die klinische ThX-Anwendung beim Menschen und besonders über die Behandlungsergebnisse bei der Spondylarthritis ankylopoetica berichtet werden.

C. Die innerliche Anwendung von radioaktiven Isotopen in der Klinik und ihre Bedeutung für die Orthopädie

Die experimentellen Studien des Knochenstoffwechsels und der Ossifikationsvorgänge mit natürlichen und künstlichen radioaktiven Substanzen haben einwandfrei gezeigt, daß besonders der natürliche Alpha-Strahler Thorium X ein erhöhtes orthopädisches Interesse beanspruchen darf. Gelingt es doch mit Hilfe der Alpha-Strahlung, nicht nur physiologische, sondern auch pathologische Verknöcherungen nachhaltig zu unterbrechen, wie es weder mit den Beta- und Gamma-Strahlen noch mit den Röntgenstrahlen möglich ist.

Die günstigen klinischen Erfahrungen, welche man bei der innerlichen Anwendung von Thorium X besonders bei der Spondylarthritis ankylopoetica (Sp.a.) in drei Dezenien gesammelt hat, sind den mitgeteilten experimentellen Erkenntnissen über den Wirkungsmechanismus der Alpha-Strahlung vorausgeeilt. Wir selbst haben uns seit 1948 um den Ausbau der ThX-Therapie des Morbus Bechterew bemüht, und es soll im folgenden Abschnitt zunächst über die erzielten Behandlungserfolge berichtet werden.

Forschungsberichte des Wirtschafts- und Verkehrsministeriums Nordrhein-Westfalen

I. Die Ergebnisse einer fünfjährigen intravenösen Thorium X-Behandlung der Spondylarthritis ankylopoetica

Die Mumienfunde und Skelettausgrabungen aus vorgeschichtlicher Zeit weisen darauf hin, daß die Sp.a. nicht erst in den letzten Jahrhunderten aufgetreten ist. Die Wirbelsäule eines Ägypters um 2 900 v.Chr. ist vom vierten Halswirbel bis zur Steißbeinspitze mit den Längsbändern knöchern versteift (PITZEN (1)). Der Leipziger Internist STRÜMPELL (1884), der Russe BECHTEREW (1893) und der Franzose PIERRE MARIE haben zuerst eine ausführliche Beschreibung des Krankheitsbildes gegeben. Jeder hat eine bestimmte Verlaufsform der Sp.a. beschrieben, die sich klinisch voneinander trennen lassen.

STRÜMPELL schildert die schmerzfrei aufsteigende Form der Wirbelsäulen-Verknöcherung mit nachfolgender Beteiligung der Hüftgelenke. BECHTEREW sah die schmerzhafte, neuralgiforme Wirbelsäulenversteifung, die mit einer Kyphose verbunden ist. Er nahm als einziger eine Entzündung des Rückenmarks und seiner Häute an. PIERRE MARIE erblickte den Beginn des Leidens in der Erkrankung der stammnahen großen Gelenke, der Hüft- und Schultergelenke. In zahlreichen Arbeiten haben sich in der Folgezeit die Kliniker und Pathologen mit der Klärung der Sp.a. befaßt. Die Sp.a. wurde ohne weiteres in den Formenkreis der rheumatischen Erkrankungen einbezogen. Erst in den letzten Jahren erblickt man auf Grund der therapeutischen Erfolge und neuer pathologischer Erkenntnisse mehr und mehr in der Sp.a. eine Krankheit sui generis, deren Aetiologie noch nicht restlos geklärt ist. Das Vorkommen der Sp.a. bei drei Geschwisterpaaren, Bruder und Schwester, sowie bei Vater und Sohn im eigenen Krankengut von über 300 BECHTEREW-Patienten spricht neben der bevorzugten leptosomen Konstitution und der vorwiegenden Erkrankung von Männern am meisten für ein erbbedingtes Leiden. Was die Häufigkeit des Leidens angeht, so gehen die Ansichten erheblich auseinander. SCHMORL und JUNGHANS sahen von 10 000 sezierten Wirbelsäulen zehn-bis achtmal eine Sp.a. und WEST gibt für 2 000 Einwohner von Bristol einen BECHTEREW-Fall an. Gegenüber der Polyarthritis soll die Sp.a. dreimal weniger vorkommen. FORESTIER findet bei seinen 200 ausgewerteten Sp.a.-Fällen die größte Erkrankungsziffer in der Adoleszens zwischen 15 und 20 Jahren. Im eigenen Krankengut von 309 Fällen liegt der Krankheitsbeginn meist zwischen 25 und 30 Jahren. 73,7 % der Patienten geben ihre ersten Sp.a.-Beschwerden im dritten und vierten Lebensdezenium an. 7,4 % des eigenen Krankengutes waren Frauen, was mit der von BÖNI und POLLEY SLOCUMB gemachten Angabe von 10 % übereinstimmt. Die Geschlechtsgebundenheit der Sp.a. wird dadurch unterstrichen. Bei der primär chronischen Polyarthritis erkranken vorwiegend die Frauen, und die kleinen Gelenke der Hände und Füße werden am meisten befallen. Auch dürfte bei der Polyarthritis der Gipfel der Erkrankung bereits vor der Adoleszens liegen.

Um die Pathologie der Sp.a. hat man sich in den letzten Jahren erneut bemüht, nachdem die klassischen Untersuchungen von GÜNTZ, KLINGE u.a. die primäre entzündliche Erkrankung der kleinen Wirbelgelenke mit nachfolgender Verknöcherung herausgestellt haben. Sie fassen die Sp.a. als entzündliche Wirbelsäulenversteifung auf, die in den Formenkreis des Rheumatismus gehört. REUTER (1902) und van SWAAY (1950) erblicken in der Sp.a. einen einfachen Verknöcherungsprozess der kleinen Wirbelgelenke und des zugehörigen Bandapparates, welcher nach der enchondralen Form der Ossifikation abläuft, ohne daß eine Entzündung im Spiele zu sein braucht. WURM (1949), AUFDERMAUR (1950) WETTSTEIN und RIOTTON (1950) konnten bei den von ihnen untersuchten Wirbelsäulen älterer BECHTEREW-Patienten das Überwiegen der enchondralen Verknöcherungsvorgänge an den kleinen Wirbelgelenken, den Bandscheiben und dem Bandapparat erneut bestätigen. AUFDERMAUR und WURM fanden an den noch nicht versteiften kleinen Wirbel- und Rippengelenken neben einer chronischen Synovitis degenerative Veränderungen der Bandscheiben und entzündliche Veränderungen im lockeren Binde- und Fettgewebe zwischen Wirbelperiost und hinterem Längsband. WURM sieht in diesen geringfügigen entzündlichen Prozessen der Wirbelsäule den eigentlichen Kern des Krankheitsgeschehens, um das sich dann die eigentliche Systemerkrankung des Achsenskeletts aufbaut. Nach RICKER genügen bereits geringe Entzündungserscheinungen, um zu einer Änderung der nervalen Strombahnregulation zu führen. Dadurch kommt es auf der einen Seite an den Stellen der stärksten statischen Beanspruchung zu einer fortschreitenden Verknöcherung und auf der anderen Seite zu einer Osteoporose der Wirbelkörper. AUFDERMAUR allerdings bezeichnet die Sp.a. als eine chronische, rheumatische, ossifizierende Entzündung. Als auslösender Faktor des anlagebedingten Leidens genügt meist ein banaler Infekt, wobei die Art des Erregers und der Sitz der Entzündung keine Rolle spielt (WURM). Die von VOLHARD angeschuldigte Gonorrhoe und die von ROMANUS in den Vordergrund gestellte unspezifische Entzündung der Urethra, Prostata und abführenden Samenwege kommen als allein auslösende Ursache nach Ansicht der meisten Untersucher und auf Grund des eigenen Krankengutes nicht mehr in Frage. Sehr häufig wird von den Patienten ein Unfallereignis und in diesem Zusammenhang der Kriegsdienst für das Auftreten des Leidens verantwortlich gemacht. Die traumatische Ursache ist mit Sicherheit abzulehnen; der Kriegsdienst und die Gefangenschaft sind natürlich durch die körperlichen Strapazen und physischen Erschöpfungszustände mit einer größeren Infektbereitschaft verbunden. Durch das Infektionsgeschehen kann dann die Sp.a. ausgelöst und in ihrem Ablauf ungünstig beeinflußt werden. Wir haben aus diesen Gründen trotz des anlagebedingten Leidens immer eine W.D.B. im Sinne der Verschlimmerung als gegeben angesehen, wenn der Beginn der Sp.a. während des Kriegsdienstes und der Gefangenschaft feststand, und es bei bereits bestehender Sp.a. zu einer eindeutigen Verschlechterung mit Einsteifung der Wirbelsäule und großen Körpergelenke gekommen war. Gerade das nicht immer mit Sicherheit auszuschließende Zusammentreffen einer Sp.a. mit einer primär chronischen Polyarthritis, der sogenannten skandinavischen Form der Sp.a., hat uns die gutachtliche Entscheidung erleichtert.

Die Diagnose der beginnenden Sp.a. ist im Krankheitsbeginn durchaus nicht leicht, und es sind in unserem Krankengut alle Verwechslungen, von der einfachen schmerzhaften Muskelhärte angefangen bis zur Spondylitis tuberkulosa und dem operativ angegangenen Bandscheibenvorfall, vorgekommen.

Anamnestisch müssen rezidivierende Hexenschüsse, Ischialgien, Periostiden und Iritiden und eine zunehmende Rückensteife unbedingt an eine Sp.a. denken lassen.

Das Röntgenbild läßt den Untersucher am Anfang nicht selten im Stich. KREBS hat zuerst die frühzeitige Erkrankung der Kreuzdarmbeinfugen herausgestellt und FORESTIER hat sich um die röntgenologische Erfassung der ersten Veränderungen an den Ileosacralgelenken bei der Sp.a. bemüht. Im allgemeinen genügt zu ihrer Beurteilung die Steinschnittaufnahme des Beckens. In unklaren Fällen hilft die Halbschrägaufnahme, wie sie zur Darstellung der kleinen Wirbelgelenke der Lendenwirbelsäule vorgenommen wird. Mit ihr lassen sich die cranialen Abschnitte der beiden Kreuzdarmbeinfugen besser beurteilen. Um bei einseitiger Erkrankung eine Tuberkulose auszuschließen, wird man in manchen Fällen auf eine Tomographie der

Kreuzdarmbeingelenke nicht verzichten können. Die ersten Veränderungen der Ileosacralfugen und der kleinen Wirbelgelenke entstehen durch eine Kalksalzverarmung des Knochens in Gelenknähe, die von den meisten Autoren auf die bestehende Entzündung zurückgeführt wird. Im Röntgenbild sieht man unscharfe, aufgehellte Gelenkkonturen. Erfolgt die Entkalkung umschrieben, so kommt es zu zystischen Knochendefekten. Dieser mehr oder weniger ausgeprägten Destruktion schließt sich die Verknöcherung an, und es sind im Röntgenbild neben den fleckigen Aufhellungen auch Verdichtungen der Knochenstruktur zu sehen (Abb. 123). Röntgenologisch bereitet das Erkennen der knöchern ankylosierten Gelenke keine Schwierigkeiten. Die primär chronische Polyarthritis, welche nicht nur an den peripheren Gelenken, sondern auch an den Kreuzdarmbeinfugen und kleinen Wirbelgelenken vorkommt, ruft gegenüber der Sp.a. eine Sklerosierung des Knochens an den Gelenkenden hervor, so daß es zu einer scharfen Begrenzung der Gelenkflächen kommt (Abb. 124a und 124b). An den Ileosacralgelenken wird besonders häufig bei Frauen röntgenologisch das Bild einer Iliitis condensans beschrieben, das m.E. ebenfalls auf einer Entzündung beruht und sich so von der Sp.a. unterscheidet.

Neben diesen ersten Ossifikationsvorgängen an den Sacroiliacalgelenken und Wirbelgelenken sieht man im Röntgenbild der Lendenwirbelsäule im Randannulus der zunächst nicht höhengeminderten Bandscheiben eine Kalksalzverdichtung (Abb. 125a). Diese vertical gerichtete sogenannte Syndesmophytenbildung läßt sich gut von der gewöhnlichen, mehr horizontal gerichteten Osteophytenbildung der Spondylose abgrenzen. Letztere geht von den Wirbelkörperkanten aus. Wichtig ist es zu wissen, daß die Verknöcherungen nicht gleichzeitig den ganzen Annulus fibrosus betrifft. Die Syndesmophyten kommen nicht selten erst in den Halbschrägaufnahmen der Wirbelsäule zur Darstellung. In manchen Fällen treten bei der Sp.a. Einbrüche an den gegenüberliegenden Deckplatten auf. Die damit verknüpfte Verschmälerung der Zwischenwirbelräume und die Destruktion der Deckplatten können bei den gleichzeitig vorhandenen Rückenschmerzen und der erhöhten B.S.G. eine Spondylitis vortäuschen, obschon ein Abszeßschatten im Röntgenbild der Wirbelsäule immer vermißt wird (Abb. 126). Das Fortschreiten der Erkrankung zeigt röntgenologisch eine zunehmende Verknöcherung der Wirbelsäule, die sich nun nicht mehr auf die kleinen Gelenke beschränkt, sondern sich vielmehr auf den gesamten Bandapparat erstreckt (Abb. 125b). Im Röntgenbild kommt die bekannte Bambusstabform oder das Bild der Flämischen Säule und der von den Franzosen beschriebene "chemin de fer" zustande. Neben dieser für die Sp.a. so typischen Ossifikation der Vertebra darf eine von Fall zu Fall verschieden stark ausgeprägte Osteoporose der Wirbelkörper nicht übersehen werden. Sie führt zur Ausbildung der typischen Fischwirbelform und zu keilförmigen Wirbelkompressionen, welche die Brustkyphose verstärken und die Lendenlordose zum Verschwinden bringen (Abb. 127a und 127b). Häufig sind in diesen Fällen die Verknöcherungsvorgänge an den Bandscheiben und Wirbelsäulenbändern noch nicht kräftig entwickelt. Diese im Zusammenhang mit der Sp.a. bei Männern und Frauen auftretende Osteoporose betrifft fast alle Frauen nach Eintritt der Menopause. Sie ist mitunter äußerst schmerzhaft und deutet auf eine endokrine Störung hin, wie sie durch den partiellen oder völligen Ausfall der Keimdrüsen bei Mann und Frau gegeben ist. So sind eine nachlassende Libido und eine Oligospermie im Spermiogramm Ausdruck einer herabgesetzten Keimdrüsenfunktion beim BECHTEREW-Patienten.

Von klinischem und röntgenologischem Interesse sind bei der Sp.a. die mit einer Periostreizung verbundenen Veränderungen an den Muskelansatzstellen des Sitzbeinknorrens und des Fersenbeins, als Fersenbeinsporn bekannt. Zystische Aufhellungen des Knochens können diesen periostalen Knochenauswüchsen vorausgehen.

Den röntgenologischen Veränderungen der Hüftgelenke kommt wegen des häufigen Auftretens bei der Sp.a. und der verschiedenen Verlaufsform eine besondere Bedeutung zu. Häufig tritt nach Verschmälerung des Gelenkspaltes und einer Knochenatrophie sehr rasch eine knöcherne Hüftversteifung in Fehlstellung auf. Die verwaschene Knochen- und Gelenkstruktur kann bei einseitiger Hüfterkrankung zu einer Verwechslung mit der spezifischen Coxitis Anlaß geben, wenn man die gleichzeitige Untersuchung der meist schon veränderten Ileosacralgelenke unterläßt (Abb. 128a und 128b). Nicht selten pflegen an den Hüftgelenken, meist einseitig beginnend, arthrotische Veränderungen aufzutreten. Im Röntgenbild erkennt man eine Verschmälerung des Gelenkspaltes, arthrotische Ausziehungen an Kopf und Pfanne sowie zystische Aufhellungen und Verdichtungen der Knochenstruktur (Abb. 129a und 129b). Eine knöcherne Ankylosierung läßt in diesen Fällen lange auf sich warten, und die Patienten klagen immer wieder über ihre Hüftbeschwerden. Möglicherweise begünstigt eine statische Fehlbelastung bei der Sp.a. und eine anlagemäßige Minderwertigkeit des Gelenkknorpels das Auftreten der Hüftarthrosen. Sie wäre demnach eine Folge der Sp.a. In einzelnen Fällen kommt es auch zu einer knöchernen Ankylose der Schulter-, Knie- und Fußgelenke. Die Ellenbogen-, Hand-, Finger- und Zehengelenke bleiben fast immer verschont, wenn außer der Sp.a. nicht noch eine primär chronische Polyarthritis besteht.

Klinisch steht anfangs der starke Erschütterungsschmerz der Wirbelsäule beim Beklopfen und Stauchen im Vordergrund. Er kann aber auch nach einer unvollständigen Verknöcherung der Vertebra bei einer hochgradigen Osteoporose der Sp.a. am Ende der Krankheit vorhanden sein. Nur eine solide knöcherne Versteifung, die ohne Osteoporose einhergeht, kann bei der Sp.a. die Tragfähigkeit der Wirbelsäule gewährleisten und zu einer Schmerzfreiheit führen. Die Atembreite, beim Mann in Höhe der Brustwarzen und bei der Frau am oberen und unteren Brustansatz gemessen, geht auf 2 cm und weniger zurück. Häufig besteht eine sehr lästige Hyperhidrosis, welche neben der fast regelmäßig erhöhten B.S.G. bei den unklaren Röntgenbefunden zu Beginn des Krankheitsgeschehens die Fehldiagnose einer spezifischen Knochen- und Gelenkentzündung fördern. Die übrigen Laboruntersuchungen ergeben eine auf die erhöhte B.S.G. zurückzuführende, für die Sp.a. nicht typische Vermehrung der Serumglobulinfraktion und einen normalen Calcium-Phosphor-Spiegel. Auch die Liquoruntersuchungen zeigen normale Befunde, welche die von BECHTEREW vermutete Entzündung des Myelos und seiner Hüllen mit Sicherheit ausschließen. Neben einer Achylie wird bei BECHTEREW-Patienten auch das gemeinsame Vorkommen einer perniciösen Anaemie beschrieben, so daß die Anfertigung eines Blutstatus unter keinen Umständen versäumt werden darf. Auch das nebeneinander Vorkommen einer Lungentuberkulose im Rahmen des M. BECHTEREW ist nach dem eigenen Krankengut möglich und macht eine klinische und röntgenologische Untersuchung der Thoraxorgane, besonders im Hinblick auf die ThX-Behandlung notwendig.

Von den zahlreichen Behandlungsmethoden der Sp.a. hat sich heute die Strahlenbehandlung allgemein durchgesetzt. Wir geben der intravenösen ThX-Behandlung nicht zuletzt aufgrund unserer seit 6 Jahren gleichbleibend guten Erfahrungen gegenüber der Röntgentiefenbestrahlung den Vorzug. ThX ermöglicht als Alpha-Strahler durch seine selektive Ablagerung in den jüngsten Verknöcherungsprozessen der Wirbelsäule und der großen Gelenke gegenüber den Röntgenstrahlen eine gezielte Behandlung, wie sie bis jetzt nur noch von der innerlichen Radiophosphorbehandlung der Polycythaemia rubra vera bekannt ist.

Nach BÖNI sollen die Röntgenstrahlen auf die initialen entzündlichen Prozesse der Sp.a. am besten einwirken und durch eine anfängliche Gewebsacidose zu einer vorübergehenden schmerzhaften Gewebsschwellung führen. Erst die sich anschließende Alkalose des Gewebes führt zu einer längeren Schmerzfreiheit. Die Wirbelsäule, die erkrankten Gelenke und die Ileosacralgelenke werden bei der Röntgentiefenbestrahlung durch eine Mehrfelderbestrahlung von 200 r pro Sitzung und Feld bei einer Feldbestrahlung von insgesamt 1000 r bestrahlt. Diese Röntgentiefenbestrahlung schädigt bzw. hemmt alle Zellelemente des bestrahlten Gewebes entsprechend ihrer Strahlenempfindlichkeit. Aus diesem Grunde muß eine Röntgenbestrahlung der Kreuzdarmbeinfugen bei der Frau wegen der damit verbundenen Zyklusstörung gerade zu Beginn der Erkrankung unterbleiben! Durch die ausgedehnte Röntgenbestrahlung des roten Knochenmarks in den Wirbelkörpern sinken die Leukozyten im peripheren Blutbild auf 3 000 und tiefer ab. Bluttransfusionen und Cortisongaben sind nötig, um die Leukopoese wieder in Gang zu bringen. Durch den Leukozyten- und dem damit verbundenen Eiweißzerfall kommt es zu einem Anstieg der B.S.G., zu einer Anregung des RES und bei empfindlichen Patienten zu dem mit Recht gefürchteten Röntgenkater. Letzterer ist ebenfalls Ausdruck der Eiweißintoxikation und kann erfolgreich durch Antihistamingaben behandelt werden. In den meisten Sp.a.-Fällen genügt eine Röntgentiefenbestrahlungsserie nicht. Eine Wiederholung ist innerhalb eines Jahres ein zweites Mal möglich und muß beim Fortschreiten der Erkrankung jährlich erfolgen. Dies wird von wenigen Patienten wegen der damit verbundenen Unannehmlichkeiten nur selten befolgt.

Die im Tierexperiment festgestellte Unterbrechung der enchondralen Ossifikation durch eine hochdosierte Röntgenbestrahlung läßt sich auf die beim Menschen angewandte Röntgendosis nicht ohne weiteres übertragen. Erblicken doch die meisten Strahlentherapeuten in der Röntgentiefenbestrahlung der Sp.a. vor allen Dingen einen entzündungswidrigen Strahleneffekt. Im eigenen Krankengut hatten von 21 mit Röntgentiefenbestrahlung behandelten Patienten nur drei eine anhaltende und neun eine vorübergehende Besserung zu verzeichnen. Die übrigen hatten keine Besserung und teilweise sogar eine Verschlechterung ihrer Beschwerden erfahren. SCHNELLER gibt ohne statistisch gesicherte Unterlagen für 50 % der röntgenbestrahlten Fälle eine Besserung an. Er macht keine Aussagen darüber, wie lange die Bestrahlungserfolge anhalten und wie häufig die Röntgentiefenbestrahlung wiederholt werden muß. Nach dem über die Wirkung der Röntgenstrahlung bei der Sp.a. Gesagten wäre nur eine Röntgentiefenbestrahlung der beginnenden Sp.a. erfolgversprechend, d.h. zu einem Zeitpunkt, wo im Röntgenbild noch keine Verknöcherungsprozesse zu sehen und eine Kalksalzverarmung neben zystischen Aufhellungen vorhanden sind. Leider ist dieser Anteil der zu Krankheitsbeginn diagnostizierten und zur Behandlung kommenden BECHTEREW-Patienten gering. In den meisten Fällen hat die Sp.a. vor 10 Jahren begonnen und steht die mehr oder weniger weit fortgeschrittene Verknöcherung der Wirbelsäule im Vordergrund. Hierdurch ist geradezu eine ideale Indikation für die parenterale ThX-Anwendung des allein gegen die Verknöcherung gerichteten Alpha-Strahlers gegeben.

Der Franzose LERI (1925) hat die intravenöse ThX-Behandlung in die BECHTEREW-Therapie eingeführt. Sie wurde von FORESTIER aufgegriffen, und er hat in seiner Monographie 1951 über seine 20-jährige ThX-Erfahrung bei 200 Fällen berichtet. 41 Patienten waren allein mit ThX in ansteigender Dosierung und eine bis zu zwei Kuren von je zehn Injektionen im Jahr behandelt worden. 22 von diesen Patienten blieben bei regelmäßigen Nachuntersuchungen über zwei bis zehn Jahre gebessert, zehn hatten eine vorübergehende Besserung erfahren und bei neun war kein Erfolg zu verzeichnen. Außer einer leichten Leukopenie während der ThX-Kur hat FORESTIER keine Zwischenfälle und Spätschäden bei der innerlichen ThX-Anwendung gesehen.

Der Engländer HERNAMAN-JOHNSON behandelt seit 1944 die Sp.a. ebenfalls erfolgreich mit intravenösen ThX-Dosen von 40 bis 75 e.s.E. bei insgesamt 12 Injektionen. Er berichtet 1946 über 30 Fälle und sah einen eindrucksvollen Rückgang der Schmerzen, welcher mit dem Rückgang der B.S.G. übereinstimmte. Außerdem behandelte er mit gutem Erfolg die Gicht mit ThX.

In Deutschland hat TROCH 1946 mit seinem Präparat Peteosthor die ThX-Behandlung in die BECHTEREW-Therapie eingeführt. 1948 entschloß sich

PITZEN (1) zur Pet-Behandlung der Sp.a. an unserer Klinik und teilte im Frühjahr 1949 auf einer Sitzung der Medizinischen Gesellschaft der Universität Münster die ersten erfolgreich behandelten Fälle mit. Mit Recht hat PITZEN damals schon eine Herabsetzung der von TROCH geübten hohen ThX-Dosierung gefordert. Auf einer Tagung in Bad Kissingen des gleichen Jahres konnte PITZEN (2) darauf hinweisen, daß ThX den allein wirksamen Bestandteil der Peteosthor-Therapie darstellt, nachdem Verfasser (KOCH (6)) durch seine tierexperimentellen Untersuchungen bewiesen hatte, daß die Wachstumsveränderungen der mit Pet. behandelten Kinder allein auf die Strahlenwirkung von ThX zu beziehen war. Auf dem 3. Deutschen Bädertag in Bad Neuenahr 1949 berichtete Verfasser (KOCH (1)) über 100 BECHTEREW-Patienten, die von TROCH an der Tbc.-Heilstätte Trillkegut in Hildesheim erfolgreich mit Pet. behandelt worden waren. Jedenfalls werden seit dieser Zeit alle Patienten der Orthopädischen Universitätsklinik Münster nur noch mit reinem ThX behandelt. Wir pflegen jetzt durchschnittlich mit einer Gesamtspritzenzahl von 10 bis 12 ThX-Injektionen à 200 e.s.E. auszukommen. In einigen Fällen konnte schon nach wenigen ThX-Injektionen eine anhaltende Schmerzfreiheit erzielt werden. Jedoch sollte man auf Grund der durchgeführten Nachuntersuchungen nicht dazu übergehen, die Spritzenzahl noch weiter zu reduzieren. Die Besserung hält in diesen wenigen Fällen bei zu geringer ThX-Medikation nicht lange genug an, und es kam sogar in einem Fall zu einem Fortschreiten der Ossifikation an der Lendenwirbelsäule. Dieser Patient ist nach sieben ThX-Injektionen nicht schmerzfrei geworden. Leider hat er sich der von uns vorgeschlagenen jährlichen Nachuntersuchung entzogen, so daß eine zweite ThX-Kur nicht rechtzeitig erfolgen konnte. Bei einwandfrei im Röntgenbild nachzuweisender Verknöcherung der Kreuzdarmbeingelenke und der Wirbelsäule muß die erste ThX-Behandlung bis zur Schmerzfreiheit erfolgen. Besonders dann, wenn es sich um eine beginnende Sp.a. handelt. Dies haben die ausgezeichneten ThX-Erfolge bei der Sp.a. des eigenen Krankengutes immer wieder bestätigt. Nicht nur klinisch, sondern auch röntgenologisch ist es nach einer ThX-Kur zu einem wirklichen Stillstand des Krankheitsgeschehens gekommen. Man darf deshalb in den Frühfällen, deren ThX-Behandlung vier bis fünf Jahre zurückliegt, von einer durch ThX erzielten Heilung der Sp.a. sprechen. Solange pflegen die bei der Sp.a. durchaus bekannten Spontanremissionen nicht anzuhalten und die

Forschungsberichte des Wirtschafts- und Verkehrsministeriums Nordrhein-Westfalen
___

Krankheitsschübe erfolgen in zeitlich kürzeren Abständen, nämlich in Monaten und nicht in Jahren.

Auch bei der ThX-Behandlung ist eine geringe Strahlenbelastung der inneren Organe durch die im Organismus auftretende Organverteilung ThB und ThC nicht zu vermeiden. Sp.a.-Patienten mit einer Erkrankung der Ausscheidungsorgane Leber und Niere sowie darniederliegender Blutbildungsfähigkeit des Knochenmarks sollen von einer ThX-Behandlung ausgeschlossen werden. Bei chronischen Leberleiden ist der Versuch einer Röntgentiefenbestrahlung angezeigt, obgleich auch hierbei die auftretenden toxischen Zerfallsprodukte der weißen Blutkörperchen im Knochenmark eine Belastung für das Organ darstellen. Daß die Schwangerschaft eine Kontraindikation für jegliche Radioisotopenanwendung bedeutet, wurde bereits gesagt. Aber auch die Lungentuberkulose soll von einer ThX-Behandlung ausgenommen werden. Die eigenen tierexperimentellen Untersuchungen über den therapeutischen Effekt von ThX bei der Knochen- und Gelenktuberkulose haben gezeigt, daß durch ThX die erkrankten Knochenherde wohl rascher entmineralisiert werden und zur Einschmelzung gelangen (KOCH (11)). Die im tuberkulösen Gewebe erreichte ThX-Konzentration genügt nicht, um durch die Alpha-Strahlung eine tuberculostatische Wirkung auf die Tb ausüben zu können, wie es bei in vitro Versuchen der Fall ist.

Beachtet man während der ThX-Behandlung durch wöchentliche Laborkontrollen das Verhalten des weißen Blutbildes und läßt die Leukozytenzahl nicht unter 4 000 absinken, so ist bei der von uns geübten ThX-Dosierung in keinem Falle eine Schädigung der Blutbildungsstätten und der parenchymatösen Organe zu befürchten. Im Urin sollen bei der ThX-Anwendung keine Erythrozyten und geformte Bestandteile auftreten, was normaliter bei erhaltener Funktionstüchtigkeit der am wenigsten von der radioaktiven Strahlung getroffenen Niere der Fall ist. Vermehrte Gallenfarbstoffe im Urin haben wir nach Einführung erhöhter Sterilisationsmaßnahmen für die bei der ThX-Therapie benötigten Spritzen, Kanülen und Schnepper seit 1950 nur noch selten gesehen.

Man sollte unter gar keinen Umständen auf die mit Recht geforderten erhöhten Sterilisationsbedingungen verzichten, denn die infektiöse und nach Verletzung der Haut übertragene Serumhepatitis verläuft meist schwer und hat auch in einem Fall unseres Krankenguts durch das auftretende Organversagen zum Exitus geführt. Allerdings hatte der Patient in früheren Jahren bereits einen Ikterus durchgemacht, ohne daß sich bei den von uns regelmäßig vor Aufnahme der ThX-Injektionen durchgeführten Leberfunktionsprüfungen eine Organschädigung gezeigt hatte.

Läßt man diese einfachen Laboruntersuchungen nicht außer acht, so können keine Argumente ins Feld geführt werden, die geeignet sind, die ThX-Behandlung als zu gefährlich für den Menschen abzulehnen. Man sollte doch bei all unserem therapeutischen Bemühen nicht vergessen, daß es sich bei der Sp.a. um eine ernst zu nehmende Erkrankung handelt, die im besten Mannesalter wohl nicht zum Tod, aber zur dauernden Invalidität und einem Siechtum führen kann. Solange wie wir kein besseres oder wenigstens ebenbürtiges Mittel zur Behandlung der Sp.a. besitzen, können wir im Interesse der Patienten nicht auf die ThX-Behandlung verzichten.

In den letzten Jahren sind durch zahlreiche Kliniken in Deutschland und Österreich unsere günstigen Behandlungsergebnisse bestätigt worden. So haben LAUENSTEIN, LENTZ, RÜTT, TIETZE, SCHNELLER, WILDE, HERZOG und ERLACHER über günstige Behandlungsergebnisse mit ThX bzw. Peteosthor berichtet, die sie mit den sonst üblichen Behandlungsmethoden-mit Ausnahme von SCHNELLER-bisher nicht erzielen konnten. Keiner von den genannten Untersuchern hat einen Ikterusfall oder eine als Strahlenschädigung aufzufassende Organerkrankung gesehen, was mit den eigenen Erfahrungen durchaus übereinstimmt.

Schon 1951 haben wir zum ersten Mal die mit ThX erzielten Behandlungsergebnisse von 120 bis zum 31.12.1950 behandelten BECHTEREW-Patienten zusammengestellt und über die mehr als erfreulichen Behandlungsergebnisse der persönlich nachuntersuchten und schriftlich befragten Patienten in der Strahlentherapie berichtet. Damals hatten wir den Eindruck, daß die Zahl der Behandlungserfolge nach Abschluß der Kur sogar noch zugenommen hatte. Prozentual ist die Patientenzahl der schmerz- und beschwerdefreien Patienten von 47,5 % bei der Entlassung auf 75 % gestiegen. Besonders stark beeindruckt hat uns die nach Abschluß der ThX-Behandlung aufgetretene Normalisierung der B.S.G. in 14 Fällen und die erfolgte Zunahme der durchschnittlichen Atembreite um 50 %, die sich bei Abschluß der ThX-Kur um 100 % gesteigert hatte. Es ist verständlich, daß diese bisher mit keiner anderen Behandlungsmethode bei der Sp.a. erreichten Erfolge, jedenfalls gibt es keine Statistik, weder nach Röntgentiefbestrahlung noch nach der von HINTZELMANN so stark propagierten

Ultraschall-Behandlung, uns veranlaßt haben, immer wieder für die ThX-Therapie der Sp.a. einzutreten. Auch die von BÖNI und KAGANAS in den "documenta rheumatologica" der Firma Geigy warm empfohlene Röntgentiefenbestrahlung der Sp.a. läßt eine Zusammenstellung und kritische Auswertung der mit Röntgenstrahlen behandelten Fälle vermissen. Wir sind uns über den Wert einer Statistik durchaus bewußt, wenn es sich aber bei einer Behandlungsmethode zeigt, daß sich reproduzierbare Behandlungserfolge serienmäßig erzielen lassen, dann muß an dieser Behandlungsmethode etwas dran sein.

Auch die neuerliche Überprüfung aller bis zum 31.12.1953 mit ThX behandelten BECHTEREW-Patienten hat unsere bisherigen günstigen Behandlungsergebnisse durchaus bestätigt. PITZEN hat über das vorläufige Ergebnis auf der 41. Tagung der Nordwestdeutschen Gesellschaft für Innere Medizin am 24. Juli 1953 in Kiel berichtet. Die endgültige Auswertung konnte jedoch erst nach Abschluß der persönlichen Nachuntersuchungen erfolgen.

In einem Zeitraum von fünf Jahren und acht Monaten wurden in der Orthopädischen Klinik Münster 297 Sp.a.-Patienten mit ThX behandelt. Die meisten Patienten kamen mit 30 bis 50 Jahren zur Behandlung (67 %) und der Beginn des Leidens lag schon mehr als zehn Jahre zurück, was wiederum die Schwierigkeit der Frühdiagnostik der Sp.a. unterstreicht.

Ein großer Teil der seit Jahren an einer Sp.a. erkrankten Patienten hatte schon alle nur denkbaren Behandlungsmethoden von der totalen Fokalsanierung angefangen, der u.a. sämtliche Zähne zum Opfer fielen, bis zur Ultraschallbehandlung über sich ergehen lassen. Während die medikamentöse Behandlung mit antirheumatischen Mitteln nur gelegentlich zu einer vorübergehenden Schmerzerleichterung führte, zeitigten die Hormonbehandlung, Reizkörpertherapie und Fochfrequenzstichelung der Rückenmuskulatur keine Erfolge. Die immer wieder betonte Gymnastik ist allein nicht imstande, durchschlagende Erfolge bei der Sp.a. zu erzielen, wenn auch BÖNI und HOHMANN mit dem Erreichten zufrieden waren. Wir hatten jedenfalls vor der ThX-Anwendung durch eine noch so intensive medicomechanische und physikalische Behandlung der Sp.a. keine entscheidenden und befriedigenden Dauererfolge zu verzeichnen. Die Schmerzen blieben und die Wirbelsäulen- und Gelenkversteifungen schritten fort. Wenn man diese nicht wegzudiskutierenden Mißerfolge in der Sp.a.-Therapie vor Augen hat, kann man am besten die mit ThX erzielten Behandlungsergebnisse beurteilen und im Interesse der Patienten voll würdigen.

Es wurden an der Orthopädischen Universitätsklinik Münster vom 1. April 1948 bis zum 31.12.1953 insgesamt 297 Sp.a.-Patienten parenteral mit ThX behandelt. Hiervon waren nach Abschluß der 10 - 12-wöchigen Kur:

Gruppe A	schmerzfrei	173	= 58,5 %	(9 Frauen)
Gruppe B	gebessert	117	= 39,2 %	(13 Frauen)
Gruppe C	ohne Erfolg	7	= 2,3 %	

Die persönliche Nachuntersuchung von 104 Patienten gibt am besten Auskunft über die mit ThX erzielten Dauererfolge. Die ThX-Behandlung liegt ein bis fünf Jahre zurück und eine andere Behandlung hat in der Zwischenzeit nicht stattgefunden. Nur wenige Patienten haben die bei uns erlernte Gymnastik regelmäßig durchgeführt. Unter den 104 Patienten befinden sich acht Frauen und gehörten in die

Gruppe A	schmerzfrei	60	= 57,6 %	(4 Frauen)
Gruppe B	gebessert	38	= 36,6 %	(3 Frauen)
Gruppe C	ohne Erfolg	6	= 5,8 %	(1 Frau)

Gegenüber der Entlassung hat sich die Gruppe C prozentual verdoppelt, d.h. der durch die Kur erzielte Behandlungserfolg hat in sechs Fällen nicht angehalten. Im übrigen stimmen die Dauererfolge der Gruppe A durchaus mit den nach Abschluß der ThX-Kur erzielten Ergebnissen überein. Sie weichen dadurch von den Nachuntersuchungsergebnissen des Jahres 1951 ab.

Von den 297 Patienten hat sich bei der Hälfte die B.S.G. gebessert oder normalisiert. 31 Patienten hatten eine schlechtere B.S.G., und bei den übrigen Patienten blieb sie unbeeinflußt. Nicht immer stimmt die Änderung der B.S.G. mit dem Behandlungsergebnis überein, d.h. trotz eingetretener Schmerzfreiheit kann sich die B.S.G. verschlechtert haben. Es tritt aber bei der ThX-Behandlung nicht grundsätzlich ein Anstieg der B.S.G. auf, wie es BÖNI nach der Röntgentiefenbestrahlung in allen Sp.a.-Fällen gesehen hat.

Die Atembreite hat nach Abschluß der ThX-Behandlung um 100 % zugenommen und sich in gleicher Höhe bei den nachuntersuchten Patienten gehalten.

Von diesen eindrucksvollen Behandlungserfolgen weichen die Behandlungsergebnisse der schriftlich befragten Patienten des gleichen Zeitraumes deutlich ab. Von 81 Patienten, darunter acht Frauen, werden folgende subjektive Angaben gemacht:

Gruppe A	sehr zufrieden	31 = 38,2 %	(4 Frauen)
Gruppe B	zufrieden	32 = 39,5 %	(1 Frau)
Gruppe C	nicht zufrieden	18 = 22,3 %	(3 Frauen)

Das Behandlungsergebnis der schriftlich befragten Patienten weicht erheblich von den Behandlungserfolgen der persönlich nachuntersuchten Sp.a.-Patienten ab. Man sieht daraus, wie wichtig es ist, sich nicht mit den durch eine schriftliche Befragung erhaltenen sogenannten Dauerergebnisse der ThX-Behandlung der Sp.a. zu begnügen. Wirklich verbindliche Aussagen über die anhaltende ThX-Wirkung bei der Sp.a. sind erst nach einer persönlichen Nachuntersuchung der behandelten Patienten möglich! Ja selbst bei der klinischen Untersuchung ist es nicht immer möglich, die typischen Beschwerden der Sp.a. von rein statisch bedingten Beschwerden und einer vorgetäuschten Schmerzhaftigkeit der Wirbelsäule zu trennen. Spielt doch bei vielen Männern ein Rentenbegehren oder die Frage der Kriegsdienstbeschädigung eine Rolle. In diesen Fällen helfen uns die Labor- und vor allen Dingen die Röntgenbefunde weiter. Eine Besserung der B.S.G. und ein röngenologischer Stillstand der Wirbelsäulenverknöcherung erleichtert uns die Entscheidung und Einstufung in die drei Gruppen der Behandlungserfolge wesentlich.

Die gebesserten Fälle der Gruppe B haben größtenteils keine Wirbelsäulenschmerzen mehr. Sie klagen überwiegend über Gelenkschmerzen, von denen das arthrotisch veränderte Hüftgelenk an erster Stelle steht. Eine nochmalige ThX-Behandlung erübrigt sich in diesen Fällen, da ThX nichts Überzeugendes bei der Gelenkarthrose und Spondylarthrose leistet. Wir haben uns mit einer medico-mechanischen und konservativen Arthrosenbehandlung begnügt. Wie weit eine entzündlich Komponente bei diesen Gelenkprozessen mit beteiligt ist, läßt sich schwer sagen. In letzter Zeit haben sich uns außer den üblichen Behandlungsmaßnahmen, wie Turbathermpackungen und Novocaininfiltrationen, Butazolidingaben bei Gelenkarthrosen und Spondylarthrosen bewährt. Rein statisch bedingte Gelenkbeschwerden, ausgelöst durch eine Fehl- und Überbeanspruchung rufen hartnäckige und schmerzhafte Verspannungen und Härten in der abgemagerten Rücken- und Gesäßmuskulatur hervor, wie wir uns immer wieder überzeugen konnten. Es ist deshalb unerläßlich, daß auch nach der ThX-Kur die Rücken- und Glutealmuskulatur von Zeit zu Zeit einer wirklich gründlichen Massage unterzogen wird. Falls erforderlich, sollte diese sogar stationär in vier bis sechs Wochen geschehen. Wir stehen wegen den arthrotischen Gelenkbeschwerden einer Badekur in einem Moorbad durchaus nicht ablehnend gegenüber. Ein ausgesprochenes Rheumabad kommt unserer Ansicht nach nur bei dem gleichzeitigen Bestehen einer primär chronischen Polyarthritis in Frage.

Von den Fällen der Gruppe C ist es nur in einem Fall zu einem röntgenologischen Fortschreiten der Wirbelsäulenverknöcherung gekommen. Ein Teil dieser Patienten ist mit 5 - 7 ThX-Injektionen ungenügend behandelt worden. Bei den erfolglos behandelten Frauen fällt ebenso wie bei einem Teil der Männer die starke Atrophie und Osteoporose der Wirbelsäule auf, welche bei den Frauen mit der eingetretenen Menopause zusammenfällt. Nach den experimentellen ThX-Ergebnissen ist bei der intravenösen ThX-Behandlung eher mit einer Zunahme der Osteoporose zu rechnen, da die Alpha-Strahlenschädigung der Knochenzellen des fertigen Knochens die Entmineralisation des Knochens begünstigt. Möglicherweise ist in diesen Fällen eine orale ThX-Medikation vorteilhafter, da die niedrige Aktivität im Knochengewebe die Anbauvorgänge durch eine einseitige Osteoklastenschädigung günstig beeinflußt. Sind die Verknöcherungen der kleinen Gelenke, der Bandscheiben und des Bandapparates der Wirbelsäule noch nicht so stark ausgebildet, daß sie die Tragfähigkeit der osteoporotischen Wirbelkörper sicherstellen, ist eine intravenöse ThX-Behandlung geradezu kontraindiziert. Die Verknöcherungsprozesse der Wirbelsäule, welche bei der Osteoporose eine Art Selbstheilung des Körpers darstellen, werden durch die Alpha-Strahlung unterbrochen. Ein Zusammenbruch der Zwischenwirbelräume mit Einbrüchen an den Deckplatten der Wirbelkörper sind die unausbleiblichen Folgen (Abb.130a u.130b). Die Patienten behalten ihre Rückenschmerzen, ja sie können sogar erheblich zunehmen, wie wir es erst kürzlich bei einem außerhalb mit ThX behandelten Sp.a.-Patienten gesehen haben. Sicherlich darf man in der Osteoporose sowohl beim Mann als auch bei der Frau eine hormonale Störung des Mineralhaushalts sehen, wie er nach dem Ausfall der Keimdrüsen durch die gestörte Nebennierenrindenfunktion gegeben ist. Daß ThX selbst keinen Einfluß auf die Nebennierenrinde ausübt, haben die Untersuchungen des Endokriniums mit ThX durch RÖSSLER einwandfrei gezeigt. Bei einer im Klimakterium stehenden Patientin hatten wir durchaus den Eindruck, daß erst durch zusätzliche Testovirongaben die Rückenschmerzen wesentlich gebessert werden konnten. Man wird in Zukunft mehr als bisher bei den seit Jahren bestehenden BECHTEREW-Fällen und bei Frauen in der Menopause darauf achten müssen, ob die Osteoporose vorwiegend für die Rückenschmerzen verantwortlich zu machen ist. Danach hat sich vor allen Dingen die Art der ThX-Anwendung zu richten.

Daß man mit einer kritiklosen, alleinigen Behandlung der Sp.a. mit Keimdrüsenpräparaten außer einer gelegentlichen subjektiven Besserung nichts erreicht, haben die Cyren- und Testoviron-Einpflanzungen bei Männern und Frauen von MÜLLER und ODERMANN ebenfalls gezeigt. Bei den Frauen traten sehr störende, langanhaltende Blutungen auf.

Genau das gleiche gilt für eine kritiklose orale ThX-Anwendung bei der Sp.a., die zum ersten Mal von BICKEL 1912 in einem BECHTEREW-Fall mit befriedigendem Erfolg angewandt worden war. Sie ist in den letzten Jahren von WILBERG erneut aufgegriffen worden, und es wird von ihr eine mehrwöchige Trinkkur bei der Sp.a. mit wöchentlich 500 e.s.E. ThX empfohlen. Während WILBERG selbst mit den erzielten Behandlungsergebnissen der oralen ThX-Anwendung nicht so zufrieden ist und die orale ThX-Behandlung sogar durch Hormonpräparate zu ergänzen sucht, berichtet MAHLO über 15 mit ThX als Trinkkur erfolgreich behandelte BECHTEREW-Fälle. Dieses will in Anbetracht der geringen Zahl wenig besagen, zumal MAHLO keine Angaben über das Anhalten der Erfolge macht. Ich möchte jedenfalls im Krankheitsbeginn und in allen Sp.a.-Fällen, wo im Röntgenbild die Verknöcherungsvorgänge und nicht die Atrophie bzw. die Osteoporose der Wirbelsäule im Vordergrund des Krankheitsgeschehens steht, vor einer kritiklosen oralen ThX-Anwendung nachdrücklich warnen. In diesen, wohl den meisten Fällen unseres Krankengutes der Sp.a., ist nur die intravenöse ThX-Behandlung in der Lage, die Verknöcherungsprozesse wirksam zu unterbrechen, und die durchgeführten Röntgenkontrollen der nachuntersuchten Patienten vier bis fünf Jahre nach Beendigung der ThX-Kur haben kein Fortschreiten der Ossifikation an der Wirbelsäule und den Gelenken gezeigt.

Was die Behandlung der sogenannten skandinavischen Form der Sp.a. angeht, also dem gleichzeitigen Vorkommen einer primär chronischen Polyarthritis neben der Sp.a., so haben wir bei einer Patientin mit schmerzfrei versteifter Wirbelsäule und schmerzhaften, chronisch entzündlichen Knie- und Fußgelenken nicht durch die ThX-Kur, sondern erst durch die Behandlung mit Nebennierenrindenhormonen einen anhaltenden Behandlungserfolg zu verzeichnen und die Patientin kann wieder ohne Schmerzen gehen.

Daß ThX kein Rheumamittel darstellt, wurde in den letzten Jahren immer wieder von uns betont. Im eigenen Krankengut wurden acht Fälle von primär chronischer Polyarthritis ohne jeglichen Erfolg mit parenteralen ThX-Gaben behandelt. Nur bei zwei Frauen mit einer sogenannten primär chronischen Polyarthritis destruens der Kleinfinger- und Fußgelenke hatten wir den Eindruck, daß die eingetretene Schmerzfreiheit auf die ThX-Behandlung zurückzuführen war. Wir führen dies darauf zurück, daß sich das Krankheitsgeschehen dieser Polyarthritisformen vorwiegend im Knochen selbst und weniger im periartikulären Gewebe abspielt (Abb. 131).

Was die alleinige Behandlung der Sp.a. mit Nebennierenrindenpräparaten, Cortison u.a., angeht, so haben BÖNI, DOEBELI und FÄHNDRICH keine eindeutigen Erfolge gesehen. Wollte man auf Grund der experimentellen Untersuchungen von FONTAINE die Verknöcherungsvorgänge bei der Sp.a. stören, so wären bei der notwendigen hohen Dosierung ernste Stoffwechselstörungen durch eine Änderung des hormonellen Gleichgewichts zu befürchten. VOLHARD warnt nachdrücklich vor einer solchen Substitutionstherapie mit Nebennierenrindenhormonen wegen der damit verbundenen Gefahr einer Hemmung aller reparativen Mesenchymprozesse und Antigen-, Antikörperbildung. Stehen bei der skandinavischen Form der Sp.a. die chronisch entzündlichen Gelenkbeschwerden und nicht die Wirbelsäulenerkrankung im Vordergrund, so ist nach der vergeblichen Anwendung von Irgapyrin und Butazolidin der Versuch mit einer in jüngster Zeit in der Mayo-Klinik ausgearbeiteten prolongierten Cortison-Behandlung mit kleiner Dosierung über mehrere Wochen angezeigt. Eine Gegenindikation der Cortison-Anwendung stellen außer Kreislauf- und Nierenkrankheiten auch die Lungentuberkulose und die Osteoporose dar.

Wie weit die Anwendung von Goldpräparaten bei der primär chronischen Polyarthritis gerechtfertigt ist, muß trotz der therapeutischen Empfehlung von FORESTIER u.a. in jüngster Zeit dahingestellt bleiben. Man sollte bei einer über viele Wochen durchgeführten Behandlung mit Goldpräparaten nie vergessen, daß natürlich auch bei der chronischen Polyarthritis Remissionen möglich sind.

Uns interessiert in diesem Zusammenhang vielmehr die von POPPE bei der Sp.a. eingeführte Radiogoldsol-Behandlung. POPPE sieht übereinstimmend den Behandlungserfolg von ThX und Radiogoldsol allein in der Strahlenwirkung auf das entzündliche Krankheitsgeschehen, was nach den eigenen klinischen und experimentellen Untersuchungen für ThX nicht zutrifft, da der Hauptangriffspunkt für die Alpha-Strahlen nicht das entzündliche, sondern das neu sich bildende Knochengewebe bildet. Die experimentellen Radiogoldsoluntersuchungen haben dagegen einwandfrei bewiesen, daß die Beta- und Gamma-Strahlen von Au^{198} nicht in der Lage sind, die enchondrale Ossifikation zu stören, und daß es vielmehr durch die Au^{198}-Speicherung im RES zu einer erheblichen Strahlenbelastung von Leber, Milz und Knochenmark bei der von POPPE geübten Dosierung kommen muß. Erhalten doch die Patienten bei zweimaliger Radiogoldsolinjektion insgesamt 15 Injektionen mit abnehmender Dosis von 1 mC Au^{198} pro 2 ccm Goldsollösung beginnend und auf 0,25 mC Au^{198} zurückgehend. Diese Dosierung wird durch die 14-tägige Lieferung der Radiogoldpräparate aus England hervorgerufen. Eine gleichbleibend hohe Au^{198}-Dosierung ist im Unterschied zu ThX nicht möglich. Die mit der Radiogoldsol-Anwendung verbundene Strahlenbelastung der parenchymatösen Organe besteht bei der ThX-Behandlung auch bei der im Körper auftretenden Organverteilung von ThB und ThC nicht. Dieses haben die eigenen experimentellen Untersuchungen immer wieder gezeigt. Sie stehen in völliger Übereinstimmung mit den klinischen und experimentellen Untersuchungsergebnissen von SCHEER, KNY und THIES, die weder beim Menschen durch Vornahme der üblichen Leberfunktionsprüfungen noch im Tierexperiment trotz erheblicher Überdosierung keinen Leberschaden festgestellt haben. Meines Erachtens ist die Radiogoldsol-Behandlung der Sp.a. abzulehnen, da sie keine gezielte Radioisotopentherapie darstellt und bestimmt nicht mehr leistet als die Röntgentiefenbestrahlung, was die entzündlichen Gewebsprozesse angeht. Wendet man ein Radioisotop schon innerlich an und nimmt damit eine Strahlenbelastung der inneren Organe und eine evtl. Gen-Schädigung in Kauf, dann muß man wenigstens verlangen, daß das Radioisotop mehr leistet als alle anderen Behandlungsmethoden, wie es bei der ThX-Behandlung der Sp.a. zutrifft.

Was nun die immer wieder aufgeworfene Frage einer mit der ThX-Anwendung verbundenen Strahlenschädigung angeht, so können wir heute sagen, daß sie sich bei der von uns geübten ThX-Dosierung von wöchentlich 200 e.s.E. und insgesamt nicht mehr als 10 - 12 Injektionen mit Sicherheit vermeiden läßt. Im peripheren Blutbild geht die Leukozytenzahl nur wenig zurück, ohne daß es zu einer ausgesprochenen Leukopenie kommt. Jedenfalls sollte man wegen der Strahlenbelastung der Blutbildungsstätten Wert auf eine eiweißreiche Kost legen und die Leukozytenzahlen nicht unter 4 000 absinken lassen. Wir selbst haben nie ein bedrohliches Absinken der Leukozyten gesehen und hatten weder Bluttransfusionen noch Granucytangaben notwendig, wie es bei TROCH in der Heilstätte Trillkegut wegen der hohen ThX-Anwendung an der Tagesordnung war. LINDEMANN und RATHKE haben einen Teil der von TROCH mit Peteosthor behandelten Fälle von Knochen- und Gelenktuberkulose nachuntersucht und in einem Fall eine toxische Anaemie nach insgesamt 22 000 e.s.E. ThX und einmal eine Agranulocytose nach 19 000 e.s.E. ThX gesehen. Diese Knochenmarksschädigungen sind Folge der hohen ThX-Dosierung. Das Knochenmark, welches durch eine schwere mischinfizierte Knochentuberkulose bereits geschädigt sein dürfte, ist der Strahlenbelastung nicht mehr gewachsen. Auch die von SCHÄFER und GREUEL mitgeteilte myeloische Leukämie, die ein Jahr nach Abschluß einer Peteosthorbehandlung mit 15 000 e.s.E. ThX bei einem 19-jährigen Mädchen auftrat, möchten wir eher auf die zu hohe ThX-Dosierung als auf die umstrittene sogenannte Restaktivität zurückführen. In dem umfangreichen ThX-Schrifttum würde sie bis jetzt den einzigen Spätschaden der Blutbildungsstätten darstellen.

Von seiten der Nieren ist am wenigsten mit Zwischenfällen zu rechnen, da ThX als Calciumhomolog beim Menschen über den Darm und nicht nachweisbar über die Nieren ausgeschieden wird. Die geringe ThB- und ThC-Ausscheidung durch den Urin in den ersten 24 Stunden nach der ThX-Injektion stellt die einzige Strahlenbelastung dar. Trotzdem pflegten wir einen bestehenden Nierenschaden von der ThX-Behandlung auszuschließen. In wenigen Fällen traten unter der ThX-Behandlung im Sediment einzelne Erythrocyten auf, ohne daß sich die von SPIESS (2) im Kindesalter beobachteten sogenannten Comazylinder nachweisen ließen.

Auch die Funktionstüchtigkeit der männlichen und weiblichen Keimdrüsen wird durch die ThX-Behandlung nicht gestört. HEITE, der bei 21 Patienten des TROCHschen Krankengutes und zusammen mit FREIER bei 47 Fällen des eigenen Krankengutes, eine Sperma-Untersuchung durchführte, kommt zu der Feststellung, daß nach der ThX-Kur eher eine Besserung der zu Behandlungsbeginn veränderten Spermiogrammbefunde auftritt, welche auf die Besserung des Allgemeinbefindes der Patienten nach eingetretener Schmerzfreiheit zurückzuführen ist. Die schmerzfrei gewordenen BECHTEREW-Patienten nehmen an Gewicht zu und MAHLO stellte eine Zunahme der Libido fest. Wie ausdrücklich betont, berechtigen diese günstigen Befunde, die auf eine nicht durch ThX gestörte Keimdrüsenfunktion schließen lassen, nicht ohne weiteres eine durch die radioaktive Strahlung gesetzte Gen-Schädigung und eventuell damit verbundene Mutation in der Geschlechterfolge auszuschließen. Als verantwortungsbewußter Arzt ist es unsere Pflicht, die Patienten vor der ThX-Behandlung darauf aufmerksam zu machen. Wir raten aus diesem Grunde den Patienten, auf Nachkommen zu verzichten. Dies fällt uns nicht schwer, da es sich bei der Sp.a. um ein Erbleiden handelt, wenn auch die Heilungsaussichten durch die ThX-Behandlung wesentlich besser geworden sind.

Die größte Aufmerksamkeit pflegen wir der Leber zu schenken. Nicht nur weil die Leber von allen Organen die größte Strahlenbelastung durch ThB erfährt und neben dem Darm an der ThX-Ausscheidung beteiligt ist, sondern auch deshalb, weil wir ähnlich wie TROCH in den ersten beiden Jahren bei 12 unserer Patienten während der ThX-Behandlung und bei weiteren sieben nach der ThX-Behandlung einen Ikterus erlebt haben. Der schwerere klinische Verlauf und vor allen Dingen das Auftreten der Ikterusfälle am Ende und noch Wochen nach Beendigung der ThX-Kur sprechen für einen homologen Serumikterus. Nach Durchführung der erforderlichen Sterilisationsmaßnahmen haben wir in den letzten drei Jahren keinen Fall von Spritzenikterus mehr gesehen. Leider haben wir, wie schon erwähnt, einen von den sechs in der Zwischenzeit verstorbenen Patienten an den Folgen einer Serumhepatitis verloren. Als weitere Todesursachen wird in einem Fall ein maligner Verschluß der Gallenwege, Schlaganfall, Herzschwäche bei Lungenoedem und Unfalltod angegeben. In einem Fall ist die Todesursache unbekannt. Aus dieser Zeit des Auftretens einer Spritzenhepatitis pflegen wir auch heute noch während der ThX-Kur auf das Auftreten von Gallenfarbstoffen im Urin zu achten. Bei einem anamnestisch und klinisch verifizierten Leberparenchymschaden lehnen wir eine ThX-Behandlung ab.

In zwei Fällen ist es nach der ThX-Behandlung zu einer Exacerbation vorhandener tuberkulöser Lungenprozesse gekommen, und es wurde eine Heilstättenbehandlung notwendig. Wir pflegen vor Aufnahme der ThX-Kur immer nach einer Lungentuberkulose zu fahnden und lehnen die ThX-Anwendung bei einer abgeheilten Lungentuberkulose ab, wenn die Abheilung des Lungenprozesses nicht Jahre zurückliegt. Eine ThX-Behandlung während einer spezifischen Lungenerkrankung stellt eine Kontraindikation dar, denn ThX mobilisiert die Kalk- und Knochensalze im tuberkulösen Gewebe, was beim Knochen zu einer rascheren Herdeinschmelzung und in der Lunge zu einem Einbruch der Tb in die Blutbahn führt, wie es Verfasser bei von TROCH mit Pet. gespritzten Tbc.-Patienten gesehen hat.

Während der ThX-Behandlung trat bei 11 Patienten erstmalig oder zum wiederholten Mal eine Iritis auf, welche auf Grund der experimentell nachgewiesenen ThX-Anhäufung in der Pigmentschicht der Iris als entzündliche Strahlenreaktion aufzufassen ist. Sie deckt sich mit der bei manchen Patienten beobachteten Schmerzreaktion der erkrankten Wirbelsäule und Gelenke in den ersten 24 Stunden nach der ThX-Injektion. Sie wird auch bei der primär chronischen Polyarthritis und bei einer Knochensarkom-Patientin beobachtet und ist immer Ausdruck einer vielleicht mit der Röntgenstrahlenreaktion übereinstimmenden Zunahme der Gewebsacidose. Sicherlich sind für ihr Auftreten keine stärkeren entzündlichen Veränderungen im Gewebe Voraussetzung, sie weist aber auf der anderen Seite darauf hin, daß bei der Sp.a. durchaus auch gewisse entzündliche Prozesse mit im Spiele sein können. Wir pflegen beim Auftreten einer sogenannten Strahlen-Iritis die ThX-Behandlung abzubrechen, um die ThX-Kur drei Monate nach Abklingen der Iritis wieder aufzunehmen. Von den nachuntersuchten Patienten wurde in 13 Fällen auch nach der ThX-Behandlung eine Iritis durchgemacht. Auffallend ist der gutartige Verlauf der BECHTEREW-Iritiden, die im Gegensatz zur gefürchteten rheumatischen Iritis nur in den seltensten Fällen zu Komplikationen führt.

Bösartige Neubildungen, die als Spätschäden aufgefaßt werden könnten, sind nach der innerlichen ThX-Anwendung bislang nicht beobachtet worden, obgleich ThX vor dem ersten Weltkrieg eine ausgedehnte therapeutische Verwendung gefunden hat. Die klinische Untersuchung von 32 Patienten, die der Verfasser zusammen mit TROCH vor vier Jahren in der Ostzone durchführte, haben keinen Anhalt für das Vorliegen einer malignen Geschwulstentwicklung gegeben, obgleich die ThX-Behandlung 10-30 Jahre zurücklag und die Patienten 1500 bis 12 250 e.s.E. ThX erhalten hatten. Lediglich bei vier Patienten, die von TROCH mit dem Platinsol-haltigen Peteosthor gespritzt worden waren, war die Hepar palpabel und teilweise druckempfindlich. Möglicherweise hat die in den Kupffer'schen Sternzellen stattgefundene Platinspeicherung (KOCH (6, 11)) zu einer beginnenden Organcirrhose geführt. Wir sehen jedenfalls daraus, wie berechtigt unsere Forderung ist, weder ein ThX-haltiges Platinsol noch ein Radiogoldsol kritiklos anzuwenden, auch wenn damit eine strahlentherapeutische Wirkung verbunden sein sollte. FORESTIER berichtet aus dem französischen Schrifttum über das Auftreten einer Oberkiefernekrose in vier Fällen nach vorausgegangener ThX-Behandlung. LINDEMANN und RATHKE führen die während einer ThX-Kur aufgetretene Metastasierung eines Melanoms der Haut auf ThX zurück. Dies scheint mir jedoch reichlich weit hergeholt. Im Gegenteil sollte man bei dem gefürchteten Melanosarkom geradezu einen therapeutischen Versuch mit ThX machen, da ThX durch den mehr oder weniger ausgeprägten Melaningehalt der Krebszellen auch in den Tochtergeschwülsten festgehalten wird und seine radioaktive Strahlung entfalten kann. Daß man hierbei größere ThX-Dosen wird anwenden müssen, versteht sich von selbst.

Jedenfalls verpflichtet uns die bestehende Möglichkeit des Auftretens von Spätschäden der Blutbildungsstätten und von malignen Gewebsentartungen, die innerliche Anwendung von Radioisotopen ganz allgemein auf Krankheitsbilder zu beschränken, die durch keine ebenbürtigen oder überlegenen Behandlungsmethoden gleich erfolgreich angegangen werden können. Daß man hierbei immer bemüht sein wird, mit der geringsten noch wirksamen Menge des angewandten Radioisotops auszukommen, versteht sich von selbst und wurde von uns bei der ThX-Behandlung der Sp.a. verwirklicht. Wenn hierdurch vielleicht auch einige Versager bezüglich des Behandlungserfolges mit in Kauf genommen werden mußten, so wiegt dies unseres Erachtens weniger schwer, als wenn irreversible Strahlenschäden durch die ThX-Behandlung aufgetreten wären.

Daß es bei der Sp.a. nicht allein mit der parenteralen ThX-Anwendung getan ist, sondern nach dem Nachlassen der Schmerzen einer durchgreifenden medico-mechanischen und physikalischen Behandlung bedarf, davon haben wir uns immer wieder bei auswärts behandelten Patienten überzeugen können.

Zu Behandlungsbeginn machen wir neben der Bettruhe von der Wärmeanwendung in jeder Form Gebrauch. Hierbei hat sich uns außer den Turbatherm-Packungen auch eine kombinierte Turbatherm-Radiogen-Schlamm-Packung im Mischungsverhältnis 1:1 bewährt. Die Muskelpflege erfolgt durch eine dosierte Massage, welche die abgemagerten Rückenstrecker und die Gesäß- und Oberschenkelmuskulatur kräftigen soll. Mit einer gründlichen Gymnastik werden somit alle dem Orthopäden zur Verfügung stehenden Behandlungsregister gezogen. Die Gymnastik berücksichtigt vor allen Dingen die Brustkorbatmung und bemüht sich um eine Lockerung der Rippenwirbel-, kleinen Wirbel- und erkrankten großen Körpergelenke, soweit es noch nicht zu einer knöchernen Ankylosierung gekommen ist. Gleichzeitig wird damit die durch ThX erzielte Unterbrechung der enchondralen Ossifikationsvorgänge im Sinne der Lockerung und Lösung von Gelenkversteifungen ausgenutzt. Auf eine Besserung der statischen Verhältnisse legen wir den größten Wert, um eine wirkliche Beschwerdefreiheit zu erzielen. Daß sich all diese Behandlungsmaßnahmen nur während einer stationären Behandlung von 10-12 Wochen am besten anwenden und verwirklichen lassen, hat uns veranlaßt, immer die stationäre ThX-Behandlung der Sp.a. zu fordern. Mit ambulanten ThX-Injektionen ist es in keinem Fall getan.

Zunächst versuchen wir konservativ durch eine entsprechende Lagerung und Gewichtszüge gegen vorhandene Gelenkfehlstellungen anzugehen. Kommt man dadurch nicht zum Ziel, so sind die noch nicht knöchern bedingten Fehlstellungen der großen Gelenke im Umstellgips zu beseitigen. Sind die Gelenke, besonders die Hüftgelenke, bereits in Fehlstellung knöchern ankylosiert, so haben wir früher eine subtrochantere Osteotomie durchgeführt. Bei den ersten Osteotomien, die während der ThX-Behandlung vorgenommen wurden, fiel uns die verzögerte knöcherne Konsolidierung auf (Abb. 132). Der spärlich gebildete Kallus war auch ein Jahr nach der Osteotomie noch nicht statisch umgebaut. Wir pflegen deshalb heute nur noch zu osteotomieren, wenn die ThX-Behandlung 3-6 Monate zurückliegt. Daß es dann wieder zu einer ungestörten Frakturheilung kommt, haben die durch Unfälle aufgetretenen Bein- und Wirbelkörperbrüche, die in der Zeit nach der ThX-Behandlung bei einigen Patienten aufgetreten waren, gezeigt. Bemerkenswerterweise ist es durch die schweren Verkehrsunfälle nicht mehr zum Auftreten der früheren vor der ThX-Kur vorhandenen Wirbelsäulen- und Gelenkschmerzen gekommen. PITZEN (3) zog aus der klinischen und tierexperimentell gesicherten ThX-Wirkung den praktischen Schluß und empfiehlt bei der zur Verknöcherung neigenden Hüftarthroplastik mit der Vitalliumkappe den ThX-Schutz, um die gefürchtete postoperative knöcherne Einschließung der Vitalliumkappe zu verhüten. Bei fünf mit der Vitalliumkappe durchgeführten Hüftgelenksplastiken hat die gleichzeitig durchgeführte ThX-Behandlung eine neuerliche knöcherne Einsteifung verhütet, wie sie CHAPCHAL bei seinen BECHTEREW-Patienten ohne ThX gesehen hat, so daß er sogar in der Sp.a. eine Gegenindikation für die Metallkappenplastik sieht. In den letzten beiden Jahren verwenden wir bei der Hüftgelenksplastik die Akrylstiftendoprothese nach JUDET. Bei den knöchern eingesteiften Hüften gelingt es mit der Stiftendoprothese, einen längeren Schenkelhals zu erhalten, was für die spätere Funktiontüchigkeit des Hüftgelenkes nicht unwichtig ist (Abb. 133a und 133b). Nach der Hüftplastik müssen wir mit allen Mitteln versuchen, die abgemagerte Gesäß- und Oberschenkelmuskulatur wieder zu kräftigen und die um ein Drittel herabgesetzte Beweglichkeit im operierten Hüftgelenk zu erhalten. Erst wenn der Patient die volle Standfestigkeit im operierten Bein angibt, sollte man sich zu einer Plastik des anderen Hüftgelenkes entschließen oder sich gegebenenfalls mit einer Osteotomie zur erforderlichen Besserung der Hüftstellung begnügen.

Zu einer operativen Aufrichtung der nicht selten recht hochgradigen Wirbelsäulenkyphosen haben wir uns bisher nicht entschließen können. CHAPCHAL hat zwei Patienten operiert und einen davon postoperativ an einer Lungenentzündung verloren. CHAPCHAL führt in der ersten Sitzung eine Laminektomie mit Durchtrennung der verknöcherten Bänder und Resektion der kleinen Wirbelgelenke durch. Gelingt danach die Aufrichtung der Wirbelsäule in einem Gipsmieder nur unvollständig, dann müssen in einer zweiten Sitzung die Wirbelkörper selbst entweder von vorne transperitoneal oder von rückwärts osteotomiert werden, in Abhängigkeit von dem Verknöcherungsgrad des vorderen und hinteren Längsbandes. In einem Fall mußten wir nach der Wirbelsäulenaufrichtung in Narkose auf dem Lange-Tisch eine vorübergehende Beinparese in Kauf nehmen, so daß wir auch davon abgekommen sind. Solange die Hüften nicht erkrankt sind, kann sich der Patient durch eine Überstreckung in den Hüftgelenken noch recht gut aufrichten. Bei knöchern versteiften Hüften und einer gleichzeitig bestehenden Kyphose besitzen wir in der Arthroplastik durchaus eine Möglichkeit dem Patienten wirksam zu helfen, ohne ihm den erheblich größeren Eingriff einer Wirbelsäulenosteotomie zumuten zu müssen.

Sowohl die konservativen als auch die operativen orthopädischen Maßnahmen, die bei den fortgeschrittenen Sp.a.-Fällen notwendig sind, machen es verständlich, daß sich in den letzten Jahren besonders die Orthopäden im In- und Ausland um die klinische Behandlung dieses früher als hoffnungslos angesehenen Leidens bemüht haben. In Thorium X besitzen wir heute das Mittel der Wahl, das uns in der Sp.a.-Therapie von allen bisher bekannten Behandlungsmethoden am besten weitergeholfen hat. Wie weit wir berechtigt sind, von einer durch ThX erzielten Heilung der Sp.a. in Frühfällen zu sprechen, bleibt abzuwarten. Die mitgeteilten, bis zu fünf Jahren zurückliegenden Dauererfolge bei dem größten Teil der mit ThX behandelten Sp.a.-Patienten des eigenen Krankengutes berechtigen uns zu dieser Hoffnung. Wir können im Interesse der Patienten die Durchführung der innerlichen ThX-Behandlung der Sp.a. nur empfehlen. Es wird unser Bestreben sein, möglichst die Frühfälle der gezielten Radioisotopen-Therapie mit ThX zuzuführen.

II. Die Behandlung der Myositis ossificans progressiva mit Thorium X

Bei der Myositis ossificans progressiva (M.o.p.) handelt es sich glücklicherweise um ein verhältnismäßig seltenes Krankheitsbild. So sind nach den Angaben von ROSENSTEIN bis zum Jahre 1929 180 Fälle in der Weltliteratur publiziert worden. Berücksichtigt man die Veröffentlichungen der letzten Jahre, so dürfte sich die Fallzahl auf 200 erhöhen. In sämtlichen Mitteilungen wird betont, daß es sich bei der M.o.p. um ein Leiden handelt, das therapeutisch nicht zu beeinflussen ist.

Während meiner Gießener Tätigkeit, 1952/53, bot sich mir die Gelegenheit, gleich zwei Fälle von M.o.p. bei einem 14- und 15-jährigen Jungen zu beobachten und bei dem 14-jährigen eine Spezialbehandlung durchzuführen. Eine familiäre Belastung besteht bei beiden Kindern nicht, wenn man von einer diagnostisch noch nicht geklärten Schwerhörigkeit der Mutter des 15-jährigen Jungen absieht.

Daß es sich bei der M.o.p. um ein monohybrides dominantes Erbleiden handelt, konnte GASTER nachweisen. In der von ihm untersuchten Familie litten der Großvater, der Vater und drei Söhne an einer M.o.p., sämtliche weibliche Angehörige der Sippe waren gesund. Viel wesentlicher erscheint mir jedoch die Feststellung von HELFERICH u.a., daß neben dem Leiden gleichzeitig Mißbildungen an Fingern und Zehen vorkommen, die mitunter für die Frühdiagnose beim Kleinkind von Bedeutung sein können.

So findet sich bei dem 15-jährigen Jungen eine Mikrodaktylie der Großzehen mit Hallux Valgusstellung und bei dem 14-jährigen Jungen eine Verkürzung des I.Zehenstrahls mit plumper Gestaltung von Metatarsus I und einer Teilung der Grundphalanx (Abb. 134). Diese oder ähnliche Zehen- und Fingermißbildungen bestehen nach JÜNGLING in 70 % der Fälle von M.o.p.

Das männliche Geschlecht erkrankt wesentlich häufiger und wir können darin eine gewisse Parallele zur Spondylarthritis ankylopoetica erblicken. Beide stellen eine anlagebedingte Systemerkrankung des Achsenskeletts dar. Die schicksalsmäßige Verknöcherung mit extraartikulärer Gelenkeinsteifung ist bei der M.o.p. am Ende des Wachstumsalters abgeschlossen. Auch die Frühfälle der Sp.a. führen nicht selten zu einer raschen knöchernen Einsteifung der Wirbelsäule und Ankylose der Hüftgelenke, sowohl bei der Sp.a. als auch bei der M.o.p. ist eine Störung des Mineralhaushalts nicht nachzuweisen.

Was den klinischen Verlauf der M.o.p. angeht, so können wir zwei Verlaufsformen unterscheiden. Bei dem 15-jährigen Jungen traten die ersten Anschwellungen im Kopfnickermuskel ohne Schmerzen, ohne Fieber und ohne äußeres Trauma im dritten Lebensjahr auf. Der Krankheitsverlauf ist bei dem Jungen weniger schubweise, sondern eher chronisch, so daß der eigentliche Versteifungsvorgang des Rückens zunächst nicht von den Angehörigen bemerkt wurde. Bei dem 14-jährigen Jungen setzt die Erkrankung ebenfalls im dritten Lebensjahr ein. Sie verläuft aber mit schmerzhaften Anschwellungen schubweise im Frühjahr und Herbst und beginnt typischerweise am Hals, so daß man zunächst an eine Lymphdrüsenentzündung dachte. Die Eltern geben an, daß die Halsanschwellung nach einem unbedeutenden Trauma aufgetreten sei. Im übrigen spielt das Trauma für das Auftreten der späteren Verknöcherungsprozesse bei dem Jungen keine Rolle mehr. Im weiteren Krankheitsverlauf schreitet die Verknöcherung in beiden Fällen apikocaudal fort und erfaßt die willkürliche Stamm-, Schulter- und Beckenmuskulatur. Also besonders jene Muskulatur die zur Aufrechterhaltung der

Statik am wichtigsten ist und bei der nach WEBER die vegetative Innervation sehr ausgeprägt sein soll. Nur in den seltensten Fällen bilden sich die Anschwellungen zurück, und sie können bereits nach zwei Monaten zu einer klinisch und röntgenologisch nachweisbaren Verknöcherung führen, die im Laufe der Zeit an Stärke ständig zunimmt. Die primitiven Knochenkerne und Knochenspangen, vom Bindegewebe umgeben und zwischen den Muskellagen der erkrankten Muskelgruppen gelegen, nehmen teilweise recht bizarre Formen an. Sie können auch als solide Knochenspangen mit echter Corticalis- und Spongiosabildung mehrere Skelettabschnitte überbrücken. So führt die asymmetrische Verlaufsrichtung dieser Knochenspangen in der Rücken- und Bauchmuskulatur zu einer skoliotischen Einstellung der Wirbelsäule (Abb. 135). Es kommt dadurch zu einer Kalksalzverarmung der ruhiggestellten Skelettabschnitte, was auch an den Wirbelkörpern zu sehen ist. Im späteren Stadium der Krankheit soll es nach den Angaben von SCHINZ noch zu einer Verknöcherung der Wirbelsäulenbänder, der kleinen Wirbel- und Rippengelenke kommen, so daß eine typische Bambusstabform der Wirbelsäule entsteht, wie sie uns von der Sp.a. bekannt ist. Sehr bald greifen die Verknöcherungsprozesse vom Brustkorb auf die Oberarme über, indem sie den Muskelzügen des M. latissimus folgen und eine extraartikuläre knöcherne Fixierung der Schultergelenke in Adduktionsstellung hervorrufen (Abb. 136). Zeitlich später folgt die knöcherne Einsteifung der Hüftgelenke, die im Gegensatz zu den Schultergelenken einseitig beginnt. Sie ist bei dem 15-jährigen Jungen am rechten Hüftgelenk ausgesprochen stark. Die Verknöcherungen haben sich in den Spinamuskeln, der Adduktorengruppe und in der kleinen Glutealmuskulatur entwickelt.

Bei dem 14-jährigen Jungen setzt die Erkrankung des rechten Hüftgelenks mit Schmerzen und einer Anschwellung in der Leistenbeuge im Aug. 1952 ein und führt innerhalb von wenigen Wochen zu einer zunehmenden Versteifung der rechten Hüfte in einer Beugung von $90°$. Zu Behandlungsbeginn im November 1953 ist das Gehen infolge der rechtwinkligen Beugung im rechten Hüftgelenk fast unmöglich geworden und der Junge fiel bei den geringsten Anlässen. Wenn ich mich in diesem Stadium der Erkrankung zu einer Behandlung entschloß, und dies den erstaunten Eltern mitteilte, denen bis dahin immer wieder die Aussichtslosigkeit jeglicher Behandlung bei der M.o.p. bekannt war, so konnte ich dies nur auf Grund der experimentellen und klinischen Erfahrungen tun, die ich in den letzten Jahren mit dem natürlichen radioaktiven Isotop ThX gesammelt habe. ThX ist infolge seiner Affinität zum jugendlichen Knochengewebe in der Lage, durch die Alpha-Strahlung die enchondralen und endesmalen Verknöcherungsprozesse, wie sie bei der M.o.p. als heterotope Form der Knochenneubildung bestehen, empfindlich zu stören.

Es lag deshalb auf der Hand, in dem beschriebenen Fall einer progredienten M.o.p. des 14-jährigen Jungen erstmalig ThX anzuwenden. Ich war mir über die Tragweite dieses Entschlusses, was die Anwendung von radioaktiven Substanzen im Kindesalter angeht, voll bewußt. Es handelt sich aber bei der M.o.p. insofern um ein bösartiges Krankheitsbild, da die Patienten nach der völligen knöchernen Erstarrung im dritten Lebensdezenium an den Folgen einer interkurrenten Lungen- oder Kreislauferkrankung ad exitum kommen. Mit einer Fortpflanzungsmöglichkeit kann also nur in den wenigsten Fällen gerechnet werden. Ich habe nun sozusagen unter ThX-Schutz, die ThX-Behandlung mit 11 Injektionen a 200 e.s.E. erstreckte sich über drei Monate, bei dem Jungen die rechte Hüfte in Narkose vorsichtig mobilisiert. Unter hörbarem Krachen wurden die bereits vorhandenen Knochenbrücken zwischen Becken und coxalem Femurende eingebrochen. Anschließend entwickelte sich ein mächtiges Haematom in der rechten Leistenbeuge, und es trat eine vorübergehende Parese des N. femoralis auf. Der Junge wird vier Wochen später nach einer aktiven und passiven Übungsbehandlung auf die Beine gebracht. Es zeigte sich hierbei, daß die rechte Hüfte wieder in Beugestellung zurückgeht. Im Umstellgips wird die Fehlstellung beseitigt und das rechte Hüftgelenk im Gipsverband für zwei Monate fixiert. Nach Abnahme desselben ist die rechte Hüfte in 170° Beugung fest, und es können nicht schmerzhafte Wackelbewegungen ausgeführt werden. Der Junge geht noch etwas unbeholfen an zwei Stöcken, aber ohne Schmerzen.

Die Röntgenkontrollen des rechten Hüftgelenkes während und nach der Behandlung geben am besten darüber Auskunft, was ThX bei den starken Verknöcherungsprozessen der M.o.p. leistet. In der Ansicht des rechten Hüftgelenks von vorne sieht man nach Beseitigung der Beugekontraktur zunächst eine massive Knochenneubildung in der Adduktorenloge, am kleinen Rollhügel und am Pfannendach (Abb. 137a). Zwei Monate später hat sich die Knochenneubildung deutlich zurückgebildet (Abb. 137b) und läßt nach weiteren drei Monaten neben der Rückbildung eine zunehmende Struktur des

des restlichen Knochens in der Adduktorenloge erkennen (Abb. 137c). Es ist eine schmale Knochenbrücke zwischen Trochanter minor und dem oberen Schambeinast bestehen geblieben. In einer zweiten Ebene des rechten Hüftgelenks, welche durch die Gelenkversteifung in einer Fehlstellung nicht exakt in der Lauenstein'schen Lage erfolgen konnte, sieht man sehr schön die Rückbildung der wolkigen Knochenneubildung am Pfannendach, welche auf den Schenkelhals übergreift. Eine zarte Knochenspange zieht vom Schenkeldach zum Schambein.

Nach dem was wir über die M.o.p. wissen, hätte man nach der Mobilisation der rechten Hüfte und dem sich anschließenden mächtigen Haematom eher mit einer weiteren Zunahme der Ossifikation rechnen müssen. STEMPEL erblickt in dem in der Muskulatur gelegenen Haematom geradezu ein begünstigendes Moment für das Auftreten neuer Ossifikationsherde bei der M.o.p. Auch MANDSLEY warnt nachdrücklich schon vor dem bloßen Versuch einer blutigen Gelenkmobilisation, auch im Falle einer Röntgennachbestrahlung. Man darf also in dem Rückgang der Verknöcherungsvorgänge in den umgebenden Weichteilen des rechten Hüftgelenks durchaus einen Behandlungserfolg von Thorium X sehen. Diese Annahme erfährt durch den weiteren Krankheitsverlauf eine Stütze. Bei dem Jungen tritt im März 1953 eine schmerzhafte Schwellung des linken Kniegelenks ohne nachfolgende Verknöcherung auf, und im August 1953 verspürte er Schmerzen im Kreuz, die mit einem Hitzegefühl verbunden waren, aber ohne eine Geschwulstbildung verliefen. Neue Krankheitsschübe im Sinne der Verknöcherung, die bei den M.o.p.-Patienten typischerweise im Frühjahr und Herbst auftreten, sind nach der ThX-Therapie nicht mehr aufgetreten. Man ist deshalb berechtigt anzunehmen, daß die Thorium X-Behandlung der M.o.p. im Falle einer bereits im Gange befindlichen extraartikulären, knöchernen Einsteifung des rechten Hüftgelenkes nach Beseitigung der Gelenkfehlstellung die Ossifikationsvorgänge nicht nur reduziert, sondern vielmehr einen Krankheitsstopp herbeigeführt hat. Wie lange der durch ThX erreichte Stillstand dieses hoffnungslosen Leidens anhält, bleibt abzuwarten. Wir haben inzwischen die ThX-Behandlung bei einem achtjährigen Knaben aufgenommen, bei welchem durch die M.o.p. eine völlige knöcherne Einsteifung der restlichen Kopf- und Schultergelenkbeweglichkeit droht.

Sogar bei der von MANDSLEY publizierten 24-jährigen Patientin trat noch eine Knochenneubildung in der Unterarmmuskulatur auf.

Zusammenfassend ist über die innerliche Thorium X-Anwendung zu sagen, daß die intravenöse ThX-Therapie bei generalisierten pathologischen Verknöcherungsprozessen, wie es bei der Spondylarthritis ankylopoetica und der Myositis ossificans der Fall ist, die Behandlungsmethode der Wahl darstellt. Die bisher noch nicht sehr umfangreiche innerliche Radioisotopen-Therapie hat durch die gezielte ThX-Behandlung eine wesentliche Bereicherung erfahren. Gegenüber den Beta- und Gamma-Strahlen der künstlichen Radioisotopen besitzen die Alpha-Strahlen von ThX die Fähigkeit, die Vorgänge der Knochenneubildung und den Knochenstoffwechsel des fertigen Knochens zu stören. Durch die intravenöse ThX-Anwendung werden diese Prozesse des Knochengewebes an einer Stelle unterbrochen und der normale Ablauf des Ossifikationsgeschehens bleibt aus. Auf diesen neuen Erkenntnissen beruhen die schönen mit ThX erzielten Behandlungserfolge bei der Spondylarthritis ankylopoetica und der erfolgreiche Behandlungsversuch bei der Myositis ossificans progressiva.

Die orale ThX-Anwendung bei der gleichen Dosierung führt infolge der niedrigen Alpha-Aktivität im Gewebe durch eine Hemmung der Osteoklasten zu einer vermehrten Spongiosabildung. Der Versuch einer oralen ThX-Behandlung ist bei der schmerzhaften Osteoporose bei karzinomatösen Knochenmetastasen (WILBERG (2)) und beim Morbus Paget im Krankheitsbeginn (MAHLO) m.E. gerechtfertigt.

Die künftige innerliche Radioisotopen-Therapie bedarf einer intensiven und exakten wissenschaftlichen Bearbeitung, um eine erfolgreiche Behandlung wirklich ernster Krankheitsbilder zu gewährleisten. Die Verantwortung und Entscheidung gegenüber den Patienten ist bei der innerlichen Strahlen-Anwendung viel zu groß, als daß wir uns zu einer kritiklosen und nicht indizierten Radioisotopen-Anwendung entschließen könnten. Nur durch ein verantwortungsbewußtes Arbeiten mit radioaktiven Substanzen und unser ärztliches Handeln können wir zu wirklichen Helfern der leidenden Menschheit werden.

Privatdozent Dr. med. Wilhelm KOCH, Münster i.W.

Forschungsberichte des Wirtschafts- und Verkehrsministeriums Nordrhein-Westfalen
___

D. Literaturverzeichnis

ANNERSTEN, von und SVANTE — Experimentelle Untersuchungen über die Osteogenese und die Biochemie des Frakturkallus. Acta Chir.skand., Suppl. 50-63 zu Bd. 84 (1940/41) 60

AXELROD, D.J. — An improved method for cutting undecalcified bone sections and its application to radioautography. Anat. Rec. 98 (1947) 19

AXHAUSEN, G. — Ist die klassische Osteoblastenlehre bei der freien Knochentransplantation unhaltbar geworden? Chirurg 22 (1951) 163

(1) AXHAUSEN, W. — Zur Knochenneubildung im Muskel nach Injektion alkoholischer Knochenextrakte. Zbl. Chir. 6 (1951) 402

(2) AXHAUSEN, W. — Arch. klin.Chir. 266 (1950) 381

BACHMANN, R., E. HABERS und K.H. NEUMANN — Autoradiographische Untersuchungen von Thorium-Präparaten (Peteosthor). Verh.Anat. Ges., 48. Tagung, Kiel, Erg.97 (1950) 154

BAUNACH, W. — Über den Einfluß von Dosis und Rhythmus auf den Grad der Wachstumsschädigung des Knochenwachstums bei Röntgenbestrahlungen. Strahlenther. 54 (1935) 52

(1) BEHRENS, B. — Untersuchungen über Aufnahme, Ausscheidung und Verteilung kleinster Bleimengen. Arch. exp. Pathol. und Pharmakol. 109 (1925) 332

(2) BEHRENS, B. und A. BAUMANN — Zur Pharmakologie des Bleis. X. Mitteilung: "Die Beziehung der Bleiablagerung zum Calciumstoffwechsel". Z.ges. exp.Med. 92 (1933) 241 und 251

BELANGER, L.F. und C.P. LEBLOND — Endocrinology 39 (1946) 8 (zit. n. SCHMEISER)

BERNHARDT, H. und C.R.H. RABL — Experimentelle Störungen des Mineralstoffwechsels und ihr Einfluß auf die Wirkung des weißen Phosphor. Klin.Med. 102 (1925) 147

BERTRAM, V.A. et al — Radiophosphorus, Radiostrontium, Radioiodine with apecial reference to Leukemia and allied diseases. Radiology 39 (1942) 573

BÖNI, A. und A. JUNG — Unsere Erfahrungen mit der Cortison- und ACTH-Therapie der primär chronischen Polyarthritis. Schweiz.Med.Wschr. 39 (1951) 937

(1) BORN, H.J. — Versuche mit radioaktivem Phosphor an Ratten. Naturwiss. 28 (1940) 476; 29 (1941) 222 u. 182; 30 (1942) 600

(2) BORN, H.J. u.a. — Biologische Anwendung des Zählrohrs. Naturwiss. 30 (1942) 600

BOTHE, W. — Die Geigerschen Zählmethoden. Naturwiss. 30 (1942) 393

BOYD — Texas reports Biology and Medicin. 8 (1950) 456 (zit. n. LINDER)

(1) BRANDES, M. — Metaphysäre Verkalkungszone wachsender Knochen im Röntgenbild nach Verabfolgung von Phosphorlebertran. Zbl. Chir. 39 (1927) 2 434

(2) BRANDES, M. — Steigerung des Verkalkungsprozesses der Knochen durch Medikamente. Langenbecks Arch. 152 (1928) 58

BRANDT, H. — Zur Behandlung der Knochen-Gelenktuberkulose mit Peteosthor (TROCH). Dtsch.med. Wschr. 75 (1950) 622

BRILL, O., A. KRISER und L. ZEHNER — Über die Verteilung von Thorium X im Organismus und die Ausscheidung desselben. Strahlenther. 1 (1912) 347

(1) CAFFEY, J. — Clinical and experimental tead poisoning: Some roentgenologic and anatomic changes in the growing bones. Radiology 17 (1938) 957

(2) CAFFEY, J. — Lead poisoning associated with active rickets: Report of acase with absence of lead lines in the skeleton. Am.J.Dis.Child. 55 (1938) 798

CAMPBELL, W.W. und D.M. GREENBERG — Proc.Nat.Acad.Sci. 26 (1940) 176 (zit. n. CREMER)

CHAPCHAL, G. — Operative treatment of severe kyphosis as the result of Bechterew's Disease. Arch. Chir.Neerlandicum (1950) 851

LA CHAPELLE — Osteotomy of the lumbar spine for correction of kyphosis in a case of ankylosing spondylarthritis. J.of Bone and Joint Surg. 28 (1946) 851

(1) CHIEWITZ, O. und G. HEVESY — Radioaktive indikators in the study of phosphorus metabolism in rats. Nature (London) 136 (1935) 754

(2) CHIEWITZ, O. und G. HEVESY — Studies on the metabolism of phosphorus in animals. Kgl.danske, Videnskab.Celskab. Biol.Med. 13 (1937) 9

COHN, W.E. — Studies in mineral metabolism with the acid of artificial radioaktive Isotopes. Influence of Vit.D on the metabolism of rachitic rats. J.Biol.Chem. 130 (1939) 625

COPP und GREENBERG — J.Nutrit. 29 (1945) 261 (zit.n.CREMER und HERR)

CRAMER, H. — Radioaktive Isotopen in der Medizin. Ärztl. Praxis, 3 (1951) Nr. 24

CREMER, H.D. und W. HERR — "Calcium und Strontium". Künst.radioaktive Isotope in Physiologie, Diagnostik und Therapie, Berlin (1953) 370

CRONKITE, E.P. — J.Am.Med.Assoc. 139 (1949) 366 (zit.n.HUG)

CURIE, J. und F. JOLIOT — C.r.Acad.Sci. (Paris) 198 (1934) 254

DAELS, F. u.a. — Wie sich beim Versuchstier eingespritztes lösliches Radium in den verschiedenen Körpergeweben verteilt. Strahlenther. 63 (1938) 545

DAHL, B. — Die Strahlenbehandlung der osteogenen Sarkome und die Reaktion des Knochengewebes auf Röntgenbestrahlung. Strahlenther. 54 (1935) 35

DOEBELI, H. — Zur Therapie rheumatischer Erkrankungen mit Hormonen. Schweiz.Med.Wschr. 39 (1951) 942

DUDLEY, R.A. und B.H. DOBYNS — Science 109 (1949) 327 (zit.n.SCHMEISER)

EPSTEIN und KLEIN — Luesähnliche Röntgenbefunde bei unspezifischen Skeletterkrankungen im Säuglingsalter. Fortschr.Röntgenstr. 53 (1936) 186

ERLACHER, Ph. — Zur Behandlung des Morbus Bechterew mit Thorium X. Wiener klin.Wschr. 65 (1953) 825

EVANS, T.C. — Proc.Soc.Exp.Biol.Med. 64 (1947) 313 (zit.n.SCHMEISER)

(1) FASSBENDER, H. — Isotopenmeßgeräte und ihre Anwendung in der Medizin und verwandten Wissenschaften. Strahlenther. 85 (1951) 41

(2) FASSBENDER, H. und C.W. FASSBENDER — Radiologische Überwachungsgeräte und -Verfahren. Röntgenbl. 6 (1953) H.4

(1) FASSBENDER, C.W. — Diagnostische und therapeutische Möglichkeiten mit Radioisotopen. Dtsch.Med.Wschr. 77 (1952) 368

(2) FASSBENDER, C.W. — Radioisotope in der medizinischen Forschung Münch.Med.Wschr. 94 (1952) Sp. 1685

FÄHNDRICH, W.H. — Die Therapie der Spondylarthritis ankylopoetica. Dtsch.Med.Wschr. 76 (1951) 1299

FERMI, E. — Ric.Sci. 5 (1934) 283 (zit.n.SCHMEISER)

FONTAINE, R., P. MANDEL und E. WOEST — Über die Wirkung verschiedener Hormone (Thyroxin, Desoxycorticosteron und Cortison) auf den Verlauf experimenteller Knochenbrüche beim Hunde. Die Medizinische, (1952) 899

(1) FORESTIER, J. — The impotance of sacro-iliac changes in the early diagnosis of ankylosing spondylarthritis. Radiology 33 (1939) 389

(2) FORESTIER, H. J. ROTES-QUEROL und F. JACQUELINE — Les articulations sacroiliaques dans la spondylarthrite ankylosante. Revue Rhumatism. 17 (1950) 1

(3) FORESTIER, J. und J. ROTES-QUEROL — Hyperostose ankylosante vertebrale senile. Revue Rhumatism 17 (1950)

(4) FORESTIER, H. und R. CALAIS — Irrtümer und Vorurteile in der Goldtherapie des entzündlichen Rheumatismus. Praxis (Bern) 42 (1953) 704

FRANGENHEIM, P. — Die angeborene Frühsyphilis des Skeletts in Krankheiten des Knochensystems im Kindesalter. Neue Dtsch.Chir. 10 (1913) 70

FRANKE, K. und G.A. RAVEN — Untersuchungen zur homologen Serumhepatitis. Dtsch.Med.Wschr. 76 (1951) 234

FRÄNKEL, E. — Die kongenitale Knochensyphilis im Röntgenbilde. Fortschr.Röntgenstr., Erg. 22 (1907) u. Erg.Bd. 26 (1911)

FREUDENBERG, E. und P. GYÖRGY — Der Verkalkungsvorgang bei der Entwicklung des Knochens. Erg.Inn.Med. 24 (1923) 17

(1) FÜRMAIER, A. — Diskussionsbemerkung 38. Kongreß der Dtsch. Orthopädischen Gesellschaft. Beil.Z.Orthop. 78 (1948) 115

(2) FÜRMAIER, A.   Zur Behandlung der Knochen-Gelenktuberkulose mit Peteosthor (TROCH). Dtsch.Med. Wschr. 74 (1949) 1521

GERLACH, J.   Über den Verbleib natürlich radioaktiver Stoffe im Organismus nach parenteraler Zuführung. Naturwiss. 29 (1941) 300

GETTLER, A.O. und C. NORRIS   J.Am.Med.Ass. 100 (1933) 400 (zit.n.HEVESY, Monographie)

GIES, Th.   Experimentelle Untersuchungen über den Einfluß des Arsens auf den Organismus. Arch. exp.Pathol. 8 (1878) 175

GOLDIE, H. u.a.   Die Wirkung von colloidalem radioaktiven Gold, Au^{198}, auf leukämische Zellen und auf die Lebensdauer von an lymphatischer Leukämie erkrankten Mäusen. Cancer Research 12 (1952) 92

GOTTESLEBEN, A.   Kalkringe im wachsenden Knochen. Röntgenpraxis 2 (1930) 673

GREENBERG, D.M.   Studies in mineral metabolism with the aid of artificial radioaktive isotops. VIII. Tracer experiments with radioaktive Calcium and strontium on the mechanism of Vitamin D action in rachitic rats. J.Biol.Chem. 157 (1945) 1

GREBE, H.   Exogene Mißbildungen. Befunde beim Menschen. Fortschr.d.Med. 71 (1953) 463

(1) GÜNTZ, E.   Beitrag zur pathologischen Anatomie der Spondylarthritis ankylopoetica. Fschr.Röntgenstr. 47 (1933) 683

(2) GÜNTZ, E.   Ist der Bechterew eine Spondylarthritis? Dtsch.Med.Wschr. 66 (1940) 826

GÜNSEL, E.   Die Strahlenschäden am wachsenden Knochen. Strahlenther. 91 (1953) 595

GYÖRGY, P.   "Umsatz der Erdalkalien". Handbuch der norm. und pathol. Physiologie, 16 2 (1931) 1555

(1) HABERS, E.   Tierexperimentelle Untersuchungen zur Peteosthortherapie: Bestimmung der Strahlendosisverteilung nach parenteraler Verabfolgung von Thorium X. Strahlenther. 82 (1950) 569

(2) HABERS, E. — Untersuchungen über die Verteilung und Ausscheidung der in vivo entstehenden Folgeprodukte des Thorium X. Z.Naturforschg. 76 (1952) 363

HAGEDORN, H. — Können Knochen- und Gelenktuberkulosen Keimdrüsenschädigungen hervorrufen - wie wirkt Thorium X auf die Spermiogenese? Die Medizinische (1952) 761

(1) HAMILTON, J.G. — The use of radioactive tracers in biology and medicine Radiology 39 (1942) 591

(2) HAMILTON, J.G. — The metabolism of the fission products and the heaviest elements. Radiology 49 (1947) 325

HAMMER, F. — Anwendung radioaktiver Isotope in der Medizin. Wiener Med.Wschr. 101 (1951) 440

HAHN, O. und F. STRASSMANN — Naturwiss. 27 (1939) 11 (zit.n.SCHMEISER)

HARTWIG, P. — Handbuch d.Erbbiologie d.Menschen. Bd. I, Berlin, 1940, S.245

HEGEMANN, G. — Untersuchungen zur Frage der Knochenneubildung durch einen zellfreien, spezifischen, spezifisch-osteogenen Faktor. Der Chirurg 22 (1951) 25

HEILMEYER, L. und F. ODENTHAL — "Blutkrankheiten". Künstl.radioaktive Isotope in Physiologie, Diagnostik und Therapie, Berlin 1953 S. 704

HEITE, H.J. — Fertilitätsuntersuchungen bei mit Thorium X behandelten Patienten. Med.Klinik 49 (1951) 1297

HENSCHKE, U. — Über die Bewertung der Schädigungsmöglichkeiten der Nachkommenschaft durch Röntgen- und Radiumstrahlen. Strahlenther. 74 (1944) 30

HERNAMAN-JOHNSON, F. — Thorium X in spondylitis and chronic rheumatism. Rheumatism (1946) 56

(1) HERXHEIMER, G. — Zur pathologischen Anatomie der kongenitalen Syphilis. Erg.Pathol. 12 (1908) 518

(2) HERXHEIMER, G. — Röntgenologisches über Epiphysenlösungen und über Heilung der Osteochondritis syphilitica congenita. Fortschr.Röntgenstr. 23 (1915) 300

(3) HERXHEIMER, G.   Die pathologische Anatomie der angeborenen Syphilis. Allgemeine Gesichtspunkte. Verh. Dtsch.Path.Ges. (1928) 144

HERZOG, R.   Erfahrungen und Beobachtungen bei der Behandlung Bechterew-Kranker. Z.Orthop. 84 (1953) 70

HEVESY, G. und O.H. WAGNER   Die Verteilung des Thorium im tierischen Organismus. Arch.exp.Path.u.Pharm. 149 (1930) 336

HOCHSINGER, G.   "Die Erkrankungen der Knochen und Gelenke bei der angeborenen Syphilis". Handb.Haut- und Geschlechtskrankheiten XIX Kongenitale Syphilis S. 163

HÖHNE, G. u.a.   Der Einfluß von Cystein auf die strahleninduzierten Veränderungen im Serumeiweiß der Ratte. Klin.Wschr. 31 (1953) 910

HOFFMANN, V.   Über Erregung und Lähmung tierischer Zellen durch Röntgenstrahlen. II. Experimentelle Untersuchungen am wachsenden Knochen von Kaninchen und Katzen. Strahlenther. 14 (1923) 516

(1) HUG, O.   Berufliche Strahlengefährdung und Strahlenschutz. Z.Arbeitsmedizin u.Arbeitsschutz 2 (1952) 164

(2) HUG, O. und H. MUTH   "Laboratoriumseinrichtungen, Arbeitsmethoden, Strahlenschutzmaßnahmen". Künstl.radioaktive Isotope in Physiologie, Diagnostik und Therapie (1953) S. 120

INOUYE, K. und A. KREBS   Untersuchungen zum Problem der Radiumvergiftung. Strahlenther. 61 (1938) 269

KAHLEIS, H.   Rheumatische und "pararheumatische" Arthropathien. Sammelreferat. Die Medizinische (1953) 1567

KANITZ, H.R., F. PFANDER und H. POPPE   Experimentelle Untersuchungen zur Frage einer lokalen Tumortherapie mit Radiogold. Strahlenther. 91 (1953) 208

KASAHARA und HIROSHIMA   Die röntgenologischen Knochenveränderungen bei Bleivergiftungen von Säuglingen und Kleinkindern. Z.Kinderheilkunde 53 (1933) 587

KINOSHITA   Proc.Roy.Soc.A. 83 (1910) 432 (zit.n. SCHAEFER)

	KNIPERS	Orthopädic treatment of ankylosing spondylitis. The Lancet 15 (1945) 747
	KNY, W.	Untersuchungen zur Frage der Einwirkung des Peteosthors auf die Leberfunktion. Ther.Gegenwart (1951) 4
(1)	KOCH, W.	Beitrag zur neuzeitlichen Bechterew-Behandlung mit Peteosthor. Schrift.Reihe Dtsch. Bäderverb. 5 (1950) 110
(2)	KOCH, W.	Die Behandlung der Spondylarthritis ankylopoetica mit Peteosthor. Z.Krankengymnastik 10 (1950) 6
(3)	KOCH, W.	Therapie der chronischen Spondylarthritis ankylopoetica (Bechterew). Med.Klinik 45 (1950) 1325
(4)	KOCH, W.	Die Wirkung spezifischer Medikamente bei der Knochen- und Gelenktuberkulose im Tierversuch. Beil.Z.Orthop. 80 (1951) 192
(5)	KOCH, W.	Antwort auf die Frage von Spätschäden nach parenteraler Thorium X-Anwendung. Tierexperimentelle Erklärung für die Veränderungen der Wachstumsfugen unter Peteosthor im Kindesalter. Beil.Z.Orthop. 80 (1951) 210
(6)	KOCH, W.	Die Verteilung von Peteosthor und seiner Hauptbestandteile Thorium X und Platin im heranwachsenden Organismus und der Einfluß von Thorium X auf das Fugenwachstum beim jugendlichen Kaninchen. Strahlenther. 85 (1951) 253
(7)	KOCH, W.	Der Nachweis von Thorium X in der Wachstumsfuge und sein Einfluß auf das Längenwachstum beim jugendlichen Kaninchen. Z.Orthop. 80 (1951) 532
(8)	KOCH, W.	Die Bedeutung natürlicher und künstlicher radioaktiver Substanzen für die Orthopädie unter besonderer Berücksichtigung des Knochenstoffwechsels. Beil.Z.Orthop. 81 (1952) 127
(9)	KOCH, W.	Zur Frage der Peteosthorschädigungen. Münch.Med.Wschr. 94 (1952) Sp. 1680
(10)	KOCH, W. und W. RESKE	Die Ergebnisse der intravenösen Thorium X-Behandlung bei der Spondylarthritis ankylopoetica (M.Bechterew). Strahlenther. 87 (1952) 439

(11)	KOCH, W.	Kritische Stellungnahme zur Peteosthorbehandlung der Knochen- und Gelenktuberkulose. Beitr. Klinik der Tuberkulose 108 (1953) 139
	KOHMAN, T.P.	Amer. J. of Phys. 35 (1947) 356 (zit. n. ZIMEN, Monographie)
	KRAFT, E. und K. KATO	Röntgenbefunde bei Bleivergiftungen im Kindesalter. Fortschr. Röntgenstr. 46 (1932) 249
(1)	KREBS, A.	Über die Toxizität der Thoriumemanation. Naturwiss. 28 (1940) 766
(2)	KREBS, A.	Untersuchungen zum Problem der Radiumvergiftung. IV. Der Gesamtradiumgehalt des menschlichen Organismus. Strahlenther. 72 (1942) 164
(1)	KRÜCKE, W.	Histopathologische Befunde an den Körperorganen nach Arteriographie des Gehirns mit Thorotrast. Z.Neurochir. 10 (1950) 189
(2)	KRÜCKE, W.	Über Nachweis, Wirkung und Wanderung von Thorotrast im menschlichen Organismus. Naturwiss. 37 (1950) 284
	KRÜGER, H.H.	Ein Beitrag zur Behandlung der Polyzythäemia rubra vera mit dem Präparat Thorium X. Ärztl.Wschr. 6 (1951) 149
	LACARSAGNE, A. und J. LATTES	C.r. soc. biol. Paris, 90 (1924) 352 (zit. n.BEHRENS und BAUMANN, 2)
	LACROIX, P. R. DEVIS und E. SCHICKS	Distribution of radiophosphorus in the long bones of adult rabbits. Experientia, Basel, 8 (1952) 113
	LAMERTON, L.F.	"The biological effects of radioation". Künstl.Radioaktive Isotope in Physiologie, Diagnostik und Therapie, Berlin, (1953 S. 163
	LANGENDORFF, H.	Die Bedeutung der Zellreaktionen für die Analyse der biologischen Strahlenwirkung. Strahlenther. 73 (1943) 181
	LAUENSTEIN, J.	Beil.Z.Orthop. 81 (1952) 138
	LEHNERDT, F.	Zur Frage der Substitution des Calciums im Knochensystem durch Strontium. Beitr.path. Anatomie, 46 (1909) 468 und 47 (1910) 215

	LENTZ, W.	Die Behandlung der Bechterewschen Krankheit mit Peteosthor und ihre Ergebnisse. Ärztl.Wschr. 7 (1952) 78
(1)	LEVANDER, G. von	Über Knochenregeneration, Formulierung einer Fragestellung vom kausal-osteogenetischen Gesichtspunkt aus. Klin.Wschr. 20 (1941) 40
(2)	LEVANDER, G. von	Zbl.Chir. (1936) 2010
	LINDEMANN, K. und F.W. RATHKE	Peteosthor bei Knochen- und Gelenktuberkulose. Ein Erfahrungsbericht. Z.Orthop. 82 (1952) 262
(1)	LINDER, F.	Radioaktive Isotope im Dienste der Chirurgie. Der Chirurg, 3 (1951) 97
(2)	LINDER, F.	Radioaktive Isotope in der Orthopädie. Beil.Z.Orthop. 81 (1952) 119
	LISKO et al.	Radioloy 41 (1947) 361 (zit.n.HEVESY, Monographie)
(1)	MAATZ, R., W. LENTZ und R. GRAF	Die Knochenbildungsfähigkeit konservierter Späne. Ein Beitrag zur Knochenbank. Zbl.Chir. 77 (1952) 1376
(2)	MAATZ, R., W. LENTZ und R. GRAF	Experimentelle Grundlagen der Transplantation konservierter Knochen. Langenbecks Arch. 273 (1953) 850
	MAHLO, K.U.	Orales Thorium X als Mittel der Wahl beim Morbus Bechterew, zugleich ein Hinweis auf die Behandlung des Morbus Paget. Dtsch.Med. Journal 3 (1952) 472
	MANDSLEY, H.	Case of myositis ossificans progressiva. Brit.med.J. 4765 (1952) 954
(1)	MARINELLI, L.D., E.H. Quimby und G.M. HINE	Dosisbestimmung bei radioaktiven Isotopen. Strahlenther. 80 (1949) 453
(2)	MARINELLI, L.D., E.H. QUIMBY und G.M. HINE	Am.J.of Roentg.u.Radium-Therapy 58 (1947) 17 und 59 (1948) 260
	MAU, H.	Über Knochenwachstumsstörungen nach Haemangiom Bestrahlungen und die Beziehungen zwischen angiomatösen Haut- und Knochenveränderungen. Strahlenther. 89 (1953) 227

MAXFIELD, F.A.	J.Applied Phys. 12 (1941) 197 (zit.n.HEVESY, Monographie)
METZNER, W.	Klin.Medizin 77 (1913) 394 (zit.n.SPIESS,3)
MEYENBURG, H. von	"Myositis ossificans progressiva". Handbuch der spez.anatom.Pathologie und Histologie, Berlin, (1929) S. 387
MEYER-SCHÜTZMEISTER, L.	Die physikalischen Voraussetzungen für das Arbeiten mit künstlichen radioaktiven Substanzen. Naturwiss. 37 (1950) 501
MOHING, W.	Zur Frühdiagnose der Spondylitis ankylopoetica. Med.Klinik 46 (1951) 565
MOSER, H. und E. SCHÖN	Neue Untersuchungsergebnisse mit Thorium X am menschlichen Gewebe. Ein Beitrag zur Diagnostik mit radioaktiven Isotopen. Strahlenther. 86 (1952) 589
MÜGGE, O.	Zbl.Mineralogie 71 (1909) 114 und 147 (zit.n.SCHAEFER, 2)
MÜLLER, H.J. und L.M. MOTT-SMITH	Evidence that natural radioactivity is inadequate to explain the frequency of natural mutations. Proc.nation.Ac.Sci. 16 (1930) 277
MÜLLER, J.H.	"Interne Tumortherapie mit künstlich radioaktiven Isotopen". Künstl.radioaktive Isotope in Physiologie, Diagnostik und Therapie, Berlin, 1953 S. 744
MULRY, W.C. und H.C. DUDLEY	Radiogallium Ga^{72} in der Knochentumor-Diagnostik. J.Lab.Clin.Med. 37 (1951) 239
MÜLLER, P. und E. ODERMANN	Z. f. Rheumafschg. 9 (1950)
NORMAN, S. et al.	Fixation of metalions by bone tissue. Federat.Proc. 12 (1953) 346
ODENTHAL, F. und K. SIEVERS	Cytologische Veränderungen unter dem Einfluß radioaktiver Isotope. Strahlenther. 91 (1953) 278
PECHER, C. und J. PECHER	Biological Investigations with radioactive Calcium and Strontium. Proc.Soc.Exp.Med. 46 (1941) 807
PETRI, E.	"Pathologische Anatomie und Histologie der Vergiftungen". Handb.spez.pathol.Anatomie u.Histologie, Bd.X. S. 156, Berlin, 1930

PHEMISTER, D.B.	The effect of phosphorus on growing normal and diseased bones. Am.J.Med.Ass. 70 (1926) 1737
PHILIPP, K.	Anwendung radioaktiver Isotope in der Medizin. Strahlenther. 83 (1950) 51
(1) PICK, L.	Über die Röntgenuntersuchung als Hilfsmittel für die Diagnose der kongenitalen Frühsyphilis des Skelettsystems, insbesondere bei Veränderungen an der Diaphyse der großen Röhrenknochen. Z.Gerichtl.Med. 12 (1928) 159
(2) PICK, L.	Osteochondritis syphilitica im Kindesalter (Osteochondritis tarda). Verh.Dtsch.Path. Ges. (1928) 248
(3) PICK, L.	Über Osteochondritis und Osteomyelitis bei kongenitaler Früh- und Spätsyphilis (Pathologische und röntgenologische Untersuchungen). Klin.Wschr. (1928) 1492
(1) PITZEN, P.	Über die Behandlung des Morbus Bechterew mit Peteosthor (TROCH). Med.Klinik 44 (1949) 1111
(2) PITZEN, P.	Referat auf der Arbeitstagung der in der Versehrtenfürsorge tätigen Ärzte in Bad Kissingen 1949. Dtsch.Med.Wschr. 74 (1949) 1545
(3) PITZEN, P.	Thorium X stört die Knochenneubildung nach Hüftgelenksplastiken. Beil.Z.Orthop. 81 (1952) 106
(4) PITZEN, P.	"Spondylitis ankylopoetica". Referat 41. Tagung der Nordwestdeutschen Ges. für inn. Medizin, Juli 1953 in Kiel
PLATT, W.R.	Effect of P^{32} on normal tissues. A histologic study of the changes induced in the organs of patients with malignent lymphomas. Am.Arch.Path. 43 (1947) 1
(1) POPPE, H.	Diskussionsbemerkung. Verh.Dtsch.Orthop. Ges. 38. Kongreß 1950, Hannover, Beil.Z. Orthop. 80 (1951) 206
(2) POPPE, H.	siehe KANITZ, H.R. u. PFANDER, F.
POSCHARISSKY, J.F.	Über heteroplastische Knochenbildung. Beitr.path.Anatomie 38 (1905) 135

(1) RAJEWSKY, B. — Untersuchungen zum Problem der Radiumvergiftung. Strahlenther. 56 (1936) 703

(2) RAJEWSKY, B. — Physikalische Diagnose der Radiumvergiftung. Strahlenther. 69 (1941) 438

(3) RAJEWSKY, B. — Über die toxische Dosis bei Einatmung von Radium-Emanation. Naturwiss. 30 (1942) 489

(4) RAJEWSKY, B. — Zur Mutationstheorie der Krebsentstehung. Z.Krebsfschg. 50 (1949) 274

(5) RAJEWSKY, B. — Radioaktive Isotope, ihre Verwendung in der Medizin und die dabei erforderlichen Schutzmaßnahmen. Strahlenther. 83 (1950) 625

RECHENBERG, H.K. — Rheumatherapie mit Butazolidin. Schweiz. Med.Wschr. 83 (1953) 159

REINGANUM, M. — Streuung und photographische Wirkung der Alphastrahlen. Verh.Deutsch.Physik.Ges. 13 (1911) 848

RESKE, W. — Behandlungs- und Nachuntersuchungsergebnisse bei mit Thorium X behandelten Bechterew-Kranken. Med.Klinik 47 (1952) 281

ROBINSON, R.A. — An electron-microscopic study of the crystalline inorganic component of bone and its relationsship to the organic matrix. J.of bone and joint Surgery 34 (1952) 389

ROMANUS, R. — Pelvo-spondylitis ossificans in the male. (Ankylosing spondylitis Morbus Bechterew-Marie-Strümpell). And genitourinary infection. Acticbolaget Godvil Stockholm 1953

RÖSSLER, H. — Biologische Auswirkungen der Thorium X-Behandlung. Beil.Z.Orthop. 81 (1952) 136

(1) RUF, F., K. PHILIPP und Th. HALSE — Über die Anwendung radioaktiver Indicatoren bei Untersuchungen über Knochenbruchheilung. Langenbecks Arch. 263 (1950) 417

(2) RUF, F. und K. PHILIPP — Über einige neuere Ergebnisse bei der Anwendung radioaktiver Isotope in der Medizin. Med.Wschr. 5 (1951) 248

RUTISHAUSER — Blei-Osteosklerose. Schweiz.Med.Wschr. (1941) 189

RÜTT, Aug. — Zur Therapie des Morbus Bechterew. Dtsch. Med.Wschr. 77 (1952) 649

	SACERDOTTI, C.	Über die heteroplastische Knochenbildung. Virchow's Arch. 168 (1902) 431
	SCHAAL, W.	Butazolidin in der Behandlung schmerzhafter Gelenkerkrankungen. Die Medizinische (1953) 432
(1)	SCHAEFER, H.	Bestimmung von Dispersität und Stärke kleinster Radium-Ablagerungen im Körpergewebe Radiumvergifteter durch photographische Bahnspurdarstellung der Alpha-Teilchen. Naturwiss. 31 (1943) 383
(2)	SCHAEFER, H.	Nachweis und Messung kleinster Alpha-Aktivitäten in biologischen Substanzen durch Bahnspurauszählung in der Photoemulsion. Strahlenther. 77 (1948) 613
(3)	SCHAEFER, H.	Bahnspurdarstellung von Alphastrahlen in der Photoemulsion. Röntgenblätter 1 (1948) 149
(4)	SCHAEFER, H.	Spurennachweis radioaktiver Substanzen im biologischen Gewebe, speziell im Hinblick auf die Diagnostik der Radiumvergiftungen. Strahlenther. 78 (1949) 563
(1)	SCHÄFER, E.L. und H. GREUEL	Zur Frage der Peteosthorschädigungen. Münch. Med.Wschr. 94 (1952) Sp. 157
(2)	SCHÄFER, E.L. und H. GREUEL	Nil nocere!: Zur Frage der Peteosthorschädigungen. Münch.Med.Mschr. 94 (1952) Sp. 2234
(1)	SCHEER, K.E.	Die Verteilung der radioaktiven Substanz nach intravenöser Zufuhr von Peteosthor. Ärztl.Forschg. 4 (1950) I/161
(2)	SCHEER, K.E.	Aussprache: "Neue Untersuchungsergebnisse mit ThX am menschlichen Gewebe". Münch.Med. Wschr. (1951) Sp. 1477
(3)	SCHEER, K.E.	Autoradiographische Untersuchungen über die Ablagerung von Thorium X im Organismus. Fortschr.Röntgenstr. Beitr. 76 (1952) 65
(4)	SCHEER, K.E.	Beil.Z.Orthop. 81 (1952) 136
	SCHEMINSKY, F.	Der Radhausberg-Unterbaustollen bei Bad Gastein (Thermalstollen) und seine unterirdische Therapiestation. Bad Gasteiner Badeblatt 1951

	SCHMEISER, K.	"Nachweis radioaktiver Isotope", S. 1. "Autoradiographie", S. 76 Künstl. radioaktive Isotope in Physiologie, Diagnostik und Therapie, Berlin 1953
(1)	SCHMIDT, M.B.	"Rachitis und Osteomalazie". Handbuch der speziellen pathologischen Anatomie und Histologie, 1929, Springer, Berlin
(2)	SCHMIDT, M.B.	Syphilis aquisita und Syphilis heriditaria tarda, syphilitische Knochenerkrankungen der Neugeborenen. Erg.path. 7 (1902) 247 u. 262
	SCHNELLER, H.	Erfahrungen mit Peteosthor-Behandlung bei Morbus Bechterew. Med.Klinik 46 (1951) 142
	SCHWAIGER, M.	Intrakavitäre Thorotrastschäden. Arch.klin. Chir. 265 (1950) 356
	SCHWEIDLER, E. von	Über die Alpha-Strahlung dicker Schichten. Physik.Zeitschrift 14 (1913) 503
(1)	SCHUBERT, G.	Künstliche radioaktive Substanzen im Dienste der Medizin. Dtsch.Med.Wschr. 70 (1944) 191
(2)	SCHUBERT, G.	Strahlenther. 76 (1947) 389 u. 407
	SLAUCK, A.	Fragekasten Münch.Med.Wschr. (1952) Sp.275
	SMITH-PETERSEN, LARSON und AUFRANC	Osteotomy of the spine for correction of flexion deformity in rheumatoid arthritis. J.of bone and Joint Surg. 27 (1945) 1
(1)	SPIESS, H.	Tierexperimentelle Untersuchungen zur parenteralen Thorium X-Anwendung. Z.ges. exper. Med. 117 (1951) 567
(2)	SPIESS, H.	Diskussionsbemerkung 38. Kongreß Dtsch. Orthop.Ges. Beil.Z.Orthop. 80 (1951) 204
(3)	SPIESS, H.	Über Anwendung und Wirkung des Peteosthor bei pulmonaler und extrapulmonaler Tuberkulose im Kindesalter. Zugleich eine allgemeine Stellungnahme zur Thorium X- und Peteosthor-Therapie. Z.Kinder. 70 (1952) 213
	STOYE, W.	Über den histochemischen Nachweis von Phosphaten und anderen Ionen im wachsenden Knochen. Klin.Wschr. 5 (1926) 791
	STRUPPLER, A.	Beitrag zur Frage der Thorotrastschädigung. Dtsch.Med.Wschr. 77 (1952) 311

TITZE, H.	Ergebnisse der Peteosthorbehandlung bei Bechterew'scher Erkrankung. Die Medizinische (1952) 763
TURNER, H.	Über die sog. Versteifung der Wirbelsäule und über die Bechterewsche und Strümpell-Marie-sche Krankheit. Z.orthop.Chirg. 34 (1914) 408
TUTT, M. et al.	The deposition of Sr^{89} in rabbit bones following intravenous injection. Brit.J.Exper.P. 33 (1952) 207
VERSCHUER, Frhr.v.	Die Anwendung von Erkenntnissen der allgemeinen Genetik auf den Menschen und ihre Grenzen. Abh.Mathemat.-Naturwiss.Klasse, Jg. 1950 Nr. 4
VOGT, E.C.	Röntgen sign of plumbism: Lead line in growing bone. Roentgenol. 24 (1930) 550
VOLHARD, E.	Die Behandlung der Spondylarthritis ankylopoetica. Die Med. Welt 20 (1951) 1303
(1) WEGNER, G.	Der Einfluß des Phosphors auf den Organismus. Eine experimentelle Studie. Virchow's Arch. 55 (1872) 11
(2) WEGNER, G.	Virchow's Arch. 61 (1874) 44
WETTSTEIN, P. und G. RIOTTON	Aspect anatomo-radiologiques de la Spondylarthrite ankylosante. Radiologica Clinica 19 (1950) 325
(1) WILBERG, Ch.	Hinweis auf die Bedeutung der natürlichen Radioisotope Thorium X im Zeitalter der Atomenergie und der künstlichen radioaktiven Isotopenforschung. Z.f.Chirurgie 76 (1951) 190
(2) WILBERG, Ch.	Anwendung der radioaktiven Isotopen, besonders der natürlichen Radiumisotope Thorium X in Klinik und Praxis. Strahlenther. 87 (1952) 430
(3) WILBERG, Ch.	Theoretische Überlegungen und Untersuchungsergebnisse über die Wirkung des Thorium X und anderer Stoffe auf das Fermentgeschehen. Ärztl.Wschr. 7 (1952) 127
WILDE, R.	Peteosthor und Thorium X als Therapeuticum des Morbus Bechterew. Arch.Orthop.u.Unfallchirg. 45 (1952) 329

WISKOTT, A. — Paradox erscheinendes Verhalten normaler Tierknochen auf Verfütterung von bestrahlten Ergosterin. Z.Kinderh. 49 (1930) 79

WITTEN, V.H. u.a. — Studies of Thorium X applied to human skin. J.of Invest.Dermatology 17 (1951) 311

(1) WOLF, P.M. und H.J. BORN — Über den Reinheitsgrad von Thorium X-Präparaten. Strahlenther. 70 (1941) 349

(2) WOLF, P.M., H.J. BORN und A. CATSCH — Über die Verteilung natürlicher radioaktiver Substanzen im Organismus nach parenteraler Zufuhr. II. Versuche mit Thorium X und Thorium B an Ratten. Strahlenther. 73 (1943) 509

(3) WOLF, P.M., H.J. BORN und A. CATSCH — III. Versuche über das Verhalten des Bleiisotops Thorium B im Blut. Strahlenther. 74 (1944) 360

(4) WOLF, P.M. u.a. — Versuche mit Uran X an Kaninchen. Strahlenther. 76 (1944) 452

(1) ZADECK, J. — Tierexperimentelle Ergebnisse mit dem zur Behandlung der Leukämie verwendeten Radiothorium I, einmalige Injektion. Folia haematologica 47 (1932) 418

(2) ZADECK, J. — Radiothorium bei leukämischer Lymphadinose. Folia haematologica 48 (1932) 39

(3) ZADECK, J. — Tierexperimentelle Ergebnisse mit dem zur Behandlung der Leukämie verwendeten Radiothorium II (Reinjektionen, Kombinationen mit Röntgenstrahlen)

(4) ZADECK, J. — Tierexperimentelle Ergebnisse mit dem zur Behandlung der Leukämie verwendeten Radiothorium II (Reinjektionen, Kombinationen mit Röntgenstrahlen). Folia haematologica 48 (1932) 279

(5) ZADECK, J. — Radiothorium bei leukämischer Myelose II (kleine Dosierung). Folia haematologica 50 (1933) 161

(6) ZADECK, J. — Radiothorium bei leukämischer Myelose II (kleine Dosierungen). Folia haematologica 51 (1934) 1

(7) ZADECK, J. — Weitere Radiothorium-Studien. Folia haematologica 56 (1937) 398

ZOLLINGER, H.   Ein Spindelzellsarkom der Niere 16 Jahre nach Thorotrastpyelographie. Schweiz.Med. Wschr. 52 (1949) 1266

Monographien

BLOOM, W.   Histopathology of Irradiation New York 1948

FORESTIER, J. et al   La Spondylarthrite Ankylosante, Paris 1951

HEVESY, G.   Radioactive Indicators. Interseience Publ., Inc. New York 1948

HILLER, J. und A. JAKOB   Die Radioisotope, München 1952

JUST, G.   Handbuch der Erbbiologie des Menschen Bd. 1, Berlin, 1940

KAMEN, M.D.   Radioaktive Tracers in Biology. 2. Aufl. Acad.Press. New York 1948

LAMPERT, H.   Physikalische Therapie. Med.Praxis, Bd. 25 Dresden, 1938

LAWRENCE, J.H. und I.G. HAMILTON   Advances in Biological and Medical Physic. Acad.Press. Inc.Publ.New York 1948, Vol. I

LAZARUS, P.   Handbuch der Radium.Biologie und Therapie Wiesbaden, 1913

LUBARSCH, O. und F. HENKE   Handbuch der speziellen pathol.Anatomie u. Histologie, Berlin 1929

REHN, E.   Lehrbuch der Allgemeinen Chirurgie. Lexer-Rehn, II. Bd. S. 78, 21. Aufl., Stuttgart 1952

RIEZLER, W.   Einführung in die Kernphysik. 4. Aufl., Berlin, 1950

ROMEIS, B.   Mikroskopische Technik. 15. Aufl., München, 1943

ROTH, H.	Die Konservierung von Knochengeweben für Transplantationen. Springer-Verl., Wien 1952
SCHINZ, H.R., W.H. BAENSCH, F. FRIEDL und E. UEHLINGER	Lehrbuch der Röntgen-Diagnostik Skelet. 2. Lieferung, 5.Aufl., Stuttgart 1950. Exogene Toxikosen. S. 460. Syphilis der Knochen- und Gelenke. S. 597, Myositis ossificans progressiva. S. 724
SCHWIEGK, H. u.a.	Künstliche radioaktive Isotope in Physiologie, Diagnostik und Therapie. Berlin 1953
TROCH, P.	"Peteosthor", Neue Wege des Heilens. Vieweg, Braunschweig 1949, I. Aufl.
ZIMEN, K.E.	Angewandte Radioaktivität. Berlin 1952
	"Pathologic of anatomic bomb casualities". Amer. J. of Pathology 25 (1949) 853
	Radioactiv Materials, Katalog 2, Harwell 1951
	Die Empfehlungen der Internationalen Kommissionen für radiologische Einheiten und Strahlenschutz. Beil.H. Strahlenther. 90 (1953), Heft 4

E. Anhang: Abbildungen

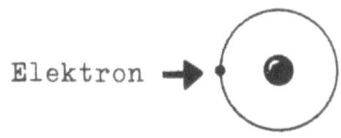
Elektron

Wasserstoffatom

Proton   Neutron   Heliumkern

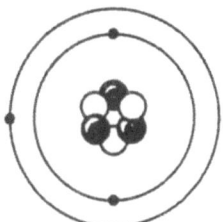 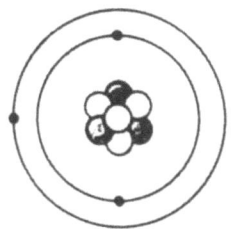

Leichtes Lithium   Schweres Lithium (Isotop)

$^{6}_{3}Li$ $^{7}_{3}Li$

A b b i l d u n g   1

Schematische Darstellung des Atomaufbaues

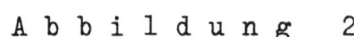

A b b i l d u n g   2

Kontaktexposition der Organpreßlinge (oben) und der Organschnitte (unten) von Milz, Leber und Knochenmark 136 Std. nach der i.v. Inj. von 1,5 mC Radiogoldsol beim Kaninchen (Photoplatte, Exp.Z. 142 Std.)

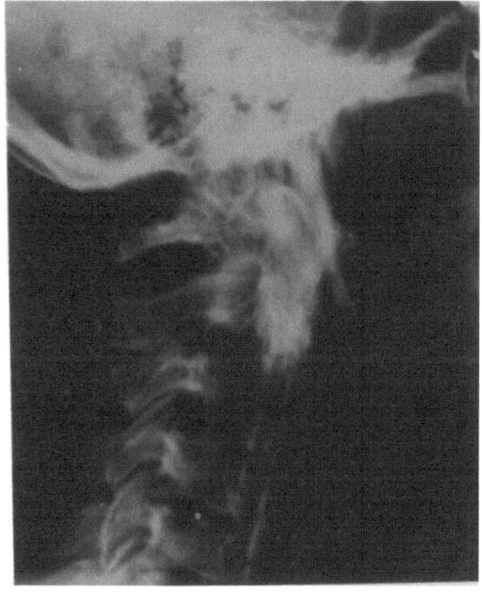 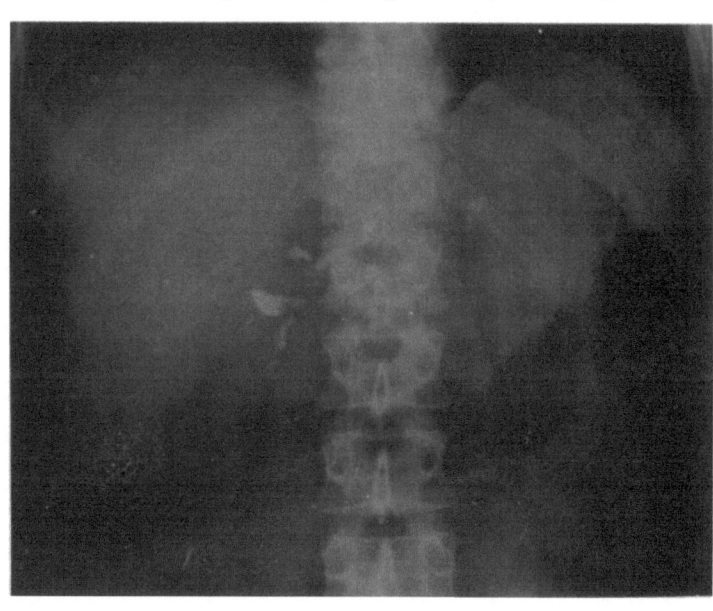

A b b i l d u n g   3a und 3b

Eine Arteriographie der linksseitigen Gehirngefäße hat nach 17 Jahren bei einer 56-jährigen Frau zu einer Thorotrastgeschwulst am li. Kieferwinkel geführt (a). Die Spätverteilung von Thorotrast hat eine Speicherung in Leber und Milz zur Folge (b)

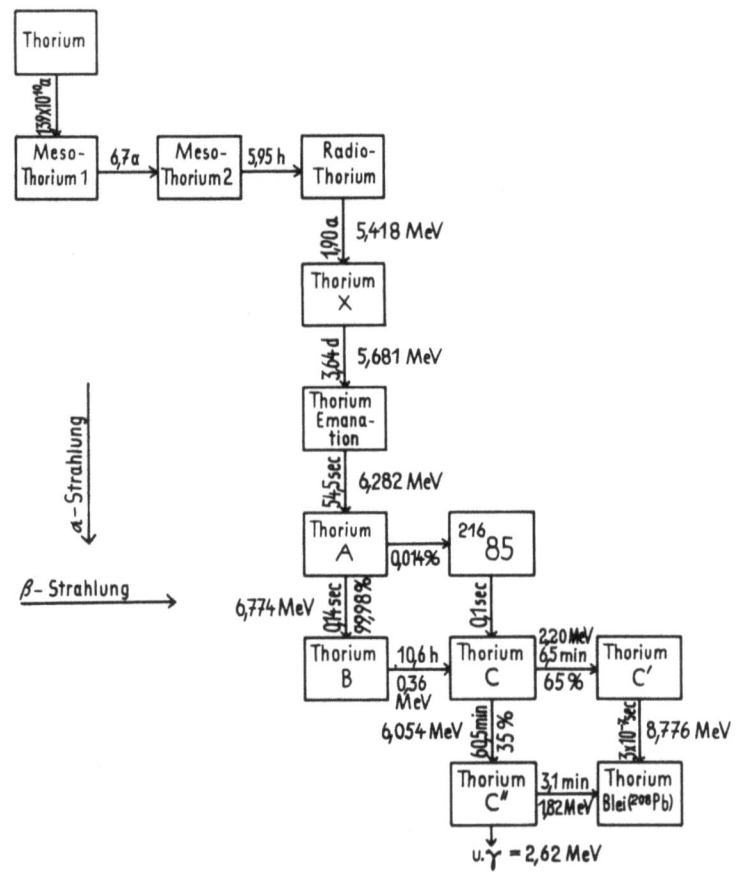

Über den Verbindungslinien ist die Energie
der Strahlung in MeV und die Halbwertszeit
des Strahlers angegeben: a = Jahre, d = Tage, h = Stunden, min = Minuten, sec = Sekunden

A b b i l d u n g   4

Zerfallsreihe des Thorium

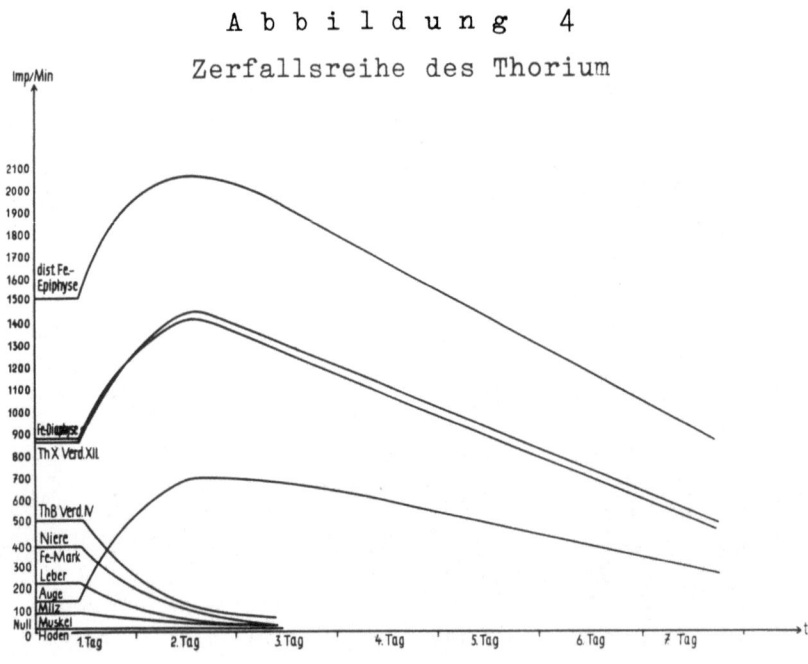

A b b i l d u n g   5

Graphische Darstellung der Knochen- und Organ-Aktivitäten des 8 Wo. alten Kaninchens nach einer ThX-Inj. von 200 e.s.E. i.v. Beginn der Messungen 22,5 Std. später. Beachte zum Vergleich die Aktivitätskurven der ThX- und ThB-Lösung und die ThX-Aktivität des Auges

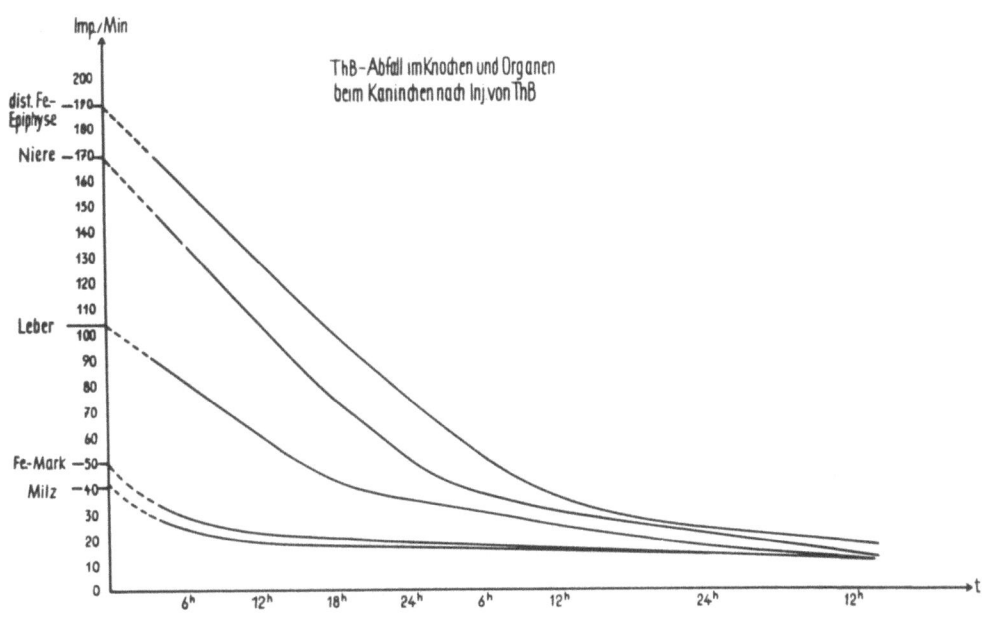

Abbildung 6

Graphische Darstellung der ThB-Verteilung im Organismus des 8 Wo. alten
Kaninchens nach i.v. Inj. der reinen ThB-Lösung von ca. 20 e.s.E. Beginn
der Messung nach 4 Std. Beachte den übereinstimmenden Kurvenverlauf mit
den Organ-Aktivitäten des ThX-Kaninchens in Abbildung 5

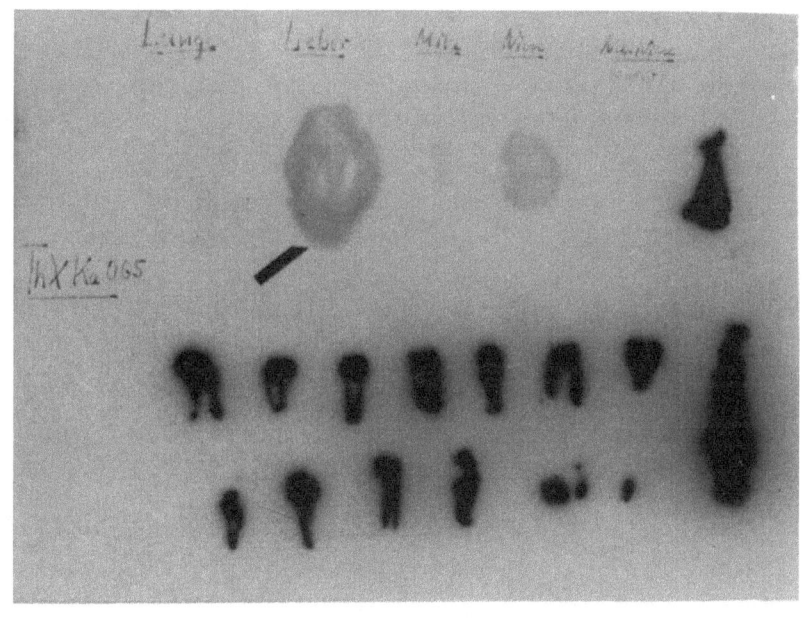

Abbildung 7

Knochen- und Organstrahlung eines 4 Wo.
alten Kaninchens nach 14-tägiger ThX-Beh.
mit 125 e.s.E. (Rö.Film, Exp.Z. 72 Std.)

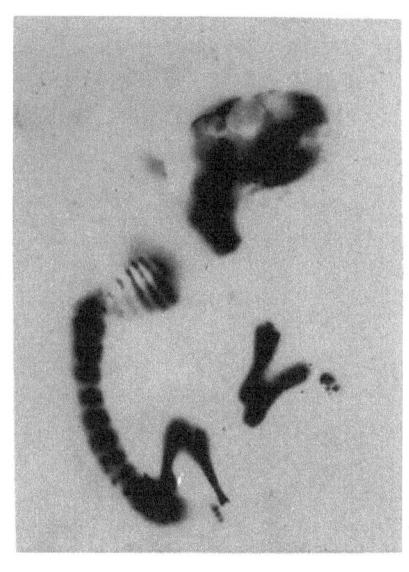

Abbildung 8

Strahlungsbild des neugeb.
Kaninchens nach 4-tägiger
Beh. des Muttertieres mit
80 e.s.E.ThX (Photoplatte:
Exp.Z. 72 Std.)

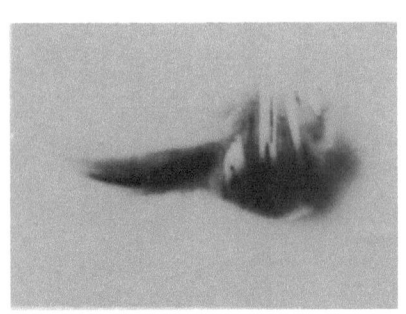
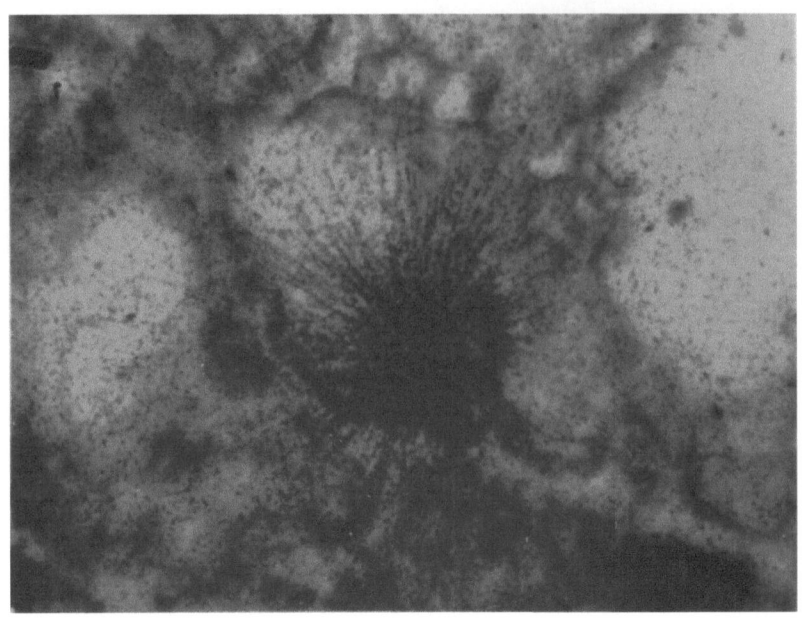

Abbildung 9
Strahlungsbild des Unterkiefers mit Zähnen nach mehrwöchiger ThX-Beh. des Kaninchens (Rö. Film: Exp.Z. 72 Std.)

Abbildung 10
Sterndepotbildung von strahlender Substanz im Lungengewebe des Kaninchens nach ThX-Überdosierung mit 2 600 e.s.E. Normale Bahnspurlänge und diffuse Verteilung der Alpha-Strahlen im Gewebe. (Formol, H.E., Stripping: Exp.Z. 144 Std., Vergr. 155-fach)

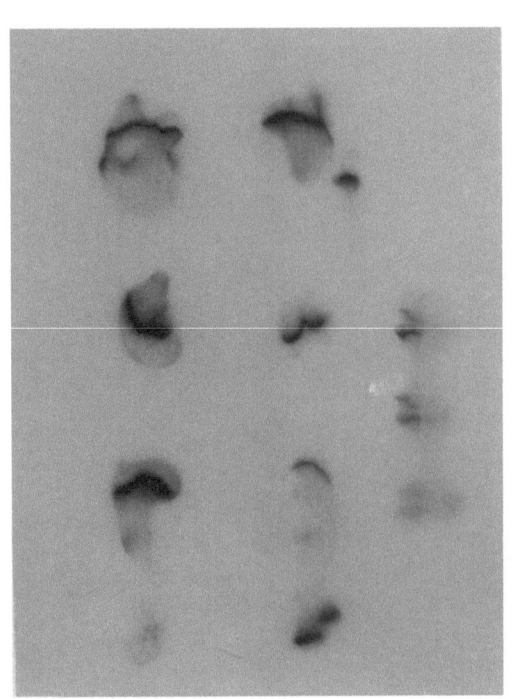
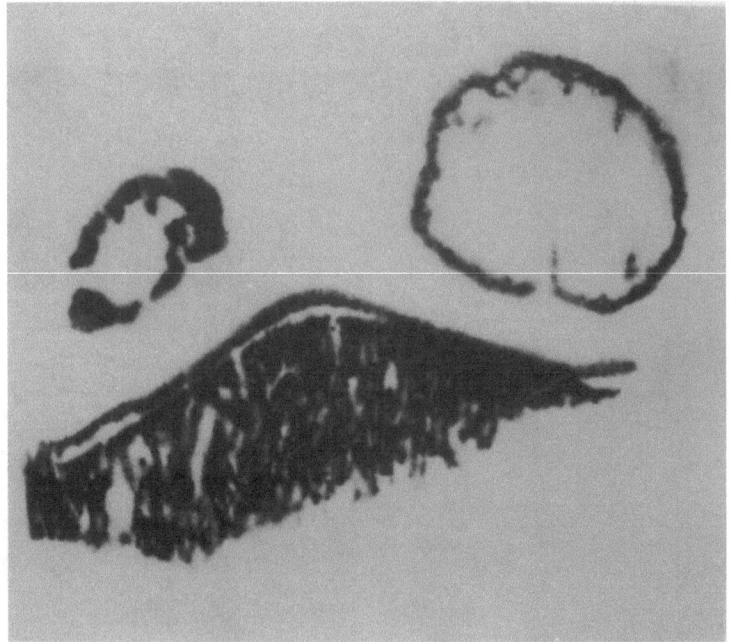

Abbildung 11
Strahlungsbilder der Knochenschliffe eines 5 Mon. alten Kaninchens nach einer i.v. ThX-Inj. von 30 e.s.E. a. hintere Extr.Enden, b. vordere Extr. Enden, c. Wirbelkörper

Abbildung 12
Strahlungsbild des Humeruskopfes eines 14 Tage alten Kaninchens nach einmaliger i.v.ThX-Inj. von 100 e.s.E. (Formol, Gefrier, Stripping: Exp.Z. 72 Std., Vergr. 3 1/2-fach)

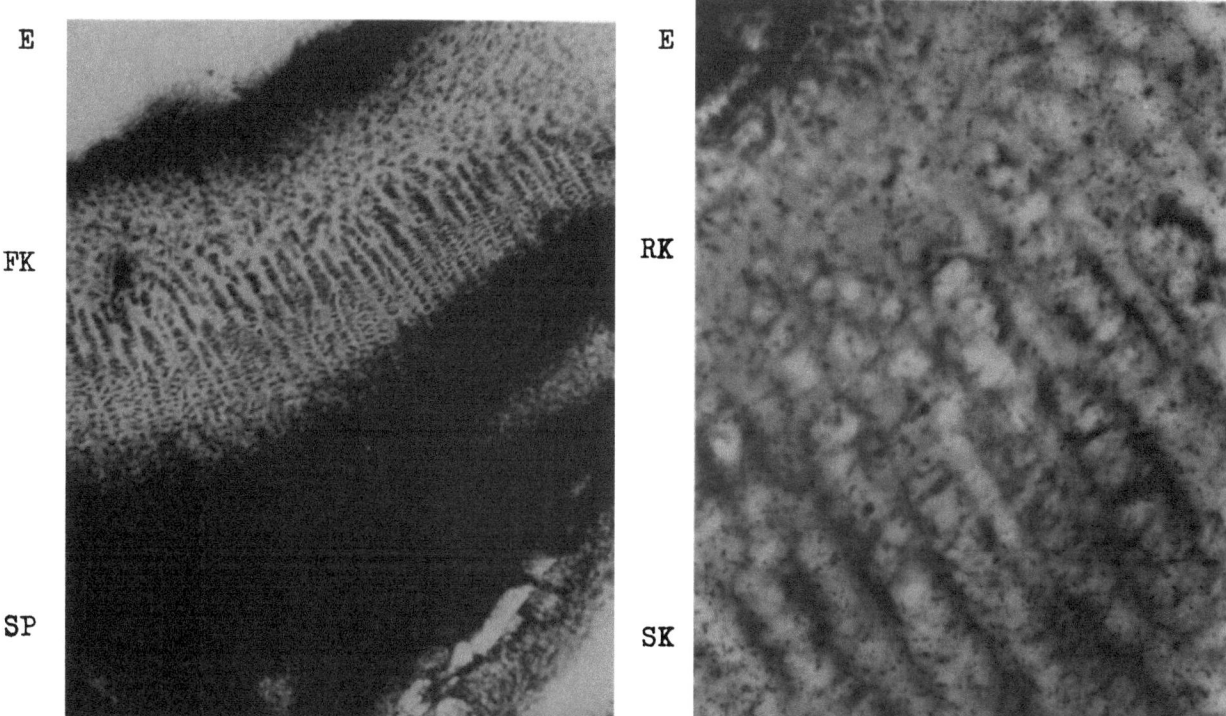

Abbildung 13

Die ThX-Ablagerung in der Wachstumsfuge des dist. Femurendes vom 14 Tage alten Kaninchen. (Epiphyse (E), Fugenknorpel (FK), Spongiosa (SP), (Formol, Gefrier, H.E., Stripping: Exp.Z. 72 Std., Vergr. 70-fach)

Abbildung 14

Bahnspurdarstellung im Fugenknorpel. Epiphyse (E), ruhender Knorpel (RK), Säulenknorpel (SK), (Formol, Gefrier, H.E., Stripping: Exp.Z. 144 Std., Vergr. 560-fach)

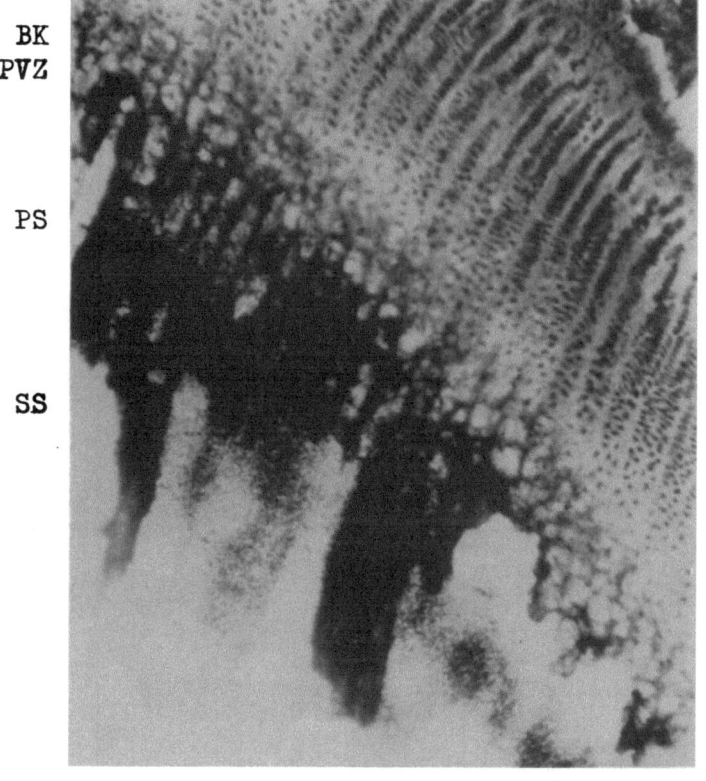

Abbildung 15

ThX-Verteilung in der Wachstumsfuge der dist. Femurenden von 3 Wo. alten Kaninchen nach i.v. Inj. von 25 e.s.E. ThX. Blasenknorpel (BK), Präparatorische Verkalkungszone (PVZ), Primäre Spongiosa (PS), Sekundäre Spongiosa (SS). (Formol, Gefrier, H.E., Stripping: Exp.Z. 144 Std., Vergr.85-f.)

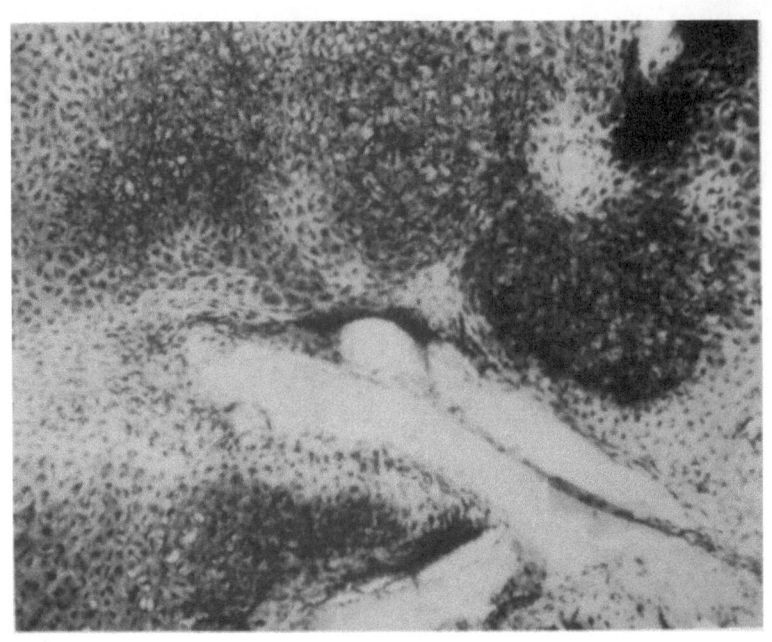

Abbildung 16

14 Tage alter Ulnakallus mit ThX-Strahlung im verkalkten Knorpelkallus und einsetzender Knochenbildung in Gefäßnähe. (Formol, Gefrier, H.E., Stripping: Exp.Z. 84 Std., Vergr. 44-fach)

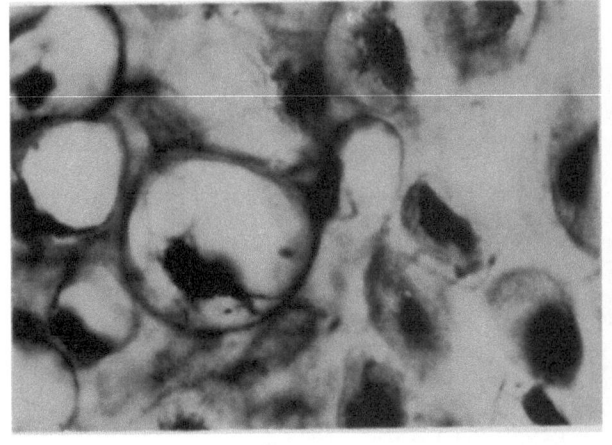 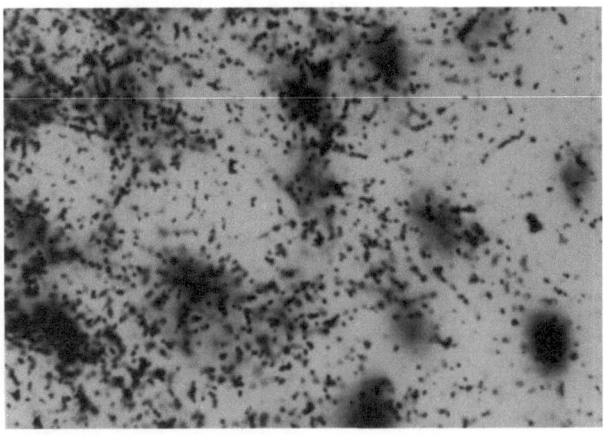

a)   b)

Abbildung 17a und 17b

Beginnende Verkalkung des Knorpelkallus 21 Tage nach der Ulna-Osteotomie (a) Strahlungsbild mit Alpha-Bahnspuren in der Knorpelgrundsubstanz (b). (Formol, Gefrier, H.E., Stripping: Exp.Z. 84 Std., Vergr. 1200-fach)

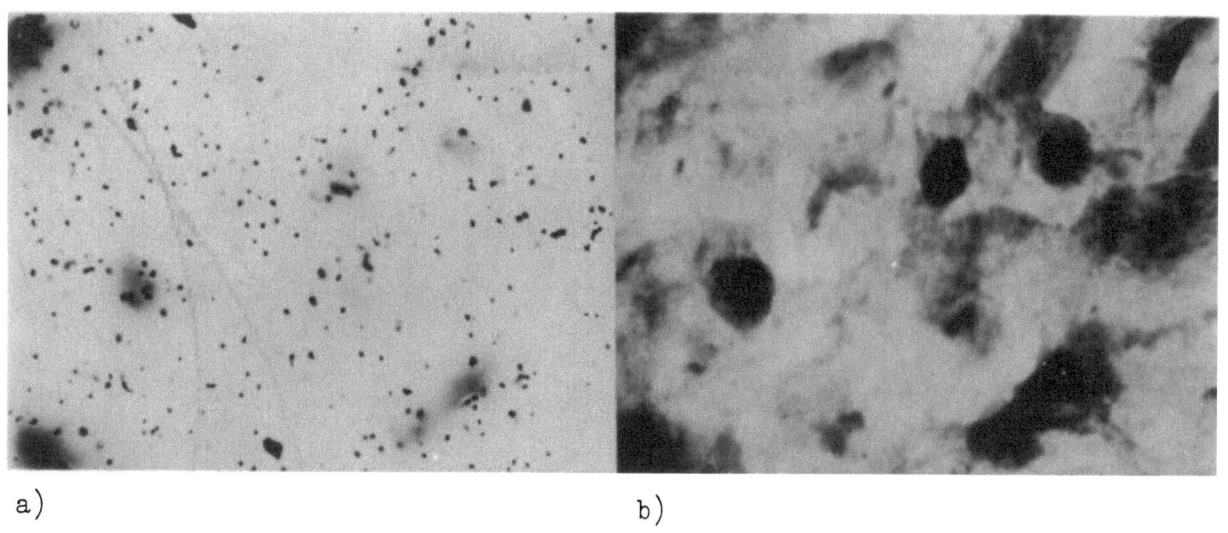

A b b i l d u n g   18a und 18b

Unverkalkter Knorpelkallus ohne Alpha-Strahlung 21
Tage nach der Ulna-Osteotomie, Silberkornschwärzung
durch Eigenbelichtung (Formol, Gefrier, H.E., Stripping: Exp.Z. 84 Std., Vergr. 1200-fach)

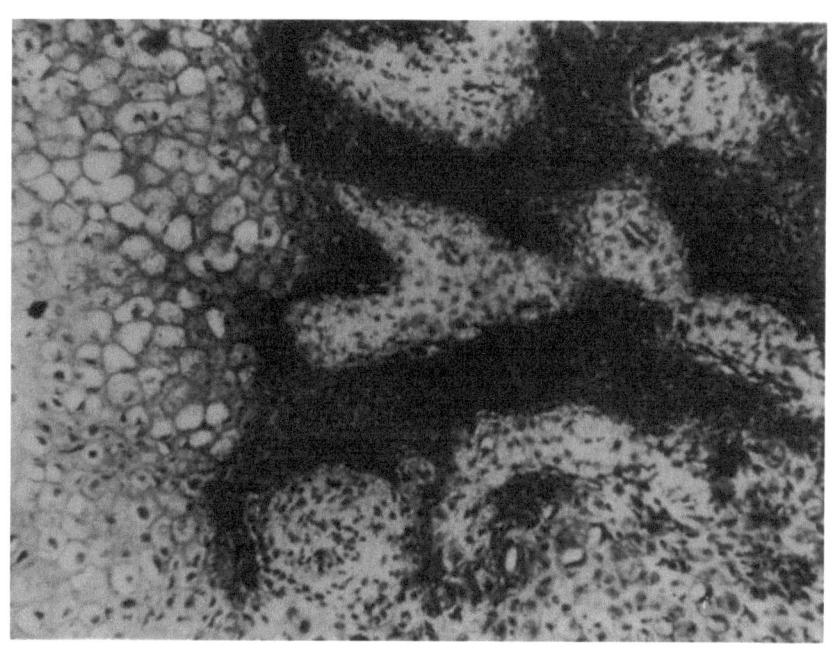

A b b i l d u n g   19

Stärkste Strahlung im Geflechtknochen des 3 Wo. alten Ulnakallus des Kaninchens nach einer ThX-Beh.
mit 300 e.s.E. (Formol, Gefrier, H.E., Stripping:
Exp.Z. 144 Std., Vergr. 85-fach)

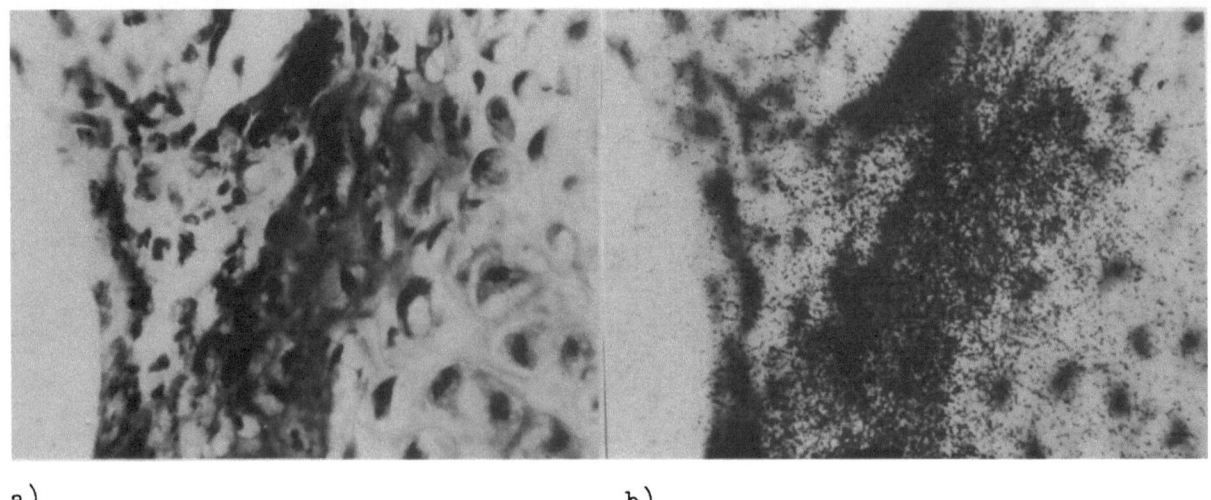

a)   b)

Abbildung   20a und 20b

Größter ThX-Gehalt im primitiven Knochenbälkchen des 21 Tage alten Ulnakallus. Freilassung des unverkalkten Knorpels und der Gefäße. (Formol, Gefrier, H.E., Stripping: Exp.Z. 144 Std., Vergr. 550-fach)

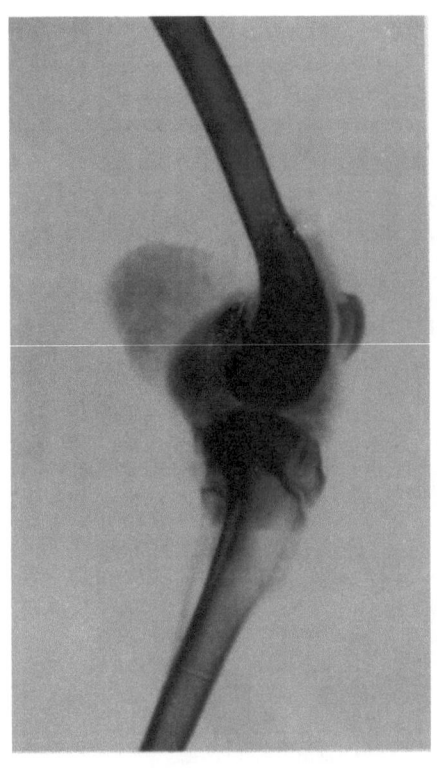

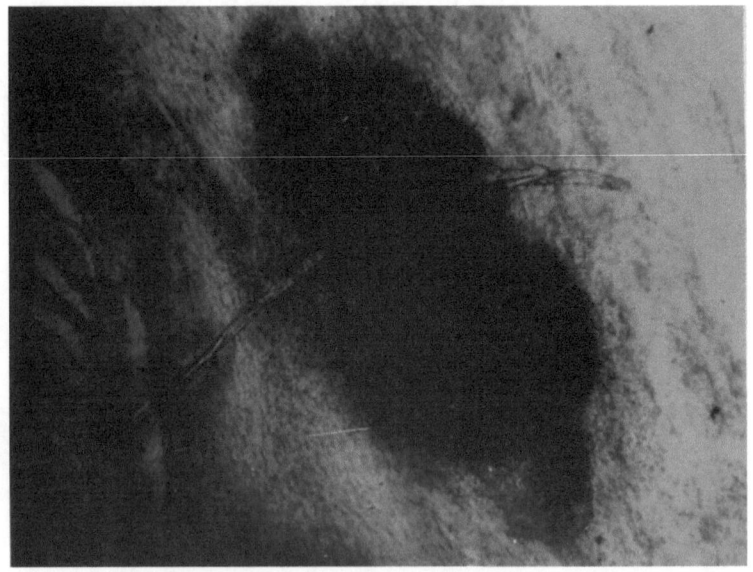

Abbildung   21

Rö.Bild der exp. Kniegelenks-Tbc. des Kaninchens mit Abszeßentwicklung. 113 Tage nach der intrafemuralen Impfung mit Tb vom Typ.humanus

Abbildung   22

Strahlungsbild eines subfascial gelegenen Käseherdes nach i.v. ThX-Inj. (Formol, H.E., Stripping: Exp.Z. 72 Std., Vergr. 85-fach)

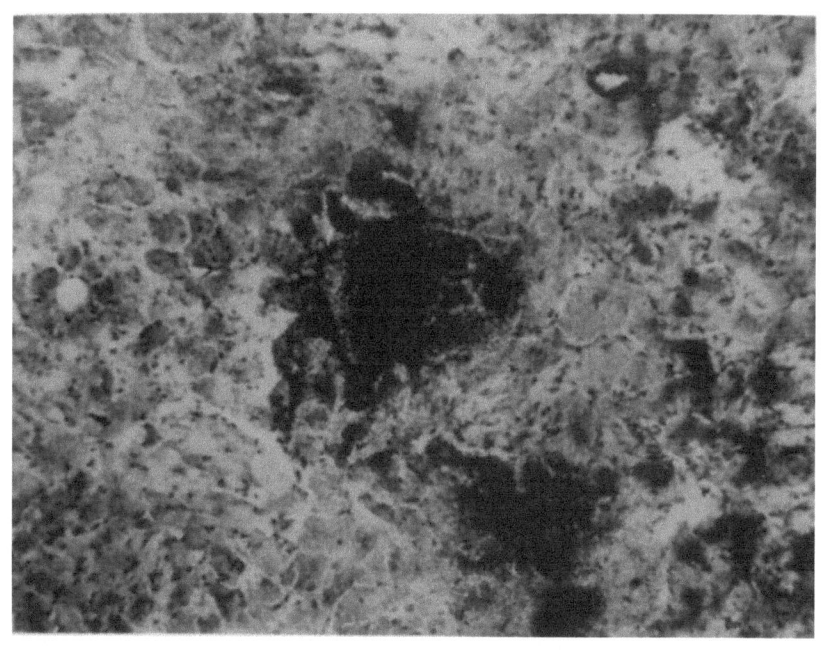

Abbildung 23

Historadiographie der Kaninchenniere, Strahlung des verkalkten Glomerulus und der gewundenen Kanälchen 14 Tage nach Unterbindung der Nierengefäße. (Formol, Gefrier, H.E., Stripping: Exp. Z. 84 Std., Vergr. 85-fach)

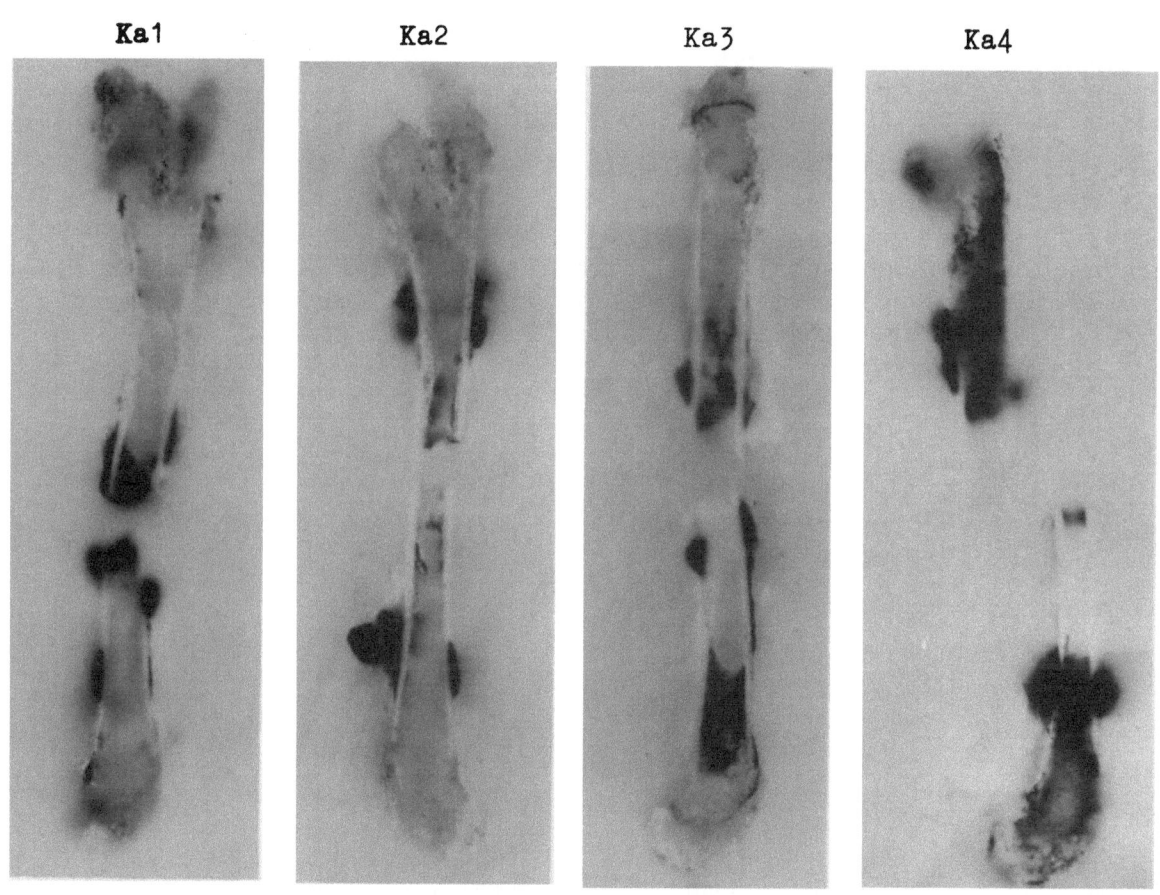

Abbildung 24

Radiographische Darstellung der Kallusentwicklung mit ThX beim Kaninchen. 18 Tage alte Femurosteotomien. Ka 1: Nichts entfernt, Ka 2: Periost entfernt, Ka 3: Endost entfernt, Ka 4: Periost und Endost entfernt. (Photoplatte: Exp.Z. 72 Std.)

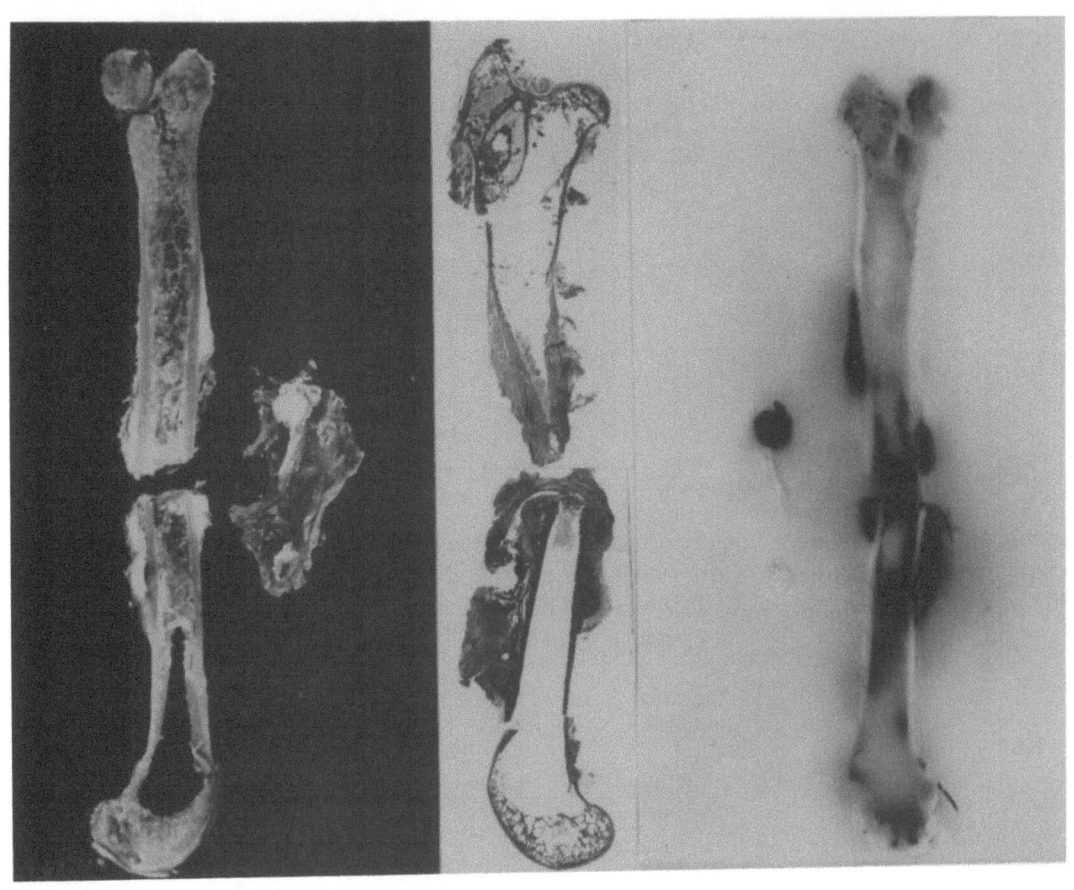

Abbildung 25

Knochenschliff, Gewebsschnitt und Strahlungsbild der 21 Tage alten Femur-Osteotomie mit kräftiger Kallusentwicklung an beiden Fragmentenden.
(Formol, H.E., Photoplatte: Exp.Z. 72 Std.)

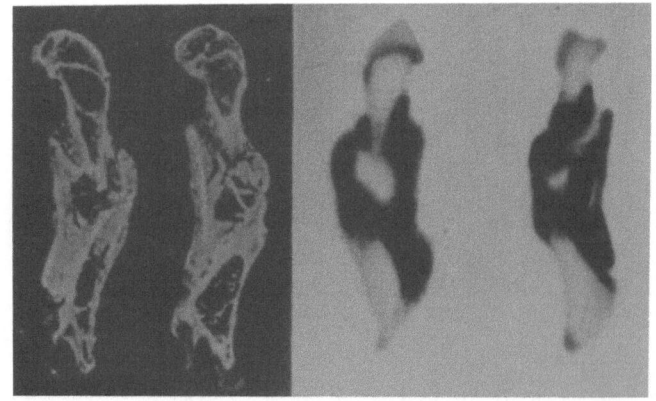

Abbildung 26

Radiographie 5 Wo. alter Femurfrakturen des Kaninchens mit Radiophosphor.
(Nach PHILIPP und RUF aus Lexer-Rehn: Allg.Chirg. S. 84)

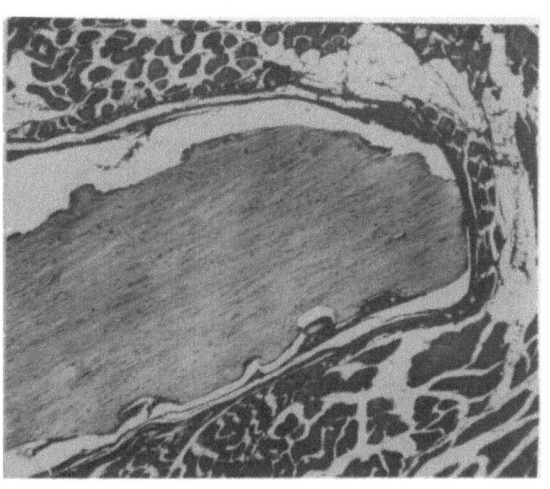

Abbildung 27

Periost- u.endostfreier Tibiaspan 10 Wo. nach der Transplantation in die Oberschenkelstreckermuskeln des Kaninchens. Keine Spaneigenleistung! (Formol, Azan, Vergr. 31-fach)

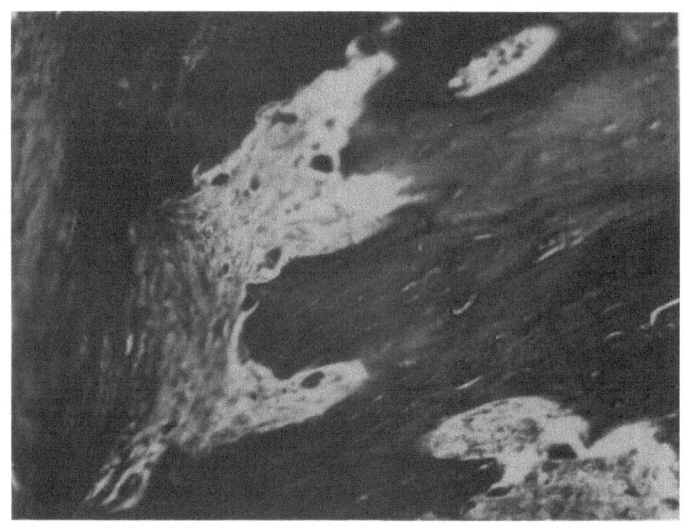

Abbildung 28

Lakunäre Umbauvorgänge des periost- u. endostgedeckten Tibiaspans durch Osteoklasten in der 5.Wo. nach der Transplantation. (Formol, H.E.,Vergr.185-f.)

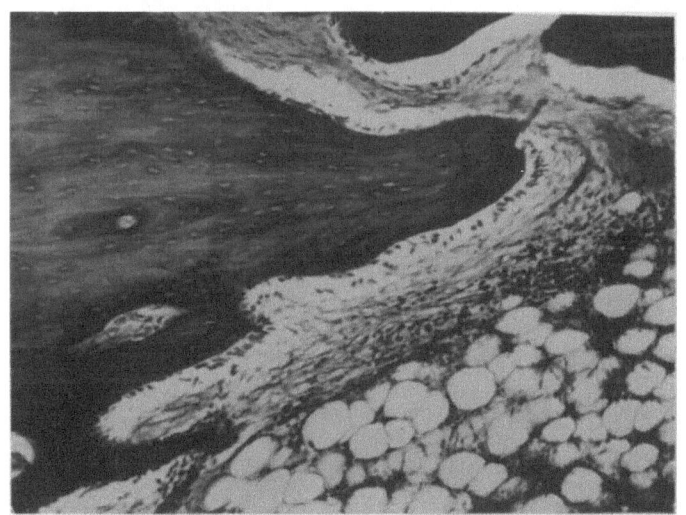

Abbildung 29

Knochenbälkchen mit Osteoblastensäumen und zellarmes Faser- u.Fettmark in der 8.Wo. nach der Transplantation. (Formol, H.E., Vergr. 125-fach)

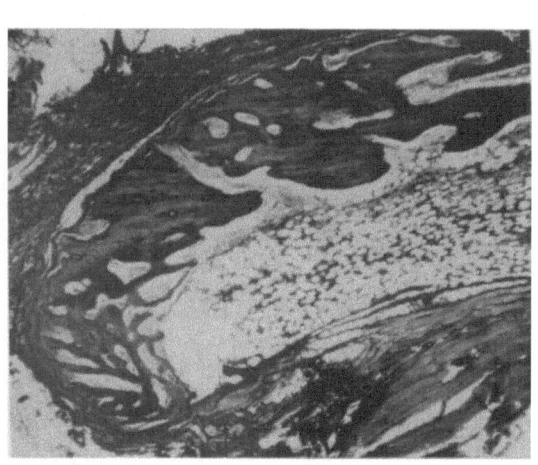

Abbildung 30

Beendeter spongiöser Knochenumbau des periost- und endostgedeckten Tibiaspans nach 8 Wo. mit einem zellarmen Fettmark auf der ehemaligen Endostseite. (Formol, H.E., Vergr. 31-fach)

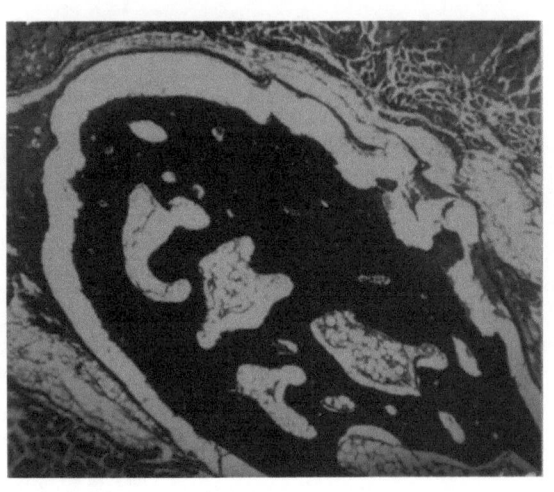

Abbildung 31

Reifer, markhaltiger spongiöser Knochen 20 Wo. nach der Einpflanzung des periost- u.endostgedeckten Spans in die Muskulatur. (Formol, H.E., Vergr. 31-fach)

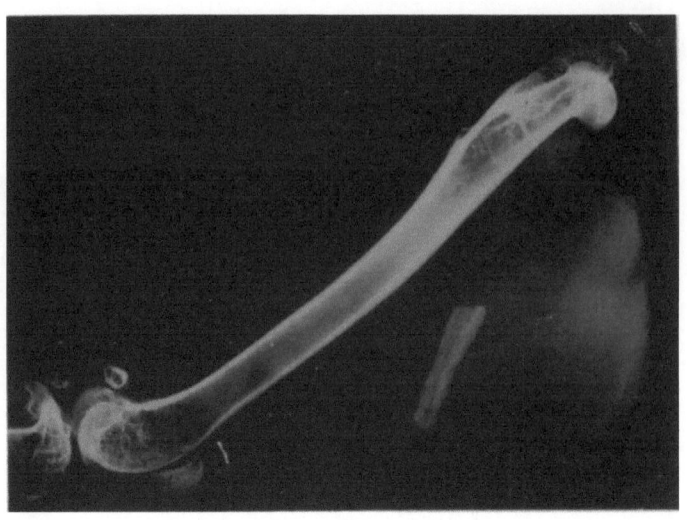

Abbildung 32

Rö.Bild des in der Streckermuskulatur gelegenen Tibiaspans. Aufgelockerte Knochenstruktur des Transplantats im Vergleich mit der Femur-Diaphyse

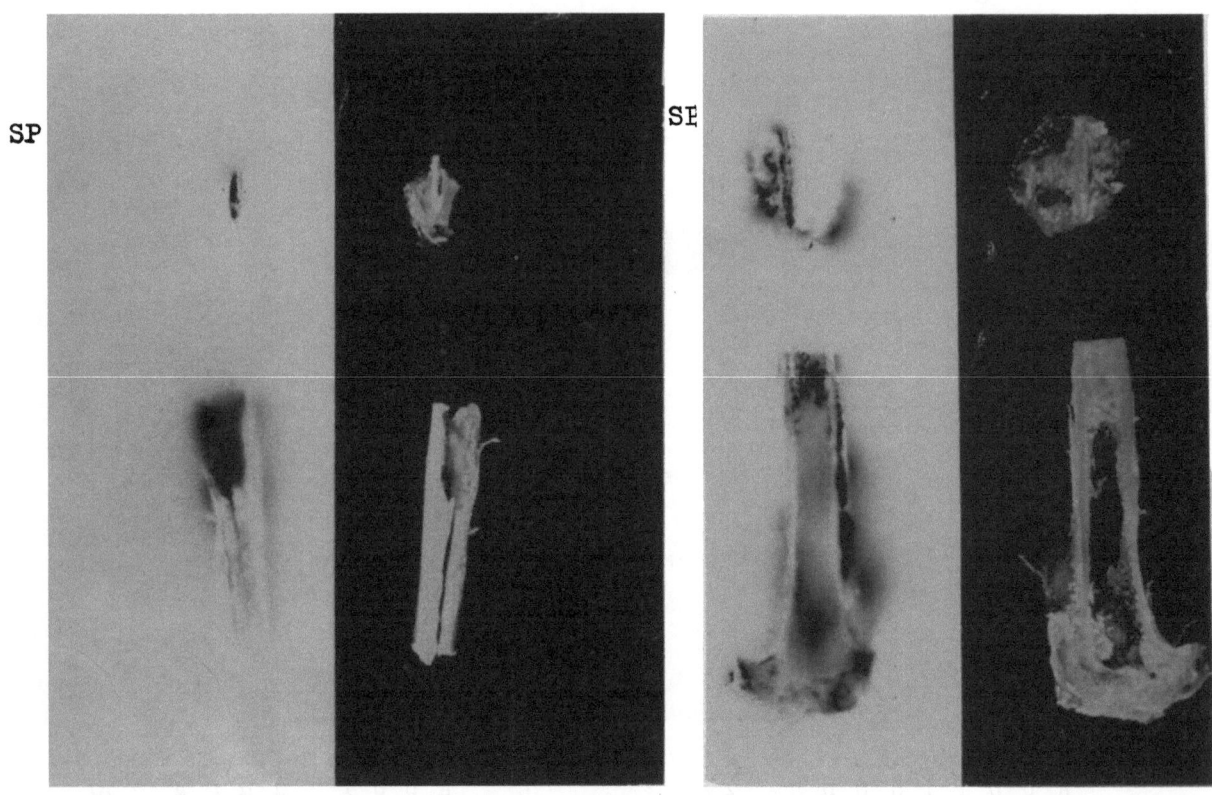

a) b)

Abbildung 33a und 33b

Strahlungsbilder der 6 Wo. (33a) und 17 Wo. (33b) alten Späne (Sp) mit der zugehörigen Spanentnahmestelle der Tibia. Beachte die zunehmende ungleichmäßige ThX-Einlagerung im Span und seiner Umgebung! Kräftige Kallusstrahlung der Tibia

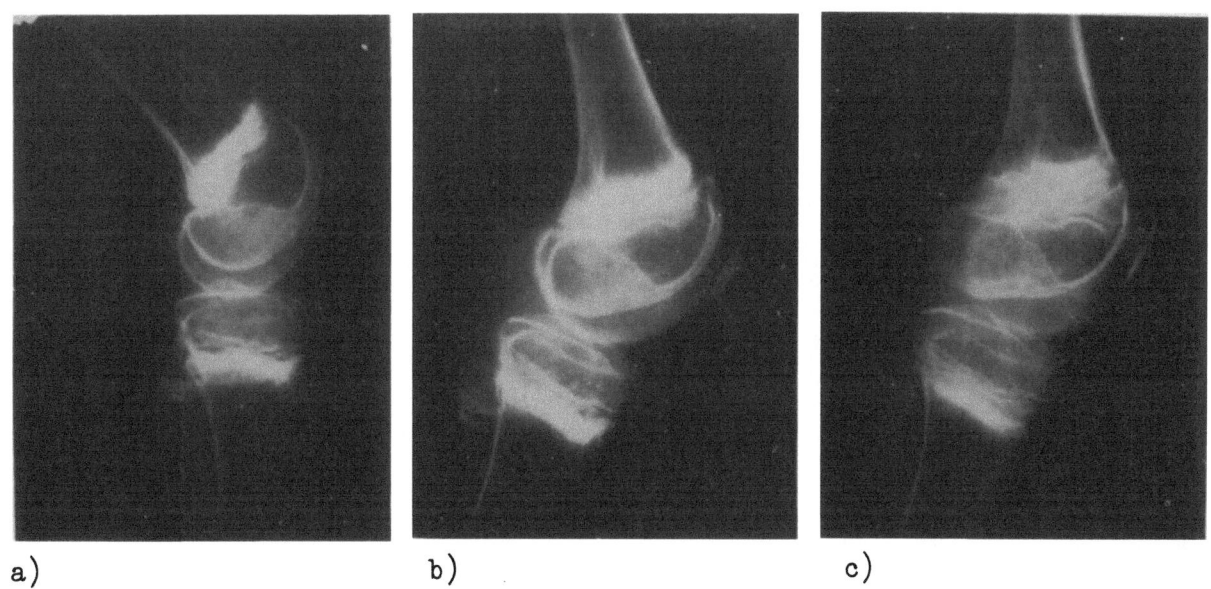

Abbildung 34a, b und c

Röntgenologische Veränderungen der Wachstumsfugen eines 9-jährigen Kindes nach 9-monatiger Peteosthor (ThX)- Beh. 34a: 3 Monate und 34b: 9 Monate nach Beh.Beginn, 34c: 3 Monate nach Abschluß der Beh. Einsetzende Aufhellung der metaphysären Verdichtungsbänder

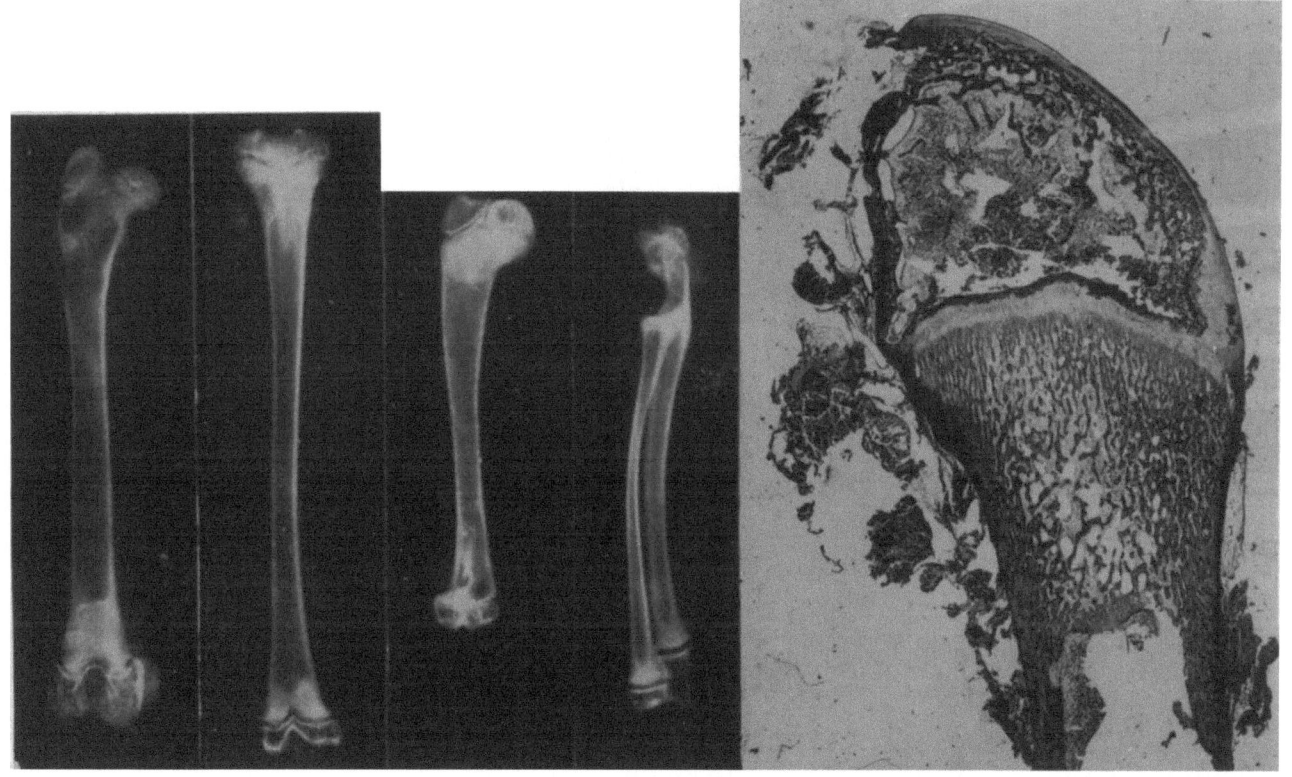

Abbildung 35

Metaphysäre Verdichtung der Knochenstruktur im Rö.Bild der rasch wachsenden Extremitätenfugen eines 12 Wo. alten Kaninchens, Ka 03 nach kleinen i.v.ThX-Gaben: 2-mal wöchentl. 2-4 e.s.E.

Abbildung 36

Die dist.Femurfuge von Ka 03 zeigt die in Auflockerung begriffene Spongiosklerose mit Abschlußleiste nach der Markhöhle zu. (Formol, H.E., Vergr. 4 1/2-fach)

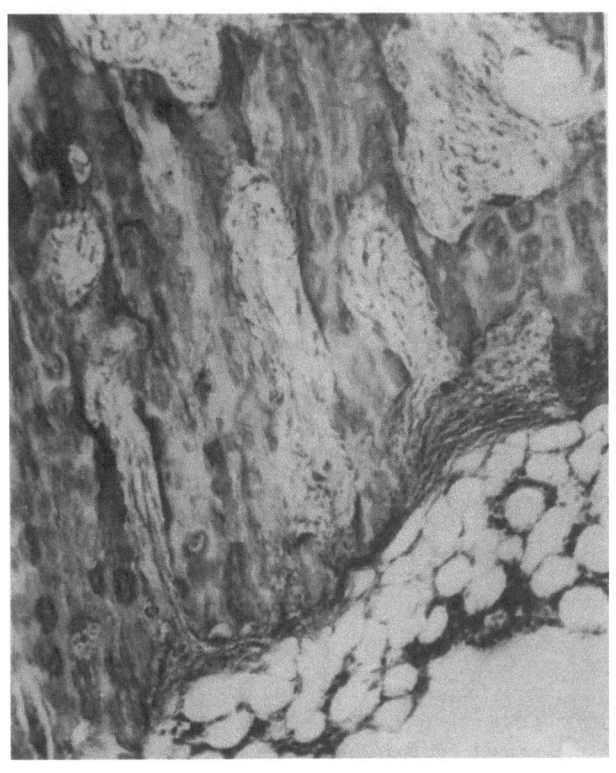 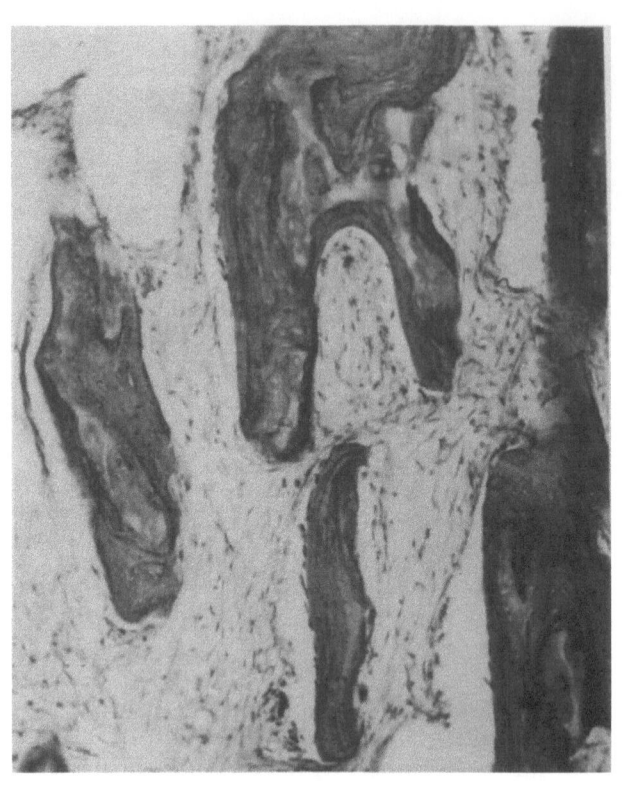

Abbildung 37
Die unreife Spongiosa mit Resten der PVZ. wird von einem fibrösen Markgewebe umgeben, an welcher das normale Femurmark angrenzt. (Vergr.120-fach)

Abbildung 38
Distale Femurfuge Ka 03: Reife Spongiosabälkchen mit Osteoblastensäumen und Knochenzellen. Zwischen den Bälkchen liegt ein fibröses Markgewebe. (Formol, H.E., Vergr. 120-fach)

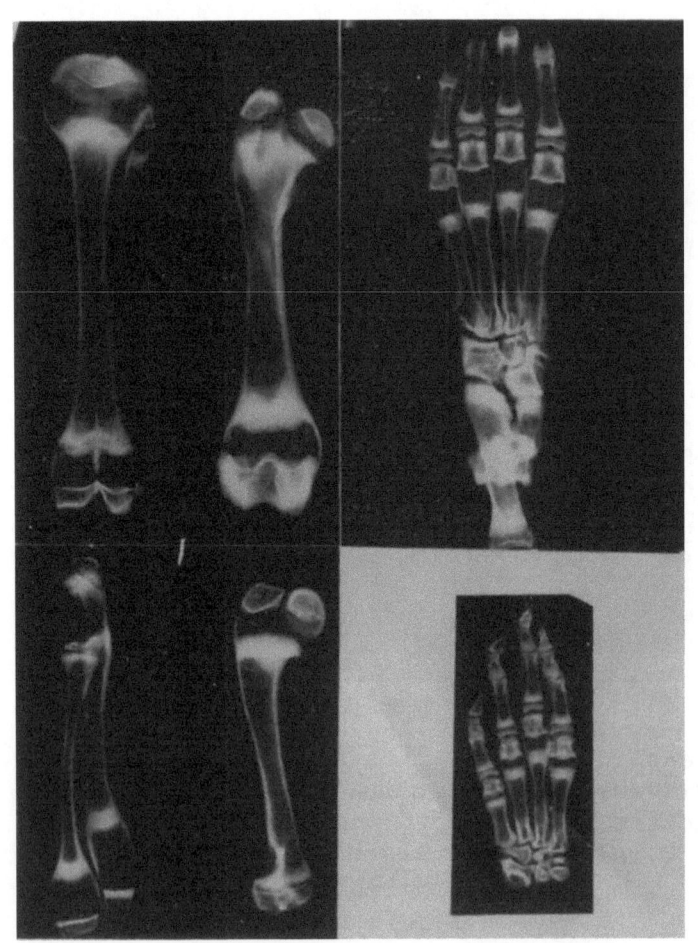

Abbildung 39
Rö.Bilder der hint.(oben) und vord.(unten) Gliedmaßen mit den stark veränderten schnell wachsenden Fugen nach 4-wöchentl. i.v.ThX-Beh. des 6 Wo. alten Kaninchens, Ka 055 mit 200 e.s.E.

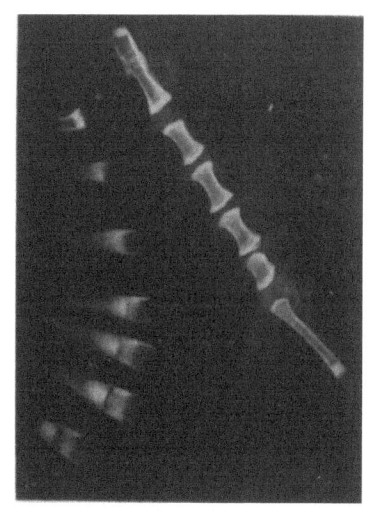

Abbildung 40

Zunahme der Verdichtungs-
streifen von der 1. bis
zur 7.Rippe im Rö.Bild
der sternalen Rippenan-
sätze. Ka. 055

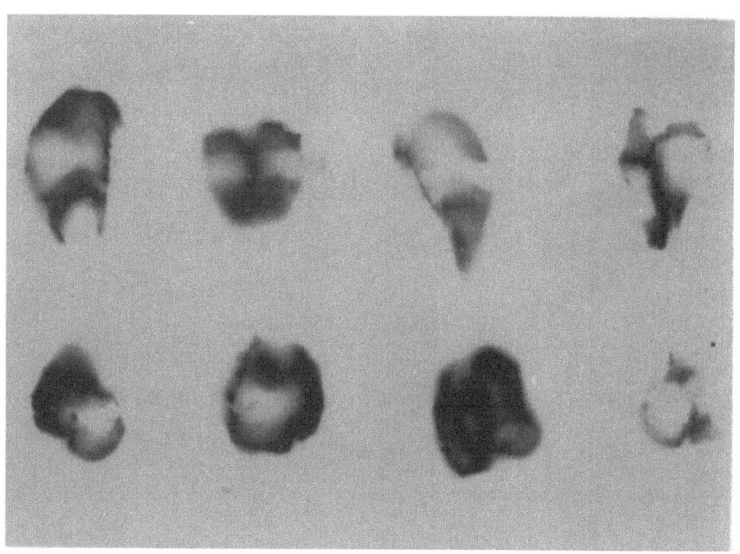

Abbildung 41

Im Strahlungsbild der veränderten Extremitätenfugen bleibt der verbreiterte Fugenknorpel von
der Strahlung frei. Ka 055 (Photoplatte:
Exp.Z. 72 Std.)

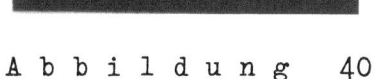

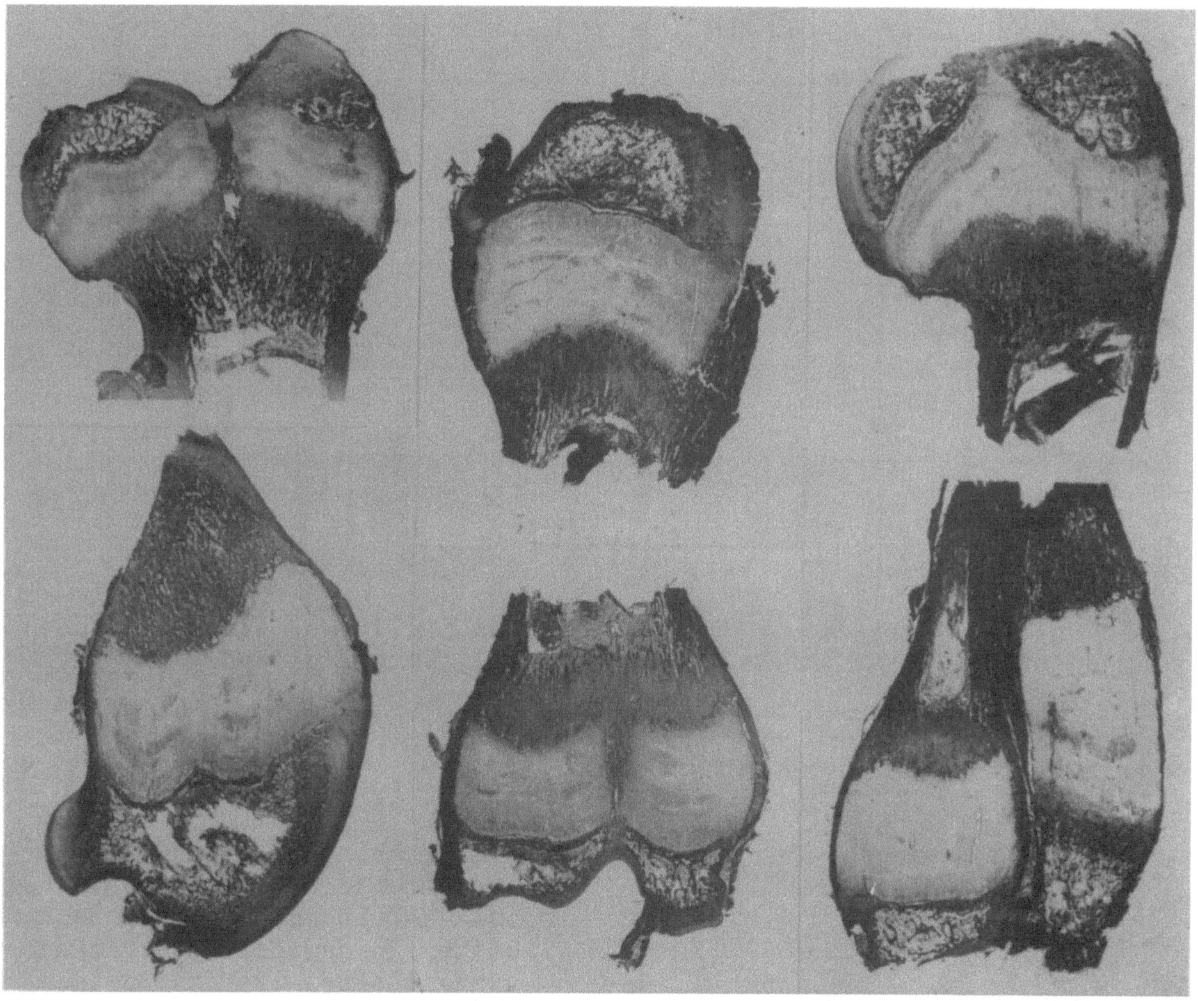

Abbildung 42a

Im histologischen Bild der am meisten veränderten Extrem.-Fugen sieht
man bei dem 6 Wo. alten Kaninchen 055 nach der 4-wöch.ThX-Beh. eine Verbreiterung des Fugenknorpels und der PVZ um das 10-20-fache. Obere Reihe:
Hüftkopf, Tibiakopf, Humeruskopf. Untere Reihe: Dist.Femurfuge, dist.Ti-
biafuge, dist. Ulna-Radiusfugen (Formol, Azan, Vergr. 3 1/2-fach)

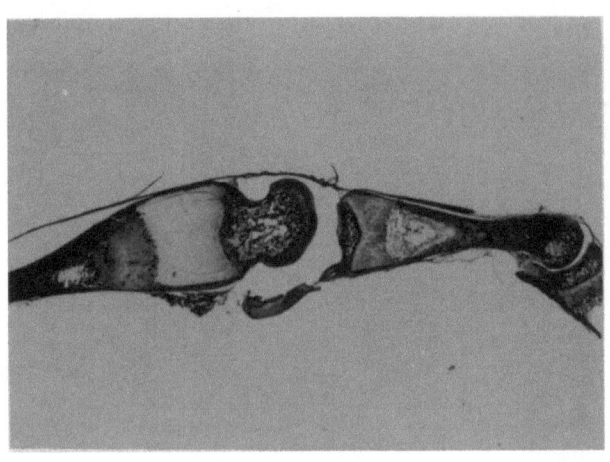

Abbildung 42b

Erster Strahl der Hinterpfote von Ka 055 mit Verbreiterung des Fugenknorpels und der PVZ am dist. Köpfchen des Metatarsus und Verbreiterung der PVZ am proximalen Ende des Zehengrundglieds. (Formol, Azan, Vergr. 3 1/2-f.)

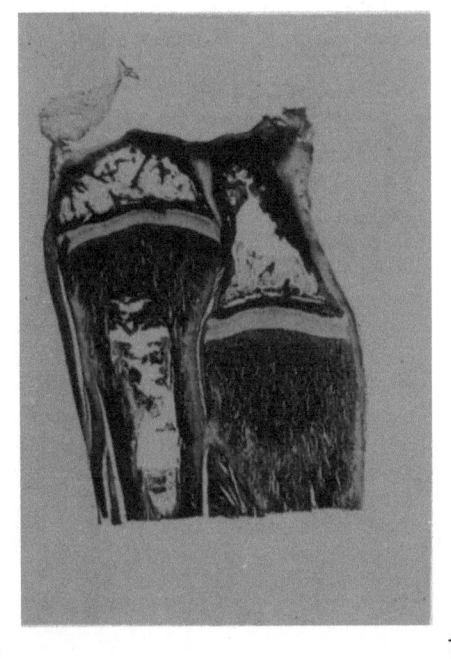
a)

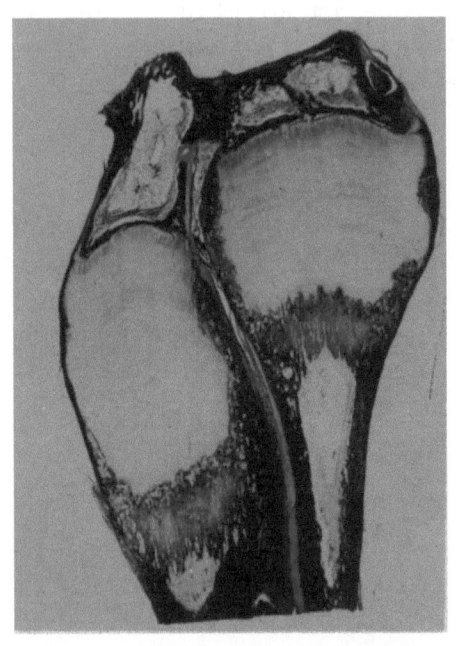
b)

Abbildung 43a und b

Normale und veränderte dist. Ulna Radiusfugen des 10 Wo. alten Kaninchens nach 6-wöch. ThX-Beh. (Formol, H.E., Vergr. 5-fach)

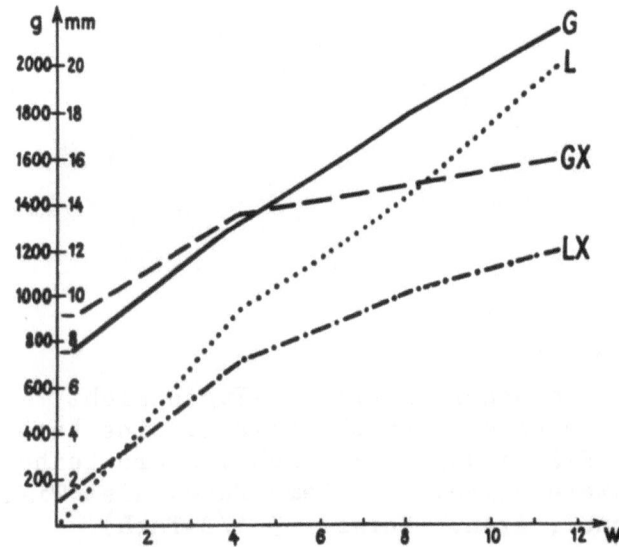

Abbildung 44

Graphische Darstellung der Körpergewichte u. des Längenwachstums der behandelten u. unbehandelten 26 jugendlichen Kaninchen während einer 12-wöch. Beobachtung. Körpergewicht: Kontrolltier ——— G, ThX-Tier — — — GX, Längenwachstum: Kontrolltier .... L, ThX-Tier -.-.- LX

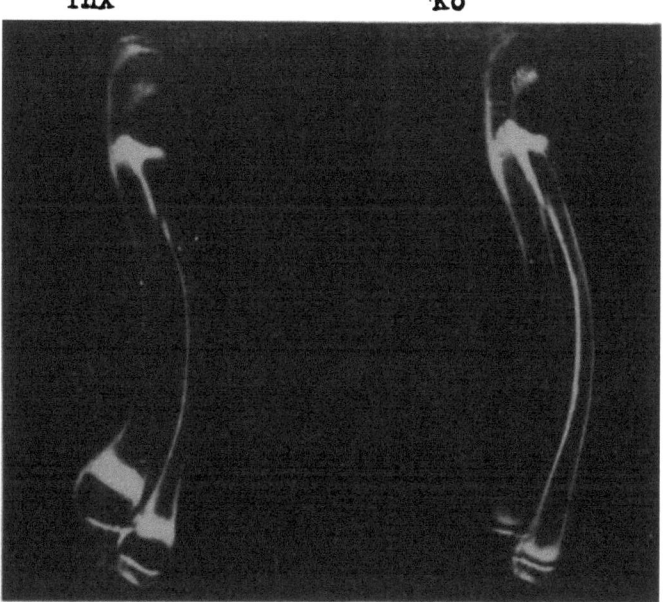

Abbildung 45

Eine 16-wöch. ThX-Beh. mit 492 e.s.E. führt im Rö.Bild beim 28 Wo. alten Kaninchen zu einem diaphysenwärtsrücken der Kalkbänder und zu einer Atrophie der Schäfte im Vergleich zum Kontrolltier, Ko

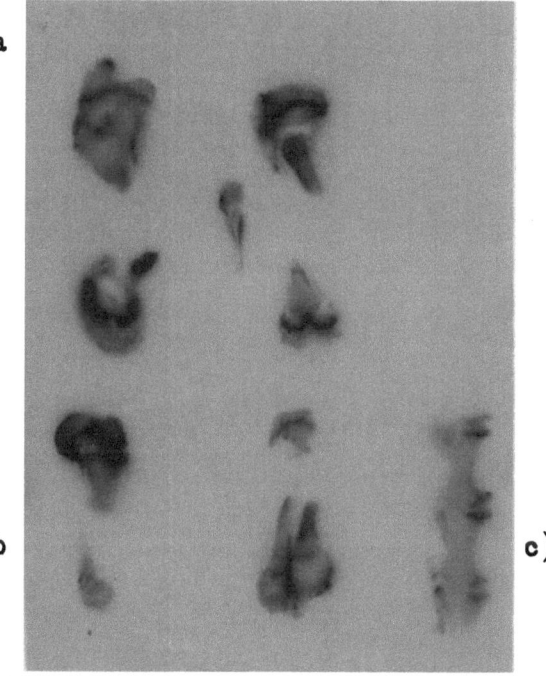

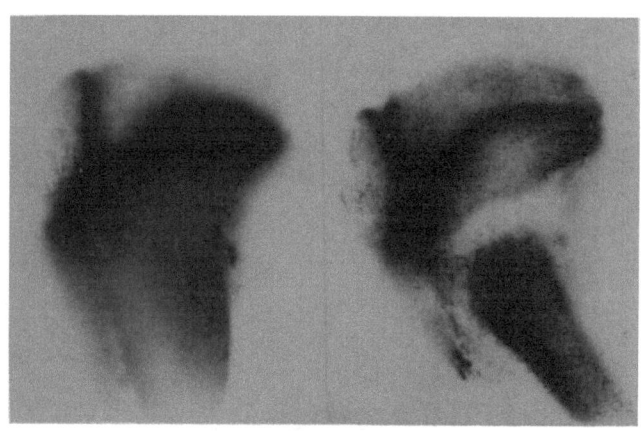

Abbildung 46

Strahlungsbilder der veränderten Wachstumsfugen der hint.Gliedmaßen(a), der vord.Gliedmaßen(b) und der Wirbelkörper(c) des 21 Wo.alten Kaninchens nach 10-wöchiger i.v.ThX-Beh.mit 464 e.s.E. Rö.-Film: Exp.Z.: 72 Std.

Abbildung 47

Strahlungsbilder der prox.Tibiafugen des Kontrolltieres (Ko) nach einmaliger ThX-Inj.und des 21 Wo. alten Kaninchens (ThX) nach 10-wöch.ThX-Beh.: Keine ThX-Ablagerung in der PVZ

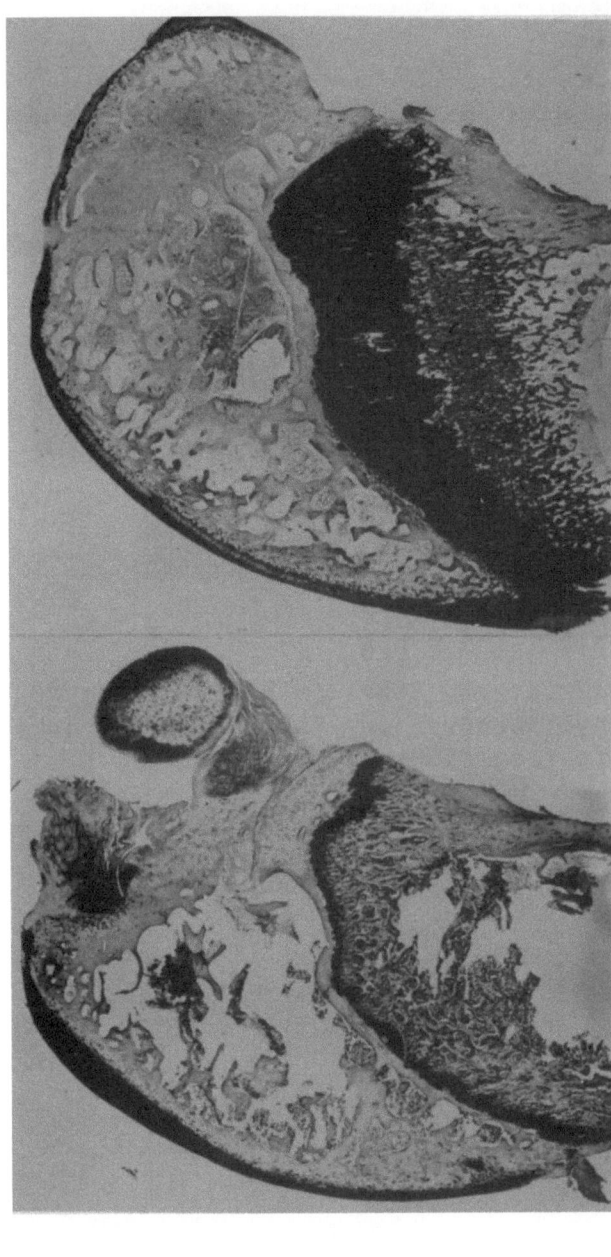

Ko   ThX

Abbildung 49a und b
Normale und veränderte dist. Femurfuge des 28
Wo. alten Kaninchens nach einer 16-wöch. ThX-
Beh. mit 492 e.s.E. (Formol, Toluidinblau,
Vergr. 5-fach)

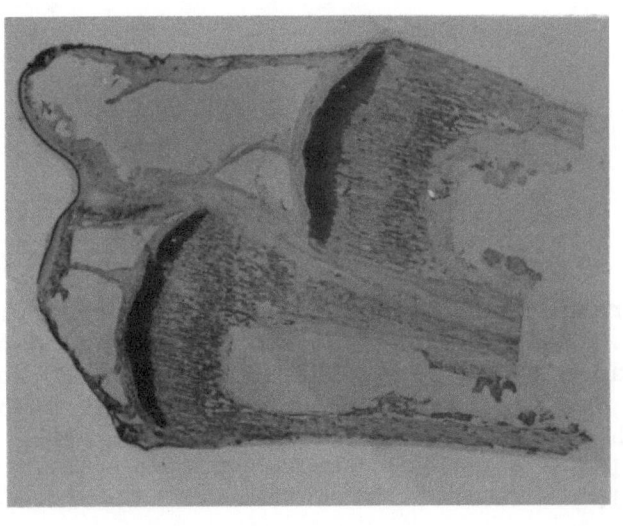

Abbildung 48
Verbreiterung der PVZ um das
10- bis 20-fache und beginnende Verdickung des Fugenknorpels nach 4-wöch.ThX-Beh.des
12 Wo.alten Kaninchens mit
88 e.s.E.(Formol, H.E.,
Vergr. 5-fach)

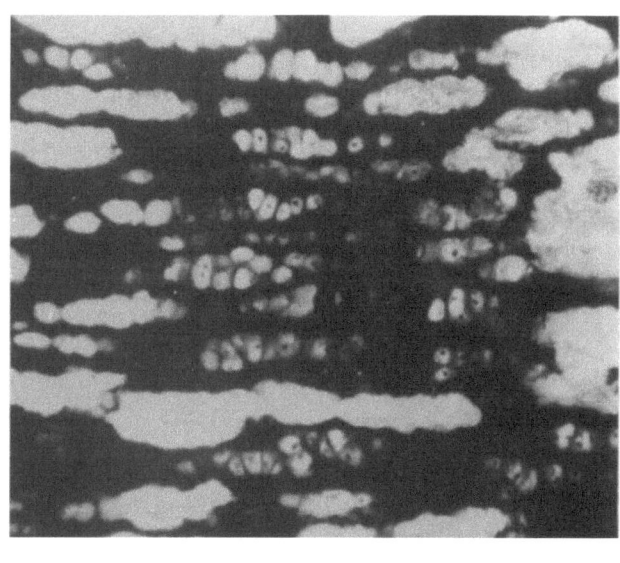

Abbildung 51

Knorpelzellnester in der Kalkgitterzone der PVZ in der dist. Ulnafuge eines 23 Wo.alten Kaninchens nach 12-wöch. ThX-Beh. mit 608 e.s.E. (Müller, Formol, Toluidinblau, Vergr. 135-fach)

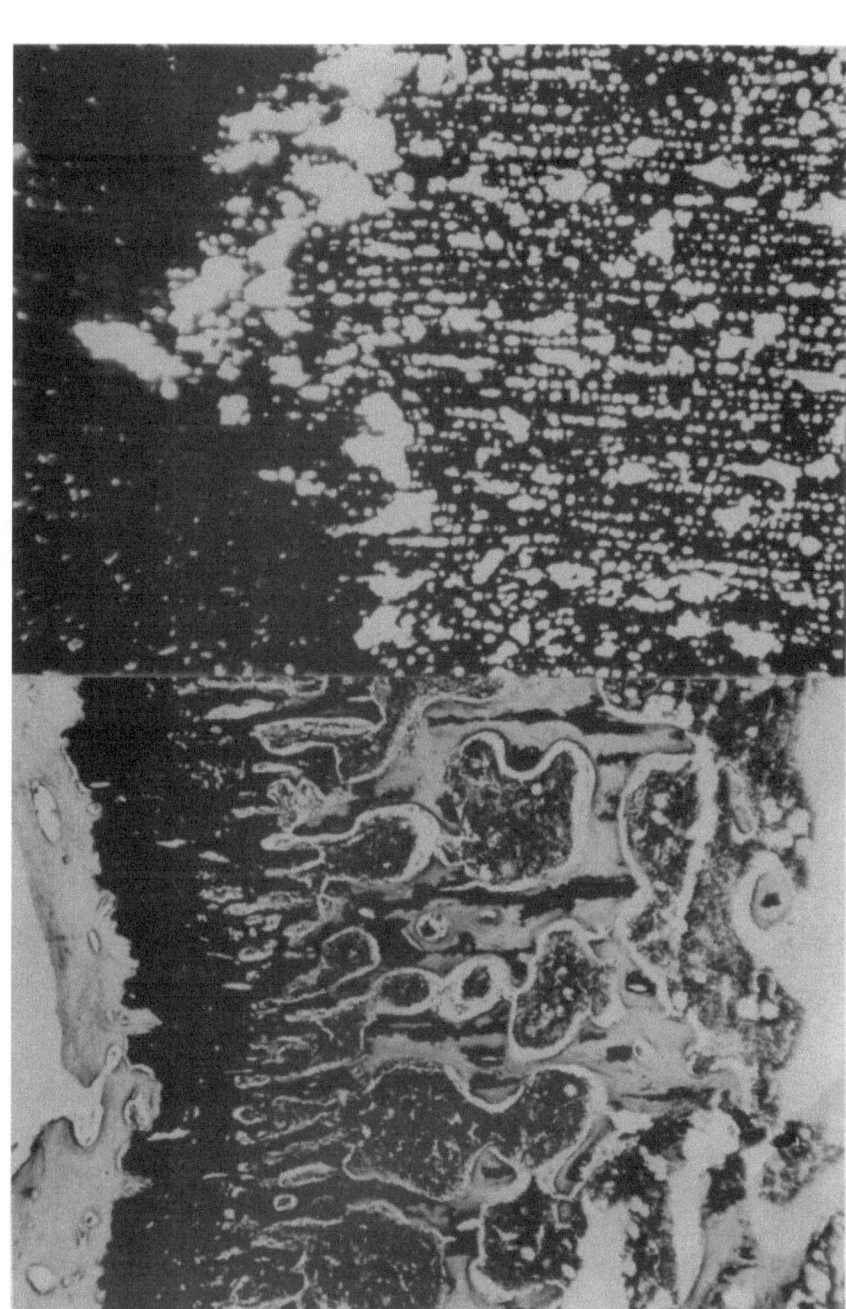

Ko   ThX

Abbildung 50a und b

Die stärkere Vergrößerung zeigt die prim. u. sek. Knochenbälkchen der normalen dist. Femurfuge des Kontrolltieres (Ko) und die verbreiterte Kalkgitterzone mit Markraumbildung an der Fugenknorpelgrenze der durch ThX veränderten Fuge (Formol, Toluidinblau, Vergr. 55-fach)

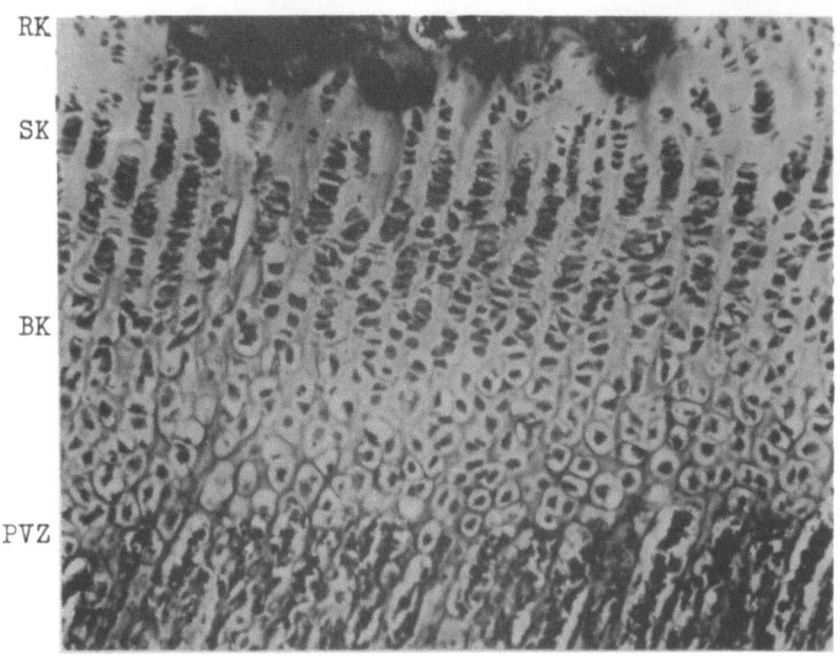

Abbildung 52a

Normale Wachstumsfuge des Humeruskopfes beim 28 Wo. alten Kaninchen. Ruhender Knorpel (RK), Säulenknorpel (SK), Blasenknorpel (BK), Gefäßerschließung der PVZ, (Formol, H.E., Vergr. 135-fach)

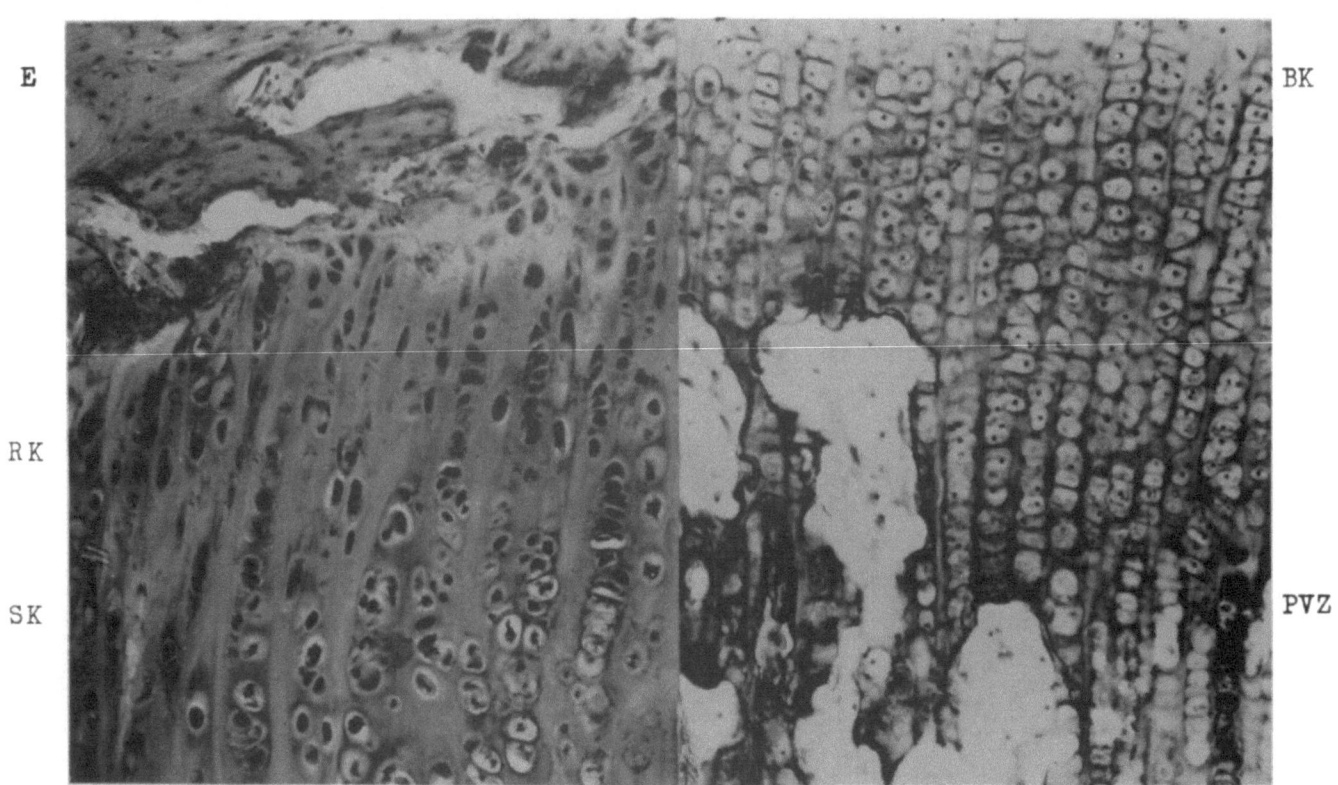

Abbildung 52b und c

Strahlenschädigung des Säulenknorpels mit veränderten Zellkernen und extrem verbreiterter Blasenknorpel mit geringer Verkalkung der Knorpelgrundsubstanz und Markraumbildung beim 28 Wo. alten Kaninchen nach der 16-wöch. ThX-Beh. mit 520 e.s.E. Epiphyse (E). (Formol, H.E., Vergr. 135-fach)

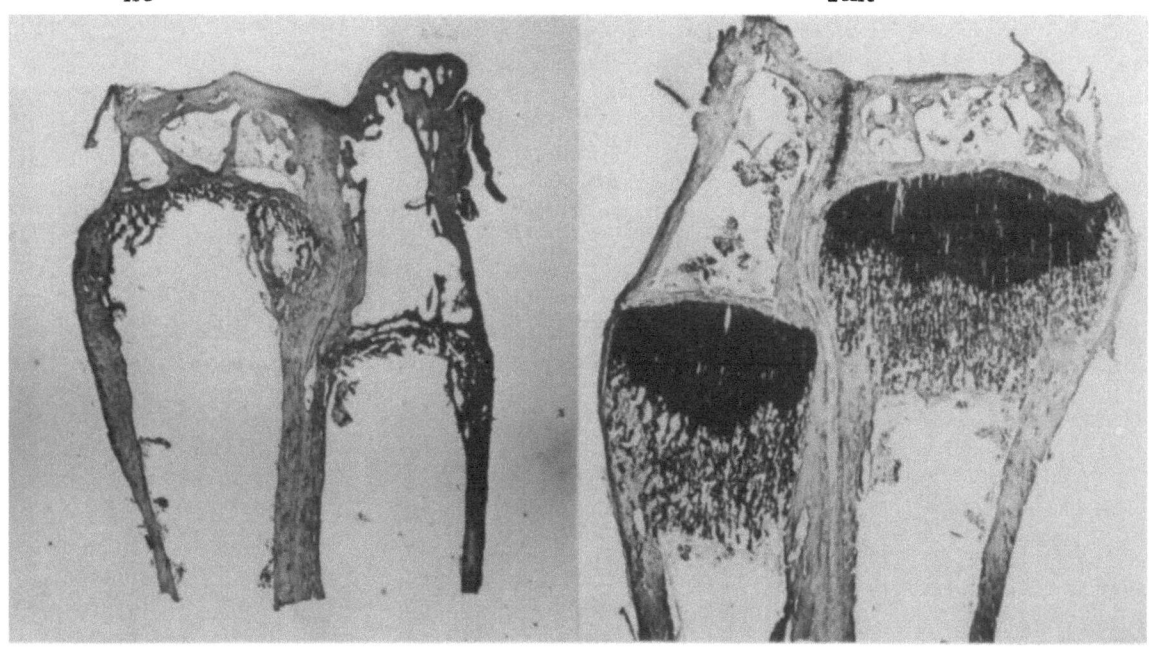

Abbildung 53a und b

Schluß der dist. Ulna-Radiusfugen des 28 Wo. alten Kaninchens (Ko) und verzögerter Fugenschluß des gleichaltrigen ThX-Tieres nach 16-wöch.ThX-Beh. mit 492 e.s.E. (Formol, H.E.:53a u. Toluidinblau:53b, Vergr. 5-fach)

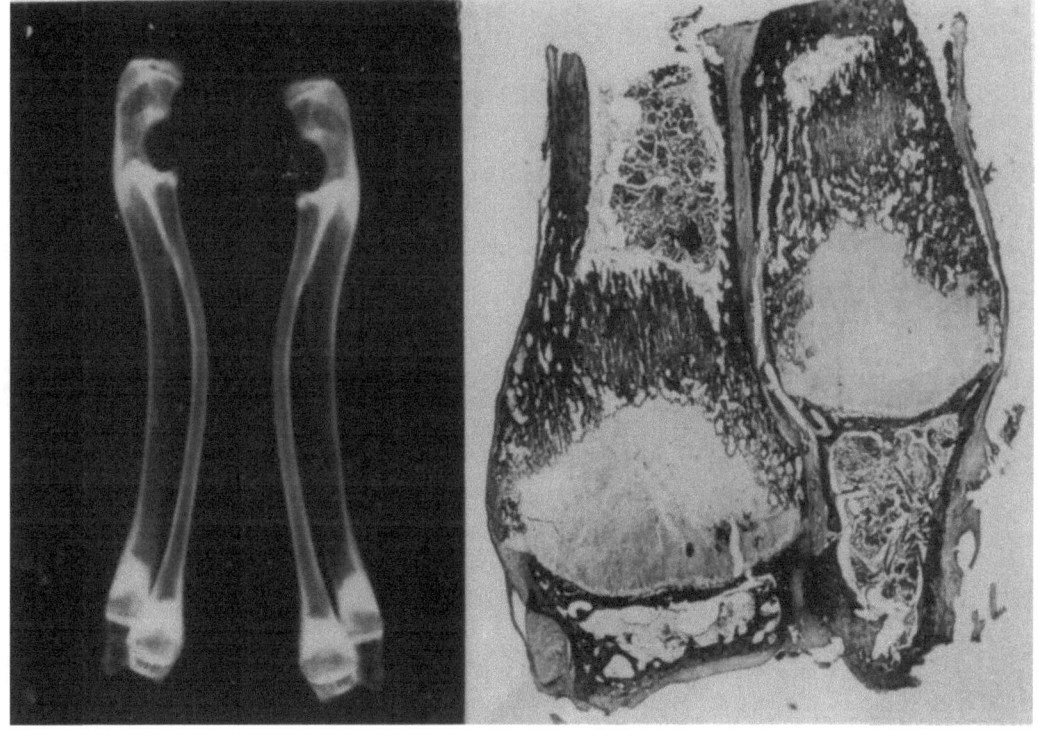

Abbildung 54a und b

Rö.Bild und histol. Bild der veränderten dist. Ulna-Radiusfugen des 9-Monate alten Kaninchens, Ka 29, nach einer 5-monatigen ThX-Beh. mit 600 e.s.E. Gefäßerschließung des Fugenknorpels vom Perichondrium und der ehemaligen Eröffnungszone.(Formol, H.E.,Vergr.5-fach)

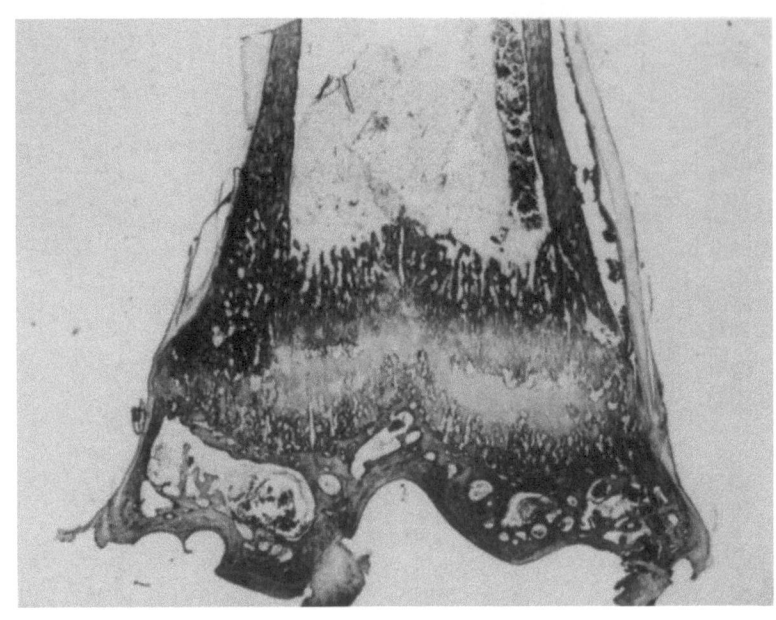

Abbildung 55

Ka 29: Die Erschließung des Fugenknorpels an der dist. Tibiafuge geschieht auch von der Epiphyse aus. (Formol, H.E., Vergr. 5-fach)

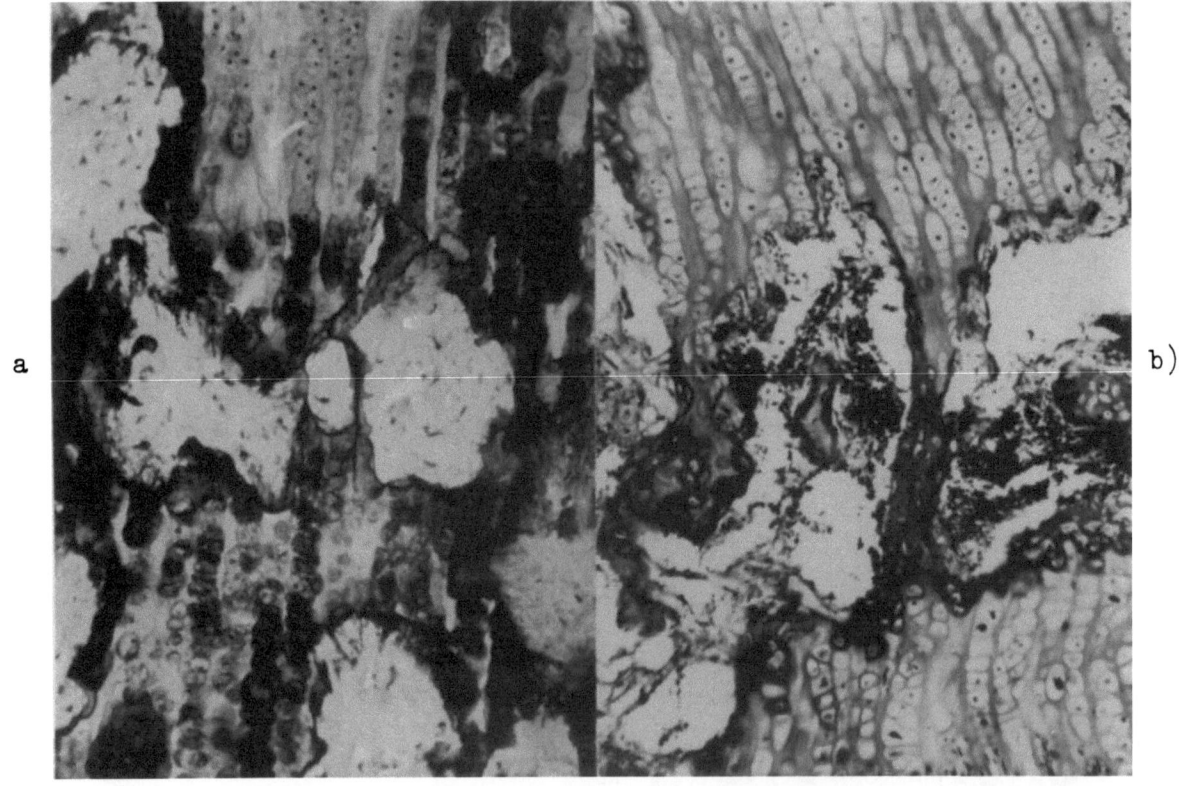

Abbildung 56a und b

Eröffnungszone des Fugenknorpels der dist. Ulnafugen von Ka 29. Verkalkung der Knorpelgrundsubstanz und der Knorpelzellsäulen (a) mit metaplastischer Knochenbildung (b). In den primären Markräumen außer einem Bindegewebsmark nur ein zellhaltiges Mark in der Umgebung der primitiven Kn.Bälkchen (b).(Formol, H.E., Vergr.120-fach)

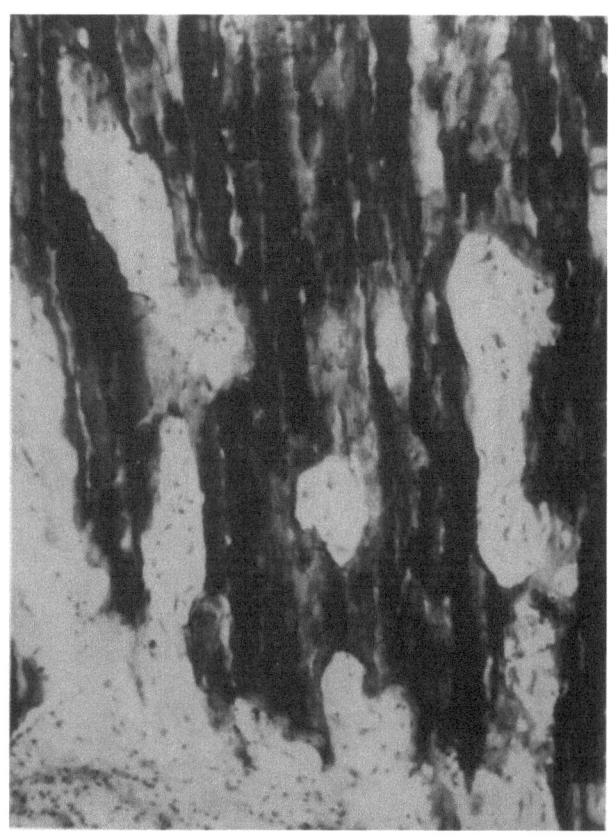

Abbildung 57

Ulnafuge Ka 29: Eine primitive Spongiosa überwiegend gebildet von der verkalkten Knorpelgrundsubstanz schließt die verbreiterte PVZ. nach der Diaphyse hin ab. Fibröses Markgewebe umgibt die Bälkchen.(Formol, H.E., Vergr. 120-fach)

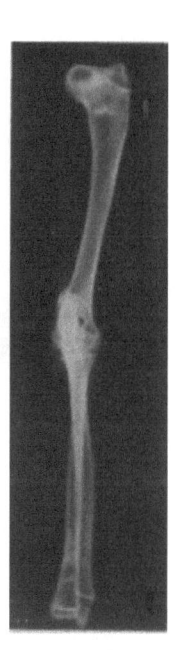 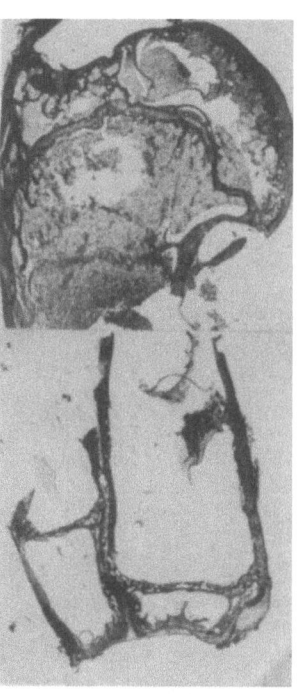

Abbildung 58a und b

Röntgenologisch sind im 10. Lebensmonat von Ka 76 nach einer 12-wöch. ThX-Beh. mit 360 e.s.E. die Wachstumsfugen geschlossen. Sog. Wachstumsnarben stellen histologisch die Rest des unfertigen Knochengewebes der durch ThX veränderten Humerus- und Radiusfuge dar (Formol, H.E., Vergr. 3 1/2-fach)

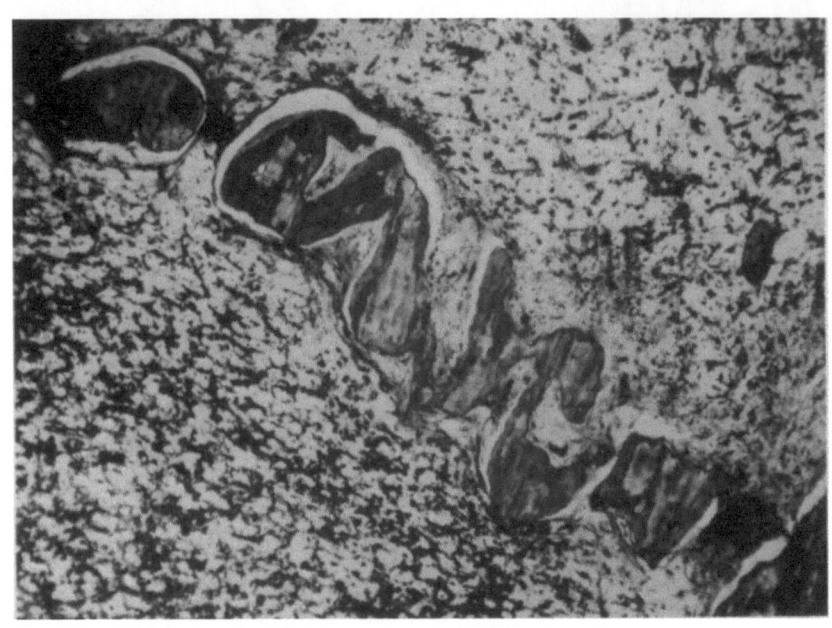

Abbildung 59

Ka 76 Humeruskopf: Die plumpen Knochenbälkchen des nach ThX-Beh. nicht ausgereiften Knochenstreifens an der Diaphysengrenze werden von Bindegewebszügen eingeschlossen und von dem zellreichen Fettmark isoliert.
(Formol, H.E., Vergr. 155-fach)

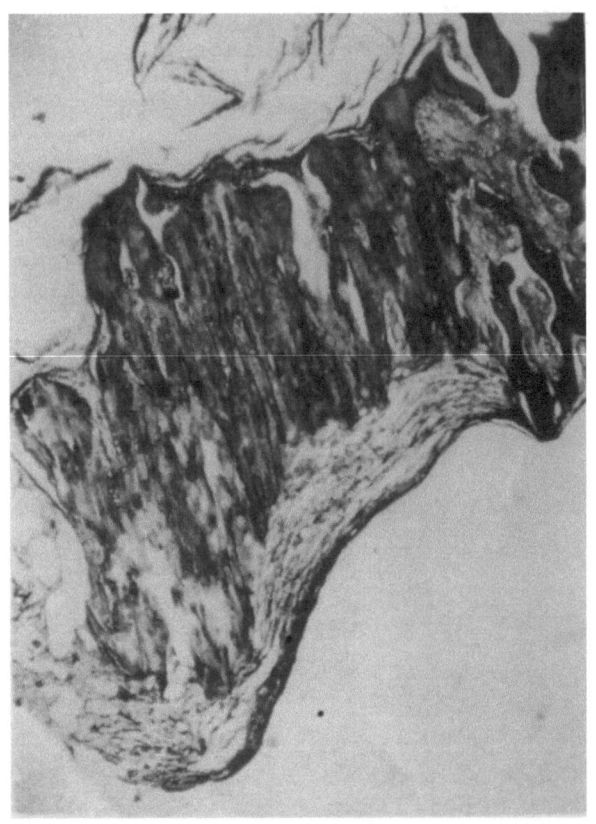

Abbildung 60

Ka 76: Die primitiven Knochenbälkchen des Streifens im dist. Radiusende enthalten Knorpelzellsäulen. Eine Bindegewebskapsel umgibt den unfertigen Knochen im Markraum. (Formol, H.E., Vergr. 155-fach)

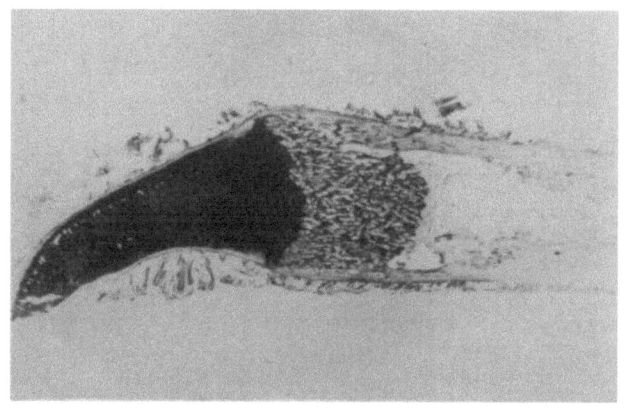

Abbildung 61

Durch die 16-wöchige ThX-Beh. des 28 Wo. alten Kaninchens mit 492 e.s.E. kommt es an den sternalen Rippenfugen zu einer Verbreiterung der Kalkgitterzone. (Formol, Toluidinblau, Vergr. 5-fach)

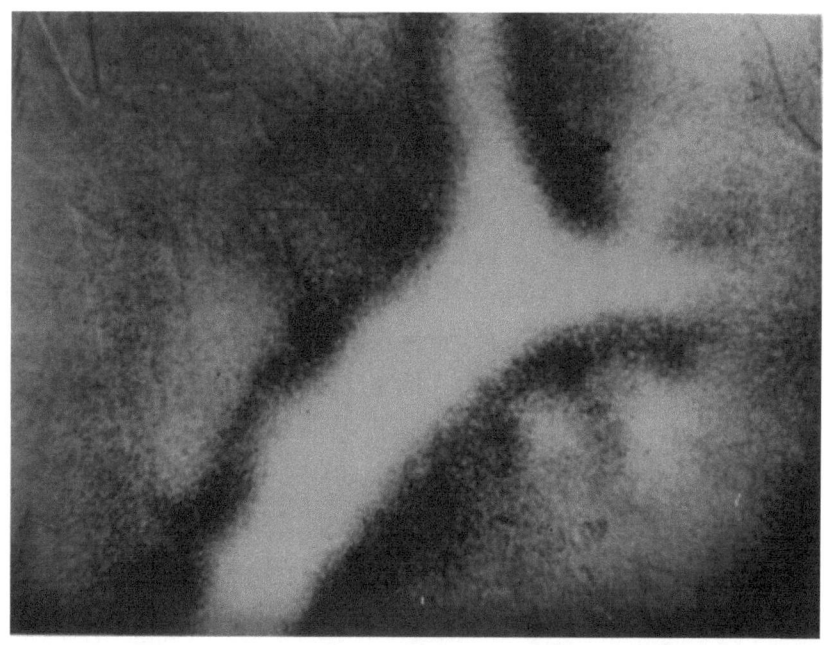

Abbildung 62

Strahlungsbild der Wirbelkörperfugen des 4 Wo. alten Kaninchens nach einmaliger ThX-Inj. von 50 e.s.E. Stärkste ThX-Anhäufung in der primären Spongiosa. (Stripping: Exp.Z.72 Std., Vergr. 44-fach)

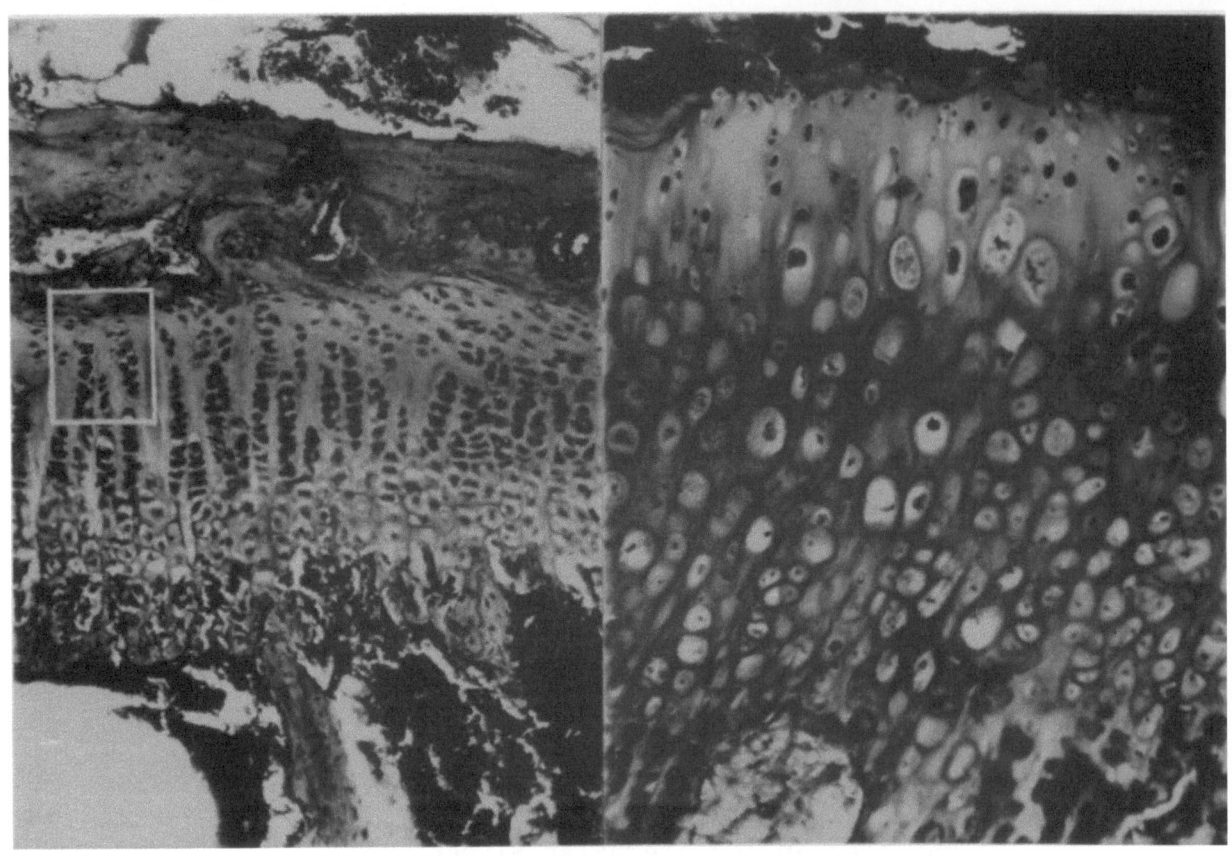

Abbildung 63a und b

Normal aufgebauter Fugenknorpel des Wirbelkörpers des 23 Wo. alten Kaninchens (Ko) und strahlengeschädigter verdickter Fugenknorpel mit pathologischen Kernteilungsfiguren des gleichaltrigen Tieres Ka 25 nach 12-wöch. ThX.Beh. mit 680 e.s.E. (ThX). (Formol, H.E.: 63a, Azan: 63b, Vergr. 135-fach)

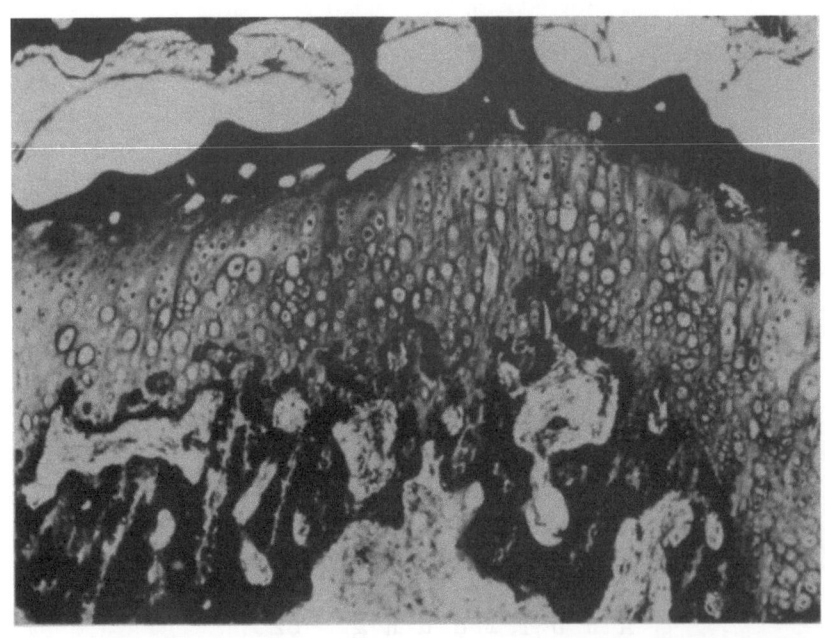

Abbildung 64

Ka 25: ThX stört das Wirbelkörperfugenwachstum. Bildung einer primitiven Spongiosa, die vorwiegend aus verkalkter Knorpelgrundsubstanz besteht. Fasermarkentwicklung. (Formol, Azan, Vergr. 55-fach)

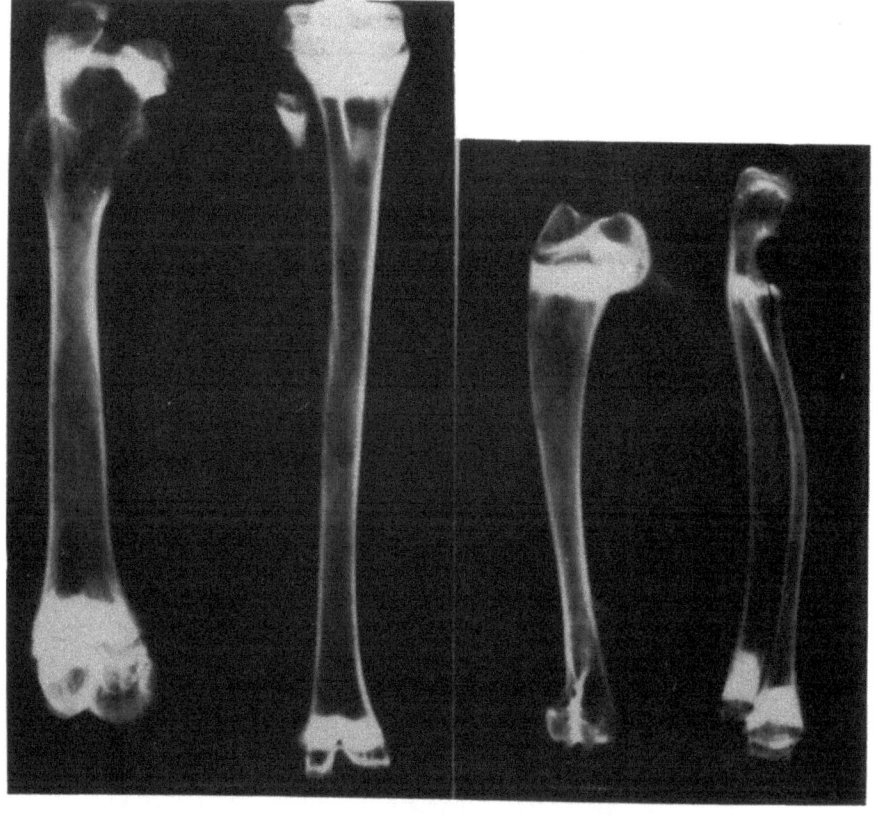

Abbildung 65

Rö.Bilder der hint. und vord. Gliedmaßen des 8 Monate alten Kaninchens nach einer 12-wöch. kombinierten ThX-Vigantol-Beh. mit 600 e.s.E. ThX und tägl. 3000 I.E. Vit.D. Zunahme der Kalkdichte in den subepiphysären Bändern und fleckige Atrophie in den Schäften

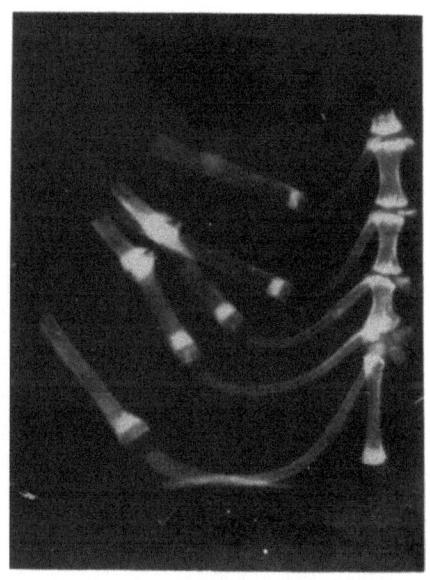

Abbildung 66

Röntgenologisch festgestellte Spontanfrakturen der Rippen mit kalkdichtem Frakturkallus ohne knöcherne Ausheilung nach der 4-monatigen ThX-Beh.des 6 Monate alten Kaninchens mit 540 e.s.E.

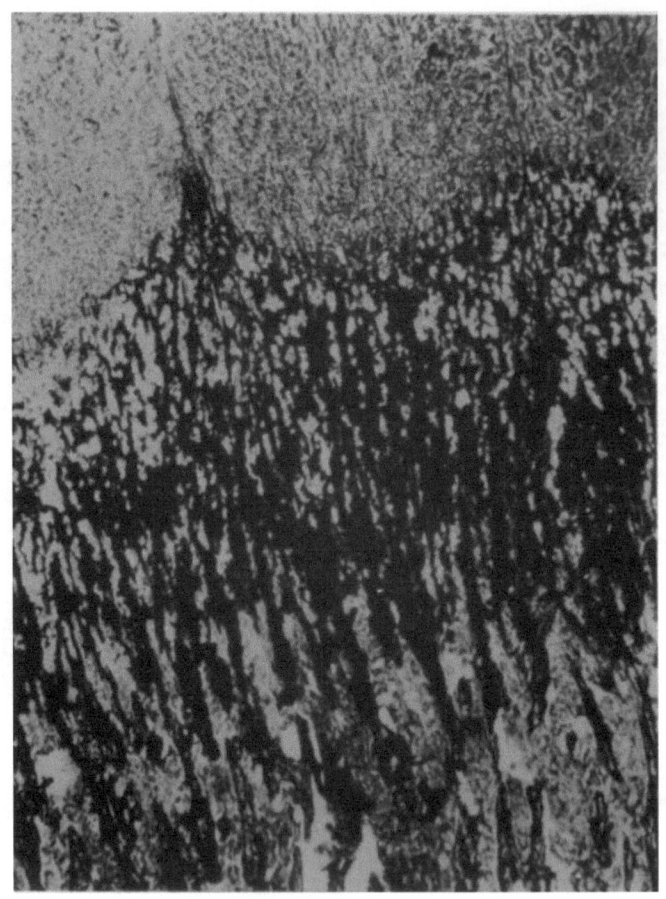

Abbildung 67

Bildung einer Kalkgitterzone und vermehrten prim. Spongiosa bei der Osteochondritis syphilitica an der dist. Femurfuge des neugeborenen Kindes mit beginnender Erschließung des Wucherungsknorpels durch gefäßreiches Bindegewebe (Unentkalkter Gefrierschnitt, Formol, H.E., Lubarsch: Handb.spez.Pathol. S. 245)

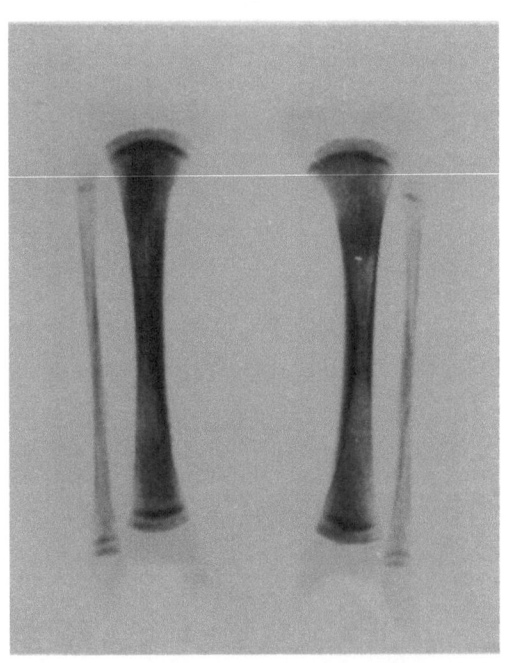

Abbildung 68

Osteochondritis syphilitica eines 52 cm langen Neonatus mit Doppelschattenbildung an den Epi-Diaphysengrenzen im Rö.Bild der Unterschenkelknochen (Lubarsch: Hand.spez.Pathol.S.249)

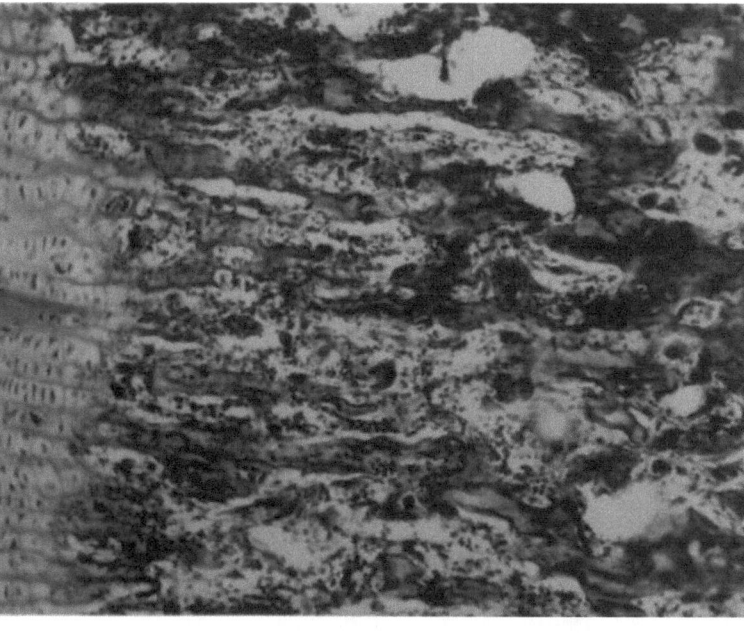

Abbildung 71

Prox.Tibiafuge von Ka 05: Normale Eröffnung des Wucherungsknorpels und vermehrte Spongiosabildung mit zahlreichen Osteoblasten (Formol, H.E.,Vergr. 44-fach)

Abbildung 70a und b

Die Bleifütterung bei Ka 05 hat zu einer echten Spongiosklerose geführt. Sie ist an der Humerusfuge (HF) weniger engmaschig als an der dist.Femurfuge (FF). Normal breiter Fugenknorpel! (Formol, H.E., Vergr. 3 1/2-fach)

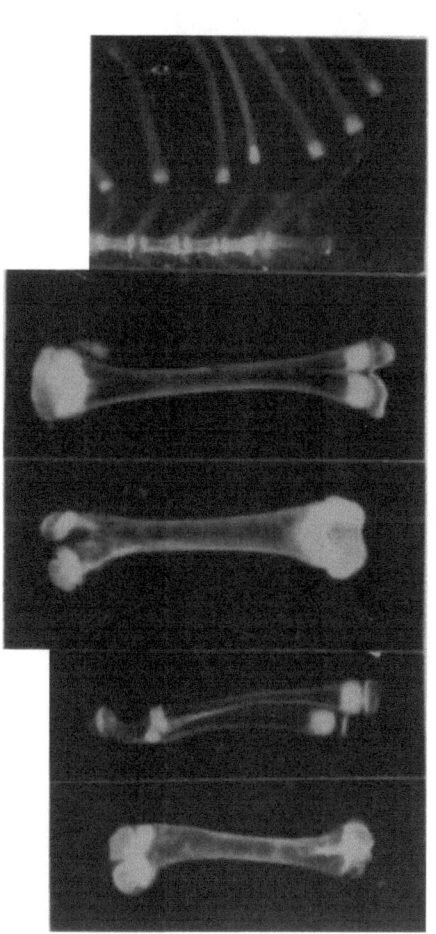

Abbildung 69

Subepiphysäre Verdichtungsbänder im Rö.Bild der rasch wachsenden Skeletfugen des 4 Wo. alten Kaninchens Ka 05 nach 12-tägiger Fütterung mit einer 5%igen Blei-Acetatlösung

FF

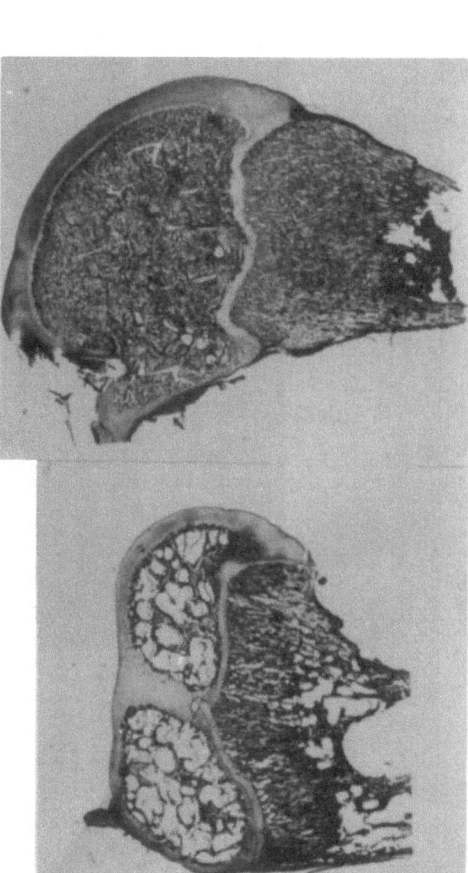

HF

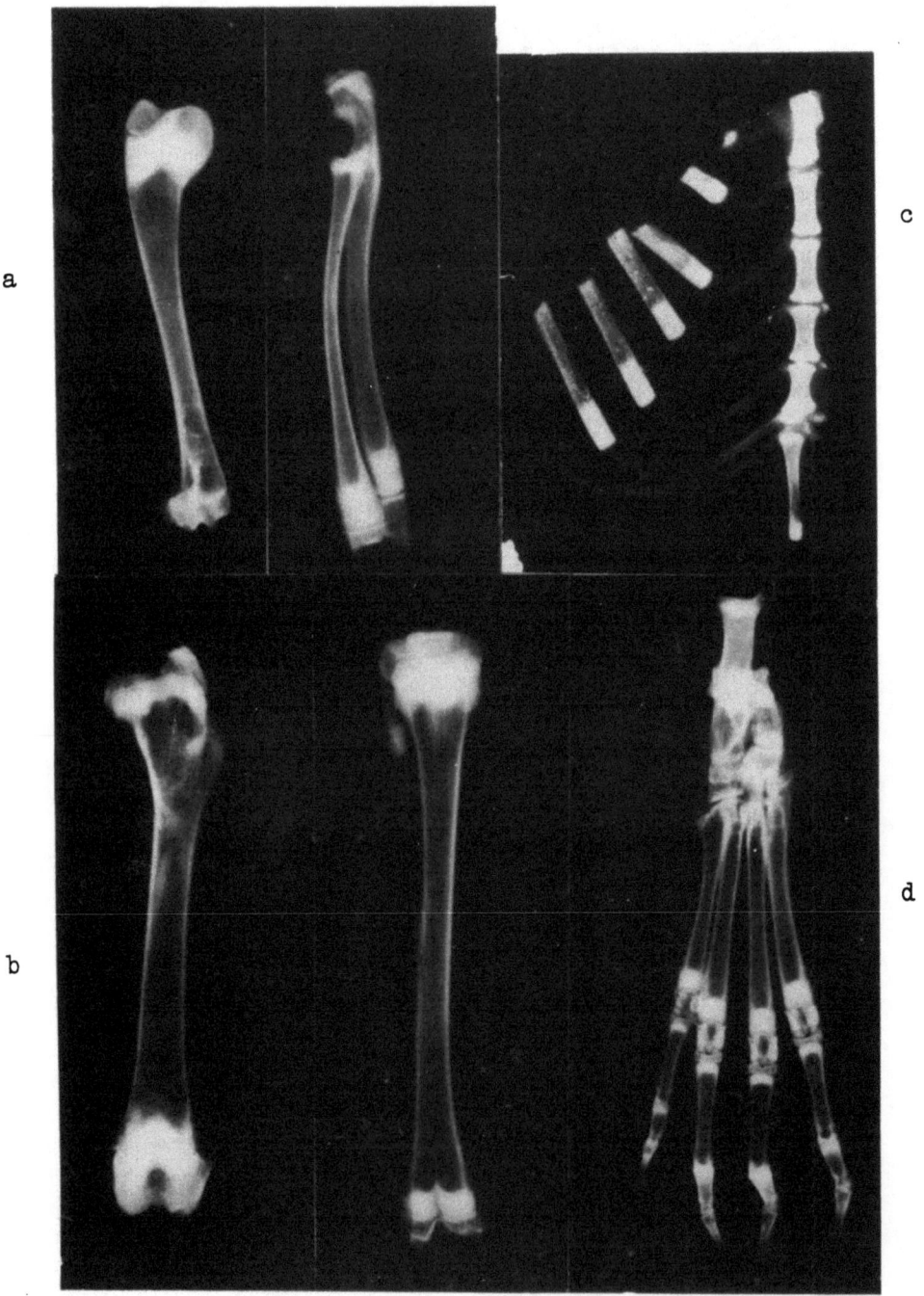

Abbildung 72

Im Rö.-Bild sieht man nach einer 10-wöchig. oralen Phosphor-Beh. des 16 Wo. alten Kaninchens an allen rasch wachsenden Fugen der Extremitäten und Rippen breite Verdichtungsbänder auftreten. (a) Vord. Gliedmaße, (b) hint. Gliedmaße, (c) Stern. Rippenbogen, (d) Hinterpfote

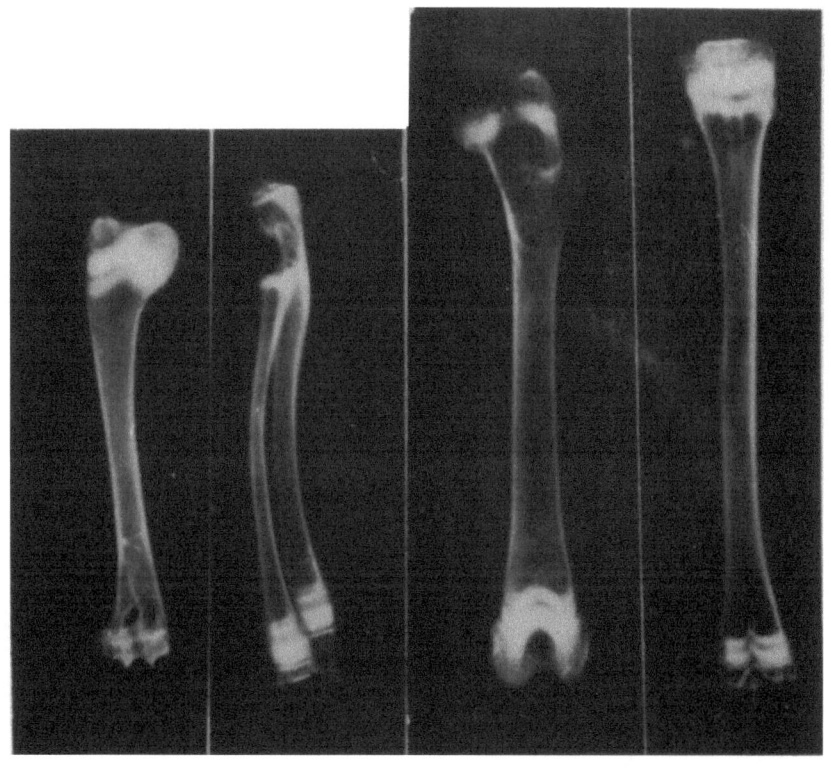

Abbildung 73

Das ungleich rasche Fugenwachstum der Extremitätenfugen führt
zu einer Lamellierung der subepiphysären Verdichtungsbänder im
Rö.Bild nach einer 10-wöch. P-Beh. des Kaninchens

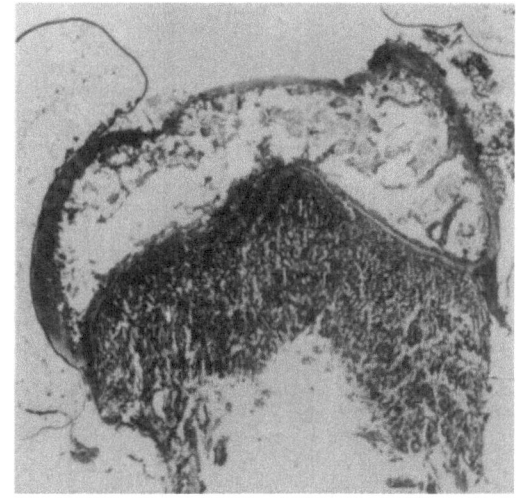

Abbildung 74

Typische Spongiosklerose der
Humerusfuge des 4 Monate alten
Kaninchens nach oraler Phosphor-
medikation. Der Fugenknorpel er-
scheint zusammengedrückt.(Formol
H.E., Vergr. 3 1/2-fach)

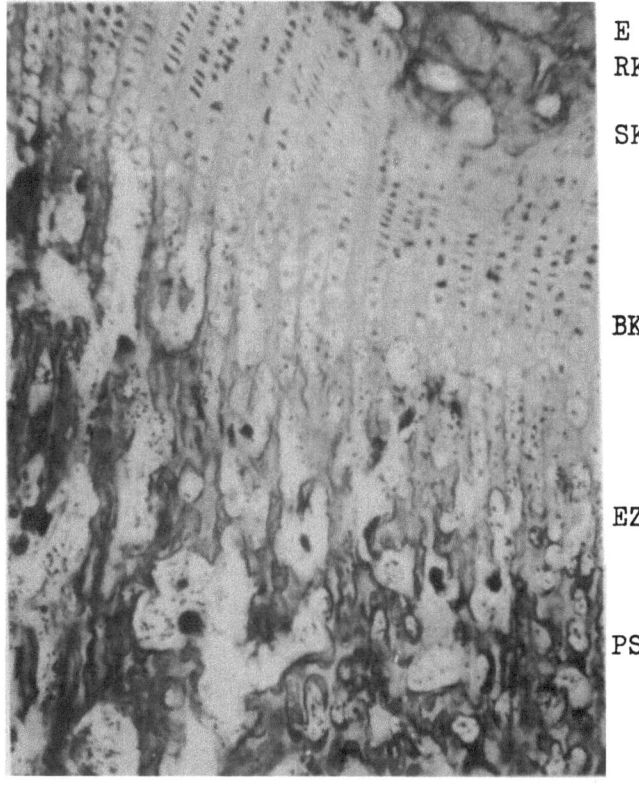

Abbildung 75

Normale Eröffnung des Wucherungsknorpels (EZ)
mit zahlreichen Osteoblasten an der dist.
Femurfuge nach 8-wöch.P-Beh. des 18 Wo.alten
Kaninchens (Formol, H.E., Vergr. 144-fach)

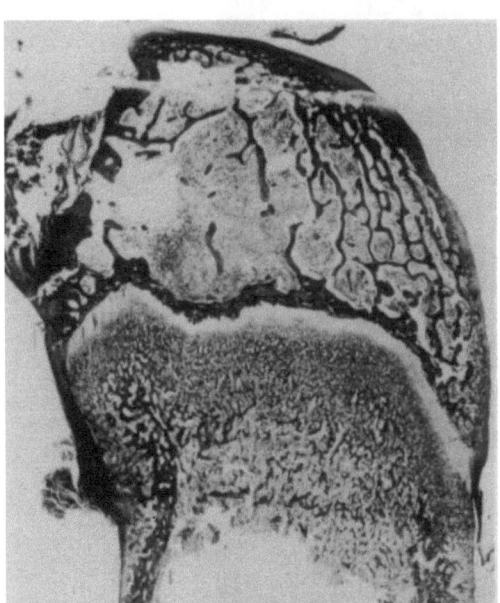

Abbildung 76

An der dist. Femurfuge des 4 Monate alten Kaninchens schließt sich nach mehrwöch. P-Beh. eine weitmaschige Spongiosa an die vermehrten prim. Knochenbälkchen an. (Formol, Azan, Vergr. 3 1/2-fach)

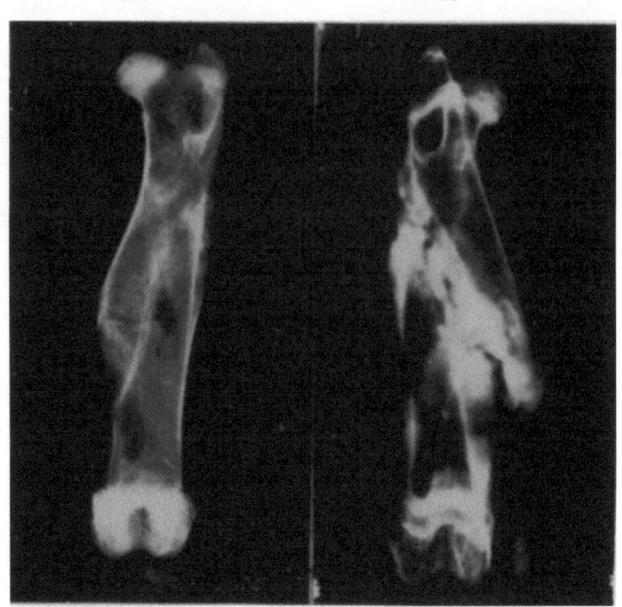

Abbildung 77a und b

Knöchern ausgeheilte Femurfraktur eines 6 Monate alten Kaninchens (Ko) und nicht ausgeheilte 3 Monate alte Spontanfraktur des Femur eines gleichaltrigen Kaninchens (ThX) nach 4-monatiger ThX-Beh. mit 540 e.s.E.

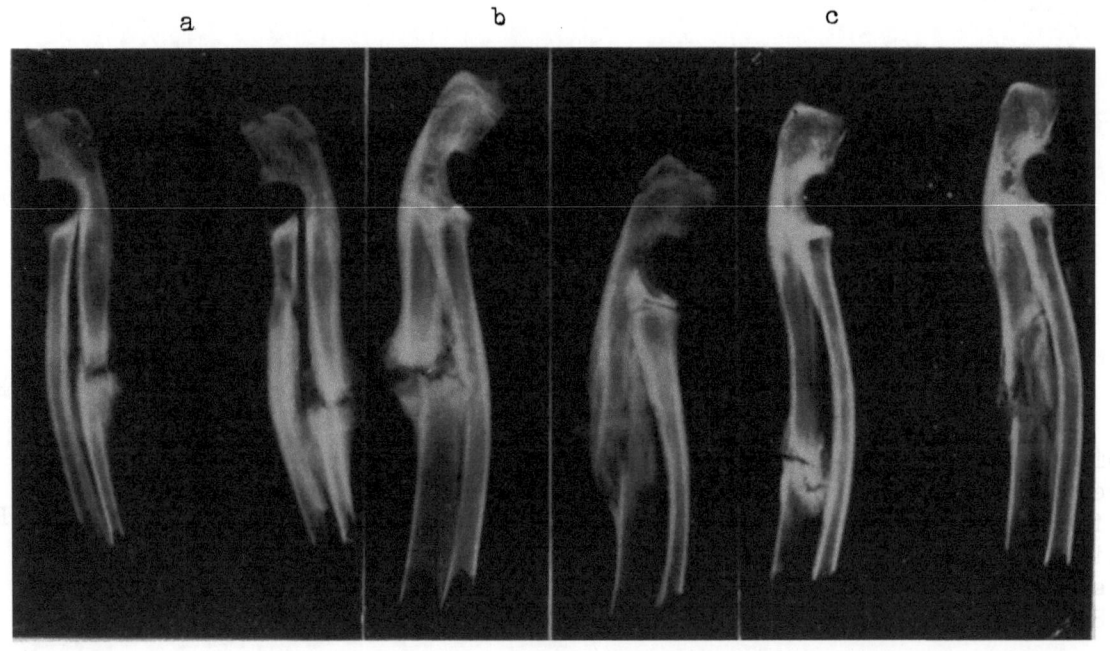

Abbildung 78a, b und c

Röntgenologisch sieht man eine durch ThX verhinderte knöcherne Konsolidierung der Ulna-Osteotomien beim Kaninchen von der 3. bis zur 9. Frakturwoche: (a) 23 Tage post operationem (b) 31 Tage p.op., (c) 63 Tage p.op. Rechts im Bild norm. Osteotomieheilung des Kontrolltieres

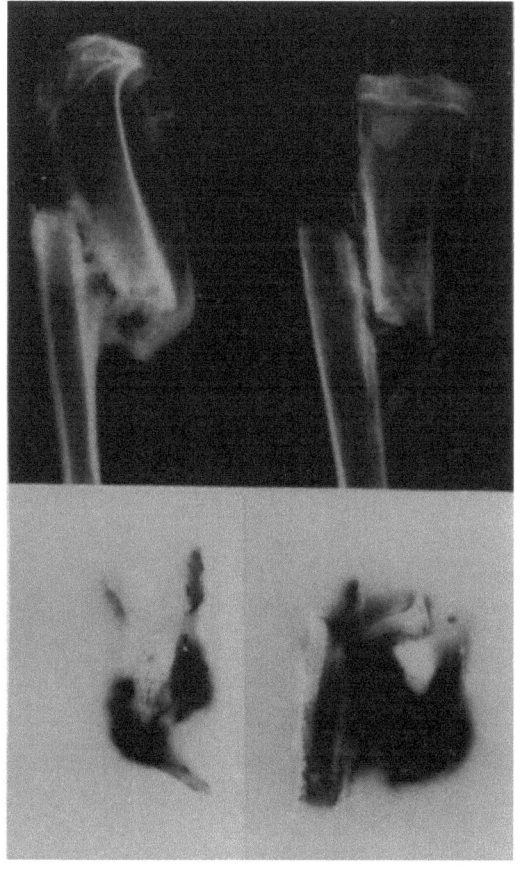

Abbildung 79

Vermehrte Kallusstrahlung der nicht knöchern ausgeheilten Tibiafraktur nach 9-wöch.ThX-Beh. mit 500 e.s.E. Beim Kontrolltier ist die Osteotomie trotz Fehlstellung der Fragmente knöchern konsolidiert

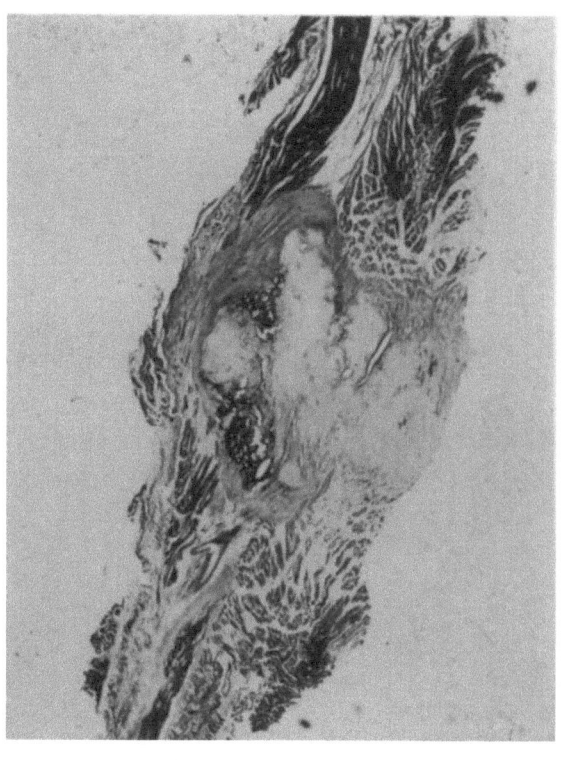

Abbildung 80

Der 14 Tage alte Ulnakallus des nicht mit ThX gespritzten Kaninchens besteht vorwiegend aus Knorpel und Bindegewebe. Randständig setzt die Knochenbildung ein.
(Formol, Azan, Vergr.5-fach)

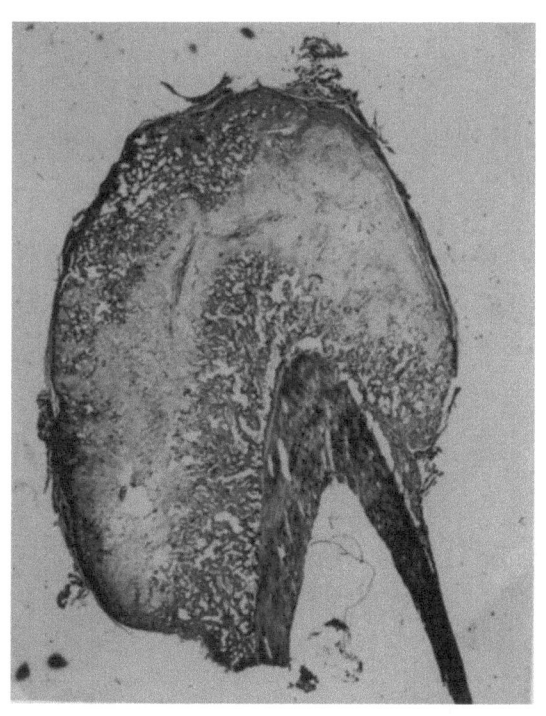

Abbildung 81

Die normale Verknöcherung des 22 Tage alten Knorpelkallus der Ulna erfolgt am stärksten vom Periost des Fragments aus und weniger stark vom äuß. Kallusrand.
(Formol, Azan, Vergr. 5-fach)

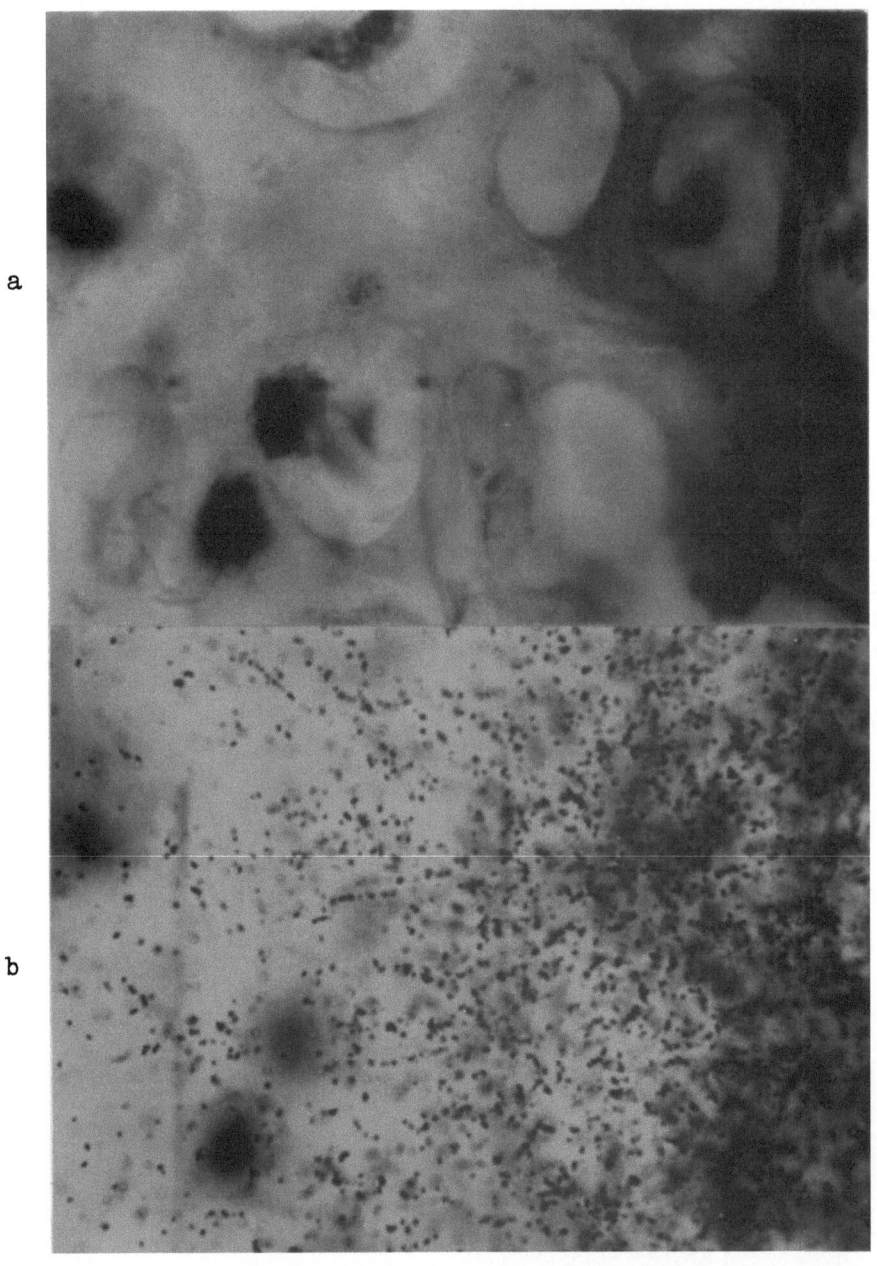

a

b

Abbildung 82a und b

Die ersten Verkalkungsvorgänge im 22 Tage alten Ulnakallus (a) rufen eine erhöhte ThX-Bindung in den grobblasigen Knorpelzellen hervor (b). (Formol, Gefrier, H.E., Stripping: Exp.Z. 84 Std., Vergr. 1200-fach)

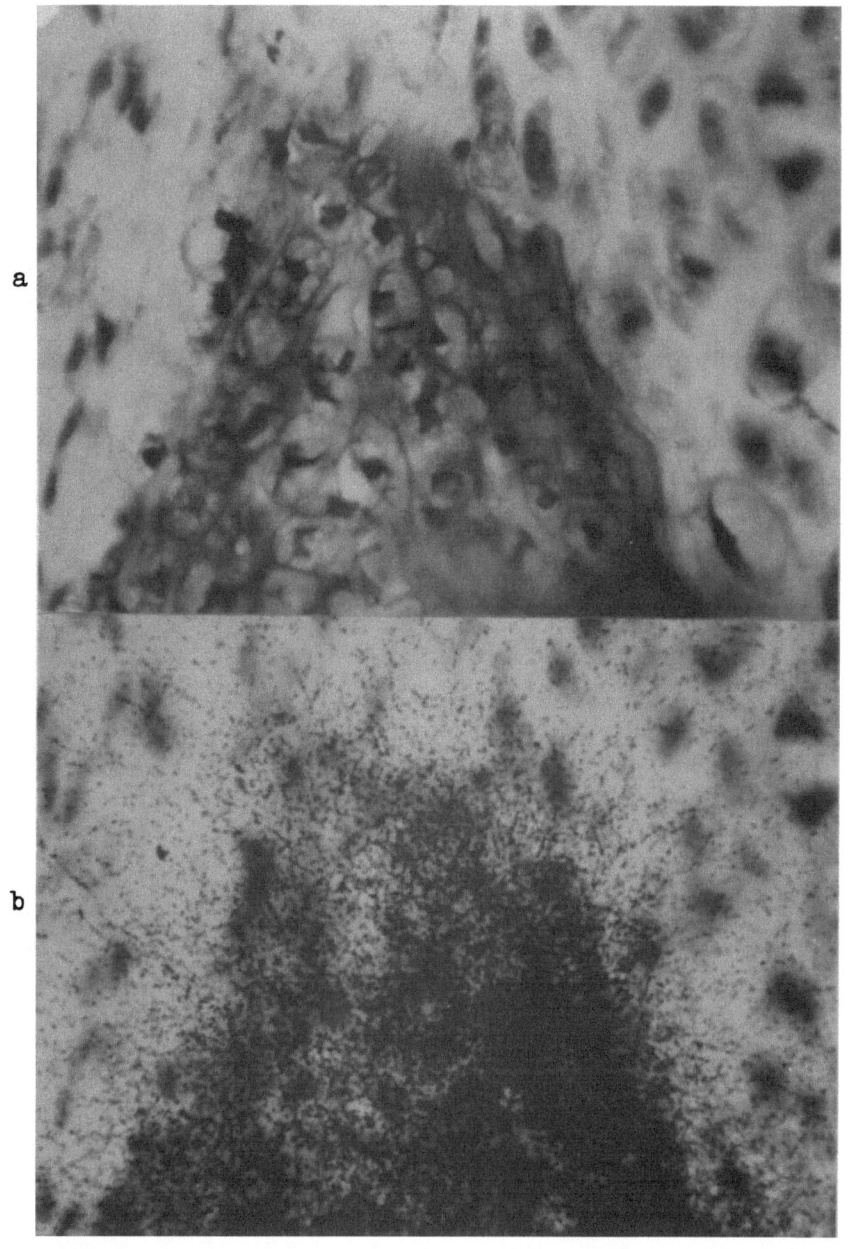

Abbildung 83a und b

Histologisches Bild (a) und Strahlungsbild (b) des primitiven knorpelzellhaltigen Knochenbälkchens des 22 Tage alten Ulnakallus nach einer ThX- Beh. mit 300 e.s.E. (Formol, Gefrier, H.E., Stripping: Exp.Z. 84 Std., Vergr. 550-fach)

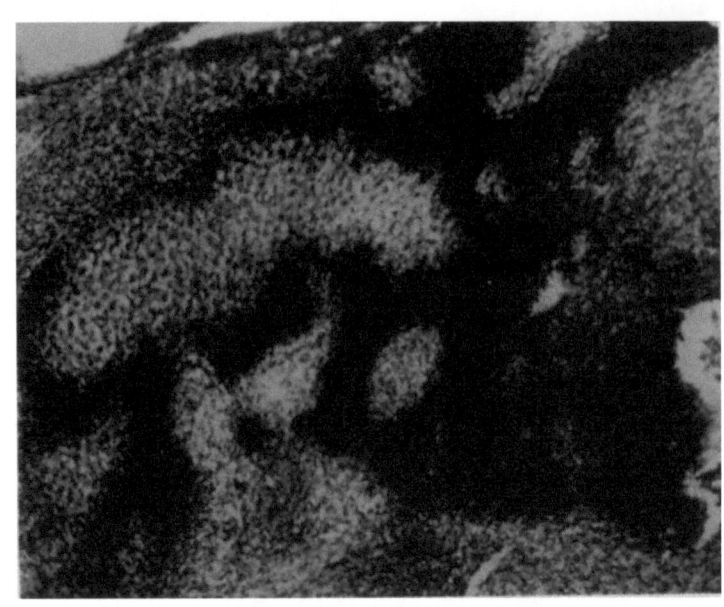

Abbildung 84

Historadiographie des 3 Wo. alten Ulnakallus nach der
ThX-Beh. Grobmaschige Verkalkung und Verknöcherung des
Knorpelkallus (Formol, Gefrier, H.E., Stripping: Exp.Z.
72 Std., Vergr. 85-fach)

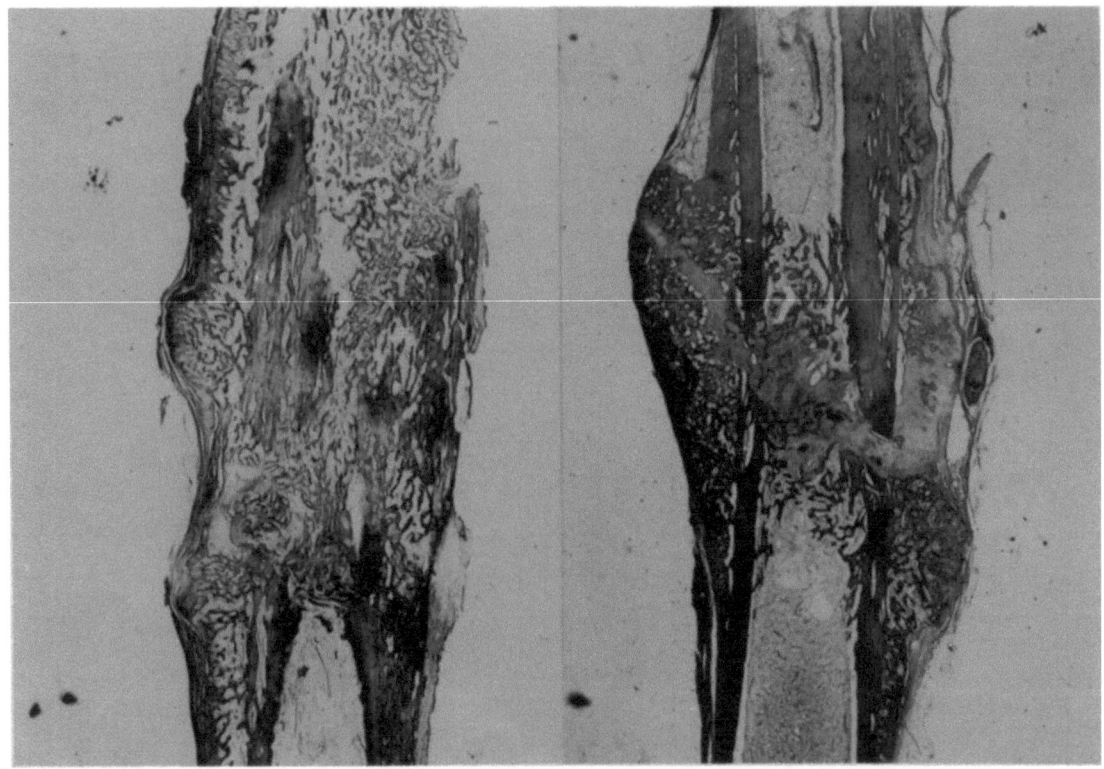

Abbildung 85a und b

Reifer 4 Wo. alter Ulnakallus des Kontrolltieres (Ko) mit vermehrter
Spongiosa. Die beim ThX-Kaninchen gestörte Ossifikation führt zur Bildung eines knorpelreichen Frakturkallus. (Formol, H.E., Vergr. 5-fach)

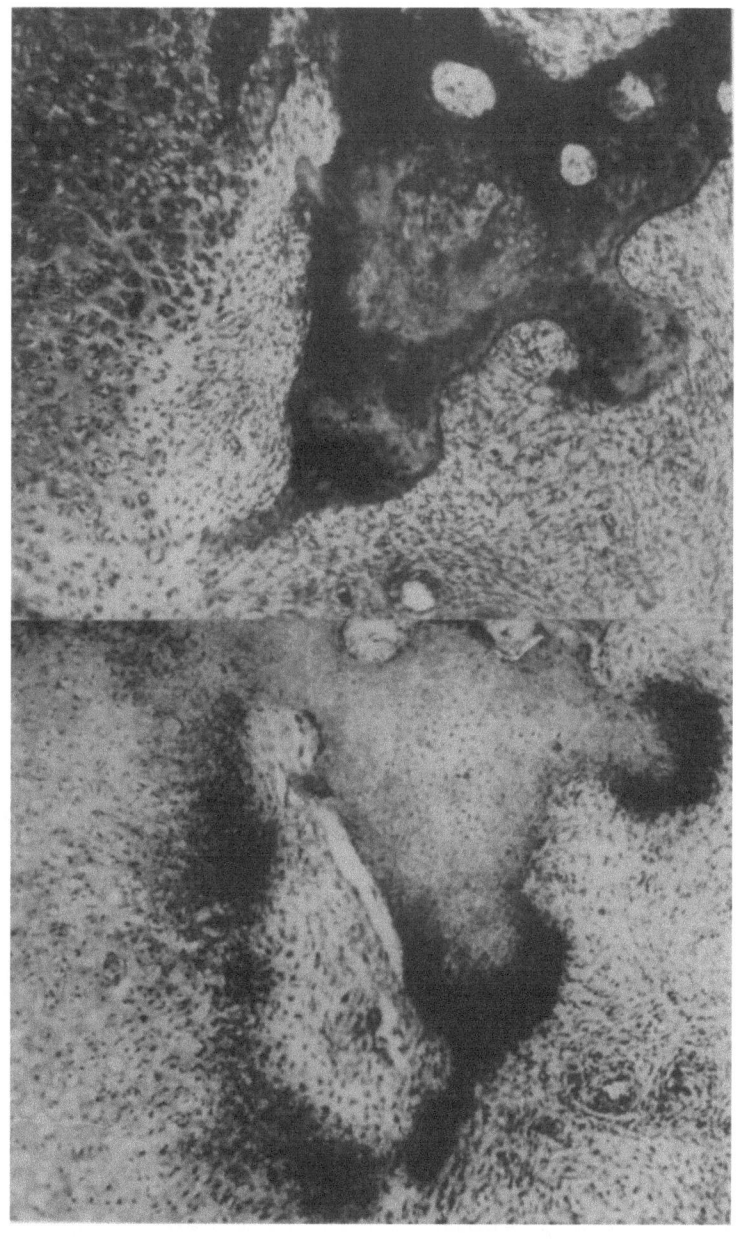

Abbildung 86a und b

Nach der 4-wöch. ThX-Beh. besitzen die primitiven Knochenbälkchen Knorpelzellreste mit einer fleckigen Kalk- u. Knochensalzeinlagerung. (a) Historadiographisch sieht man eine durch die Alpha-Strahlen sichtbar gemachte Verkalkung des Blasenknorpels links im Bild. (Formol, Gefrier, H.E., Stripping: Exp.Z. 84 Std., Vergr. 85-fach)

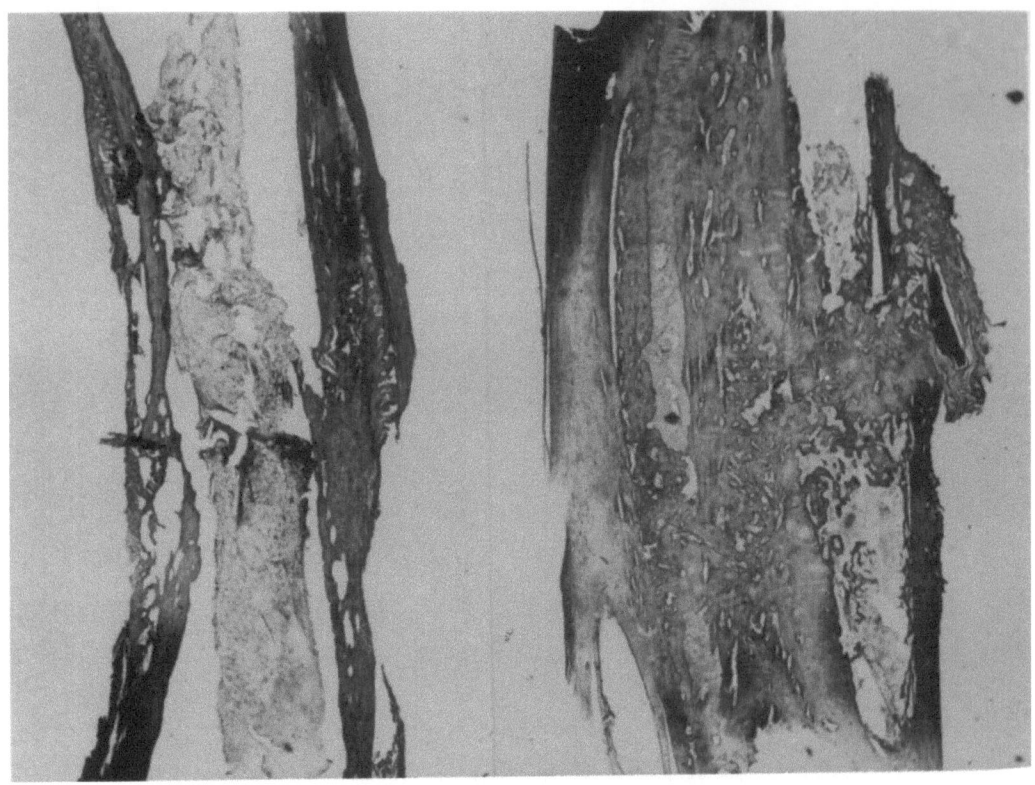

Abbildung 87a und b

In der 9. Frakturwoche statisch umgebauter Frakturkallus der Ulnaosteotomie des Kontrolltieres (Ko). Unreifer und nicht durchkonstruierter Frakturkallus des ThX-Kaninchens (Formol, H.E., Vergr. 5-fach)

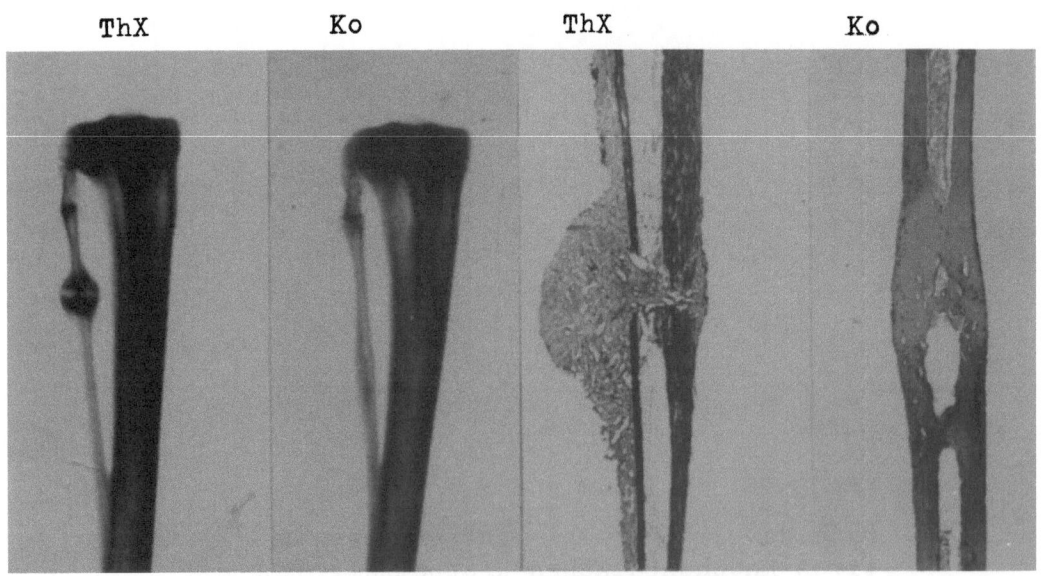

Abbildung 88a und b

Röntgenologisch und histologisch nicht ausgeheilte Fibulaosteotomie nach 5-wöch. ThX-Beh. (Formol, H.E., Vergr. 3 1/2-fach)

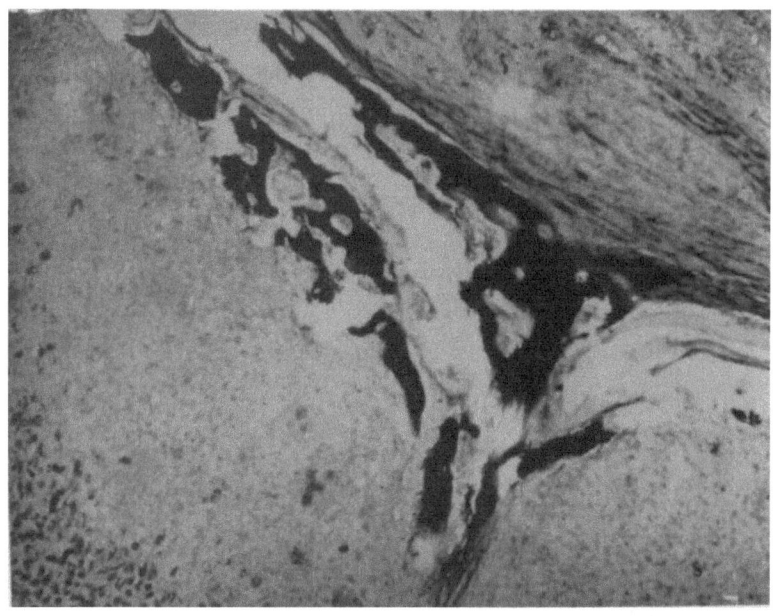

Abbildung 89

Heterotope Knochenentwicklung endesmaler Herkunft im Nierenbecken. 23 Tage nach Unterbindung und Durchtrennung der Nierengefäße am Organhilus (Formol, Gefrier, H.E., Vergr. 44-fach)

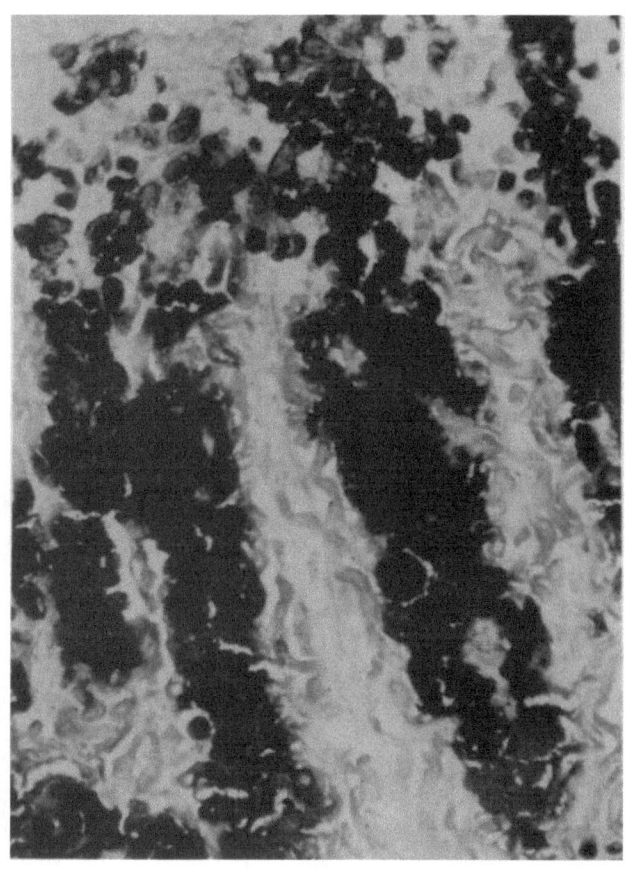

Abbildung 90

ThX verhindert nicht die Verkalkung der Nierenkörperchen und zugehörigen gewundenen Harnkanälchen des zugrundegegangenen Nierenparenchyms. 28 Tage nach der operativen Ausschaltung der Niere. (Formol, Gefrier, H.E., Vergr. 85-fach)

Rö   St

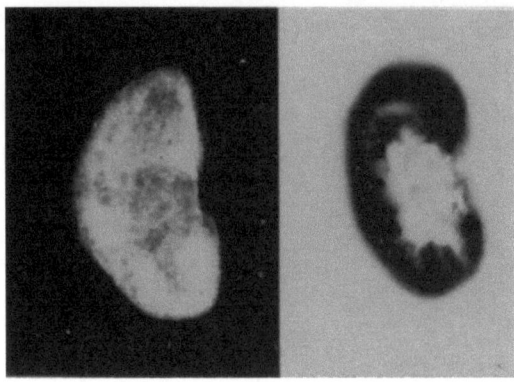

Abbildung 91

Das Rö.Bild und Strahlungsbild der Niere zeigt nach 9-wöch. ThX-Beh. die Nierenrindenverkalkung; eine Verknöcherung im Nierenbecken ist nicht erfolgt. (Photoplatte: Exp.Z. 72 Std.)

St   Rö

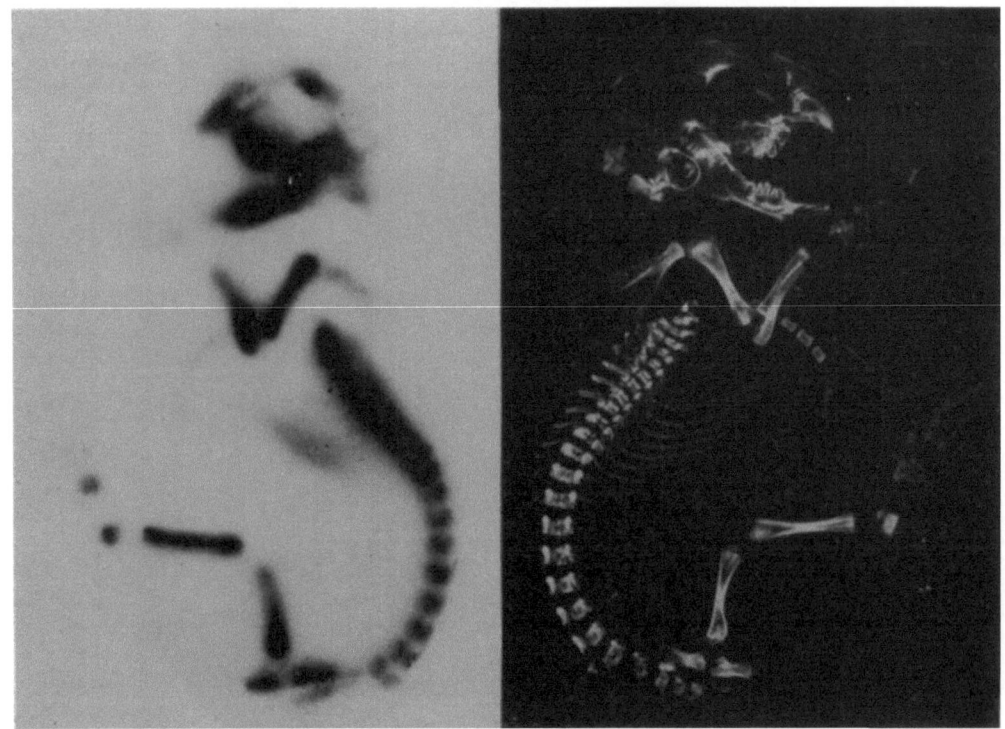

Abbildung 92a und b

Nach einer P^{32}-Behandlung des Muttertieres zeigt das Strahlungsbild des neugeborenen Kaninchens in Übereinstimmung mit dem Rö.Bild die stärkste radioaktive Strahlung in der verknöcherten Skeletanlage (Photoplatte: Exp.Z. 14 Tage)

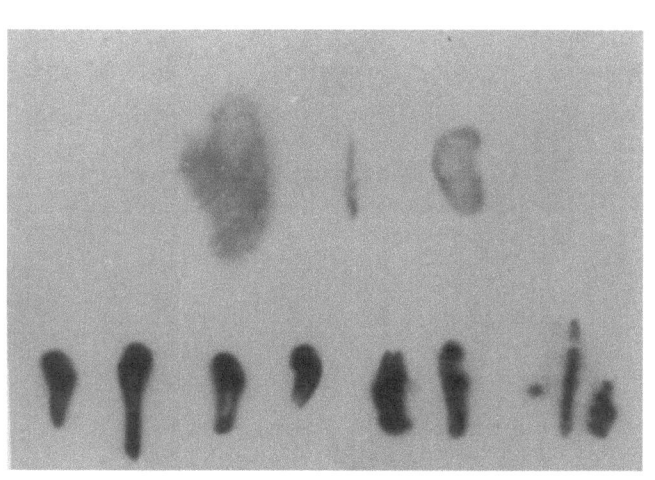
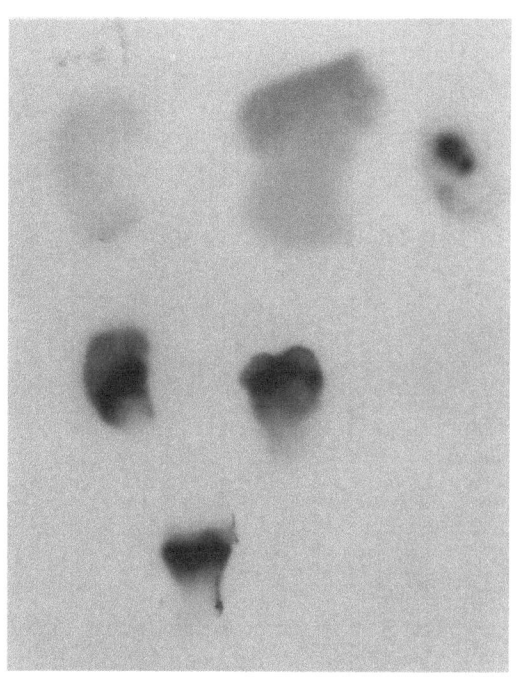

Abbildung 93

Radiographisch liegt beim 14 Tage alten Kaninchen nach einmaliger P^{32}-Injektion von 25 µC die Knochenaktivität über der Organaktivität. Homogene P^{32}-Verteilung im Knochen. (Photoplatte: Exp.Z.3 Tage)

Abbildung 94

Beim 8 Wo. alten Kaninchen kommt es nach einer P^{32}-Inj. von 40 µC im Strahlungsbild zu einer subepiphysären Schwärzungslinie an der Wachstumsfuge. Der größte P^{32}-Gehalt besteht in der subepiphysären Spongiosa. (Photoplatte: Exp.Z. 4 Tage)

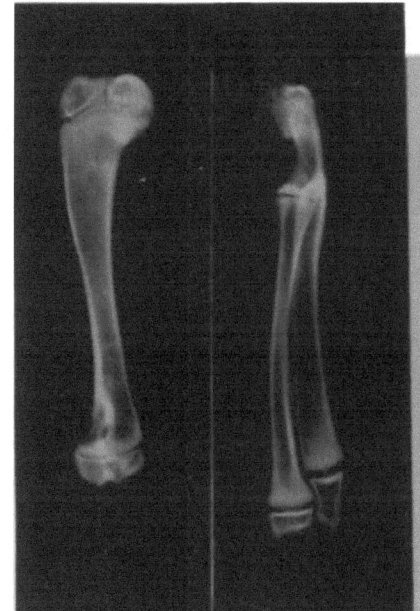
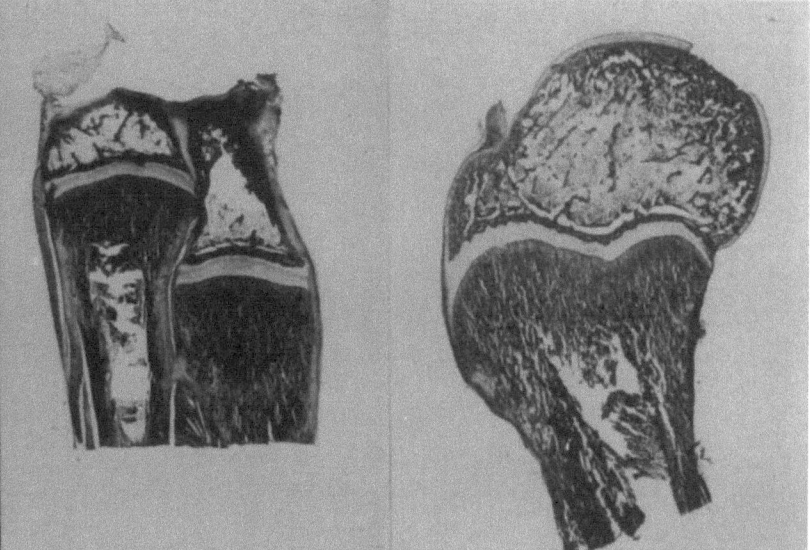

a   b

Abbildung 95

Röntgenologisch ruft die 4-wöchige P^{32}-Beh. mit 140 µC beim 7 Wo. alten Kaninchen eine subepiphysäre Verdichtung der Knochenzeichnung an den rasch wachsenden Extremitätenfugen hervor

Abbildung 96a und b

Histologisch besteht nach der 6-wöch. P^{32}-Beh. mit 200 µC beim 9 Wo. alten Kaninchen eine Spongiosklerose an den dist.Ulna-Radiusfugen (a) und der dist.Femurfuge (b). (Formol,H.E., Vergr. 5 1/2-fach)

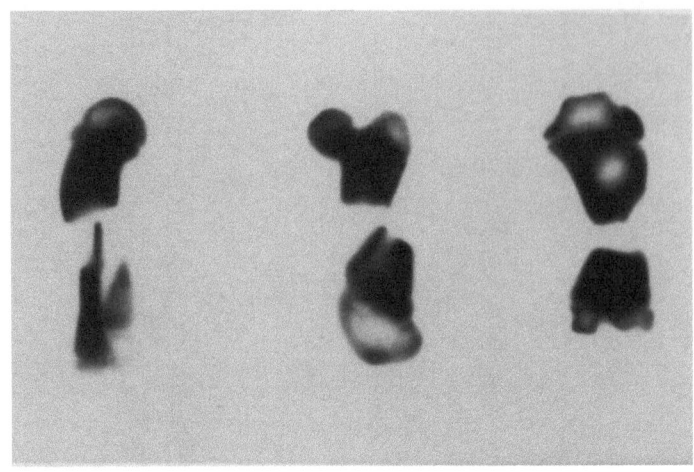

Abbildung 97

Im Strahlungsbild ruft die nach mehrwöchiger P^{32}-Beh. aufgetretene Spongiosaverdichtung durch den größeren P^{32}-Gehalt eine kräftige metaphysäre Filmschwärzung hervor. (Photoplatte: Exp. Z. 3 Tage)

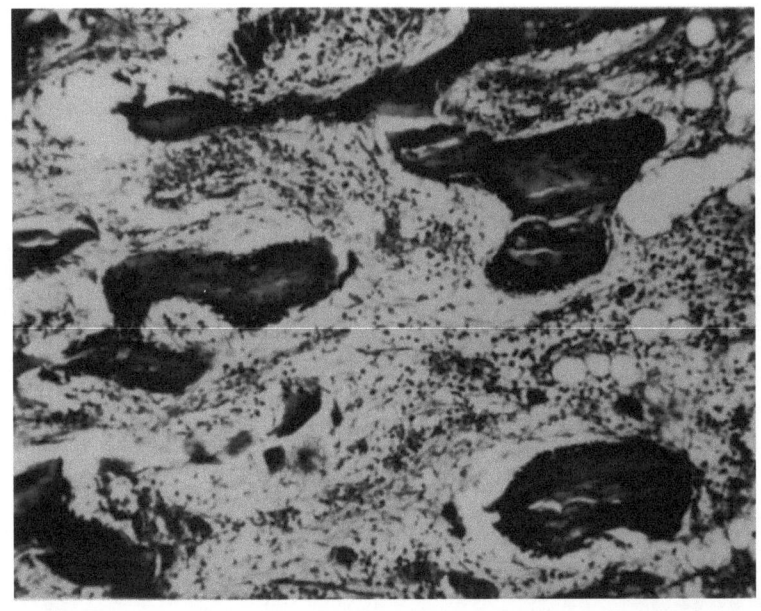

Abbildung 98

Durch die 6-wöchige P^{32}-Behandlung des 18 Wo. alten Kaninchens mit 50 µC hat sich die Spongiosa in der Wachstumsschicht der Fuge vermehrt. Die fertigen Knochenbälkchen besitzen Osteoblastensäume und das Markgewebe ist zellarm und enthält Bindegewebsfibrillen (Formol, H.E., Vergr. 135-fach)

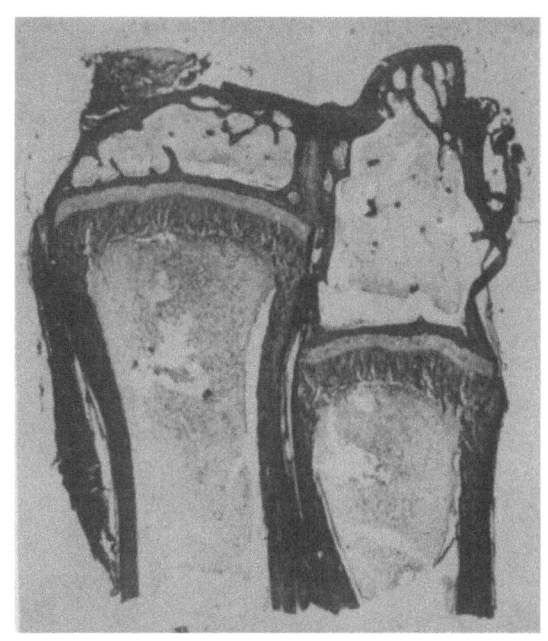

Abbildung 99

Die 8-wöchige P^{32}-Behandlung mit 100 µC hat beim 20 Wo. alten Kaninchen das normale Fugenwachstum nicht gestört. Die Rückbildung der Spongiosa zeigt den beginnenden Fugenschluß der dist. Ulna-Radius-Fugen an. (Formol, H.E., Vergr. 3 1/2-fach)

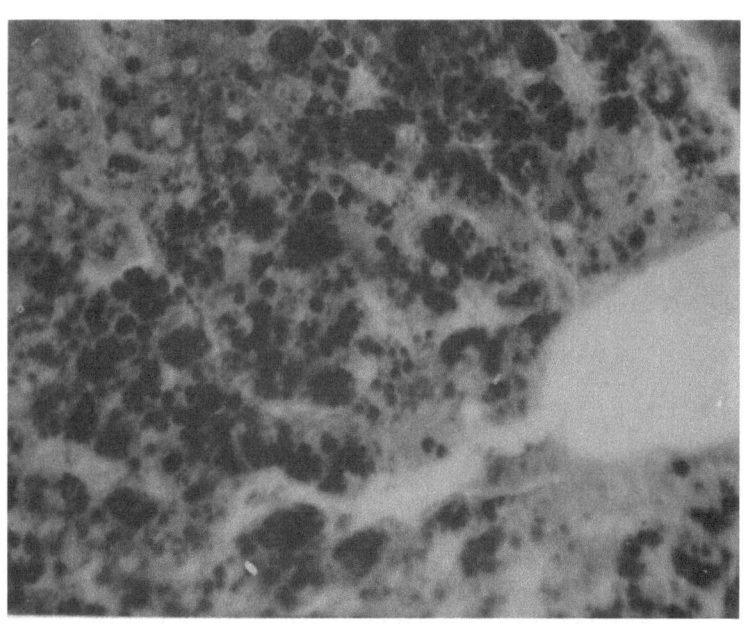

Abbildung 100

Klein- und großtropfige Verfettung der Kaninchenleber nach einer wöchentl. P^{32}-Dosierung von 2-mal 12 µC. (Formol, Osmium, Vergr. 680-fach)

a   b

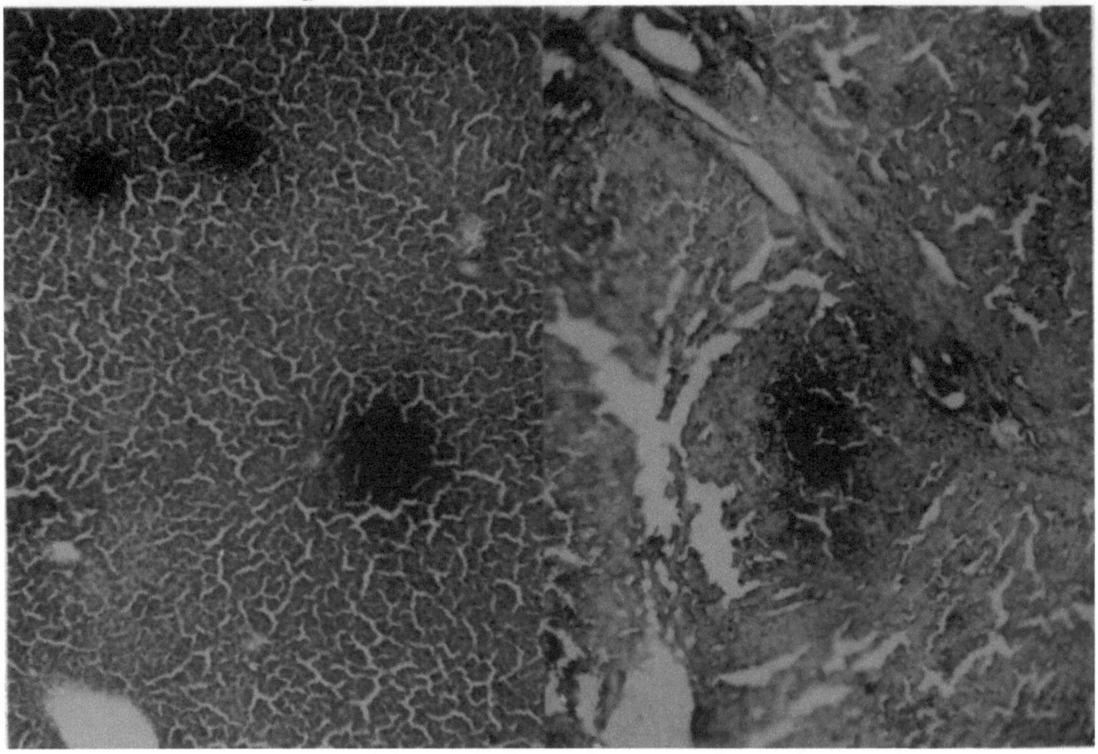

Abbildung 101a und b

Die historadiographische depotartige P^{32}-Konzentration im Lebergewebe (a) ruft durch die Beta-Strahlen örtliche Gewebsnekrosen hervor (b). (Formol, H.E., Stripping: Exp.Z. 7 Tage, Vergr. 85-fach)

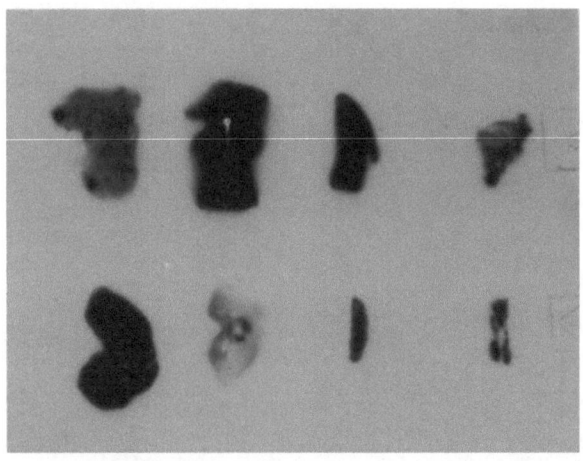

Abbildung 102

Die Aktivität des 10 Tage alten Frakturkallus der Tibia (T.K.) und der Ulna (U.K.) sowie der beginnenden Nierenverkalkung liegt bei einer prolongierten P^{32}-Beh. mit 100 µC unter der Organaktivität von Leber, Milz und gesunder re. Niere. (Photoplatte: Exp.Z. 10 Tage)

A b b i l d u n g 103a und b

Radiographisch hat die P^{32}-Beh. mit 150 μC am 29. Frakturtag zu einer kräftigen Kallusstrahlung geführt. Sie entspricht der Organstrahlung (a). Nach einmaliger P^{32}-Inj. liegt die Organaktivität von Leber, Milz und Lunge über der Kallus- und Nierenaktivität des Kontrolltieres.(Rö.Film: Exp.Z. 3 Tage)

ThX P^{32}

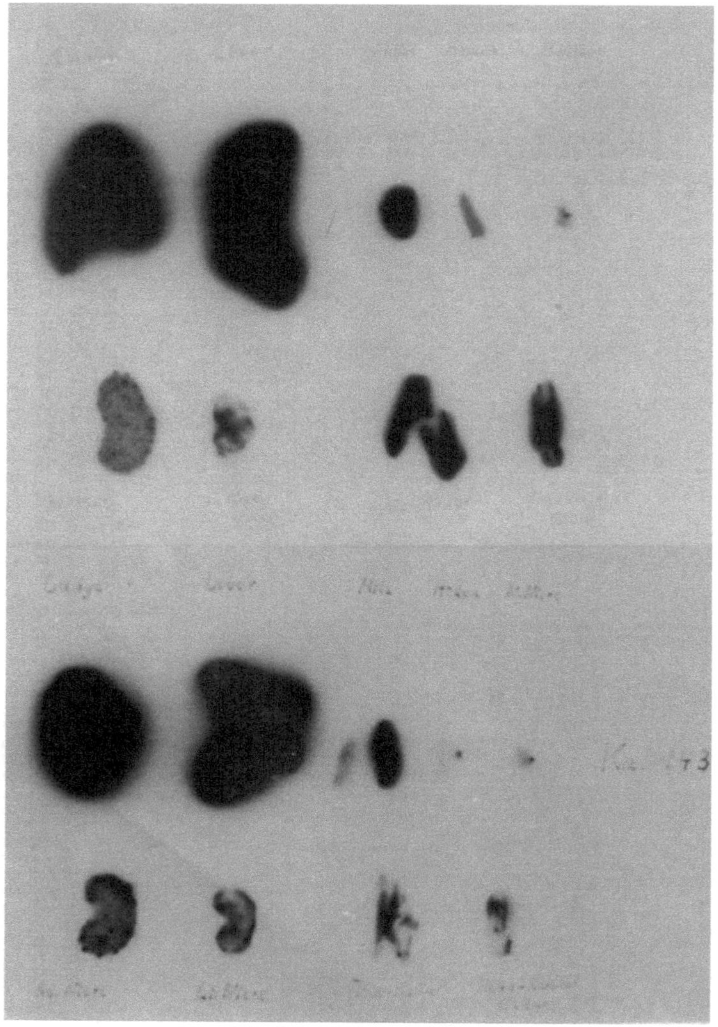

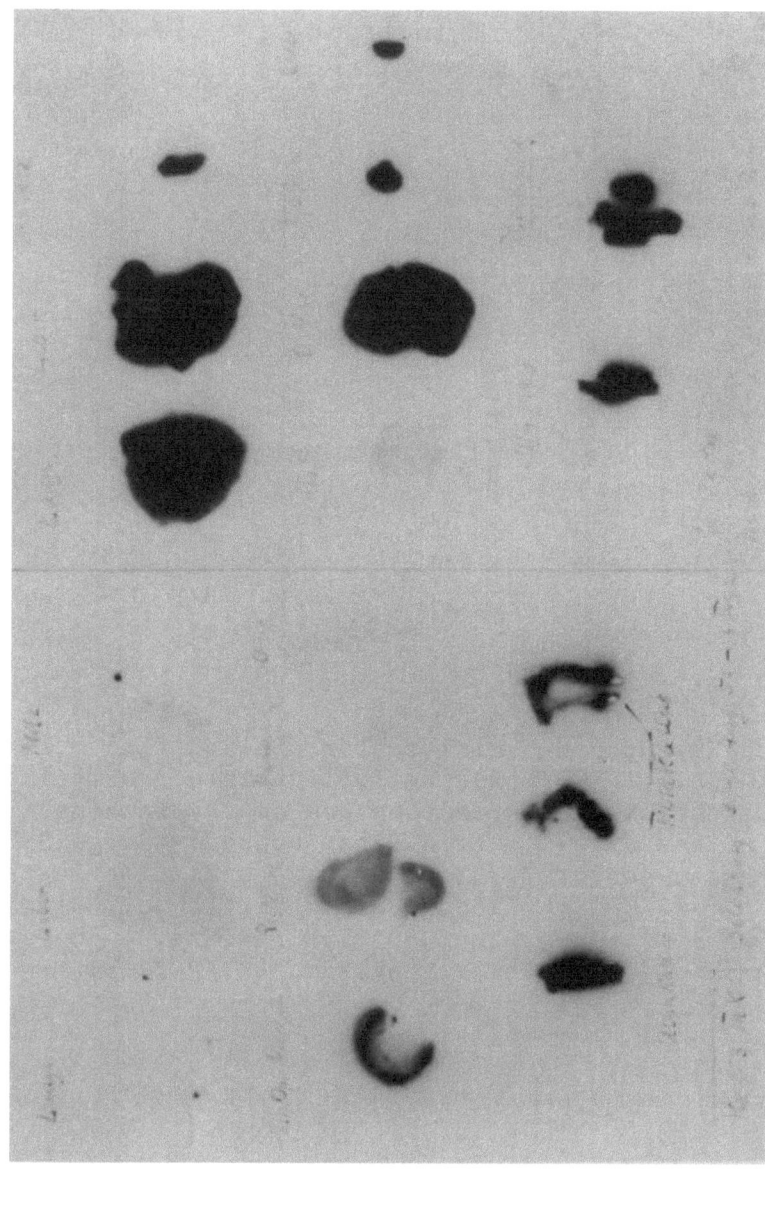

A b b i l d u n g 104a und b

Am 17.Tag der ThX-Beh.überwiegt die Kallus- und Nierenrindenstrahlung der operativ ausgeschalteten Niere erheblich die Organaktivität (a). Die P^{32}-Beh. des Kaninchens führt zu einer gleich starken Kallus- u. Organaktivität. Erhebliche P^{32}-Aktivität der Nebenniere und des Ovar. (Rö.Film: Exp.Z. 3 Tage)

ThX p32

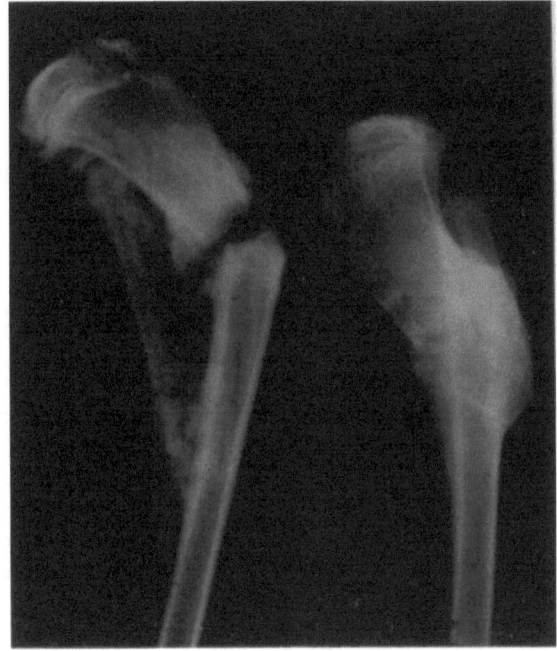

Abbildung 105

Die Tibia-Osteotomie des Kaninchens ist nach 31-tägiger ThX-Beh.mit 500 e.s.E.nicht knöchern ausgeheilt.Die P^{32}-Behandlung mit 200 µC hat dagegen die Frakturheilung nicht gestört

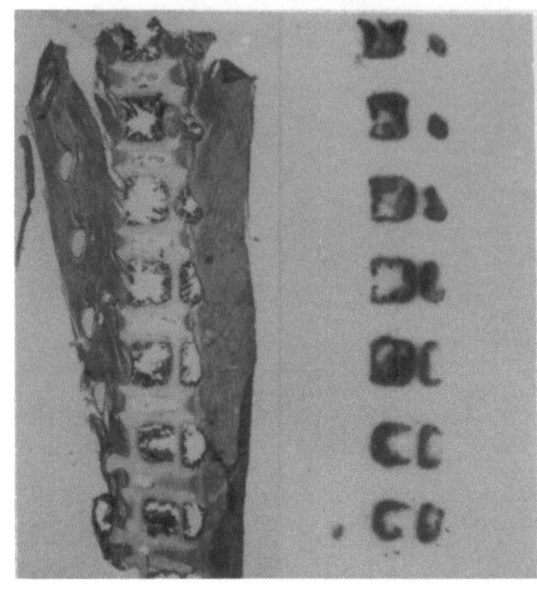

Abbildung 106

Historadiographisch findet sich Radiostrontium in der Wirbelkörperspongiosa des Kaninchens in der 1.Lebenswoche.4-tägige Sr^{89}-Fütterung als gesättigte Laktatlösung mit 15µC.(Formol, Gefrier, Azan, Stripping: Exp.Z. 30 Tage, Vergr. 2 1/2-fach)

a b

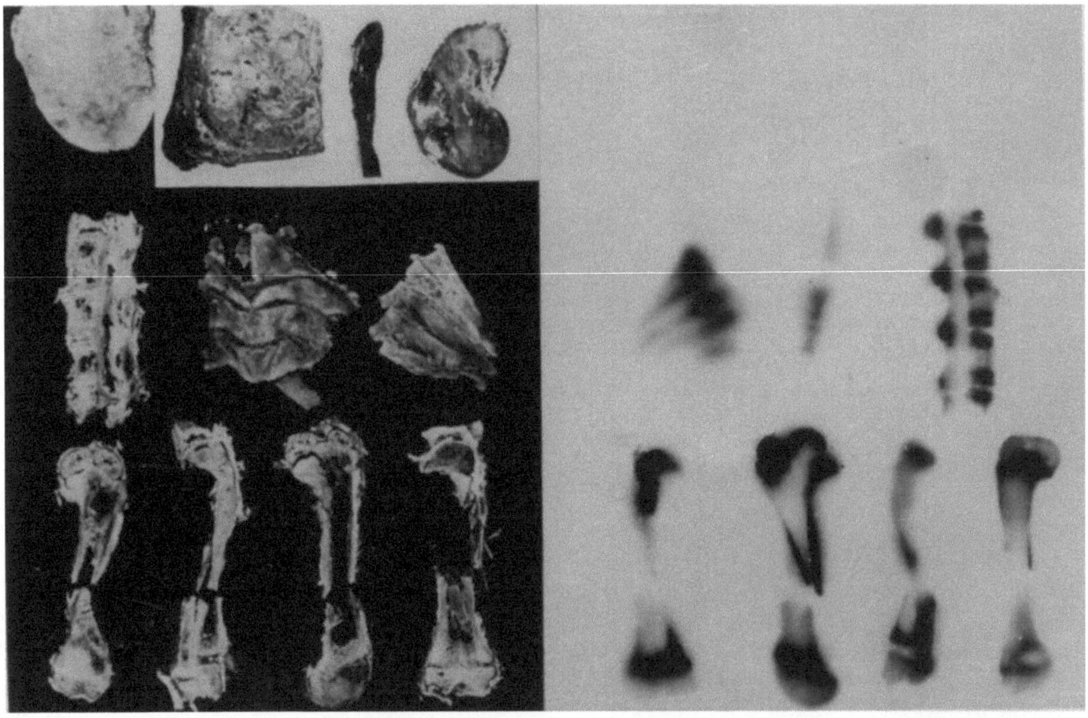

Abbildung 107a und b

Nach 4-tägiger Sr^{89}-Fütterung mit 10 µC des 3 Wo. alten Kaninchens rufen von den Organ- u. Knochenschliffen (a) nur die Knochenpräparate eine gute Filmbelichtung hervor (b). Größte Aktivität in der subepiphysären Wachstumsschicht (Photoplatte: Exp.Z. 126 Tage)

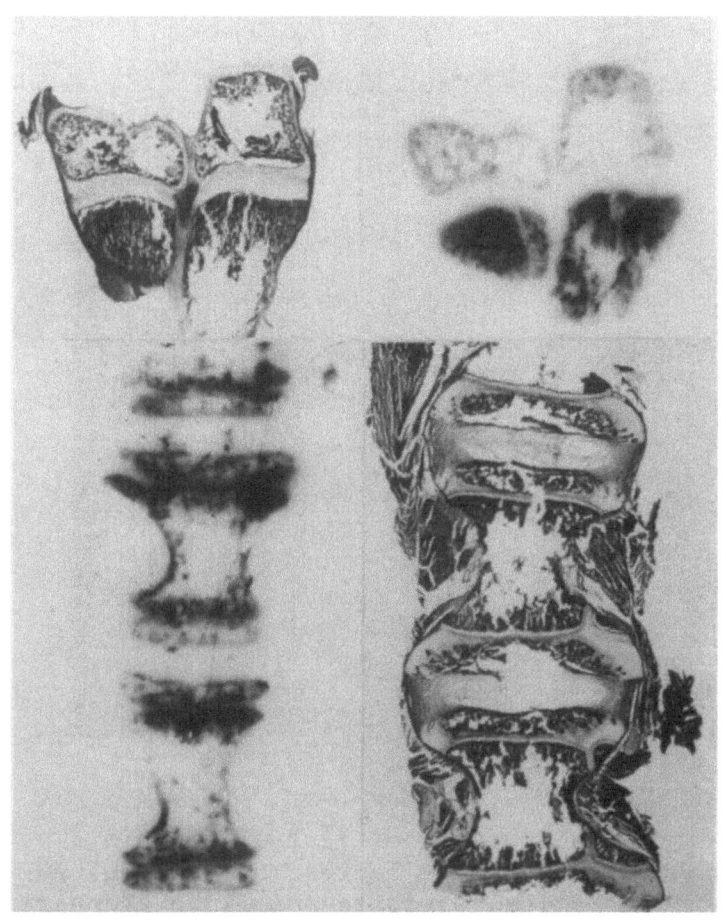

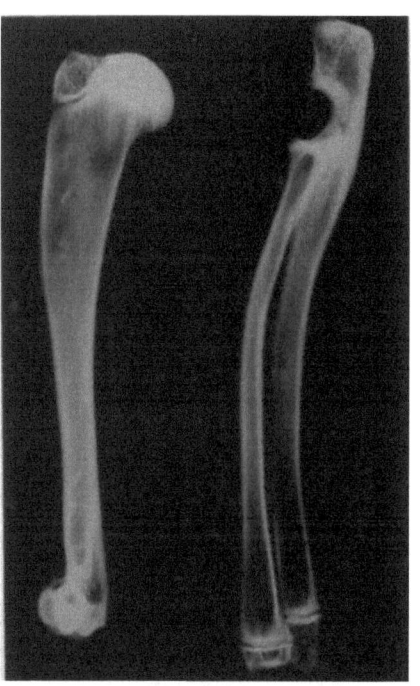

Abbildung 108

Die Historadiographien lassen die kräftigste Beta-Strahlung in der subepiphysären Spongiosa der dist. Tibiafugen und in der Wirbelkörperspongiosa erkennen. Fugenknorpel und Bandscheiben besitzen kein Sr^{89}. (Formol, Gefrier, Azan, Photoplatte: Exp.Z. 32 Tage)

Abbildung 109

Die 10-wöchige orale Sr^{89}-Beh. mit 10 μC hat beim 5 Monate alten Kaninchen röntgenologisch zu einer Zunahme der Kalkdichte in den Epi- u. Diaphysen der vord. Gliedmaßen geführt. Keine Störung des Fugenwachstums durch die Beta-Strahlung

a   b

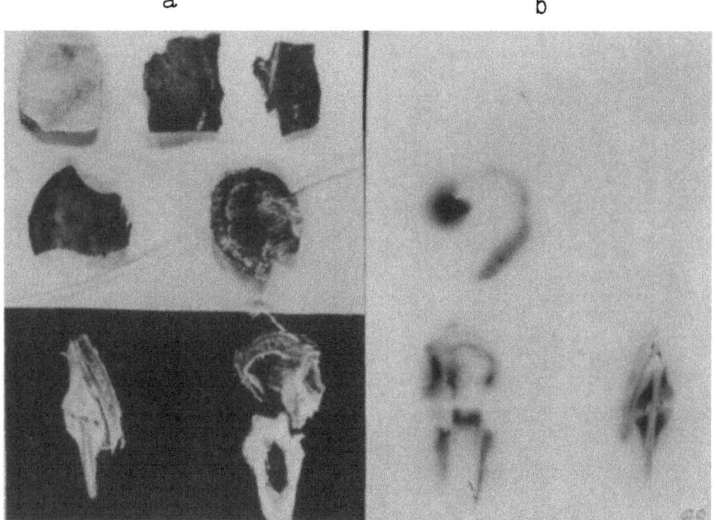

Abbildung 110a und b

Die Organ- u. Knochenschliffe (a) rufen nach einer 14-tägigen intravenösen Sr^{89}-Beh. des operierten Kaninchens eine schwache Strahlung in der verkalkten Nierenrinde und im periostal und endostal gebildeten Tibia- und Ulnakallus hervor (b). (Photoplatte: Exp.Z. 31 Tage)

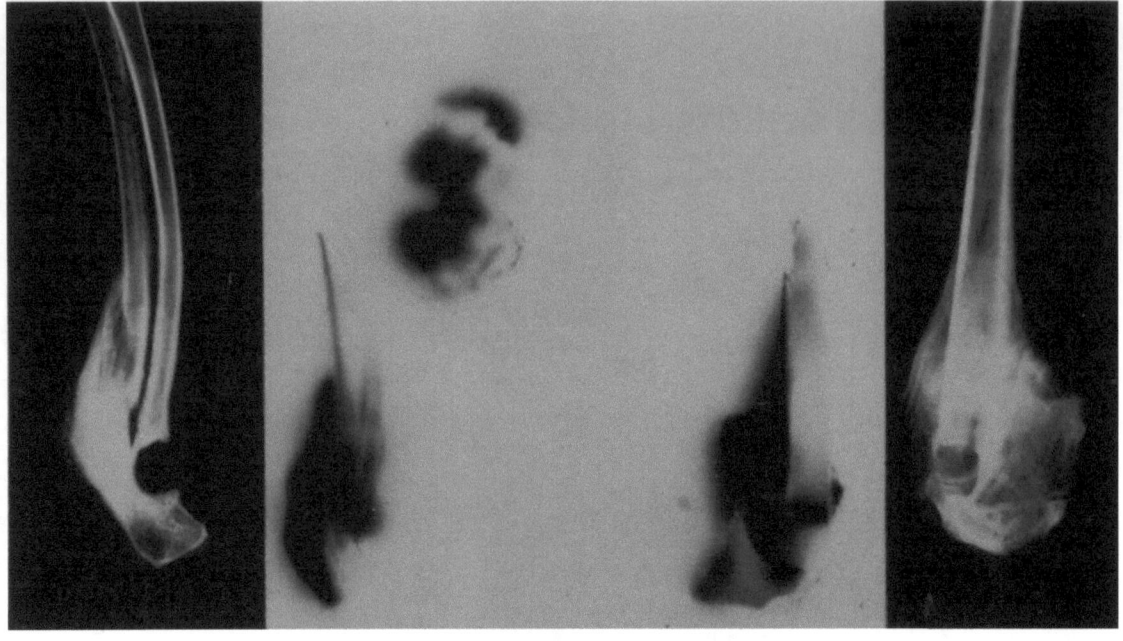

Abbildung 111

42 Tage nach der Ulna- und Tibiaosteotomie sowie der linksseitigen Nierengefäßunterbindung ist es durch die intravenöse Radiostrontium-Beh. zu einer starken Sr^{89}-Einlagerung in den Kallus der röntgenologisch knöchern ausgeheilten Osteotomien und im neugebildeten Knochen des Nierenbeckens gekommen. (Photoplatte: Exp.Z. 31 Tage)

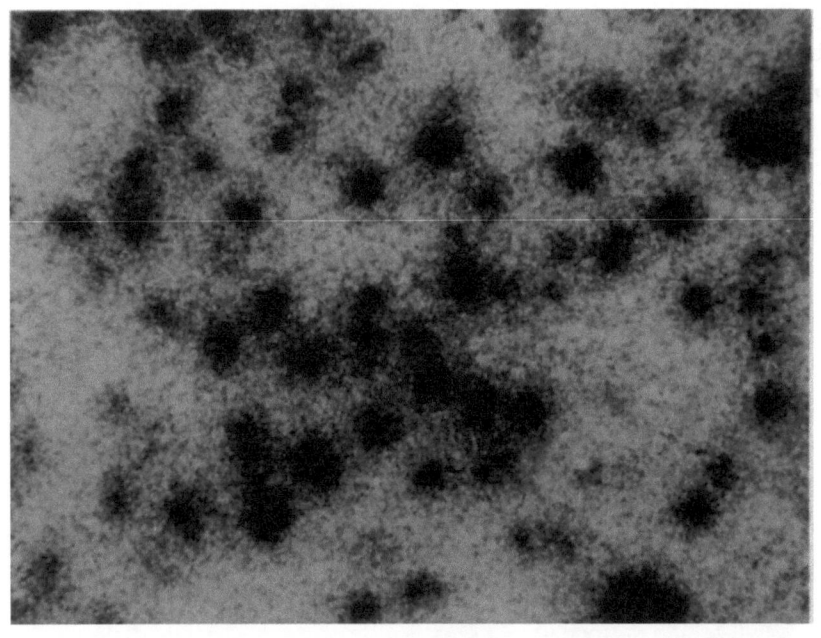

Abbildung 112

Historadiographisch besteht in der Kaninchenleber nach der intravenösen Radiogoldsolinj. von 0,2 mC eine inhomogene Aktivitätsanhäufung im Gewebe. (Formol, Gefrier, H.E., Stripping: Exp. Z. 92 Std. Vergr. 155-fach)

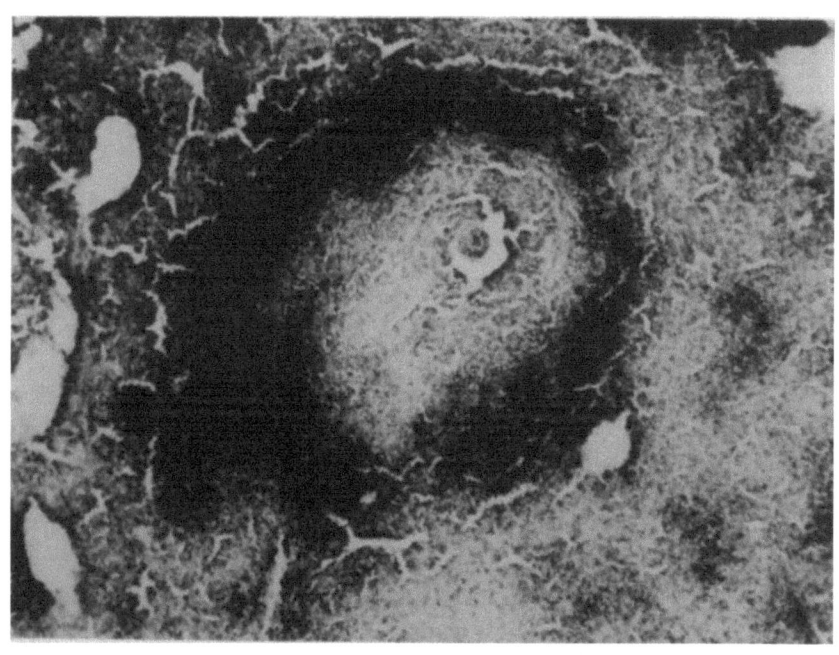

Abbildung 113

Historadiographie der Kaninchenmilz nach i.v.Radiogoldsolgabe. Stärkste Strahlung in der Randzone der Milzkörperchen (Formol, Gefrier, H.E., Stripping: Exp.Z. 92 Std., Vergr. 155-fach)

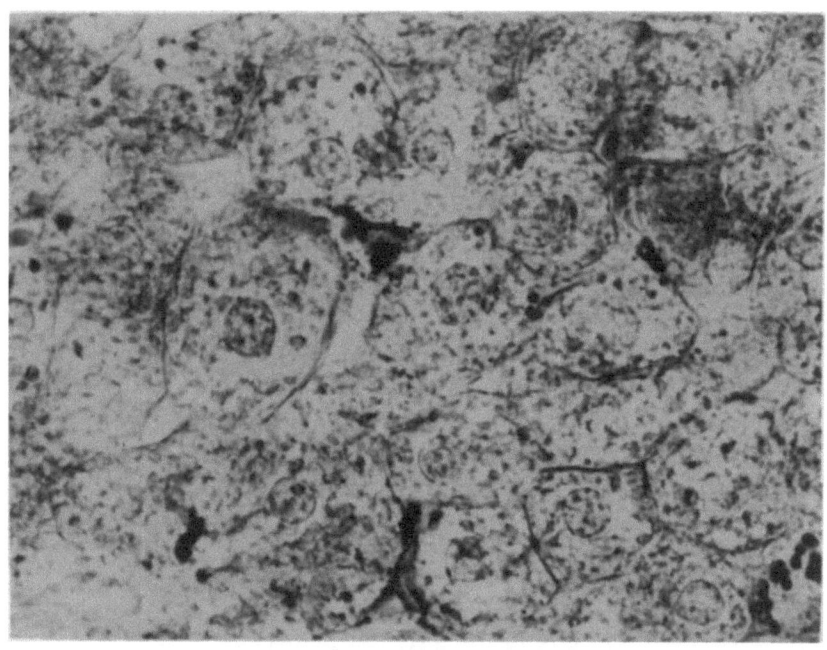

Abbildung 114

Die i.v. Radiogoldsol-Beh. führt zu einer Speicherung der Goldpartikelchen von Granulagröße in den Kupffer'schen Sternzellen der Leber. (Formol, Vergr. 680-fach)

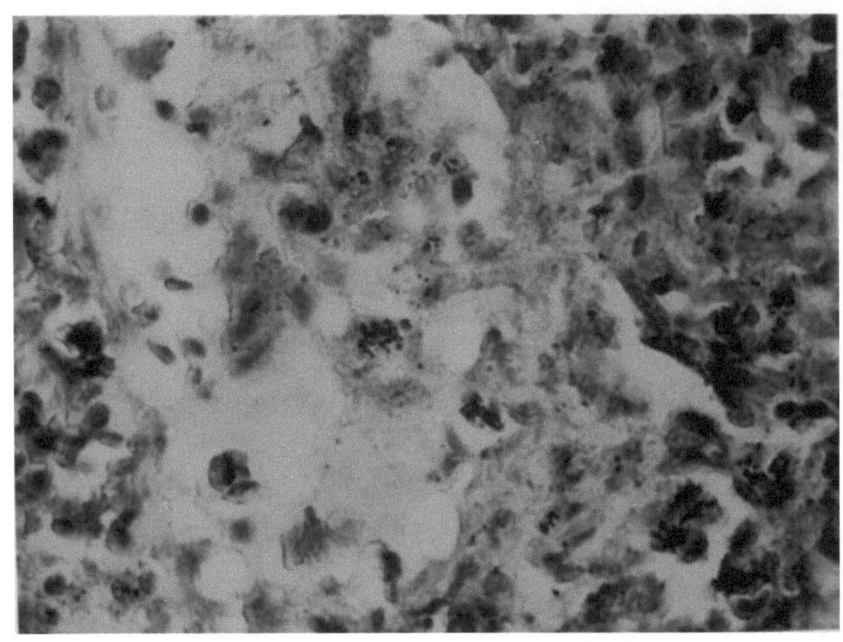

Abbildung 115

Die intrazelluläre Goldsolspeicherung in der Milz
erklärt die Aktivitätsanhäufung in unmittelbarer
Nähe der Milzkörperchen nach der i.v. Radiogoldsol-
inj. (Formol, H.E., Vergr. 680-fach)

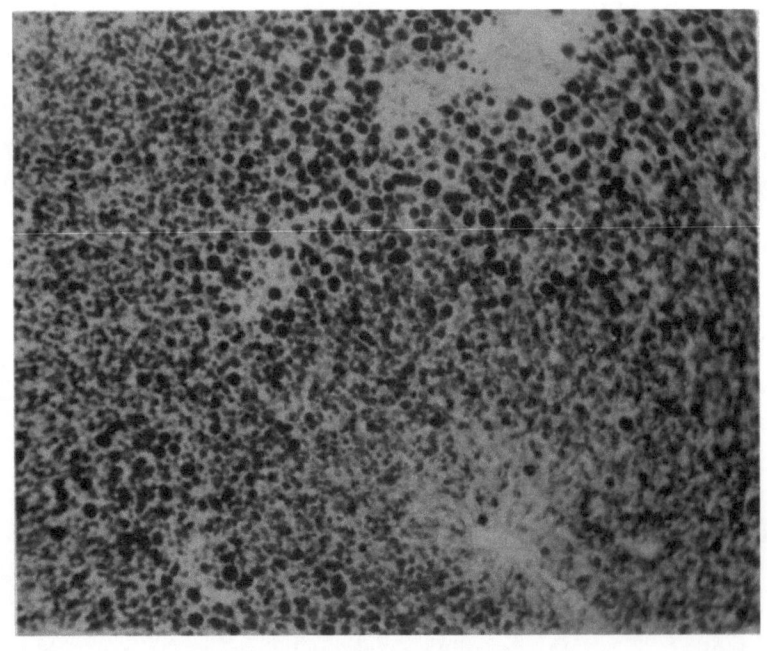

Abbildung 116

Die intravenöse Radiogoldsol-Beh. mit 0,5
mC führt beim Kaninchen in den ersten Tagen
durch die radioaktive Strahlung zu einer
ausgedehnten Leberverfettung. (Formol, Osmium, Vergr. 155-fach)

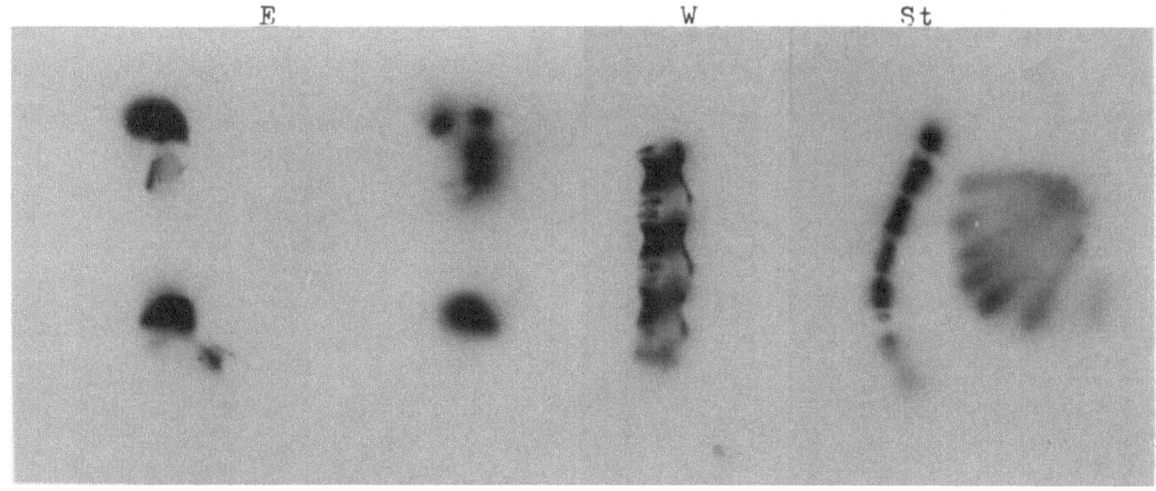

Abbildung 117

Die i.v. Radiogoldsol-Inj. von 1 mC ruft beim 3 Wo. alten Kaninchen die kräftigste Strahlung im Bereich der markreicheren Spongiosa in den Epiphysen der Extremitäten (E) und in den Wirbelkörpern (W) sowie Sternum (St) hervor. (Photoplatte: Exp.Z. 188 Std.)

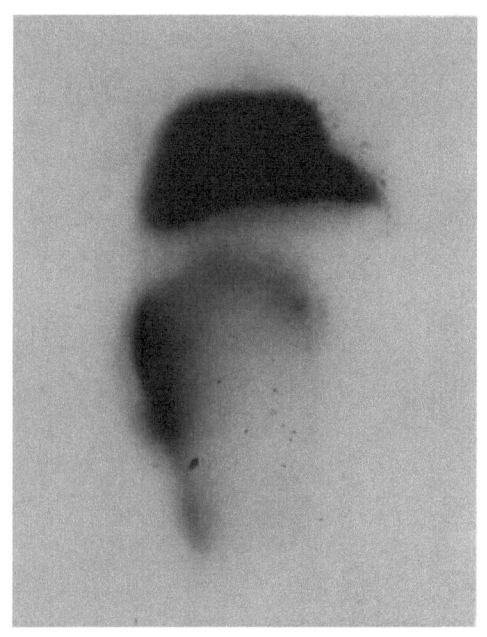 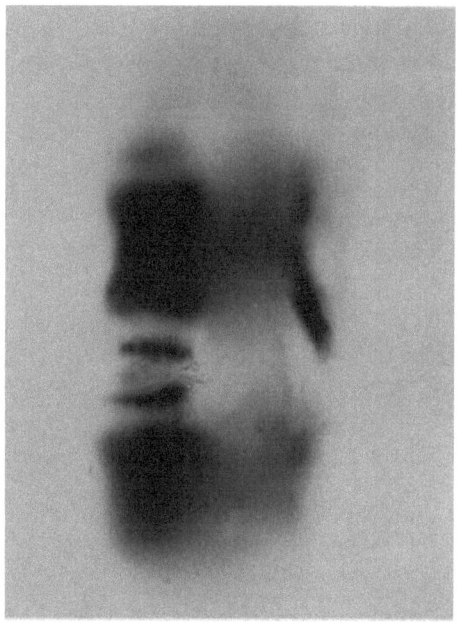

Abbildung 118

Im vergrößerten Strahlungsbild der prox.Tibiafuge sieht man, daß der Fugenknorpel völlig und die Spongiosa der Wachstumsfuge fast frei von der radioaktiven Strahlung bleibt. Vergleich mit Abb.47! (Photoplatte: Exp.Z. 45 Std., Vergr. 3 1/2-fach)

Abbildung 119

Im Wirbelkörper findet sich der größte Au^{198}-Gehalt des 3 Wochen alten Kaninchens in der markreichen Spongiosa des Wirbelkörpers, der Deckplatten und der Bögen (Photoplatte: Exp.Z. 88 Std.)

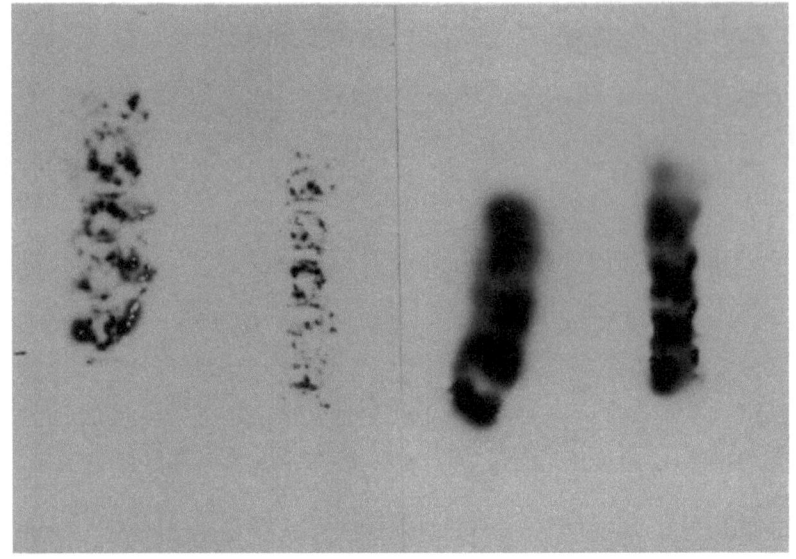

E   N   E   N

Abbildung 120a und b

Die Entkalkung der Knochenschliffe und Knochenschnitte ändert nichts an der Strahlungsintensität. Die Knochenstruktur wird im Strahlungsbild verwaschen. E = Entkalkt, N = Normal. (Photoplatte : Exp.Z. 45 Std. bei den Schliffen und 236 Std. bei den Schnitten)

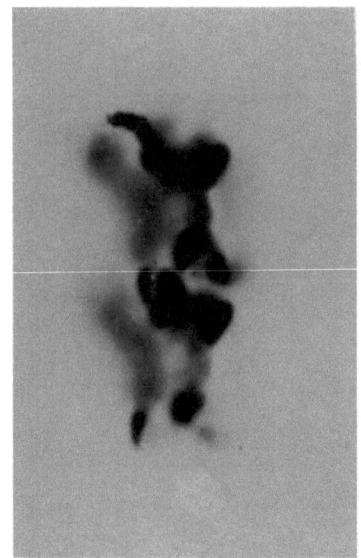

Abbildung 121

Im Wirbelkörper des erwachsenen Kaninchens besitzt die markreiche Spongiosa der Gelenkfortsätze und Bögen den größten Au^{198}-Gehalt nach der i.v.Radiogoldsol-Inj. (Photoplatte: Exp.Z. 142 Std.)

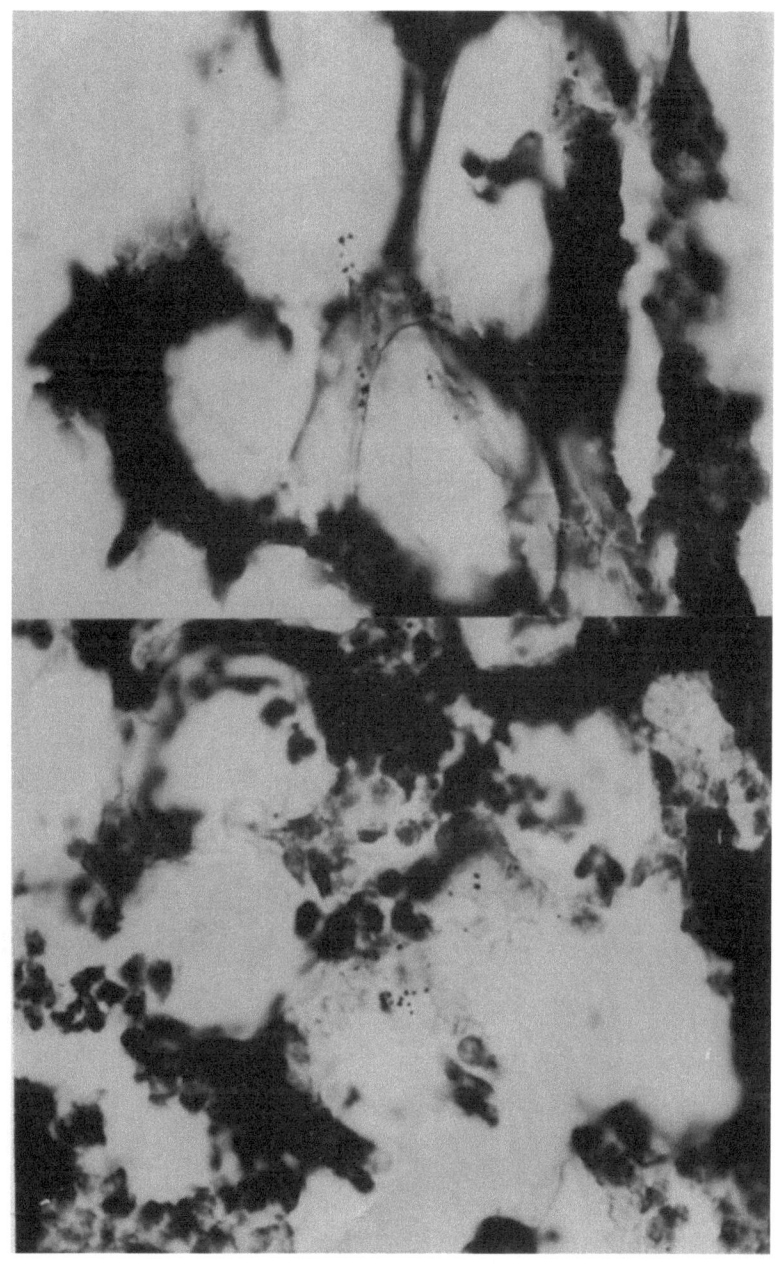

Abbildung 122a und b

Nach i.v. Injektion des Radiogoldsols werden im Knochenmark des Wirbelkörpers die Radiogoldpartikelchen in den Bindegewebssepten und Mastzellen gespeichert. Die Knochenbälkchen selbst bleiben frei von Au^{198}. (Formol, H.E., Vergr. 680-fach)

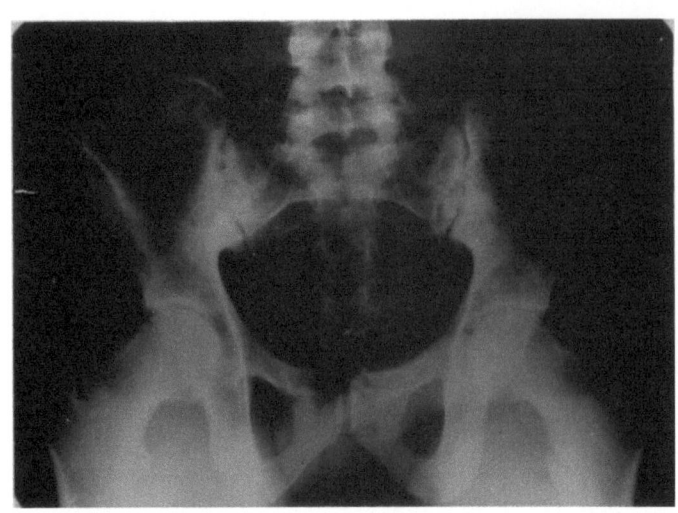

Abbildung 123

Veränderte Kreuzdarmbeinfugen eines 26-jährigen Bechterew-Patienten. Beginn der Sp.a. vor 7 Jahren mit Kreuzschmerzen u. Iritis

a   b

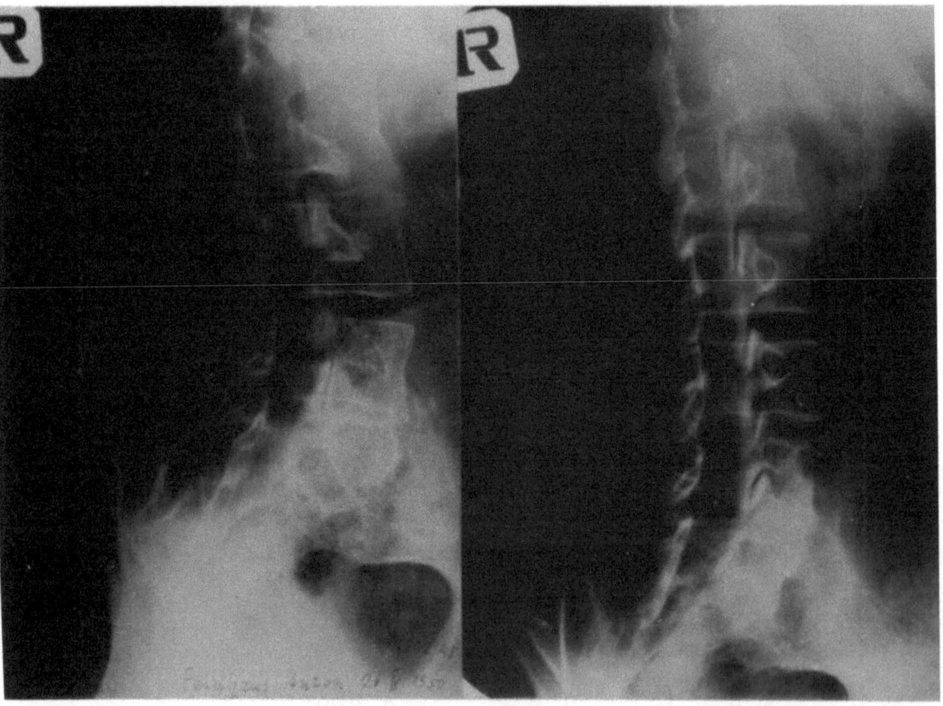

Abbildung 124a und b

Die Halbschrägaufnahme der L.W.S. zeigt bei der Sp.a. eine unscharfe Begrenzung und beginnende Ankylosierung der kleinen Wirbelgelenke (a). Eine ausgesprochene Sklerosierung an den Gelenkfortsätzen bei einer rheumatischen Spondylarthritis (b). Die knöcherne Ankylose der kleinen Gelenke bleibt aus.

a b

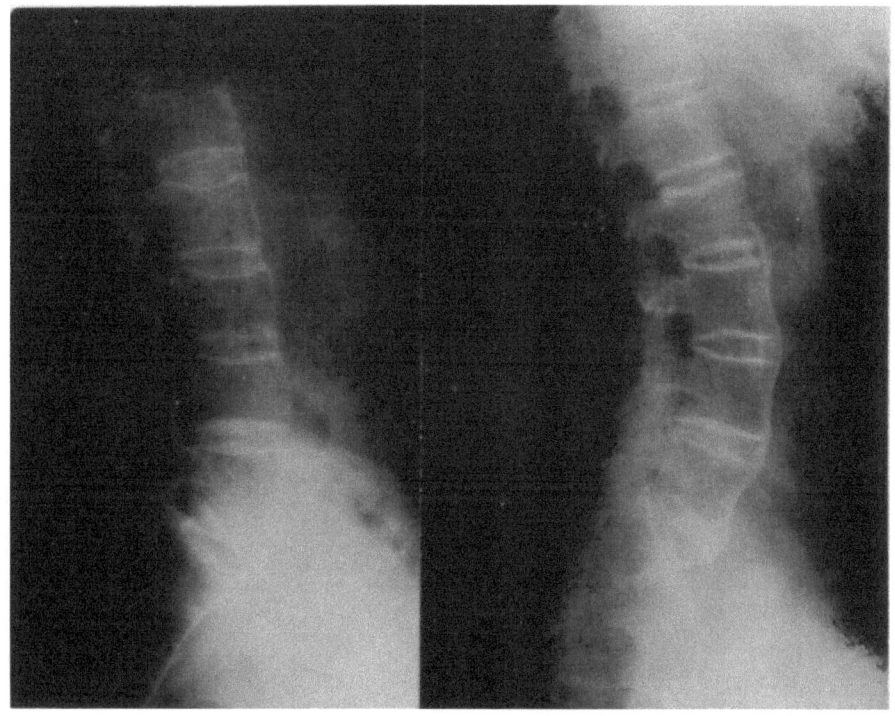

Abbildung 125a und b

Beginn der Wirbelsäulen-Verknöcherung im Randanulus
der Bandscheiben der L.W.S. als Syndesmophytenbildung
(a). Verknöcherung des gesamten Bandapparates der
Wirbelsäule vom vord. und hint. Längsband, Lig.flavum
und Lig.interspinosum im fortgeschrittenen Stadium
der Sp.a. (b)

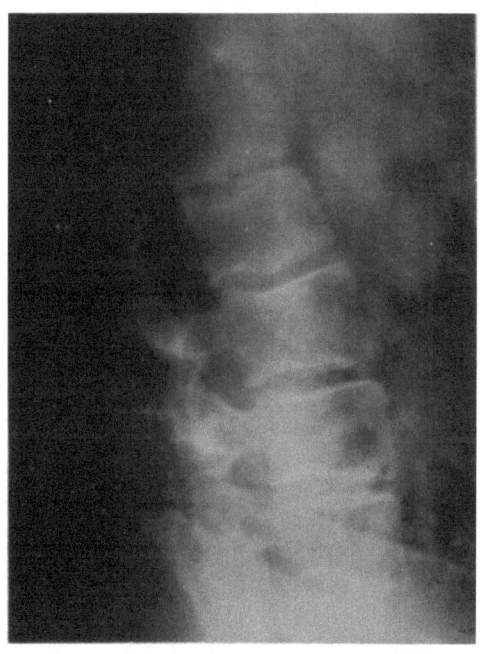

Abbildung 126

Einbrüche an den Deckplatten der obersten
LWK. können bei der Sp.a. einen destruie-
renden Prozeß vortäuschen. Der fehlende
Abszeßschatten schließt eine Spondylitis-
Tbc. aus

BWS LWS

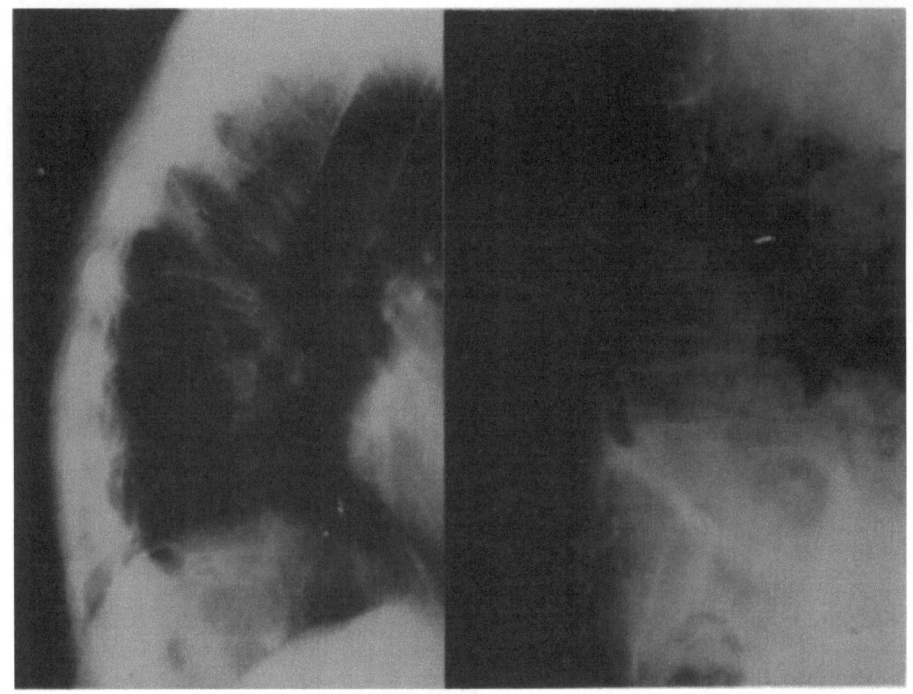

Abbildung 127a und b

Die starke, meist endokrin bedingte Osteoporose bei männlichen und weiblichen Sp.a.-Patienten führt zu einer keilförmigen und garnspulenartigen Kompression der Wirbelkörper. Die Brustkyphose nimmt zu und die Lendenlordose verschwindet

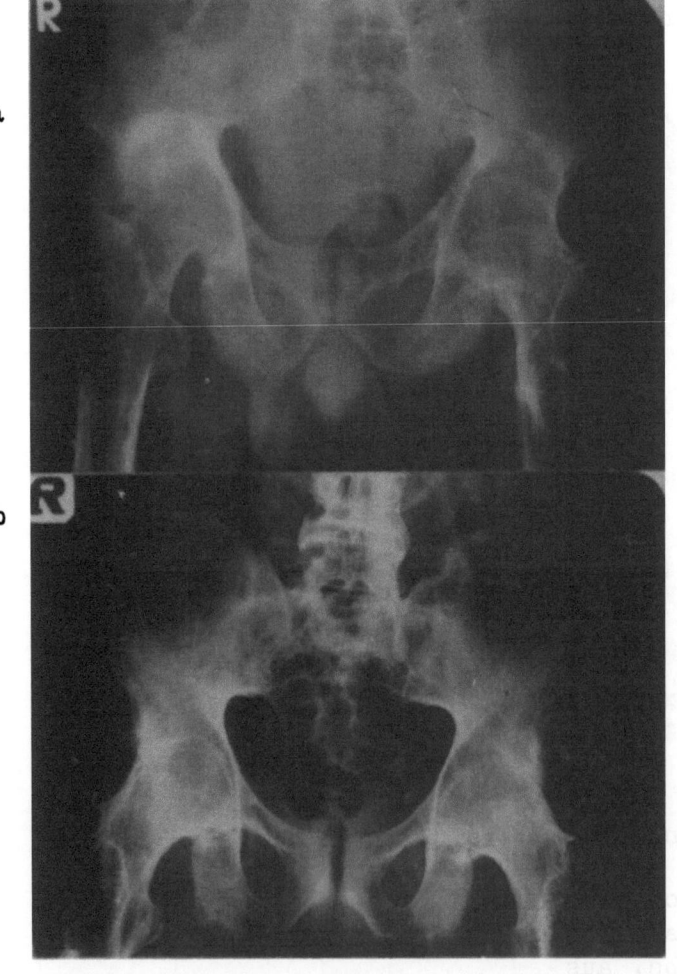

Abbildung 128 a und b

Die verwaschene Knochenstruktur und die Verschmälerung des Gelenkspaltes können bei der Sp.a. bei einseitiger Hüfterkrankung einer spez. Coxitis gleichen (a). Meist tritt eine rasche knöcherne Ankylosierung der Hüftgelenke in Fehlstellung ein (b)

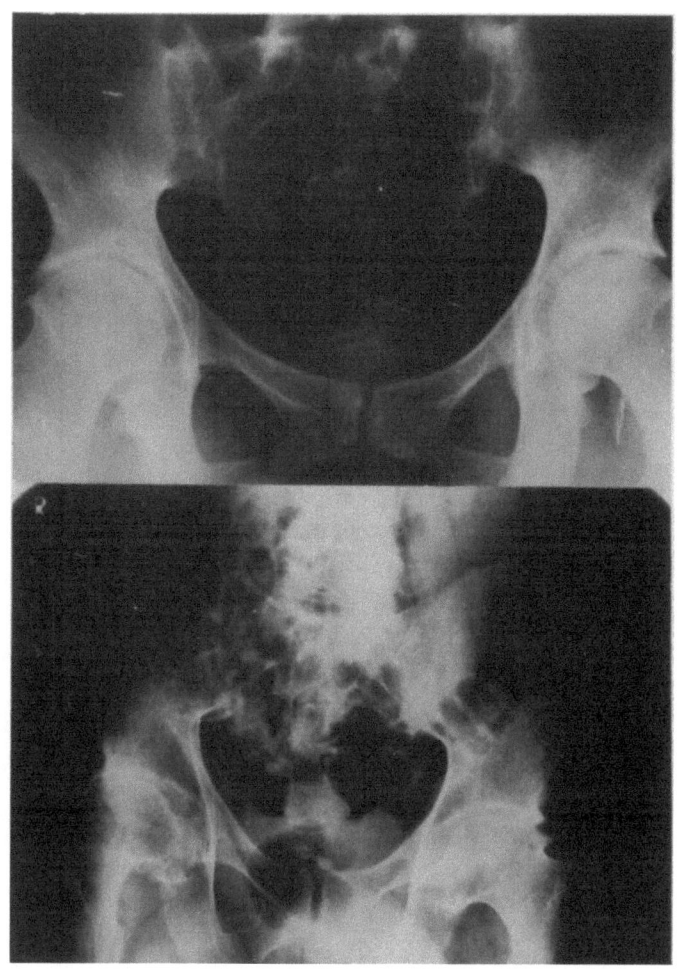

Abbildung 129a und b

Häufig beginnen die Hüftbeschwerden der Sp.a. röntgenologisch mit einer typ. Arthrose (a). Verdichtungen, Aufhellungen und Ausziehungen an Kopf und Pfanne sind zu sehen. Die Hüftgelenke ankylosieren spät und unvollständig (b).

a   b

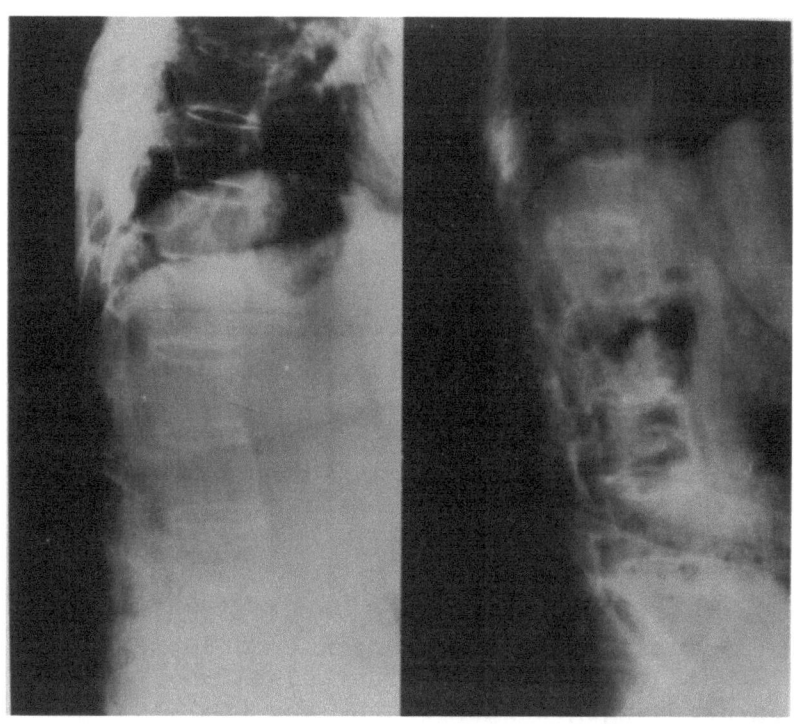

Abbildung 130a und b

Die i.v.ThX-Beh. unterbricht die beginnende Syndesmophytenbildung der L.W.S. (a). 6 Monate später verschwinden die Zwischenwirbelräume der L.W.S., und es treten Einbrüche an den Wirbelkörperdeckplatten bei der vorhandenen hochgradigen Osteoporose auf.

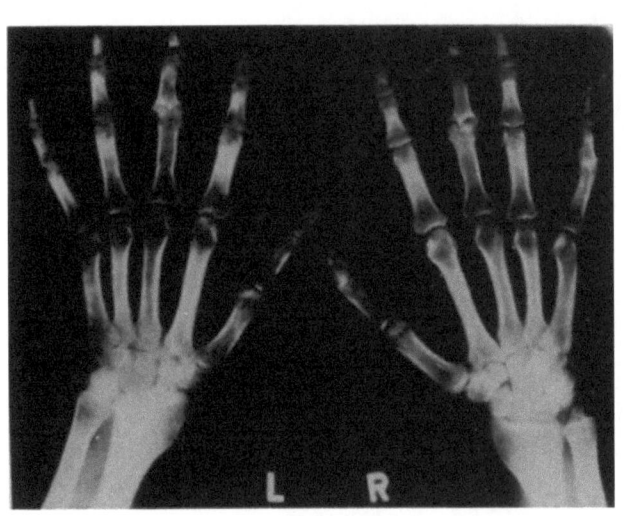

Abbildung 131

Typische Polyarthritis destruens an den Mittelgelenken der Finger bei einer 45-jährigen Frau

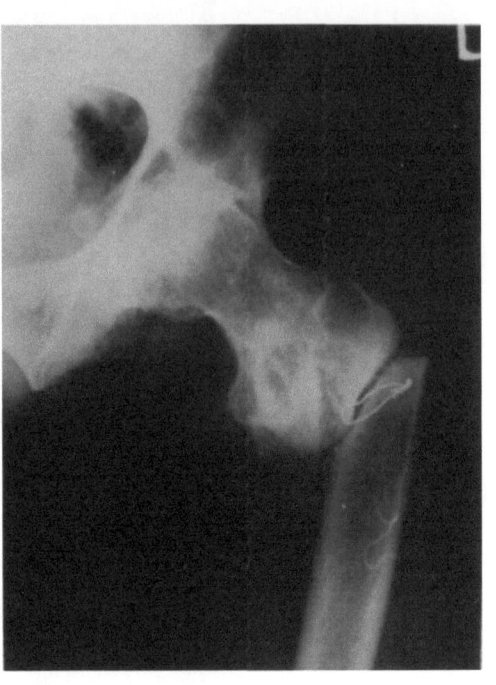

Abbildung 132

Die gleichzeitige ThX-Beh. der Sp.a. hat 3 Monate nach Vornahme einer subtrochantären Umstellosteotomie zu einer schwachen Kallusbildung geführt

a   b

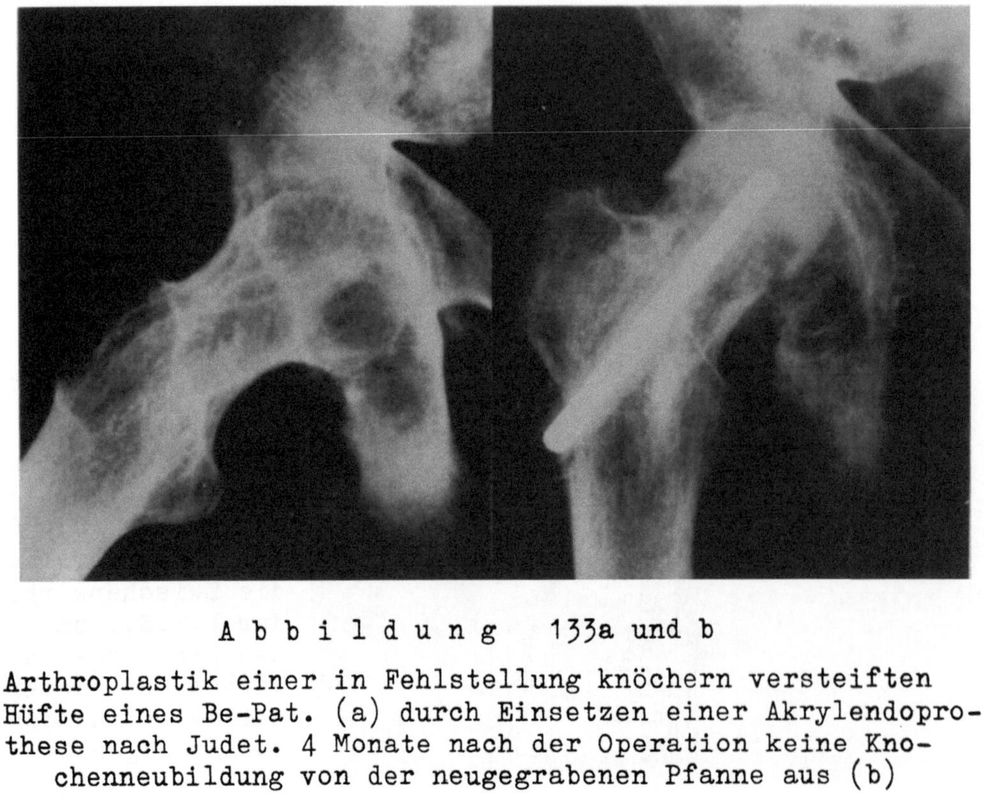

Abbildung 133a und b

Arthroplastik einer in Fehlstellung knöchern versteiften Hüfte eines Be-Pat. (a) durch Einsetzen einer Akrylendoprothese nach Judet. 4 Monate nach der Operation keine Knochenneubildung von der neugegrabenen Pfanne aus (b)

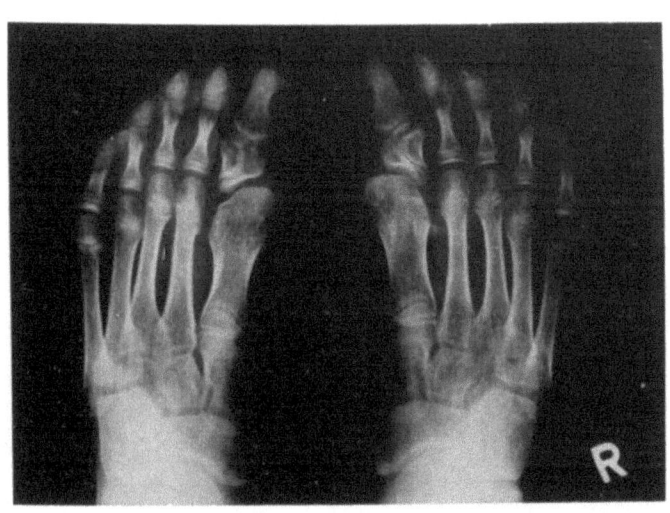

Abbildung 134

Die Verkürzung des I. Zehenstrahls und Teilung des Großzehengrundglieds eines 14-jährigen Knaben sind eine typische Mißbildung an Füßen und Händen bei der Myositis ossificans progressiva

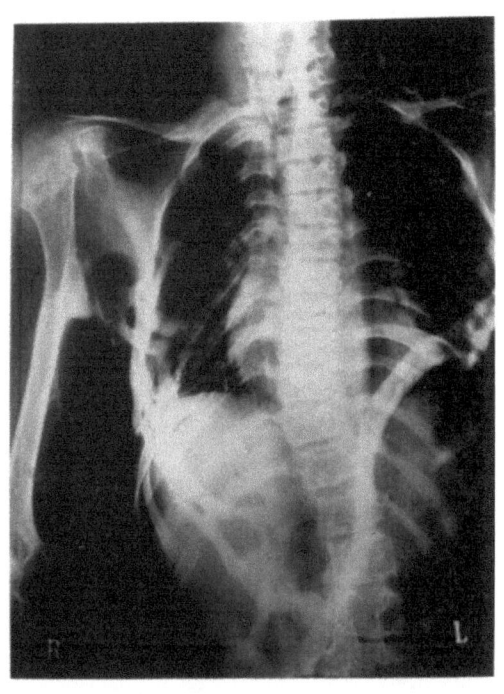

Abbildung 135

Solide Knochenspangen mit bizarrer Verlaufsrichtung führen in der Rücken-u.Nackenmuskulatur zu einer skoliotischen Stellung der W.S. des 14-jährigen Jungen

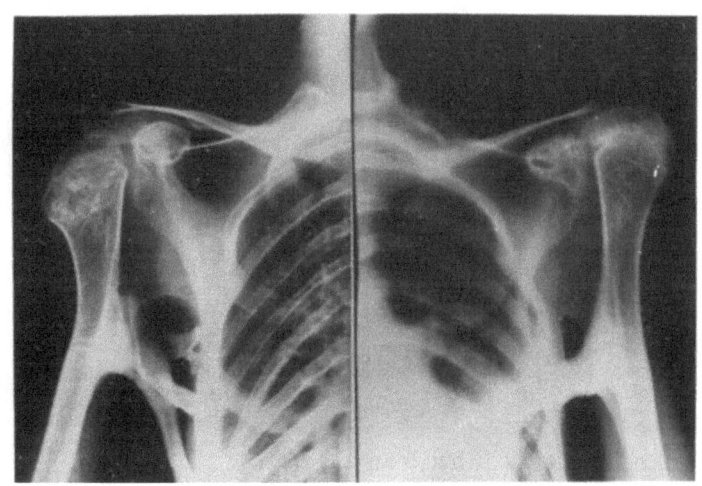

Abbildung 136

Die Verknöcherungen im M.Latissimus ziehen vom Thorax zum Humerus und führen damit zu einer extraartikulären Versteifung der Schultergelenke in Adduktion und mittlerer Rotation bei dem 14-jährigen Knaben

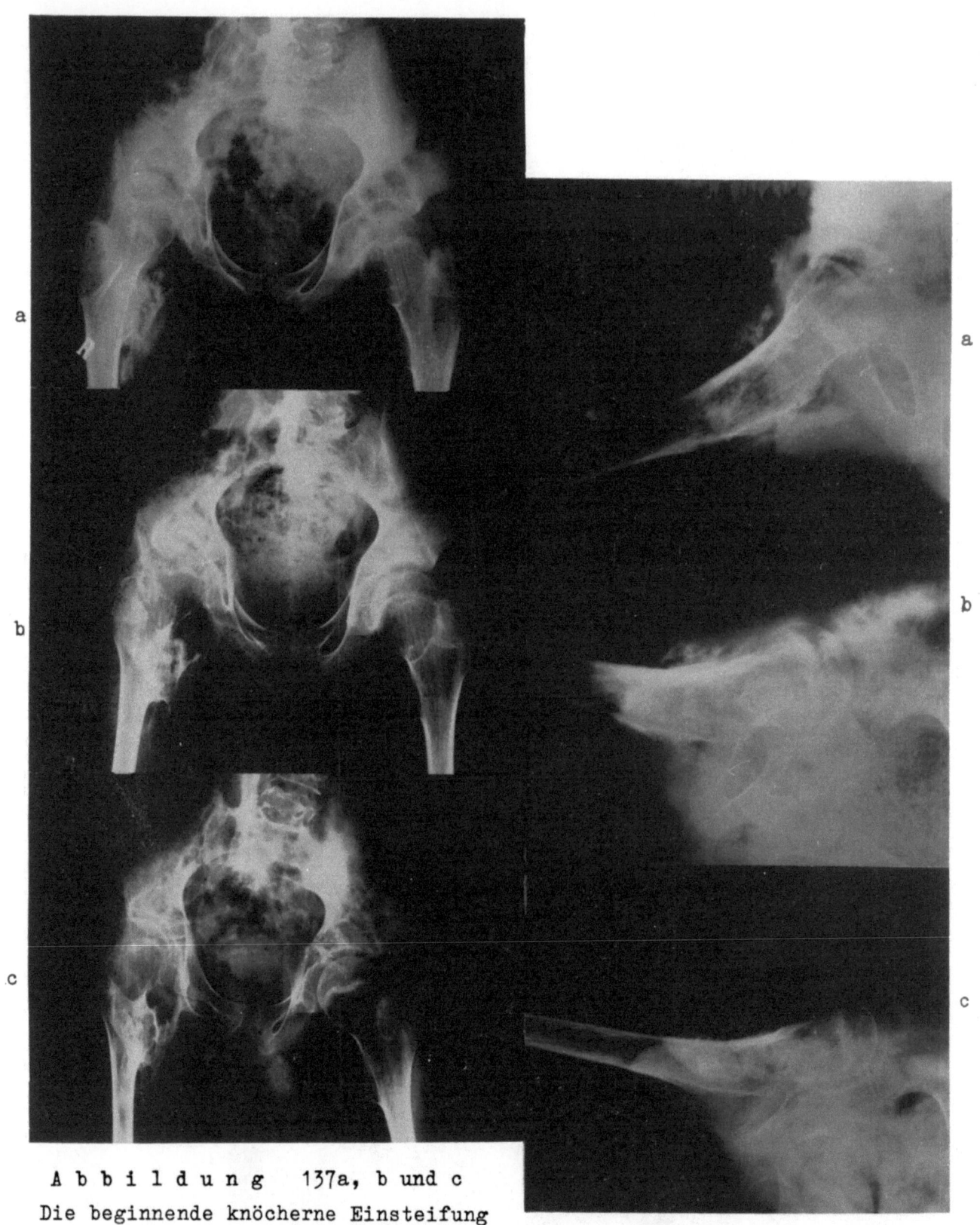

Abbildung 137a, b und c
Die beginnende knöcherne Einsteifung des re. Hüftgelenks des 14-jährigen Knaben in Fehlstellung (a) wurde in Narkose beseitigt. Die 3-monatige ThX-Beh. mit 11 Inj. hat zu einer Rückbildung der Knochenneubildung in den Hüftmuskeln geführt. (b) 3 Monate nach Beh.Beginn, (c) 6 Monate später

Abbildung 138a, b und c
In der versuchten 2.Rö.-Ebene tritt die durch ThX hervorgerufene Rückbildung der Knochenspangen in der Hüftmuskulatur noch besser in Erscheinung

FORSCHUNGSBERICHTE DES WIRTSCHAFTS- UND VERKEHRSMINISTERIUMS NORDRHEIN-WESTFALEN

Herausgegeben von Staatssekretär Prof. Dr. h. c. Leo Brandt

HEFT 1
Prof. Dr.-Ing. E. Flegler, Aachen
Untersuchungen oxydischer Ferromagnet-Werkstoffe
1952, 20 Seiten, DM 6,75

HEFT 2
Prof. Dr. W. Fuchs, Aachen
Untersuchungen über absatzfreie Teeröle
1952, 32 Seiten, 5 Abb., 6 Tabellen, DM 10,—

HEFT 3
Techn.-Wissenschaftl. Büro für die Bastfaserindustrie, Bielefeld
Untersuchungsarbeiten zur Verbesserung des Leinenwebstuhls
1952, 44 Seiten, 7 Abb., 3 Tabellen, DM 12,50

HEFT 4
Prof. Dr. E. A. Müller und Dipl.-Ing. H. Spitzer, Dortmund
Untersuchungen über die Hitzebelastung in Hüttenbetrieben
1952, 28 Seiten, 5 Abb., 1 Tabelle, DM 9,—

HEFT 5
Dipl.-Ing. W. Fister, Aachen
Prüfstand der Turbinenuntersuchungen
1952, 40 Seiten, 30 Abb., 3 Schaltbilder, DM 1,—

HEFT 6
Prof. Dr. W. Fuchs, Aachen
Untersuchungen über die Zusammensetzung und Verwendbarkeit von Schwelteerfraktionen
1952, 36 Seiten, DM 10,50

HEFT 7
Prof. Dr. W. Fuchs, Aachen
Untersuchungen über emsländisches Petrolatum
1952, 36 Seiten, 1 Abb., 17 Tabellen, DM 10,50

HEFT 8
M. E. Meffert und H. Stratmann, Essen
Algen-Großkulturen im Sommer 1951
1953, 52 Seiten, 4 Abb., 20 Tabellen, DM 9,75

HEFT 9
Techn.-Wissenschaftl. Büro für die Bastfaserindustrie, Bielefeld
Untersuchungen über die zweckmäßige Wicklungsart von Leinengarnkreuzspulen unter Berücksichtigung der Anwendung hoher Geschwindigkeiten des Garnes
Vorversuche für Zetteln und Schären von Leinengarnen auf Hochleistungsmaschinen
1952, 48 Seiten, 7 Abb., 7 Tabellen, DM 9,25

HEFT 10
Prof. Dr. W. Vogel, Köln
„Das Streifenpaar" als neues System zur mechanischen Vergrößerung kleiner Verschiebungen und seine technischen Anwendungsmöglichkeiten
1953, 20 Seiten, 6 Abb., DM 4,50

HEFT 11
Laboratorium für Werkzeugmaschinen und Betriebslehre, Technische Hochschule Aachen
1. Untersuchungen über Metallbearbeitung im Fräsvorgang mit Hartmetallwerkzeugen und negativem Spanwinkel
2. Weiterentwicklung des Schleifverfahrens für die Herstellung von Präzisionswerkstücken unter Vermeidung hoher Temperatur
3. Untersuchung von Oberflächenveredlungsverfahren zur Steigerung der Belastbarkeit hochbeanspruchter Bauteile
1953, 80 Seiten, 61 Abb., DM 15,75

HEFT 12
Elektrowärme-Institut, Langenberg (Rhld.)
Induktive Erwärmung mit Netzfrequenz
1952, 22 Seiten, 6 Abb., DM 5,20

HEFT 13
Techn.-Wissenschaftl. Büro für die Bastfaserindustrie, Bielefeld
Das Naßspinnen von Bastfasergarnen mit chemischen Zusätzen zum Spinnbad
1953, 52 Seiten, 4 Abb., 19 Tabellen, DM 10,—

HEFT 14
Forschungsstelle für Acetylen, Dortmund
Untersuchungen über Aceton als Lösungsmittel für Acetylen
1952, 64 Seiten, 10 Abb., 26 Tabellen, DM 12,25

HEFT 15
Wäschereiforschung Krefeld
Trocknen von Wäschestoffen
1953, 48 Seiten, 14 Abb., 2 Tabellen, DM 9,—

HEFT 16
Max-Planck-Institut für Kohlenforschung, Mülheim a. d. Ruhr
Arbeiten des MPI für Kohlenforschung
1953, 104 Seiten, 9 Abb., DM 17,80

HEFT 17
Ingenieurbüro Herbert Stein, M.-Gladbach
Untersuchung der Verzugsvorgänge in den Streckwerken verschiedener Spinnereimaschinen. 1. Bericht: Vergleichende Prüfung mit verschiedenen Dickenmeßgeräten
1952, 36 Seiten, 15 Abb., DM 8,—

HEFT 18
Wäschereiforschung Krefeld
Grundlagen zur Erfassung der chemischen Schädigung beim Waschen
1953, 68 Seiten, 15 Abb., 15 Tabellen, DM 12,75

HEFT 19
Techn.-Wissenschaftl. Büro für die Bastfaserindustrie, Bielefeld
Die Auswirkung des Schlichtens von Leinengarnketten auf den Verarbeitungswirkungsgrad, sowie die Festigkeit und Dehnungsverhältnisse der Garne und Gewebe
1953, 48 Seiten, 1 Abb., 9 Tabellen, DM 9,—

HEFT 20
Techn.-Wissenschaftl. Büro für die Bastfaserindustrie, Bielefeld
Trocknung von Leinengarnen I
Vorgang und Einwirkung auf die Garnqualität
1953, 62 Seiten, 18 Abb., 5 Tabellen, DM 12,—

HEFT 21
Techn.-Wissenschaftl. Büro für die Bastfaserindustrie, Bielefeld
Trocknung von Leinengarnen II
Spulenanordnung und Luftführung beim Trocknen von Kreuzspulen
1953, 66 Seiten, 22 Abb., 9 Tabellen, DM 13,—

HEFT 22
Techn.-Wissenschaftl. Büro für die Bastfaserindustrie, Bielefeld
Die Reparaturanfälligkeit von Webstühlen
1953, 28 Seiten, 7 Abb., 5 Tabellen, DM 5,80

HEFT 23
Institut für Starkstromtechnik, Aachen
Rechnerische und experimentelle Untersuchungen zur Kenntnis der Metadyne als Umformer von konstanter Spannung auf konstanten Strom
1953, 52 Seiten, 20 Abb., 4 Tafeln, DM 9,75

HEFT 24
Institut für Starkstromtechnik, Aachen
Vergleich verschiedener Generator-Metadyne-Schaltungen in bezug auf statisches Verhalten
1952, 44 Seiten, 23 Abb., DM 8,50

HEFT 25
Gesellschaft für Kohlentechnik mbH., Dortmund-Eving
Struktur der Steinkohlen und Steinkohlen-Kokse
1953, 58 Seiten, DM 11,—

HEFT 26
Techn.-Wissenschaftl. Büro für die Bastfaserindustrie, Bielefeld
Vergleichende Untersuchungen zweier neuzeitlicher Ungleichmäßigkeitsprüfer für Bänder und Garne hinsichtlich ihrer Eignung für die Bastfaserspinnerei
1953, 64 Seiten, 30 Abb., DM 12,50

HEFT 27
Prof. Dr. E. Schratz, Münster
Untersuchungen zur Rentabilität des Arzneipflanzenanbaues Römische Kamille, Anthemis nobilis L.
1953, 16 Seiten, 1 Tabelle, DM 3,60

HEFT 28
Prof. Dr. E. Schratz, Münster
Calendula officinalis L. Studien zur Ernährung, Blütenfüllung und Rentabilität der Drogengewinnung
1953, 24 Seiten, 2 Abb., 3 Tabellen, DM 5,20

HEFT 29
Techn.-Wissenschaftl. Büro für die Bastfaserindustrie, Bielefeld
Die Ausnützung der Leinengarne in Geweben
1953, 100 Seiten, 14 Abb., 10 Tabellen, DM 17,80

HEFT 30
Gesellschaft für Kohlentechnik mbH., Dortmund-Eving
Kombinierte Entaschung und Verschwelung von Steinkohle; Aufarbeitung von Steinkohlenschlämmen zu verkokbarer oder verschwelbarer Kohle
1953, 56 Seiten, 16 Abb., 10 Tabellen, DM 10,50

HEFT 31
Dipl.-Ing. A. Stormanns, Essen
Messung des Leistungsbedarfs von Doppelsteg-Kettenförderern
1954, 54 Seiten, 18 Abb., 3 Anlagen, DM 11,—

HEFT 32
Techn.-Wissenschaftl. Büro für die Bastfaserindustrie, Bielefeld
Der Einfluß der Natriumchloridbleiche auf Qualität und Verwebbarkeit von Leinengarnen und die Eigenschaften der Leinengewebe unter besonderer Berücksichtigung des Einsatzes von Schützen- und Spulenwechselautomaten in der Leinenweberei
1953, 64 Seiten, 2 Abb., 12 Tabellen, DM 11,50

HEFT 33
Kohlenstoffbiologische Forschungsstation e. V.
Eine Methode zur Bestimmung von Schwefeldioxyd und Schwefelwasserstoff in Rauchgasen und in der Atmosphäre
1953, 32 Seiten, 8 Abb., 3 Tabellen, DM 6,50

HEFT 34
Textilforschungsanstalt Krefeld
Quellungs- und Entquellungsvorgänge bei Faserstoffen
1953, 52 Seiten, 13 Abb., 13 Tabellen, DM 9,80

WESTDEUTSCHER VERLAG · KÖLN UND OPLADEN

HEFT 35
Professor Dr. W. Kast, Krefeld
Feinstrukturuntersuchungen an künstlichen Zellulosefasern verschiedener Herstellungsverfahren. Teil I: Der Orientierungszustand
1953, 74 Seiten, 30 Abb., 7 Tabellen, DM 13,80

HEFT 36
Forschungsinstitut der feuerfesten Industrie, Bonn
Untersuchungen über die Trocknung von Rohton
Untersuchungen über die chemische Reinigung von Silika- und Schamotte-Rohstoffen mit chlorhaltigen Gasen
1953, 60 Seiten, 5 Abb., 5 Tabellen, DM 11,—

HEFT 37
Forschungsinstitut der feuerfesten Industrie, Bonn
Untersuchungen über den Einfluß der Probenvorbereitung auf die Kaltdruckfestigkeit feuerfester Steine
1953, 40 Seiten, 2 Abb., 5 Tabellen, DM 7,80

HEFT 38
Forschungsstelle für Acetylen, Dortmund
Untersuchungen über die Trocknung von Acetylen zur Herstellung von Dissousgas
1953, 36 Seiten, 11 Abb., 3 Tabellen, DM 6,80

HEFT 39
Forschungsgesellschaft Blechverarbeitung e. V., Düsseldorf
Untersuchungen an prägegemusterten und vorgelochten Blechen
1953, 46 Seiten, 34 Abb., DM 9,50

HEFT 40
Landesgeologe Dr.-Ing. W. Wolff, Amt für Bodenforschung, Krefeld
Untersuchungen über die Anwendbarkeit geophysikalischer Verfahren zur Untersuchung von Spateisengängen im Siegerland
1953, 46 Seiten, 8 Abb., DM 8,80

HEFT 41
Techn.-Wissenschaftl. Büro für die Bastfaserindustrie, Bielefeld
Untersuchungsarbeiten zur Verbesserung des Leinenwebstuhles II
1953, 40 Seiten, 4 Abb., 5 Tabellen, DM 7,80

HEFT 42
Professor Dr. B. Helferich, Bonn
Untersuchungen über Wirkstoffe — Fermente — in der Kartoffel und die Möglichkeit ihrer Verwendung
1953, 58 Seiten, 9 Abb., DM 11,—

HEFT 43
Forschungsgesellschaft Blechverarbeitung e. V., Düsseldorf
Forschungsergebnisse über das Beizen von Blechen
1953, 48 Seiten, 38 Abb., 2 Tabellen, DM 11,30

HEFT 44
Arbeitsgemeinschaft für praktische Dehnungsmessung, Düsseldorf
Eigenschaften und Anwendungen von Dehnungsmeßstreifen
1953, 68 Seiten, 43 Abb., 2 Tabellen, DM 13,70

HEFT 45
Losenhausenwerk Düsseldorfer Maschinenbau AG., Düsseldorf
Untersuchungen von störenden Einflüssen auf die Lastgrenzenanzeige von Dauerschwingprüfmaschinen
1953, 36 Seiten, 11 Abb., 3 Tabellen, DM 7,25

HEFT 46
Prof. Dr. W. Fuchs, Aachen
Untersuchungen über die Aufbereitung von Wasser für die Dampferzeugung in Benson-Kesseln
1953, 58 Seiten, 18 Abb., 9 Tabellen, DM 11,20

HEFT 47
Prof. Dr.-Ing. K. Krekeler, Aachen
Versuche über die Anwendung der induktiven Erwärmung zum Sintern von hochschmelzenden Metallen sowie zur Anlegierung und Vergütung von aufgespritzten Metallschichten mit dem Grundwerkstoff
1954, 66 Seiten, 39 Abb., DM 13,90

HEFT 48
Max-Planck-Institut für Eisenforschung, Düsseldorf
Spektrochemische Analyse der Gefügebestandteile in Stählen nach ihrer Isolierung
1953, 38 Seiten, 8 Abb., 5 Tabellen, DM 7,80

HEFT 49
Max-Planck-Institut für Eisenforschung, Düsseldorf
Untersuchungen über Ablauf der Desoxydation und die Bildung von Einschlüssen in Stählen
1953, 52 Seiten, 19 Abb., 3 Tabellen, DM 12,40

HEFT 50
Max-Planck-Institut für Eisenforschung, Düsseldorf
Flammenspektralanalytische Untersuchung der Ferritzusammensetzung in Stählen
1953, 44 Seiten, 15 Abb., 4 Tabellen, DM 8,60

HEFT 51
Verein zur Förderung von Forschungs- und Entwicklungsarbeiten in der Werkzeugindustrie e. V., Remscheid
Untersuchungen an Kreissägeblättern für Holz, Fehler- und Spannungsprüfverfahren
1953, 50 Seiten, 23 Abb., DM 10,—

HEFT 52
Forschungsstelle für Acetylen, Dortmund
Untersuchungen über den Umsatz bei der explosiblen Zersetzung von Azetylen
a) Zersetzung von gasförmigem Azetylen
b) Zersetzung von an Silikagel absorbiertem Azetylen
1954, 48 Seiten, 8 Abb., 10 Tabellen, DM 9,25

HEFT 53
Professor Dr.-Ing. H. Opitz, Aachen
Reibwert und Verschleißmessungen an Kunststoffgleitführungen für Werkzeugmaschinen
1954, 38 Seiten, 18 Abb., DM 8,20

HEFT 54
Professor Dr.-Ing. F. A. F. Schmidt, Aachen
Schaffung von Grundlagen für die Erhöhung der spez. Leistung und Herabsetzung des spez. Brennstoffverbrauches bei Ottomotoren mit Teilbericht über Arbeiten an einem neuen Einspritzverfahren
1954, 34 Seiten, 15 Abb., DM 7,40

HEFT 55
Forschungsgesellschaft Blechverarbeitung e. V., Düsseldorf
Chemisches Glänzen von Messing und Neusilber
1954, 50 Seiten, 21 Abb., 1 Tabelle, DM 10,20

HEFT 56
Forschungsgesellschaft Blechverarbeitung e. V., Düsseldorf
Untersuchungen über einige Probleme der Behandlung von Blechoberflächen
1954, 52 Seiten, 42 Abb., DM 11,20

HEFT 57
Prof. Dr.-Ing. F. A. F. Schmidt, Aachen
Untersuchungen zur Erforschung des Einflusses des chemischen Aufbaues des Kraftstoffes auf sein Verhalten im Motor und in Brennkammern von Gasturbinen
1954, 70 Seiten, 32 Abb., DM 14,60

HEFT 58
Gesellschaft für Kohlentechnik mbH., Dortmund
Herstellung und Untersuchung von Steinkohlenschwelteer
1954, 74 Seiten, 9 Abb., 9 Tabellen, DM 13,75

HEFT 59
Forschungsinstitut der Feuerfest-Industrie e. V., Bonn
Ein Schnellanalysenverfahren zur Bestimmung von Aluminiumoxyd, Eisenoxyd und Titanoxyd in feuerfestem Material mittels organischer Farbreagenzien auf photometrischem Wege
Untersuchungen des Alkali-Gehaltes feuerfester Stoffe mit dem Flammenphotometer nach Riehm-Lange
1954, 62 Seiten, 12 Abb., 3 Tabellen, DM 11,60

HEFT 60
Forschungsgesellschaft Blechverarbeitung e. V., Düsseldorf
Untersuchungen über das Spritzlackieren im elektrostatischen Hochspannungsfeld
1954, 82 Seiten, 53 Abb., 7 Tabellen, DM 17,—

HEFT 61
Verein zur Förderung von Forschungs- und Entwicklungsarbeiten in der Werkzeugindustrie e. V., Remscheid
Schwingungs- und Arbeitsverhalten von Kreissägeblättern für Holz
1954, 54 Seiten, 31 Abb., DM 11,40

HEFT 62
Professor Dr. W. Franz, Institut für theoretische Physik der Universität Münster
Berechnung des elektrischen Durchschlags durch feste und flüssige Isolatoren
1954, 36 Seiten, DM 7,—

HEFT 63
Textilforschungsanstalt Krefeld
Neue Methoden zur Untersuchung der Wirkungsweise von Textilhilfsmitteln
Untersuchungen über Schlichtungs- und Entschlichtungsvorgänge
1954, 34 Seiten, 1 Abb., 5 Tabellen, DM 6,80

HEFT 64
Textilforschungsanstalt Krefeld
Die Kettenlängenverteilung von hochpolymeren Faserstoffen
Über die fraktionierte Fällung von Polyamiden
1954, 44 Seiten, 13 Abb., DM 8,60

HEFT 65
Fachverband Schneidwarenindustrie, Solingen
Untersuchungen über das elektrolytische Polieren von Tafelmesserklingen aus rostfreiem Stahl
1954, 90 Seiten, 38 Abb., 9 Tabellen, DM 17,35

HEFT 66
Dr.-Ing. P. Füsgen VDI †, Düsseldorf
Untersuchungen über das Auftreten des Ratterns bei selbsthemmenden Schneckengetrieben und seine Verhütung
1954, 32 Seiten, 5 Abb., DM 6,60

HEFT 67
Heinrich Wösthoff o. H. G., Apparatebau, Bochum
Entwicklung einer chemisch-physikalischen Apparatur zur Bestimmung kleinster Kohlenoxyd-Konzentrationen
1954, 94 Seiten, 48 Abb., 2 Tabellen, DM 18,25

HEFT 68
Kohlenstoffbiologische Forschungsstation e. V., Essen
Algengroßkulturen im Sommer 1952
II. Über die unsterile Großkultur von Scenedesmus obliquus
1954, 62 Seiten, 3 Abb., 29 Tabellen, DM 11,40

HEFT 69
Wäschereiforschung Krefeld
Bestimmung des Faserabbaues bei Leinen unter besonderer Berücksichtigung der Leinengarnbleiche
1954, 48 Seiten, 15 Abb., 3 Tabellen, DM 9,60

HEFT 70
Wäschereiforschung Krefeld
Trocknen von Wäschestoffen
1954, 52 Seiten, 18 Abb., 3 Tabellen, DM 10,—

HEFT 71
Prof. Dr.-Ing. K. Leist, Aachen
Kleingasturbinen, insbesondere zum Fahrzeugantrieb
1954, 114 Seiten, 85 Abb., DM 22,—

HEFT 72
Prof. Dr.-Ing. K. Leist, Aachen
Beitrag zur Untersuchung von stehenden geraden Turbinengittern mit Hilfe von Druckverteilungsmessungen
1954, 152 Seiten, 111 Abb., DM 36,20

HEFT 73
Prof. Dr.-Ing. K. Leist, Aachen
Spannungsoptische Untersuchungen von Turbinenschaufelfüßen
1954, 66 Seiten, 46 Abb., 2 Tabellen, DM 14,60

HEFT 74
Max-Planck-Institut für Eisenforschung, Düsseldorf
Versuche zur Klärung des Umwandlungsverhaltens eines sonderkarbidbildenden Chromstahls
1954, 58 Seiten, 10 Abb., DM 14,—

HEFT 75
Max-Planck-Institut für Eisenforschung, Düsseldorf
Zeit-Temperatur-Umwandlungs-Schaubilder als Grundlage der Wärmebehandlung der Stähle
1954, 44 Seiten, 13 Abb., DM 8,70

HEFT 76
Max-Planck-Institut für Arbeitsphysiologie, Dortmund
Arbeitstechnische und arbeitsphysiologische Rationalisierung von Mauersteinen
1954, 52 Seiten, 12 Abb., 3 Tabellen, DM 10,20

HEFT 77
Meteor Apparatebau Paul Schmeck GmbH., Siegen
Entwicklung von Leuchtstoffröhren hoher Leistung
1954, 46 Seiten, 12 Abb., 2 Tabellen, DM 9,15

HEFT 78
Forschungsstelle für Acetylen, Dortmund
Über die Zustandsgleichung des gasförmigen Acetylens und das Gleichgewicht Acetylen — Aceton
1954, 42 Seiten, 3 Abb., 8 Tabellen, DM 8,—

HEFT 79
Techn.-Wissenschaftl. Büro für die Bastfaserindustrie, Bielefeld
Trocknung von Leinengarnen III
Spinnspulen- und Spinnkopstrocknung
Vorgang und Einwirkung auf die Garnqualität
1954, 74 Seiten, 18 Abb., 10 Tabellen, DM 14,—

WESTDEUTSCHER VERLAG · KÖLN UND OPLADEN

HEFT 80
Techn.-Wissenschaftl. Büro für die Bastfaserindustrie, Bielefeld
Die Verarbeitung von Leinengarn auf Webstühlen mit und ohne Oberbau
1954, 30 Seiten, 2 Abb., 2 Tabellen, DM 6,—

HEFT 81
Prüf- und Forschungsinstitut für Ziegeleierzeugnisse, Essen-Kray
Die Einführung des großformatigen Einheits-Gitterziegels im Lande Nordrhein-Westfalen
1954, 54 Seiten, 2 Abb., 2 Tabellen, DM 10,—

HEFT 82
Vereinigte Aluminium-Werke AG., Bonn
Forschungsarbeiten auf dem Gebiet der Veredelung von Aluminium-Oberflächen
1954, 46 Seiten, 34 Abb., DM 9,60

HEFT 83
Prof. Dr. S. Strugger, Münster
Über die Struktur der Proplastiden
1954, 30 Seiten, 15 Abb., DM 8,40

HEFT 84
Dr. H. Baron, Düsseldorf
Über Standardisierung von Wundtextilien
1954, 32 Seiten, DM 6,40

HEFT 85
Textilforschungsanstalt Krefeld
Physikalische Untersuchungen an Fasern, Fäden, Garnen und Geweben:
Untersuchungen am Knickscheuergerät nach Weltzien
1954, 40 Seiten, 11 Abb., 8 Tabellen, DM 10,—

HEFT 86
Prof. Dr.-Ing. H. Opitz, Aachen
Untersuchungen über das Fräsen von Baustahl sowie über den Einfluß des Gefüges auf die Zerspanbarkeit
1954, 108 Seiten, 73 Abb., 7 Tabellen, DM 22,—

HEFT 87
Gemeinschaftsausschuß Verzinken, Düsseldorf
Untersuchungen über Güte von Verzinkungen
1954, 68 Seiten, 56 Abb., 3 Tabellen, DM 15,30

HEFT 88
Gesellschaft für Kohlentechnik mbH., Dortmund-Eving
Oxydation von Steinkohle mit Salpetersäure
1954, 62 Seiten, 2 Abb., 1 Tabelle, DM 11,50

HEFT 89
Verein Deutscher Ingenieure, Gleitlagerforschung, Düsseldorf und Prof. Dr.-Ing. G. Vogelpohl, Göttingen
Versuche mit Preßstoff-Lagern für Walzwerke
1954, 70 Seiten, 34 Abb., DM 14,10

HEFT 90
Forschungs-Institut der Feuerfest-Industrie, Bonn
Das Verhalten von Silikasteinen im Siemens-Martin-Ofengewölbe
1954, 62 Seiten, 15 Abb., 11 Tabellen, DM 11,90

HEFT 91
Forschungs-Institut der Feuerfest-Industrie, Bonn
Untersuchungen des Zusammenhangs zwischen Leistung und Kohlenverbrauch von Kammeröfen zum Brennen von feuerfesten Materialien
1954, 42 Seiten, 6 Abb., DM 8,30

HEFT 92
Techn.-Wissenschaftl. Büro für die Bastfaserindustrie, Bielefeld und Laboratorium für textile Meßtechnik, M.-Gladbach
Messungen von Vorgängen am Webstuhl
1954, 76 Seiten, 45 Abb., DM 15,50

HEFT 93
Prof. Dr. W. Kast, Krefeld
Spinnversuche zur Strukturerfassung künstlicher Zellulosefasern
1954, 82 Seiten, 39 Abb., 6 Tabellen, DM 16,—

HEFT 94
Prof. Dr. G. Winter, Bonn
Die Heilpflanzen des MATTHIOLUS (1611) gegen Infektionen der Harnwege und Verunreinigung der Wunden bzw. zur Förderung der Wundheilung im Lichte der Antibiotikaforschung
1954, 58 Seiten, 1 Abb., 2 Tabellen, DM 11,50

HEFT 95
Prof. Dr. G. Winter, Bonn
Untersuchungen über die flüchtigen Antibiotika aus der Kapuziner- (Tropaeolum maius) und Gartenkresse (Lepidium sativum) und ihr Verhalten im menschlichen Körper bei Aufnahme von Kapuziner- bzw. Gartenkressensalat per os
1955, 74 Seiten, 9 Abb., 25 Tabellen, DM 14,—

HEFT 96
Dr.-Ing. P. Koch, Dortmund
Austritt von Exoelektronen aus Metalloberflächen unter Berücksichtigung der Verwendung des Effektes für die Materialprüfung
1954, 34 Seiten, 13 Abb., DM 7,—

HEFT 97
Ing. H. Stein, Laboratorium für textile Meßtechnik, M.-Gladbach
Untersuchung der Verzugsvorgänge an den Streckwerken verschiedener Spinnereimaschinen
2. Bericht: Ermittlung der Haft-Gleiteigenschaften von Faserbändern und Vorgarnen
1955, 98 Seiten, 54 Abb., DM 21,—

HEFT 98
Fachverband Gesenkschmieden, Hagen
Die Arbeitsgenauigkeit beim Gesenkschmieden unter Hämmern
1955, 132 Seiten, 55 Abb., 9 Tabellen, DM 24,75

HEFT 99
Prof. Dr.-Ing. G. Garbotz, Aachen
Der Kraft- und Arbeitsaufwand sowie die Leistungen beim Biegen von Bewehrungsstählen in Abhängigkeit von den Abmessungen, den Formen und der Güte der Stähle (Ermittlung von Leistungsrichtlinien)
1955, 136 Seiten, 53 Abb., 3 Anlagen, 18 Tabellen, DM 30,—

HEFT 100
Prof. Dr.-Ing. H. Opitz, Aachen
Untersuchungen von elektrischen Antrieben, Steuerungen und Regelungen an Werkzeugmaschinen
1955, 166 Seiten, 71 Abb., 3 Tabellen, DM 31,30

HEFT 101
Prof. Dr.-Ing. H. Opitz, Aachen
Wirtschaftlichkeitsbetrachtungen beim Außenrundschleifen
1955, 100 Seiten, 56 Abb., 3 Tabellen, DM 19,30

HEFT 102
Dr. P. Hölemann, Ing. R. Hasselmann und Ing. G. Dix, Dortmund
Untersuchungen über die thermische Zündung von explosiblen Acetylenzersetzungen in Kapillaren
1954, 44 Seiten, 5 Abb., 4 Tabellen, DM 8,60

HEFT 103
Prof. Dr. W. Weizel, Bonn
Durchführung von experimentellen Untersuchungen über den zeitlichen Ablauf von Funken in komprimierten Edelgasen sowie zu deren mathematischen Berechnung
1955, 46 Seiten, 12 Abb., DM 9,10

HEFT 104
Prof. Dr. W. Weizel, Bonn
Über den Einfluß der Elektroden auf die Eigenschaften von Cadmium-Sulfid-Widerstands-Photozellen
1955, 48 Seiten, 12 Abb., DM 9,45

HEFT 105
Dr.-Ing. R. Meldau, Harsewinkel/Westf.
Auswertung von Gekörn — Analysen des Musterstaubes „Flugasche Fortuna I"
1955, 42 Seiten, 14 Abb., DM 8,50

HEFT 106
ORR. Dr.-Ing. W. Küch, Dortmund
Untersuchungen über die Einwirkung von feuchtigkeitsgesättigter Luft auf die Festigkeit von Leimverbindungen
1954, 60 Seiten, 10 Abb., 6 Tabellen, DM 11,40

HEFT 107
Prof. Dr. H. Lange und Dipl.-Phys. P. St. Pütter, Köln
Über die Konstruktion von Laboratoriumsmagneten
1955, 66 Seiten, 19 Abb., 1 Tabelle, DM 12,30

HEFT 108
Prof. Dr. W. Fuchs, Aachen
Untersuchungen über neue Beizmethoden und Beizabwässer
I. Die Entzunderung von Drähten mit Natriumhydrid
II. Die Aufbereitung von Beizabwässern
1955, 82 S., 15 Abb., 14 Tabellen, 1 Falttafel, DM 15,25

HEFT 109
Dr. P. Hölemann und Ing. R. Hasselmann, Dortmund
Untersuchungen über die Löslichkeit von Azetylen in verschiedenen organischen Lösungsmitteln
1954, 42 Seiten, 10 Abb., 8 Tabellen, DM 8,30

HEFT 110
Dr. P. Hölemann und Ing. R. Hasselmann, Dortmund
Untersuchungen über den Druckverlauf bei der explosiblen Zersetzung von gasförmigem Azetylen
1955, 54 Seiten, 10 Abb., 5 Tabellen, DM 11,—

HEFT 111
Fachverband Steinzeugindustrie, Köln
Die Entwicklung eines Gerätes zur Beschickung seitlicher Feuer von Steinzeug-Einzelkammeröfen mit festen Brennstoffen
1955, 46 Seiten, 16 Abb., DM 9,40

HEFT 112
Prof. Dr.-Ing. H. Opitz, Aachen
Verschleißmessungen beim Drehen mit aktivierten Hartmetallwerkzeugen
1954, 44 Seiten, 17 Abb., 6 Tabellen, DM 8,80

HEFT 113
Prof. Dr. O. Graf, Dortmund
Erforschung der geistigen Ermüdung und nervösen Belastung: Studien über die vegetative 24-Stunden-Rhythmik in Ruhe und unter Belastung
1955, 40 Seiten, 12 Abb., DM 8,20

HEFT 114
Prof. Dr. O. Graf, Dortmund
Studien über Fließarbeitsprobleme an einer praxisnahen Experimentieranlage
1954, 34 Seiten, 6 Abb., DM 7,—

HEFT 115
Prof. Dr. O. Graf, Dortmund
Studium über Arbeitspausen in Betrieben bei freier und zeitgebundener Arbeit (Fließarbeit) und ihre Auswirkung auf die Leistungsfähigkeit
1955, 50 Seiten, 13 Abb., 2 Tabellen, DM 9,80

HEFT 116
Prof. Dr.-Ing. E. Siebel und Dr.-Ing. H. Weiss, Stuttgart
Untersuchungen an einigen Problemen des Tiefziehens — I. Teil
1955, 74 Seiten, 50 Abb., 5 Tabellen, DM 14,50

HEFT 117
Dr.-Ing. H. Beißwänger, Stuttgart, und Dr.-Ing. S. Schwandt, Trier
Untersuchungen an einigen Problemen des Tiefziehens — II. Teil
1955, 92 Seiten, 34 Abb., 8 Tabellen, DM 17,70

HEFT 118
Prof. Dr. E. A. Müller und Dr. H. G. Wenzel, Dortmund
Neuartige Klima-Anlage zur Erzeugung ungleicher Luft- und Strahlungstemperaturen in einem Versuchsraum
1955, 68 Seiten, 10 z. T. mehrfarb. Abb., DM 14,—

HEFT 119
Dr.-Ing. O. Viertel, Krefeld
Wäscherei- und energietechnische Untersuchung einer Gemeinschafts-Waschanlage
1955, 50 Seiten, 18 Abb., DM 10,20

HEFT 120
Dipl.-Ing. A. Weisbecker, Lüdenscheid
Über Anfressung an Reinstaluminium-Schweißnähten bei der elektrolytischen Oxydation
Gebr. Hörstermann GmbH., Velbert
Entwicklung und Erprobung eines neuartigen Gummibandförderers
1955, 46 Seiten, 18 Abb., DM 9,70

HEFT 121
Dr. H. Krebs, Bonn
I. Die Struktur und die Eigenschaften der Halbmetalle
II. Die Bestimmung der Atomverteilung in amorphen Substanzen
III. Die chemische Bindung in anorganischen Festkörpern und das Entstehen metallischer Eigenschaften
1955, 124 Seiten, 36 Abb., 13 Tabellen, DM 22,90

HEFT 122
Prof. Dr. W. Fuchs, Aachen
Untersuchungen zur Verbesserung der Wasseraufbereitung und Wasseranalyse:
Über die Schnellbewertung von Ionenaustauscher
1955, 62 Seiten, 32 Abb., DM 12,30

HEFT 123
Dipl.-Ing. J. Emondts, Aachen
Über Bodenverformungen bei stark gestörtem und mächtigem, wasserführendem Deckgebirge im Aachener Steinkohlengebiet
1955, 196 Seiten, 37 Abb., 10 Tabellen, DM 28,80

HEFT 124
Prof. Dr. R. Seyffert, Köln
Wege und Kosten der Distribution der Hausratwaren im Lande Nordrhein-Westfalen
1955, 74 Seiten, 25 Tabellen, DM 9,—

WESTDEUTSCHER VERLAG · KÖLN UND OPLADEN

HEFT 125
Prof. Dr. E. Kappler, Münster
Eine neue Methode zur Bestimmung von Kondensations-Koeffizienten von Wasser
1955, 46 Seiten, 11 Abb., 1 Tabelle, DM 9,10

HEFT 126
Prof. Dr.-Ing. J. Mathieu, Aachen
Arbeitszeitvergleich
Grundlagen, Methodik und praktische Durchführung
1955, 70 Seiten, DM 13,—

HEFT 127
Güteschutz Betonstein e. V., Arbeitskreis Nordrhein-Westfalen, Dortmund
Die Betonwaren-Gütesicherung im Lande Nordrhein-Westfalen
1955, 58 Seiten, 15 Abb., 3 Tabellen, DM 11,50

HEFT 128
Prof. Dr. O. Schmitz-DuMont, Bonn
Untersuchungen über Reaktionen in flüssigem Ammoniak
1955, 96 Seiten, 11 Abb., 6 Tabellen, DM 17,75

HEFT 129
Prof. Dr.-Ing. J. Mathieu und Dr. C. A. Roos, Aachen
Die Anlernung von Industriearbeitern
I. Ergebnisse einer grundsätzlichen Untersuchung der gegenwärtigen Industriearbeiter-Kurzanlernung
1955, 106 Seiten, DM 19,70

HEFT 130
Prof. Dr.-Ing. J. Mathieu und Dr. C. A. Roos, Aachen
Die Anlernung von Industriearbeitern
II. Beiträge zur Methodenfrage der Kurzanlernung
1955, 108 Seiten, DM 19,90

HEFT 131
Dr. W. Hoerburger, Köln
Versuche zur Biosynthese von Eiweiß aus Kohlenwasserstoff
1955, 34 Seiten, 2 Abb DM 6,90

HEFT 132
Prof. Dr. W. Seith, Münster
Über Diffusionserscheinungen in festen Metallen
1955, 42 Seiten, 19 Abb., 4 Tabellen, DM 9,10

HEFT 133
Prof. Dr. E. Jenckel, Aachen
Über einen für Schwermetalle selektiven Ionenaustauscher
1955, 48 Seiten, 8 Abb., 13 Tabellen, DM 9,50

HEFT 134
Prof. Dr.-Ing. H. Winterhager, Aachen
Über die elektrochemischen Grundlagen der Schmelzfluß-Elektrolyse von Bleisulfid in geschmolzenen Mischungen mit Bleichlorid
1955, 54 Seiten, 20 Abb., 5 Tabellen, DM 11,80

HEFT 135
Prof. Dr.-Ing. K. Krekeler und Dr.-Ing. H. Peukert, Aachen
Die Änderung der mechanischen Eigenschaften thermoplastischer Kunststoffe durch Warmrecken
1955, 54 Seiten, 27 Abb., DM 11,10

HEFT 136
Dipl.-Phys. P. Pilz, Remscheid
Über spezielle Probleme der Zerkleinerungstechnik von Weichstoffen
1955, 58 Seiten, 19 Abb., 2 Tabellen, DM 11,50

HEFT 137
Prof. Dr. W. Baumeister, Münster
Beiträge zur Mineralstoffernährung der Pflanzen
1955, 64 Seiten, 6 Tabellen, DM 11,80

HEFT 138
Dr. P. Hölemann und Ing. R. Hasselmann, Dortmund
Untersuchungen über die Zersetzungswärme von gasförmigem und in Azeton gelöstem Azetylen
1955, 54 Seiten, 8 Abb., 7 Tabellen, DM 10,40

HEFT 139
Prof. Dr. W. Fuchs, Aachen
Studien über die thermische Zersetzung der Kohle und die Kohledestillatprodukte
1955, 64 Seiten, 20 Abb., 22 Tabellen, DM 11,80

HEFT 140
Dr.-Ing. G. Hausberg, Essen
Modellversuche an Zyklonen
1955, 78 Seiten, 24 Abb., DM 15,70

HEFT 141
Dr. J. van Calker und Dr. R. Wienecke, Münster
Untersuchungen über den Einfluß dritter Analysenpartner auf die spektrochemische Analyse
1955, 42 Seiten, 15 Abb., DM 9,10

HEFT 142
Dipl.-Ing. G. M. F. Wiebel, Hannover, A. Konermann und A. Ottenheym, Sennelager
Entwicklung eines Kalksandleichtsteines
1955, 38 Seiten, 4 Abb., DM 8,—

HEFT 143
Prof. Dr. F. Wever, Dr. A. Rose und Dipl.-Ing. W. Straßburg, Düsseldorf
Härtbarkeit und Umwandlungsverhalten der Stähle
1955, 50 Seiten, 12 Abb., 3 Tabellen, DM 10,70

HEFT 144
Prof. Dr. H. Wurmbach, Bonn
Steuerung von Wachstum und Formbildung
1955, 48 Seiten, 19 Abb., DM 10,30

HEFT 145
Dr. G. Hennemann, Werdohl (Westf.)
Beitrag zur Interpretation der modernen Atomphysik
1955, 34 Seiten, DM 10,—

HEFT 146
Dr.-Ing. F. Gruß, Düsseldorf
Sterilisation mit Heißluft
1955, 34 Seiten, 10 Abb., DM 7,70

HEFT 147
Dr.-Ing. W. Rudisch, Unna
Untersuchung einer drehelastischen Elektromagnet-Synchronkupplung
1955, 82 Seiten, 65 Abb., DM 17,70

HEFT 148
Prof. Dr. H. Bittel u. Dipl.-Phys. L. Storm, Münster
Untersuchungen über Widerstandsrauschen
1955, 40 Seiten, 5 Abb., DM 8,40

HEFT 149
Dipl.-Ing. K. Konopicky und Dipl.-Chem. P. Kampa, Bonn
I. Beitrag zur flammenphotometrischen Bestimmung des Calciums
Dr.-Ing. K. Konopicky, Bonn
II. Die Wanderung von Schlackenbestandteilen in feuerfesten Baustoffen
1955, 54 Seiten, 10 Abb., 5 Tabellen, DM 11,—

HEFT 150
Prof. Dr.-Ing. O. Kienzle und Dipl.-Ing. W. Timmerbeil, Hannover
Das Durchziehen enger Kragen an ebenen Fein- und Mittelblechen
1955, 52 Seiten, 20 Abb., 8 Tabellen, DM 11,30

HEFT 151
Dipl.-Ing. P. Karabasch, Aachen
Feststellung des optimalen Gasgehaltes von Bronzen zur Erzielung druckdichter Gußstücke
1956, 64 Seiten, 31 Abb., 5 Tabellen, DM 13,90

HEFT 152
Dipl.-Ing. G. Müller, Köln
Ermittlung der Laufeigenschaften (Vergießbarkeit) von Bronze und Rotguß mittels der Schneider-Gießspirale
1955, 60 Seiten, 33 Abb., DM 13,30

HEFT 153
Prof. Dr. F. Wever, Dr.-Ing. W. A. Fischer und Dipl.-Ing. J. Engelbrecht, Düsseldorf
I. Die Reduktion sauerstoffhaltiger Eisenschmelzen im Hochvakuum mit Wasserstoff und Kohlenstoff
II. Einfluß geringer Sauerstoffgehalte auf das Gefüge und Alterungsverhalten von Reineisen
1955, 54 Seiten, 15 Abb., 2 Tabellen, DM 12,40

HEFT 154
Prof. Dr.-Ing. P. Bardenheuer und Dr.-Ing. W. A. Fischer, Düsseldorf
Die Verschlackung von Titan aus Stahlschmelzen im sauren und basischen Hochfrequenzofen unter verschiedenen Schlacken
1955, 36 Seiten, 10 Abb., 1 Tabelle, DM 7,95

HEFT 155
Dipl.-Phys. K. H. Schirmer, München
Die auf Grau abgestimmte Farbwiedergabe im Dreifarbenbuchdruck
1955, 46 Seiten, 17 Abb., 2 Farbtafeln, DM 10,—

HEFT 156
Prof. Dr.-Ing. B. von Borries und Mitarbeiter, Düsseldorf
Die Entwicklung regelbarer permanentmagnetischer Elektronenlinsen hoher Brechkraft und eines mit ihnen ausgerüsteten Elektronenmikroskopes neuer Bauart
1956, 102 Seiten, 52 Abb., DM 22,55

HEFT 157
Dr. W. Jawtusch, Dr. G. Schuster und Prof. Dr.-Ing. R. Jaeckel, Bonn
Untersuchungen über die Stoßvorgänge zwischen neutralen Atomen und Molekülen
1955, 48 Seiten, 15 Abb., 3 Tabellen, DM 10,50

HEFT 158
Dipl.-Ing. W. Rosenkranz, Meinerzhagen
Ein Beitrag zum Problem der Spannungskorrosion bei Preßprofilen und Preßteilen aus Aluminium-Legierungen
1956, 112 Seiten, 61 Abb., 5 Tabellen, DM 27,40

HEFT 159
Dr.-Ing. O. Viertel und O. Oldenroth, Krefeld
Das Bleichen von Weißwäsche mit Wasserstoffsuperoxyd bzw. Natriumhypochlorit beim maschinellen Waschen
1955, 54 Seiten, 23 Abb., 2 Tabellen, DM 11,45

HEFT 160
Prof. Dr. W. Klemm, Münster
Über neue Sauerstoff- und Fluor-haltige Komplexe
1955, 50 Seiten, 13 Abb., 7 Tabellen, DM 10,80

HEFT 161
Prof. Dr. W. Weltzien und Dr. G. Hauschild, Krefeld
Über Silikone und ihre Anwendung in der Textilveredlung
1955, 162 Seiten, 22 Abb., 10 Tabellen, DM 27,—

HEFT 162
Prof. Dr. F. Wever, Prof. Dr. A. Kochendörfer und Dr.-Ing. Chr. Rohrbach, Düsseldorf
Kennzeichnung der Sprödbruchneigung von Stählen durch Messung der Fließspannung, Reißspannung und Brucheinschnürung an dreiachsig beanspruchten Proben
1955, 58 Seiten, 26 Abb., DM 13,—

HEFT 163
Dipl.-Ing. W. Rohs und Text.-Ing. H. Griese, Bielefeld
Untersuchungsarbeiten zur Verbesserung des Leinenwebstuhls III
1955, 80 Seiten, 15 Abb., 18 Tabellen, DM 15,80

HEFT 164
Dr.-Ing. H. Schmachtenberg, Köln
Neuartige Prüfeinrichtungen für Kraftfahrzeuge
1955, 44 Seiten, 23 Abb., DM 9,60

HEFT 165
Dr.-Ing. W. Wilhelm, Aachen
Instationäre Gasströmung im Auspuffsystem eines Zweitaktmotors
1955, 62 Seiten, 31 Abb., 8 Tabellen, DM 13,60

HEFT 166
Prof. Dr. M. v. Stackelberg, Dr. H. Heindze, Dr. H. Hübschke und Dr. K. H. Frangen, Bonn
Kolloidchemische Untersuchungen
1955, 106 Seiten, 8 Abb., 13 Tabellen, DM 21,25

HEFT 167
Prof. Dr.-Ing. F. Schuster, Essen
I. Über die Heißkarburierung von Brenngasen mit Ölen und Teeren
II. Die Strahlungsvorgänge in brennstoffbeheizten Öfen bei verschiedenen Verbrennungsatmosphären
1955, 38 Seiten, 8 Abb., DM 8,30

HEFT 168
Prof. Dr.-Ing. F. Schuster, Essen
I. Luftvorwärmung an Gasfeuerungen
II. Heizwerthöhe von Brenngasen und Wirkungsgrad sowie Gasverbrauch bei der Gasverwendung
III. Sauerstoffangereicherte Luft und feuerungstechnische Kenngrößen von Brenngasen
1955, 60 Seiten, 18 Abb., DM 12,50

HEFT 169
Forschungsinstitut für Pigmente und Lacke, Stuttgart
Arbeiten über die Bestimmung des Gebrauchswertes von Lackfilmen durch physikalische Prüfungen
1955, 70 Seiten, 23 Abb., 4 Tabellen, DM 15,—

HEFT 170
Prof. Dr. F. Wever, Dr. A. Rose und Dipl.-Ing L. Rademacher, Düsseldorf
Anwendung der Umwandlungsschaubilder auf Fragen der Werkstoffauswahl beim Schweißen und Flammhärten
1955, 64 Seiten, 25 Abb., DM 13,70

HEFT 171
Wäschereiforschung Krefeld
Untersuchung der Wäscheentwässerung mit Hilfe von Zentrifugen und Pressen
1955, 42 Seiten, 16 Abb., 4 Tabellen, DM 9,70

HEFT 172
Dipl.-Ing. W. Rohs, Dr.-Ing. G. Satlow und Text.-Ing. G. Heller, Bielefeld
Trocknung von Hanfgarnen. Kreuzspultrocknung
1955, 60 Seiten, 7 Abb., 4 Tabellen, DM 10,30

HEFT 173
Prof. Dr. R. Hosemann und Dipl.-Phys. G. Schoknecht, Berlin, vorgelegt von Prof. Dr. W. Kast, Krefeld
Lichtoptische Herstellung und Diskussion der Faltungsquadrate parakristalliner Gitter
1956, 108 Seiten, 63 Abb., 6 Tabellen, DM 24,70

HEFT 174
Prof. Dr. W. von Fragstein, Dr. J. Meingast und H. Hoch, Köln
Herstellung von Solen einheitlicher Teilchengröße und Ermittlung ihrer optischen Eigenschaften
1955, 78 Seiten, 80 Abb., 4 Tabellen, DM 18,25

HEFT 175
Dr.-Ing. H. Zeller, Aachen
Beitrag zur eindimensionalen stationären und nichtstationären Gasströmung mit Reibung und Wärmeleitung, insbesondere in Rohren mit unstetigen Querschnittsänderungen.
1956, 138 Seiten, 56 Abb., DM 29,30

HEFT 176
Dipl.-Ing. H. Schöberl, Duisburg
Über die Methoden zur Ermittlung der Verbrennungstemperatur von Brennstoffen und ein Vorschlag zu ihrer Verbesserung
1955, 30 Seiten, 3 Abb., DM 6,50

HEFT 177
Dipl.-Ing. H. Stüdemann, Solingen, und Dr.-Ing. W. Müchler, Essen
Entwicklung eines Verfahrens zur zahlenmäßigen Bestimmung der Schneideigenschaften von Messerklingen
1956, 104 Seiten, 68 Abb., 4 Tabellen, DM 22,20

HEFT 178
Prof. Dr. M. von Stackelberg u. Dr. W. Hans, Bonn
Untersuchungen zur Ausarbeitung und Verbesserung von polarographischen Analysenmethoden
1955, 46 Seiten, 14 Abb., DM 10,50

HEFT 179
Dipl.-Ing. H. F. Reineke, Bochum
Entwicklungsarbeiten auf dem Gebiete der Meß- und Regeltechnik
1955, 46 Seiten, 10 Abb., DM 10,—

HEFT 180
Dr.-Ing. W. Piepenburg, Dipl.-Ing. B. Bühling und Bauing. J. Behnke, Köln
Putzarbeiten im Hochbau und Versuche mit aktiviertem Mörtel und mechanischem Mörtelauftrag
1955, 116 Seiten, 31 Abb., 68 Tabellen, DM 23,—

HEFT 181
Prof. Dr. W. Franz, Münster
Theorie der elektrischen Leitvorgänge in Halbleitern und isolierenden Festkörpern bei hohen elektrischen Feldern
1955, 28 Seiten, 2 Abb., 1 Tabelle, DM 6,20

HEFT 182
Dr.-Ing. P. Schenk u. Dr. K. Osterloh, Düsseldorf
Katalytisch-thermische Spaltung von gasförmigen und flüssigen Kohlenwasserstoffen zur Spitzengaserzeugung
1955, 50 Seiten, 11 Abb., 11 Tabellen, DM 10,90

HEFT 183
Dr. W. Bornheim, Köln
Entwicklungsarbeiten an Flaschen- und Ampullen-Behandlungsmaschinen für die pharmazeutische Industrie
1956, 48 Seiten, 24 Abb., DM 11,70

HEFT 184
Dr.-Ing. E. Printz, Kettwig
Vollhydraulische Parallel-Kupplung für Ackerschlepper
1955, 32 Seiten, 4 Abb., DM 7,80

HEFT 185
Dipl.-Ing. W. Rohs und Text.-Ing. G. Heller, Bielefeld
Studien an einem neuzeitlichen Kreuzspultrockner für Bastfasergarne mit Wiederbefeuchtungszone
1955, 52 Seiten, 9 Abb., 3 Tabellen, DM 10,70

HEFT 186
Dr. E. Wedekind, Krefeld
Untersuchungen zur Arbeitsbestgestaltung bei der Fertigstellung von Oberhemden in gewerblichen Wäschereien
1955, 124 Seiten, 28 Abb., 6 Tabellen, 2 Falttaf., DM 12,—

HEFT 187
Dipl.-Ing. F. Göttgens, Essen
Über die Eigenarten der Bimetall-, Thermo- und Flammenionisationssicherungsmethode in ihrer Anwendung auf Zündsicherungen
1955, 40 Seiten, 6 Abb., 4 Tabellen, DM 8,40

HEFT 188
W. Kinnebrock, Langenberg (Rhld.)
Der Einfluß des Austausches gleicher Gaskochbrenner bzw. Gaskochbrennerteile auf den Wirkungsgrad und insbesondere auf den CO-Gehalt der Verbrennungsgase
1955, 42 Seiten, 7 Tabellen, DM 8,70

HEFT 189
Fa. E. Leybold's Nachfolger, Köln
I. Ausgewählte Kapitel aus der Vakuumtechnik
II. Zum Verlust anorganisch-nichtflüchtiger Substanzen während der Gefriertrocknung
1955, 52 Seiten, 16 Abb., 3 Tabellen, DM 11,20

HEFT 190
Prof. Dr. A. Neuhaus, Prof. Dr. O. Schmitz-DuMont und Dipl.-Chem. H. Reckhard, Bonn
Zur Kenntnis der Alkalititanate
1955, 60 Seiten, 13 Abb., 1 Tabelle, DM 12,20

HEFT 191
Dr. H. Söhngen, Darmstadt
Schwingungsverhalten eines Schaufelkranzes im Vakuum
1955, 36 Seiten, 7 Abb., DM 7,80

HEFT 192
Dipl.-Phys. E. M. Schneider, München
Kohlebogenlampen für Aufnahme und Kopie
1955, 48 Seiten, 21 Abb., 3 Tabellen, DM 10,60

HEFT 193
Prof. Dr. O. Schmitz-DuMont, Bonn
Untersuchungen über neue Pigmentfarbstoffe
1956, 50 Seiten, 16 Abb., 8 Tabellen, DM 11,20

HEFT 194
Dr. K. Hecht, Köln
Entwicklung neuartiger physikalischer Unterrichtsgeräte
1955, 42 Seiten, 16 Abb., DM 9,90

HEFT 195
Dr.-Ing. E. Rößger, Köln
Gedanken über einen neuen deutschen Luftverkehr
1955, 342 Seiten, 29 Abb., 122 Tabellen, DM 50,—

HEFT 196
Dipl.-Ing. W. Rohs und Text.-Ing. H. Griese, Bielefeld
Auswirkungen von Garnfehlern bei der Verarbeitung von Leinengarnen
1955, 36 Seiten, 3 Abb., 6 Tabellen, DM 7,80

HEFT 197
Dr. E. Wedekind, Krefeld
Untersuchungen zur Bestimmung der optimalen Arbeitsplatzgröße bei Mehrstuhlarbeit in der Weberei
1955, 92 Seiten, 34 Abb., DM 18,50

HEFT 198
Prof. Dr. J. Weissinger, Karlsruhe
Zur Aerodynamik des Ringflügels. Die Druckverteilung dünner, fast drehsymmetrischer Flügel in Unterschallströmung
1955, 42 Seiten, 5 Abb., DM 9,—

HEFT 199
Textilforschungsanstalt Krefeld
Die Messung von Gewebetemperaturen mittels Temperaturstrahlung
1955, 50 Seiten, 12 Abb., DM 10,90

HEFT 200
R. Seipenbusch, Langenberg (Rhld.)
Spitzengas durch Zusatz von Flüssiggas-Wassergas- und Flüssiggas-Generatorgas-Gemischen zu Stadtgas
1955, 48 Seiten, 21 Abb., DM 10,35

HEFT 201
Dr.-Ing. E. W. Pleines, Frankfurt/Main
Die Sicherheit im Luftverkehr
1956, 194 Seiten, 39 Abb., 19 Tabellen, DM 39,50

HEFT 202
Dipl.-Ing. D. Fiecke, Stuttgart/Zuffenhausen
Die Bestimmung der Flugzeugpolaren für Entwurfszwecke. I. Teil: Unterlagen
1956, 216 Seiten, 171 Diagr., DM 59,70

HEFT 203
Dr. G. Wandel, Bonn
Uferbewachsung und Lebendverbauung an den Nordwestdeutschen Kanälen und ihren Zuflüssen sowie an der Ruhr
1956, 122 Seiten, 88 Abb., DM 25,70

HEFT 204
Dipl.-Ing. B. Naendorf, Langenberg (Rhld.)
Bestimmung der Brenneigenschaften und des Brennverhaltens verschiedener Gasarten und Einfluß verschiedener Düsengestaltung
1955, 32 Seiten, DM 7,10

HEFT 205
Dr. C. Schaarwächter, Düsseldorf
Über plastische Kupfer-Eisen-Phosphor-Legierungen
1936, 36 Seiten, 10 Abb., 10 Tabellen, DM 8,30

HEFT 206
Dr. P. Hölemann, Ing. R. Hasselmann und Ing. G. Dix, Dortmund
Untersuchungen über die Vorgänge bei der Zersetzung von in Azeton gelöstem Azetylen
1956, 74 Seiten, 7 Abb., 7 Tabellen, DM 15,55

HEFT 207
Prof. Dr.-Ing. H. Opitz, Dipl.-Ing. K. H. Fröhlich und Dipl.-Ing. H. Siebel, Aachen
Richtwerte für das Fräsen von unlegierten und legierten Baustählen mit Hartmetall. I. Teil
1956, 48 Seiten, 27 Abb., 3 Tabellen, DM 11,10

HEFT 208
Prof. Dr.-Ing. H. Müller, Essen
Untersuchung von Elektrowärmegeräten für Laienbedienung hinsichtlich Sicherheit und Gebrauchsfähigkeit. I. Untersuchungen an Kochplatten
1956, 100 Seiten, 76 Abb., 7 Tabellen, DM 22,70

HEFT 209
Dr. K. Bunge, Leverkusen
Materialabbau in Funkenentladungen. Untersuchungen an Zinkkathoden
1956, 54 Seiten, 10 Abb., 5 Tabellen, DM 11,40

HEFT 210
Dr. W. Porschen und Prof. Dr. W. Riezler, Bonn
Langlebige Alphaaktivitäten bei natürlichen Elementen
1955, 40 Seiten, 5 Abb., 4 Tabellen, DM 8,80

HEFT 211
Prof. Dipl.-Ing. W. Sturtzel und Dr.-Ing. W. Graff, Duisburg
Die Versuchsanstalt für Binnenschiffbau, Duisburg
1956, 48 Seiten, 22 Abb., 11,—

HEFT 212
Dipl.-Ing. H. Spodig, Selm
Untersuchung zur Anwendung der Dauermagnete in der Technik
1955, 44 Seiten, 25 Abb., DM 9,80

HEFT 213
Dipl.-Ing. K. F. Rittinghaus, Aachen
Zusammenstellung eines Meßwagens für Bau- und Raumakustik
1957, 96 Seiten 17 Abb., 7 Tabellen DM 19,80

HEFT 214
Dr.-Ing. J. Endres, München
Berechnung der optimalen Leistungen, Kraftstoffverbräuche und Wirkungsgrade von Einkreis-Turbolader-Strahltriebwerken am Boden und in der Höhe bei Fluggeschwindigkeiten von 0—2000 km/h
1956, 72 Seiten, 18 Abb., 8 Tabellen, DM 15,40

HEFT 215
Prof. Dr.-Ing. H. Opitz und Dr.-Ing. G. Weber, Aachen
Einfluß der Wärmebehandlung von Baustählen auf Spanentstehung, Schnittkraft- und Standzeitverhalten
1956, 80 Seiten, 30 Abb., 10 Tabellen, DM 18,40

HEFT 216
Dr. E. Kloth, Köln
Untersuchungen über die Ausbreitung kurzer Schallimpulse bei der Materialprüfung mit Ultraschall
1956, 90 Seiten, 60 Abb., 4 Tabellen, DM 19,40

HEFT 217
Rationalisierungskuratorium der Deutschen Wirtschaft (RKW), Frankfurt/Main
Typenvielzahl bei Haushaltgeräten und Möglichkeiten einer Beschränkung
1956, 328 Seiten, 2 Abb., 181 Tabellen, DM 49,50

HEFT 218
Dr. F. Keune, Aachen
Bericht über eine Theorie der Strömung um Rotationskörper ohne Anstellung bei Machzahl Eins
1955, 40 Seiten, 8 Abb., 5 Formelblätter, DM 8,80

WESTDEUTSCHER VERLAG · KÖLN UND OPLADEN

HEFT 219
Prof. Dr. W. Fuchs, Aachen
Untersuchungen zur Holzabfallverwertung und zur Chemie des Lignins
1955, 54 Seiten, 11 Abb., 15 Tabellen DM 11,40

HEFT 220
Prof. Dr. W. Fuchs, Aachen
Die Entwicklung neuer Regel- und Kontroll-Apparate zur coulometrischen Analyse
1956, 76 Seiten, 17 Abb. 23 Tabellen, DM 15,50

HEFT 221
Dr. W. Meyer-Eppler, Bonn
Experimentelle Untersuchungen zum Mechanismus von Stimme und Gehör in der lautsprachlichen Kommunikation *1955, 56 Seiten, 24 Abb., DM 13,45*

HEFT 222
Dr. L. Köllner, Münster, und Dipl.-Volkswirt M. Kaiser, Bochum
Die internationale Wettbewerbsfähigkeit der westdeutschen Wollindustrie *1956, 214 Seiten, DM 39,50*

HEFT 223
Dr.-Ing. K. Alberti und Dr. F. Schwarz, Köln
Über das Problem Hartbrand-Weichbrand
1956, 54 Seiten, 25 Abb., 14 Tabellen, DM 12,10

HEFT 224
Dipl.-Ing. H. Stüdemann und Ing. R. Beu, Solingen
Verfahren zur Prüfung der Korrosionsbeständigkeit von Messerklingen aus rostfreiem Stahl
1956, 82 Seiten, 28 Abb., DM 16,90

HEFT 225
Dr.-Ing. E. Barz, Remscheid
Der Spannungszustand von Gattersägeblättern
1956, 74 Seiten, 54 Abb., DM 16,50

HEFT 226
Technisch-wissenschaftliches Büro für die Bastfaserindustrie, Bielefeld
Untersuchungen zur Verbesserung des Leinenwebstuhles IV
Die Wirkung verschiedener Kettbaumbremsen auf die Verwebung von Leinengarnen
1956, 64 Seiten, 9 Abb., 4 Tabellen, DM 13,50

HEFT 227
Prof. Dr. F. Wever, Düsseldorf und Dr. W. Wepner, Köln
Untersuchung der Alterungsneigung von weichen unlegierten Stählen durch Härteprüfung bei Temperaturen bis 300 Grad C
1956, 34 Seiten, 20 Abb., 3 Tabellen, DM 7,95

HEFT 228
Prof. Dr. F. Wever, Dr. W. Koch, Düsseldorf, und Dr. B. A. Steinkopf, Dortmund
Spektrochemische Grundlagen der Analyse von Gemischen aus Kohlenmonoxyd, Wasserstoff und Stickstoff *1956, 42 Seiten, 18 Abb., 1 Tabelle, DM 9,90*

HEFT 229
Prof. Dr. F. Wever, Dr. W. Koch und Dr.-Ing. H. Malissa, Düsseldorf
Über die Anwendung disubstituierter Dithiocarbamate der analytischen Chemie
1956, 44 Seiten, 30 Abb., 5 Tabellen, DM 10,50

HEFT 230
Prof. Dr. F. Wever, Düsseldorf, und Dr. W. Wepner, Köln
Bestimmung kleiner Kohlenstoffgehalte im Alpha-Eisen durch Dämpfungsmessung
1956, 34 Seiten, 5 Abb., 2 Tabellen, DM 7,70

HEFT 231
Dr.-Ing. W. Küch, Dortmund
Über die Wechselwirkung zwischen Holzschutzbehandlung und Verleimung
1956, 48 Seiten, 10 Abb., 8 Tabellen, DM 10,40

HEFT 232
Prof. Dr.-Ing. O. Kienzle, Hannover, und Dr.-Ing. H. Münnich, Schweinfurt
Feststellung der Spannungen und Dehnungen und Bruchdrehzahlen der unter Fliehkraft und Bearbeitungskraft beanspruchten Schleifkörper
in Vorbereitung

HEFT 233
Dr. H. Haase, Hamburg
Infrarot-Bibliographie *1956, 90 Seiten, DM 17,80*

HEFT 234
Dr.-Ing. K. G. Speith und Dr.-Ing. A. Bungeroth, Duisburg
Versuche zur Steigerung des Kokillen-Schluckvermögens beim Stranggießen von Stahl
1956, 26 Seiten, 5 Abb., DM 6,15

HEFT 235
Prof. Dr.-Ing. K. Leist und Dipl.-Ing. W. Dettmering, Aachen
Turbinenschaufeln aus Kunststoff für Kaltluftversuchsanlagen
1956, 46 Seiten, 43 Abb., 3 Tabellen, DM 12,30

HEFT 236
Dr.-Ing. O. Viertel und S. Lucas, Krefeld
Ergebnisse einer Hausfrauenbefragung über Wascheinrichtungen und Waschmethoden in städtischen Haushaltungen
1956, 34 Seiten, 4 Abb., DM 7,60

HEFT 237
Dr. P. Endler und Dr. H. Ludes, Köln
Bericht über eine Studienreise zur Orientierung der heutigen Behandlung der Lungentuberkulose in den Vereinigten Staaten von Nordamerika
1956, 32 Seiten, DM 7,10

HEFT 238
Institut für textile Meßtechnik, M.-Gladbach, e. V.
Untersuchungen der Verzugsvorgänge an den Streckwerken verschiedener Spinnereimaschinen. 3. Bericht: Theoretische Betrachtungen über den Einfluß schlagender Zylinder und Druckrollen
1956, 66 Seiten, 21 Abb., DM 14,10

HEFT 239
Prof. Dr.-Ing. K. Leist, Dipl.-Ing. H. Scheele, Aachen, und Dipl.-Ing. F. H. Flottmann, Herne
Versuche an einem neuartigen luftgekühlten Hochleistungs-Kolbenkompressor
1956, 72 Seiten, 19 Abb., 7 Tabellen, DM 14,40

HEFT 240
Prof. Dr.-Ing. K. Leist und Dipl.-Ing. H. Scheele, Aachen
Temperaturmessungen an einem einstufigen luftgekühlten 4-Zylinder-Kolbenkompressor mit Kühlgebläse *1956, 74 Seiten, 36 Abb., DM 14,80*

HEFT 241
Prof. Dr.-Ing. K. Leist und Dipl.-Ing. M. Pötke, Aachen
Leistungsversuche an einem Kühlluftgebläse
1956, 60 Seiten, 13 Abb., DM 11,70

HEFT 242
Prof. Dr.-Ing. K. Leist und Dipl.-Ing. K. Graf, Aachen
Straßenfahrzeuge mit Gasturbinenantrieb
1956, 82 Seiten, 63 Abb., DM 17,20

HEFT 243
Prof. Dr.-Ing. K. Leist und Dipl.-Ing. S. Förster, Aachen
Die französische Kleingasturbine Artouste — 1. Teil
1956, 80 Seiten, 41 Abb., DM 15,85

HEFT 244
Prof. Dr. F. Wever, Dr. W. Koch und Dr. S. Eckhard, Düsseldorf
Erfahrungen mit der spektrochemischen Analyse von Gefügebestandteilen des Stahles
1956, 32 Seiten, 8 Abb., 2 Tabellen, DM 7,80

HEFT 245
Prof. Dr.-Ing. habil. K. Krekeler, Aachen
Das Verbinden von Metallen durch Kunstharzkleber. Teil I: Eigenschaften und Verwendung der Metallklebstoffe *1956, 48 Seiten, 8 Abb., DM 10,25*

HEFT 246
Prof. Dr.-Ing. habil. K. Krekeler, Aachen
Das Verbinden von Metallen durch Kunstharzkleber. Teil II: Untersuchungen an geklebten Leichtmetall-Verbindungen *1956, 80 Seiten, 40 Abb., DM 17,50*

HEFT 247
Dr. H. Söhngen, Darmstadt
Strömung vor einem Überschall-Laufrad
1956, 26 Seiten, 4 Abb., DM 7,60

HEFT 248
Rheinische Aktiengesellschaft für Braunkohlenbergbau und Brikettfabrikation, Köln
Untersuchung der Bindemitteleigenschaften von Braunkohlenfilteraschen
1956, 176 Seiten, 26 Abb., 30 Tabellen, DM 35,60

HEFT 249
Dr. M.-E. Meffert, Essen
Weitere Kulturversuche Scenedesmus obliquus
1956, 36 Seiten, 5 Abb., 10 Tabellen, DM 8,—

HEFT 250
Dr. F. Schwarz und Dr.-Ing. K. Alberti, Köln
Entwicklung von Untersuchungsverfahren zur Gütebeurteilung von Industriekalken
1956, 36 Seiten, 9 Abb., DM 16,50

HEFT 251
Prof. Dr. H. Bittel, Münster
Zur Statistik der ferromagnetischen Elementarvorgänge und ihren Einfluß auf das Barkhausenrauschen
1956, 52 Seiten, 14 Abb., DM 11,65

HEFT 252
Dipl.-Ing. H. Frings, Geilenkirchen
Die Wirkung abfallender Wetterführung auf Wettertemperatur, Grubengasgehalt und Staubbildung
1957, 126 Seiten, 23 Abb., 13 Falttafeln, 38 Tab., DM 35,70

HEFT 253
Dipl.-Ing. S. Schirmanski, Berghausen
Stand und Auswertung der Forschungsarbeiten über Temperatur- und Feuchtigkeitsgrenzen bei der bergmännischen Arbeit
1957, 80 Seiten, 24 Abb., 12 Tab., DM 17,10

HEFT 254
Prof. Dr. R. Danneel, Bonn
Quantitative Untersuchungen über die Entwicklung des Ehrlich-Ascitestumors bei Inzuchtmäusen
1956, 52 Seiten, 17 Tabellen, DM 11,75

HEFT 255
Ing. B. v. Schlippe, Bad Nauheim
Strömung von Flüssigkeiten mit temperaturabhängiger Zähigkeit (Kühlung von Öfen)
1956, 54 Seiten, 12 Abb., 4 Tabellen, DM 11,70

HEFT 256
Prof. Dr. C. Schmieden und Dipl.-Math. K. H. Müller, Darmstadt
Die Strömung einer Quellstrecke im Halbraum — eine strenge Lösung der Navier-Stokes-Gleichungen
1956, 40 Seiten, 9 Abb., DM 8,80

HEFT 257
Prof. Dr. G. Lehmann und Dr. J. Tamm, Dortmund
Die Beeinflussung vegetativer Funktionen des Menschen durch Geräusche
1956, 48 Seiten, 25 Abb., 3 Tabellen, DM 11,20

HEFT 258
Dr. H. Paul, Linz (Rhein), und Prof. Dr. O. Graf, Dortmund
Zur Frage der Unfälle im Bergbau
1956, 52 Seiten, 9 Abb., 22 Tabellen, DM 11,20

HEFT 259
Prof. D. W. Linke, Aachen
Strömungsvorgänge in künstlich belüfteten Räumen
1956, 52 Seiten, 37 Abb., 1 Tabelle, DM 11,80

HEFT 260
Prof. Dr. W. Kast, Freiburg (Br.), Prof. Dr. A. H. Stuart und Dipl.-Phys. H. G. Fendler, Hannover
Lichtzerstreuungsmessungen an Lösungen hochpolymerer Stoffe
1956, 70 Seiten, 25 Abb., 5 Tabellen, DM 15,60

HEFT 261
Prof. Dr. W. Kast, Freiburg (Br.)
Feinstruktur-Untersuchungen an künstlichen Zellulosefasern verschiedener Herstellungsverfahren. Teil II: Der Kristallisationszustand
1956, 80 Seiten, 27 Abb., 11 Tabellen, DM 17,20

HEFT 262
Dr.-Ing. R. Batel, Aachen
Untersuchungen zur Absiebung feuchter, feinkörniger Haufwerke und Schwingsieben
1956, 100 Seiten, 45 Abb., 5 Tabellen, DM 23,40

HEFT 263
Prof. Dr. H. Lange und Dipl.-Phys. R. Kohlhaas, Köln
Über die Wärmeleitfähigkeit von Stählen bei hohen Temperaturen: Teil I: Literaturbericht
1956, 48 Seiten, 26 Abb., 8 Tabellen, DM 10,70

HEFT 264
Prof. Dr. W. Weizel, Bonn
Durch schnelle Funkenzusammenbrüche ausgelöste Signale auf einer Leitung
1956, 26 Seiten, 4 Abb., 3 Tabellen, DM 6,10

HEFT 265
Prof. Dr. F. Micheel und Dr. R. Engel, Münster
Eine Apparatur zur elektrophoretischen Trennung von Stoffgemischen
1956, 38 Seiten, 21 Abb., DM 9,20

HEFT 266
Fliesen-Beratungsstelle Bad Godesberg-Mehlem
Güteeigenschaften keramischer Wand- und Bodenfliesen und deren Prüfmethoden
1956, 32 Seiten, DM 7,10

HEFT 267
Prof. Dr. W. Weizel und B. Brandt, Bonn
Zur Stabilität stromstarker Glimmentladungen
1956, 36 Seiten, 7 Abb., DM 8,40

WESTDEUTSCHER VERLAG · KÖLN UND OPLADEN

HEFT 268
Prof. Dr.-Ing. G. Vogelpohl, Göttingen
Über die Tragfähigkeit von Gleitlagern und ihre Berechnung
1956, 76 Seiten, 24 Abb., 7 Tabellen, DM 16,85

HEFT 269
Markscheider R. Bals, Bochum
Eignung des Gebirgsankerausbaus zur Erleichterung des Streckenvortriebs im Steinkohlenbergbau
1956, 84 Seiten, 41 Abb., DM 18,75

HEFT 270
Dr. H. Krebs und Mitarbeiter, Bonn
Die Trennung von Racematen auf chromatographischem Wege
1956, 62 Seiten, 18 Tabellen, DM 12,95

HEFT 271
Prof. Dr.-Ing. H. Opitz und Dipl.-Ing. H. Axer, Aachen
Beeinflussung des Verschleißverhaltens bei spanenden Werkzeugen durch flüssige und gasförmige Kühlmittel und elektrische Maßnahmen
1956, 46 Seiten, 28 Abb., DM 10,70

HEFT 272
Prof. Dr. W. Fuchs und Dr. H. Dresia, Aachen
Untersuchungen über die Schnellverbrennung und Schnellvergasung fester Brennstoffe
1956, 56 Seiten, 14 Abb., 3 Tabellen, DM 11,90

HEFT 273
Fa. K. W. Tacke G.m.b.H., Wuppertal-Barmen
Erfahrungen beim Verspinnen von Perlonfasern und bei der Herstellung von Trikotagen aus gesponnenem Perlon
1956, 36 Seiten, DM 7,90

HEFT 274
Prof. Dr.-Ing. K. Krekeler, Aachen
Qualitative Untersuchungen bei Verbindungsschweißungen mittels Lichtbogenschweißautomaten unter Verwendung von Blankdraht und Zugabe von ferromagnetischem Pulver als Umhüllung
1956, 68 Seiten, 40 Abb., 8 Tabellen, DM 15,45

HEFT 275
Prof. Dr.-Ing. habil. K. Krekeler, Aachen, und Dipl.-Ing. H. Verhoeven, Aachen
Quantitative Untersuchungen von Punktschweißverbindungen an Tiefzieh- und Aluminiumblechen, die nach dem Argonarc-Punktschweißverfahren hergestellt werden
1956, 64 Seiten, 45 Abb., DM 14,60

HEFT 276
Fa. E. Haage, Mülheim (Ruhr)
Entwicklungsarbeiten im Apparatebau für Laboratorien
1956, 48 Seiten, 18 Abb., DM 10,50

HEFT 277
Dr.-Ing. W. Müchler, Essen
Untersuchung und zahlenmäßige Bestimmung der Schneideigenschaften von Messern mit besonderer Berücksichtigung rostfreier Messerstähle
1956, 60 Seiten, 27 Abb., 5 Tabellen, DM 13,20

HEFT 278
Dipl.-Ing. J. Stelter und Dipl.-Ing. H. Kickert, Aachen
I. Sichtbarmachung von Ultraschallfeldern unter Verwendung photographischer Emulsionsschichten
II. Methode zur Bestimmung der wirklichen Temperaturverhältnisse in Flüssigkeiten während der Beschallung (Nach einer Diplom-Arbeit von H. Schnitzler)
1956, 54 Seiten, 24 Abb., DM 12,75

HEFT 279
Dr. F. Keune, Aachen
Der gewölbte und verwundene Tragflügel ohne Dicke in Schallnähe
1956, 42 Seiten, 15 Abb., DM 9,25

HEFT 280
Dipl.-Ing. J. Stelter und Dipl.-Ing. E. Pfende, Aachen
Über Störerscheinungen bei Schallgeschwindigkeitsmessungen mittels der Interferometermethode
1956, 42 Seiten, 13 Abb., DM 9,60

HEFT 281
Prof. Dr.-Ing. K. Lürenbaum, Aachen
Der Meßwagen des Instituts für Maschinen-Dynamik der Deutschen Versuchsanstalt für Luftfahrt, Aachen
1956, 34 Seiten, 17 Abb., DM 8,60

HEFT 282
Bergrat a. D. Scherer, Bochum
Das B. T.-Schwelverfahren und seine Anwendung auf der Anlage Marienau
1956, 44 Seiten, 7 Abb., DM 9,60

HEFT 283
Prof. Dr. F. Wever und Dr.-Ing. W. Lueg, Düsseldorf
Warmstauchversuche zur Ermittlung der Formänderungsfestigkeit von Gesenkschmiede-Stählen
1956, 44 Seiten, 19 Abb., DM 9,90

Heft 284
Prof. Dr. F. Wever, Düsseldorf, Dr.-Ing. H. J. Wiester, Essen, Dr.-Ing. F. W. Straßburg, Duisburg, Prof. Dr.-Ing. H. Opitz, Aachen, und Dr.-Ing. K. H. Fröhlich, Köln
Einfluß des Gefüges auf die Zerspanbarkeit von Einsatz- und Vergütungsstählen
1957, 88 Seiten, 126 Abb., 11 Tab., DM 22,45

HEFT 285
Prof. Dr.-Ing. O. Kienzle, Dr.-Ing. K. Lange, Hannover, und Dipl.-Ing. H. Meinert, Osterode
Einfluß der Oberfläche auf das Verschleißverhalten von Schmiedegesenken
1956, 62 Seiten, 29 Abb., 8 Tabellen, DM 14,60

HEFT 286
Dr.-Ing. K. Lange, Hannover, Dipl.-Ing. H. Meinert, Osterode, unter Mitarbeit von Dr.-Ing. H. Arend, Mülheim (Ruhr)
Verschleißverhalten hartverchromter Schmiedegesenke
1956, 74 Seiten, 53 Abb., 6 Tabellen, DM 17,65

HEFT 287
Prof. Dr.-Ing. habil. K. Krekeler, Aachen
Änderungen der mechanischen Eigenschaftswerte thermoplastischer Kunststoffe bei Beanspruchung in verschiedenen Medien
1956, 62 Seiten, 23 Abb., 5 Tabellen, DM 13,70

HEFT 288
Dr. K. Brücker-Steinkuhl, Düsseldorf
Anwendung mathematisch-statischer Verfahren in der Industrie
1956, 103 Seiten, 27 Abb., 14 Tabellen, DM 24,20

HEFT 289
Prof. Dr.-Ing. H. Winterhager, Aachen
Kombinierter Widerstands- und Lichtbogen-Vakuumofen zur Verarbeitung von Titanschwamm
Prof. Dr. Dr. h. c. R. Schwarz, Aachen
Erforschung neuer Wege zur Darstellung von Titanmetall
1957, 42 Seiten, 18 Abb., DM 9,70

HEFT 290
Dr. D. Horstmann, Düsseldorf
I. Der verstärkte Angriff des Zinks auf Eisen im Temperaturgebiet um 500° C
II. Einfluß eines Antimongehaltes auf den Angriff von Zinkschmelzen auf Eisen
1956, 48 Seiten, 33 Abb., 3 Tabellen, DM 11,90

HEFT 291
Dr.-Ing. H. J. Wiester und Dr. D. Horstmann, Düsseldorf
Der Angriff eisengesättigter Zinkschmelzen auf silizium- und manganhaltiges Eisen
1956, 52 Seiten, 45 Abb., 8 Tabellen, DM 12,60

HEFT 292
Dipl.-Ing. W. Rohs und Text.-Ing. H. Griese, Bielefeld
Webversuche an Leinenwebstühlen mit verbesserter Schaftbewegung
1956, 34 Seiten, 3 Abb., 2 Tabellen, DM 7,60

HEFT 293
Prof. J. W. Korte, unter Mitarbeit von Dipl.-Ing. P. A. Mäcke und Dipl.-Ing. W. Leutzbach, Aachen
Die Leistungsfähigkeit von Verkehrsanlagen des motorisierten städtischen Straßenverkehrs
1956, 98 Seiten, 35 Abb., 5 Tabellen, 1 Falttafel, DM 22,50

HEFT 294
Dipl.-Ing. B. Naendorf, Essen
Untersuchungen industrieller Gasbrenner
1956, 58 Seiten, 6 Abb., 3 Tabellen, DM 12,40

HEFT 295
Prof. Dr.-Ing. H. Opitz und Dipl.-Ing. H. Axer, Aachen
Untersuchung und Weiterentwicklung neuartiger elektrischer Bearbeitungsverfahren
1956, 42 Seiten, 27 Abb., DM 10,30

HEFT 296
Prof. Dr.-Ing. H. Opitz, Aachen
I. Untersuchungen an elektronischen Regelantrieben
II. Statische Untersuchungen zur Ausnutzung von Drehbänken
1956, 46 Seiten, 18 Abb., DM 10,40

HEFT 297
Dr. K. Schaarwächter, Düsseldorf
Die Reduktion von Siliziumtetrachlorid im Lichtbogen zur nachfolgenden Silizierung von Eisenblechen
in Vorbereitung

HEFT 298
Prof. Dr.-Ing. E. Oehler, Aachen
Untersuchung von kritischen Drehzahlen, die durch Kreiselmomente verursacht werden
1956, 50 Seiten, 35 Abb., DM 13,15

HEFT 299
Dr. J. Fassbender und W. Hoppe, Bonn
Eine photoelektrische Nachlaufeinrichtung für Analogie-Rechenmaschinen
1956, 20 Seiten, 8 Abb., DM 7,65

HEFT 300
Prof. Dr. E. Schütz und Privatdozent Dr. H. Caspers, Münster
Tierexperimentelle Untersuchungen über die Alkoholwirkungen auf Erregbarkeit und bioelektrische Spontanaktivität der Hirnrinde
1956, 44 Seiten, 6 Abb., 1 Tabelle, DM 9,55

HEFT 301
Prof. Dr. W. Weltzien, Dr. G. Cossmann und P. Diehl, Krefeld
Über die fraktionierte Füllung von Polyamiden (II)
1956, 54 Seiten, 1 Abb., 16 Tabellen, DM 11,30

HEFT 302
Prof. Dr.-Ing. W. Wegener und Dipl.-Ing. W. Zahn, Aachen
Untersuchungen von gesponnenen Garnen auf ihre Gleichmäßigkeit nach verschiedenen Meßmethoden
1957, 58 Seiten, 34 Abb., DM 15,20

HEFT 303
Prof. Dr. Ing. S. Kiesskalt, Aachen
Das Institut der Forschungsgesellschaft Verfahrenstechnik e. V. an der Technischen Hochschule Aachen
1956, 76 Seiten, 20 Abb., 3 Tabellen, DM 16,40

HEFT 304
Prof. Dr.-Ing. K. Krekeler, Düsseldorf, und Dipl.-Ing. A. Kleine-Albers, Aachen
Beitrag zur thermoelastischen Warmformbarkeit von Hart-PVC
1957, 72 Seiten, 29 Abb., DM 17,70

HEFT 305
Prof. Dr.-Ing. K. Krekeler, Düsseldorf, Dr.-Ing. H. Peukert, Aachen, und Dipl.-Ing. W. Schmitz, Siegburg
Heißgas-Schweißung von Hart-Polyvinylchlorid mit Zusatzwerkstoff
1956, 44 Seiten, 27 Abb., 5 Tabellen, DM 12,50

HEFT 306
Prof. Dr. B. Rensch, Münster
Elektrophysiologische Untersuchungen zur Analysierung der Bildung von Assoziationen und Gedächtnisspuren in Gehirn und Rückenmark
Prof. Dr. A. Loeser, Münster
Akute und chronische Giftwirkungen sauerstoffhaltiger Lösungsmittel
1956, 36 Seiten, 9 Abb., DM 8,90

HEFT 307
Privatdozent Dr. J. Juilfs, Krefeld
Vergleichende Untersuchungen zur elastischen und bleibenden Dehnung von Fasern
1956, 36 Seiten, 11 Abb., DM 8,30

HEFT 308
Privatdozent Dr. J. Juilfs, Krefeld
Zur Messung der Fadenglätte
1956, 22 Seiten, 10 Abb., 2 Tabellen, DM 8,—

HEFT 309
Prof. Dr. K. Cruse und Mitarbeiter, Clausthal-Zellerfeld
Aufbau und Arbeitsweise eines universell verwendbaren Hochfrequenz-Titrationsgerätes
1957, 48 Seiten, 29 Abb., DM 11,90

HEFT 310
Dr. P. F. Müller, Bonn
Die Integrieranlage des Rheinisch-Westfälischen Instituts für Instrumentelle Mathematik in Bonn
1956, 62 Seiten, 6 Abb., 30 Satzskizzen, DM 14,45

HEFT 311
Prof. Dr. F. Wever und Dr. M. Hempel, Düsseldorf
Dauerschwingfestigkeit von Stählen bei erhöhten Temperaturen
Teil I: Erkenntnisse aus bisherigen Dauerschwingversuchen in der Wärme
1956, 48 Seiten, 19 Abb., 2 Tabellen, DM 10,90

HEFT 312
Prof. Dr. F. Wever und Dr. M. Hempel, Düsseldorf
Dauerschwingfestigkeit von Stählen bei erhöhten Temperaturen
Teil II: Zug-Druck-Dauerschwingversuche an zwei warmfesten Stählen bei Temperaturen von 500 bis 650°
1956, 48 Seiten, 20 Abb., 3 Tabellen, DM 13,—

WESTDEUTSCHER VERLAG · KÖLN UND OPLADEN

HEFT 313
*Prof. Dr. F. Wever, Dr. W. Koch und
Dipl.-Phys. H. Rohde, Düsseldorf*
Änderungen des Habitus und der Gitterkonstanten des Zementits in Chromstählen bei verschiedenen Wärmebehandlungen
1956, 88 Seiten, 29 Abb., 8 Tabellen, DM 20,90

HEFT 314
Prof. Dr. F. Wever, Dr.-Ing. A. Krisch, Düsseldorf, und Dr.-Ing. H.-J. Wiester, Essen
Veränderungen im Gefügeaufbau von Chrom-Nickel-Molybdän-Stählen bei langzeitiger Beanspruchung im Zeitstandversuch bei 500°
1956, 48 Seiten, 26 Abb., 5 Tabellen, DM 11,70

HEFT 315
Prof. Dr. F. Wever und Dr.-Ing. A. Krisch, Düsseldorf
Metallkundliche Untersuchungen an Zeitstandproben
1956, 38 Seiten, 12 Abb., DM 9,15

HEFT 316
Dr. F. Keune, Aachen
Zusammenfassende Darstellung und Erweiterung des Aequivalenzsatzes für schallnahe Strömung
1956, 80 Seiten, 22 Abb., DM 17,90

HEFT 317
Dr.-Ing. J. Stelter, Aachen
Mikrobiologische Ultraschallwirkungen
1957, 106 Seiten, 41 Abb., 12 Tab., DM 23,90

HEFT 318
Dipl.-Ing. H. Kickert, Aachen
Über die Ausbreitung von Ultraschall in Luft
1957, 78 Seiten, 51 Abb., 7 Tab., DM 19,20

HEFT 319
Prof. Dr. C. Kröger, Aachen
Gemengereaktionen und Glasschmelze
1957, 118 Seiten, 53 Abb., 16 Tab., DM 26,—

HEFT 320
Dr. H.-E. Caspary, Köln
Verwendung von Szintillationszählern an Stelle von Zählrohren zur zerstörungsfreien Materialprüfung
1956, 42 Seiten, 13 Abb., 2 Tabellen, DM 10,10

HEFT 321
*Prof. Dr. F. Wever, Düsseldorf, und
Dr. W. Wepner, Köln*
Gleichzeitige Bestimmung kleiner Kohlenstoff- und Stickstoffgehalte in α-Eisen durch Dämpfungsmessung
1956, 30 Seiten, 3 Abb., 4 Tabellen, DM 6,80

HEFT 322
*Prof. Dr.-Ing. F. Bollenrath und
Dipl.-Ing. W. Domke, Aachen*
Eigenspannungen in vergüteten, dickwandigen Stahlzylindern nach Oberflächenhärtung mit induktiver Erwärmung
1956, 30 Seiten, 9 Abb., 2 Tabellen, DM 6,90

HEFT 323
Prof. Dr. R. Seyffert, Köln
Wege und Kosten der Distribution der Textilien, Schuh- und Lederwaren
1956, 98 Seiten, 37 Tabellen, 1 Falttaf., DM 12,—

HEFT 324
*Prof. Dr.-Ing. H. Opitz, Dr.-Ing. E. Saljé und
Dipl.-Ing. K. E. Schwartz, Aachen*
Richtwerte für das Außenrund-Längs- und Einstechschleifen
1956, 62 Seiten, 44 Abb., 2 Tabellen, DM 13,85

HEFT 325
Prof. Dr. E. Schratz, Münster
Pharmakognostische Untersuchungen am Medizinal-Rhabarber
1957, 62 Seiten, 29 Abb., 3 Tabellen, DM 17,90

HEFT 326
Prof. Dr.-Ing. E. Essers und Mitarbeiter, Aachen
Deichselkräfte an Lastzügen
1957, 96 Seiten, 34 Abb., DM 22,10

HEFT 327
*Prof. Dr.-Ing. habil. K. Krekeler und
Dr.-Ing. H. Peukert, Aachen*
Beitrag zur thermoelastischen Formbarkeit von Polyäthylen
1956, 56 Seiten, 49 Abb., 9 Tabellen, DM 12,80

HEFT 328
Dr. H. Maeder, Belo Horizonte
Schweißen von Temperguß
1957, 92 Seiten, 59 Abb., 42 Tabellen, DM 25,50

HEFT 329
*Dipl.-Ing. A. Krüger, Karlsruhe, und Feuerwehr-Ing.
R. Radusch, Dortmund*
Wasserzerstäubung im Strahlrohr
1956, 86 Seiten, 21 Abb., 3 Tabellen, DM 18,65

HEFT 330
Dipl.-Physiker E. Pepping, Aachen
Die Durchflußzahl des Rechteckschlitzes in einer sehr großen Wand
1957, 54 Seiten, 21 Abb., DM 12,35

HEFT 331
Dipl.-Ing. G. Bretschneider, Ruit
Die Messung der wiederkehrenden Spannung mit Hilfe des Netzmodelles
1957, 46 Seiten, 21 Abb., 2 Tab., DM 11,20

HEFT 332
Prof. Dr.-Ing. R. Jaeckel und Dr. G. Reich, Bonn
Messung von Dampfdrucken im Gebiet unter 10^{-2} Torr
1956, 42 Seiten, 16 Abb., 2 Tabellen, DM 10,40

HEFT 333
*Prof. Dipl.-Ing. W. Sturtzel und
Dr.-Ing. W. Graff, Duisburg*
I. Der Flachwassereinfluß auf den Form- und Reibungswiderstand von Binnenschiffen
II. Der Flachwassereinfluß auf die Nachstrom- und Sogverhältnisse bei Binnenschiffen
1956, 44 Seiten, 14 Abb., DM 9,80

HEFT 334
Prof. Dr. W. Weizel und Dr. G. Meister, Bonn
Spektralanalyse durch Messung des Interferenz-Kontrastes
1956, 42 Seiten, DM 9,80

HEFT 335
Prof. Dr. W. Weizel und H. Hornberg, Bonn
Untersuchungen der anodischen Teile einer Glimmentladung
1957, 62 Seiten, 14 Farbabb., 21 Abb., 1 Tab., DM 32,80

HEFT 336
Dr. Tung-ping Yao, Aachen
Die Viskosität metallischer Schmelzen
1957, 64 Seiten, 28 Abb., 2 Tab., DM 14,40

HEFT 337
Dr. R. Hoeppener und Dr. W. Bierther, Bonn
Tektonik und Lagestätten im Rheinischen Schiefergebirge
1957, 66 Seiten, 14 Abb., DM 16,25

HEFT 338
*Prof. Dr.-Ing. W. Wegener, Aachen, und
Dipl.-Ing. J. Schneider, M.-Gladbach*
Die Bedeutung der Knotenart für die Herabminderung der Fadenbrüche
1957, 40 Seiten, 6 Abb., DM 11,90

HEFT 339
*Prof. Dr.-Ing. W. Wegener und
Dipl.-Ing. W. Zahn, Aachen*
Vergleich des normalen mit verschiedenen abgekürzten Baumwollspinnverfahren in bezug auf Gleichmäßigkeit und Sortierungsstreuung der Garne
1956, 56 Seiten, 17 Abb., 17 Tabellen, DM 12,70

HEFT 340
Dipl.-Ing. W. Rohs und Dipl.-Ing. R. Otto, Bielefeld
Das Naßspinnen von Bastfasergarnen mit Spinnbadzusätzen unter Ausnutzung einer zentralen Spinnwasserversorgungsanlage
1956, 56 Seiten, 2 Abb., 6 Tabellen, DM 11,60

HEFT 341
Prof. Dr.-Ing. H. Winterhager und Dipl.-Ing. L. Werner, Aachen
Präzisions-Meßverfahren zur Bestimmung des elektrischen Leitvermögens geschmolzener Salze
1956, 44 Seiten, 19 Abb., 1 Tabelle, DM 10,60

HEFT 342
Prof. Dr.-Ing. H. Winterhager und Dipl.-Ing. W. Barthel, Aachen
Die Gewinnung von Titanschlackenkonzentraten aus eisenreichen Ilemniten
1957, 60 Seiten, 30 Abb., 6 Tab., DM 13,30

HEFT 343
*Prof. Dr.-Ing. W. Petersen, Aachen, und Dipl.-Ing.
S. Wawroschek, Aachen*
Die zweckmäßigsten Gütebestimmungsverfahren und Brikettierungsbedingungen bei der Erzeugung von Braunkohlen-Eisenerz-Briketts
1956, 64 Seiten, 28 Abb., DM 13,95

HEFT 344
Prof. Dr.-Ing. W. Fucks, Aachen
Zur Deutung einfachster mathematischer Sprachcharakteristiken
1956, 38 Seiten, 12 Abb., DM 7,80

HEFT 345
Dipl.-Ing. G. Cerbe und Dipl.-Ing. H. Monstadt, Essen
Konvektive Trocknung mit gasbeheizter Luft und Trocknung durch Gasstrahler
1957, 46 Seiten, 16 Abb., DM 10,40

HEFT 346
Dipl.-Ing. O. Arnold, Aachen
Erfahrungen mit Kernbohrungen zur Lagerstättenuntersuchung im Erzbergbau
1957, 36 Seiten, 2 Abb., 3 Falttaf. 6 Tab., DM 8,80

HEFT 347
S. Ruff, F. Kipp, H. Hansteen und G. Müller, Bonn
Untersuchungen zur Frage der Gehörschädigungen des fliegenden Personals der Propellerflugzeuge
1957, 50 Seiten, 27 Abb., 3 Tab., DM 11,10

HEFT 348
*Prof. Dr.-Ing. E. Piwowarsky
und Dr.-Ing. E. G. Nickel, Aachen*
Metallurgie eines hochwertigen Gußeisens mit kompakter bis kugelförmiger Graphitausbildung
1957, 54 Seiten, 27 Abb., 5 Tab., DM 13,30

HEFT 349
Dr.-Ing. W. A. Fischer, Dr.-Ing. H. Treppschuh und Dr.-Ing. K. H. Köthemann, Düsseldorf
Tiegel aus Schmelzmagnesia für Vakuuminduktionsöfen
1957, 34 Seiten, 14 Abb., DM 8,40

HEFT 350
*Prof. Dr.-Ing. habil. K. Krekeler
und Dr.-Ing. H. Peukert, Aachen*
Das Spannungsverhalten der Kunststoffe bei der Verarbeitung
in Vorbereitung

HEFT 351
*Prof. Dr.-Ing. H. Opitz, Dipl.-Ing. H. Axer und
Dipl.-Ing. H. Rhode, Aachen*
Zerspanbarkeit hochwarmfester und nichtrostender Stähle. Teil I
1957, 96 Seiten, 73 Abb., 2 Tab., DM 21,80

HEFT 352
Dipl.-Ing. H. Fauser, Aachen
Fahrdynamik und Batterie-Arbeitsverbrauch von Akkumulatorenlokomotiven im Untertagebetrieb
1957, 152 Seiten, 78 Abb., DM 36,10

HEFT 353
Forschungsinstitut für Rationalisierung, Aachen
Schlagwortregister zur Rationalisierung
1957, 376 Seiten, DM 56,—

HEFT 354
Dipl.-Ing. D. Wagener, Aachen
Auswirkungen neuer Gaserzeugungs-Verfahren unter Berücksichtigung der Auswirkung auf den Kokereibetrieb
in Vorbereitung

HEFT 355
*Prof. Dr.-Ing. habil. K. Krekeler, Dr.-Ing. H. Peukert und
Dipl.-Ing. A. Kleine-Albers, Aachen*
Heißgas-Schweißungen von Weich-Polyvinylchlorid mit Zusatzwerkstoff
1957, 44 Seiten, 19 Abb., DM 11,—

HEFT 356
Dipl.-Phys. G. Gurke, Aachen
Aufbau einer Meßanlage für Untersuchungen elektrischer Gasentladung im Bereiche großer p. d.-Werte
1956, 38 Seiten, 13 Abb., DM 8,65

HEFT 357
Prof. Dr.-Ing. W. Fucks, Aachen
Mathematische Analyse der Formalstruktur von Musik
in Vorbereitung

HEFT 358
*Prof. Dr. rer. nat. W. Weltzien, Dipl.-Chem. P. Ringel
und Text.-Ing. H. Kirchhoff, Krefeld*
Die Waschechtheit von Färbungen. Vergleichende Untersuchungen auf dem Gebiete der Echtheitsprüfung
in Vorbereitung

HEFT 359
Dr.-Ing. F. J. Meister, Düsseldorf
Veränderung der Hörschärfe, Lautheitsempfindung und Sprachaufnahme während des Arbeitsprozesses bei Lärmarbeitern
1957, 84 Seiten, 11 Abb., 40 Audiogramme, 41 Tab., DM 19,90

HEFT 360
Dr.-Ing. E. Barz, Remscheid
Fertigungsverfahren und Spannungsverlauf bei Kreissägeblättern für Holz
1957, 72 Seiten, 40 Abb., DM 17,—

HEFT 361
Dipl.-Ing. H. F. Klein, Aachen
Die nichtstationären Strömungsvorgänge und der Wärmeübergang in einem Schwingfeuergerät
1957, 84 Seiten, 34 Abb., 4 Falttafeln, DM 25,90

HEFT 362
*Prof. Dr. med. G. Lehmann und Dipl.-Phys.
D. Dieckmann, Dortmund*
Die Wirkung mechanischer Schwingungen (0,5 bis 100 Hertz) auf den Menschen
1957, 100 Seiten, 53 Abb., 6 Tab., DM 22,50

WESTDEUTSCHER VERLAG · KÖLN UND OPLADEN

HEFT 363
Dr.-Ing. U. Domm, Frankenthal (Pfalz)
Über eine Hypothese, die den Mechanismus der Turbulenz-Entstehung betrifft
1956, 28 Seiten, 4 Abb., DM 6,45

HEFT 364
Prof. Dr. Th. Beste, Köln
Die Mehrkosten bei der Herstellung ungängiger Erzeugnisse im Vergleich zur Herstellung vereinheitlichter Erzeugnisse
1957, 352 Seiten, DM 50,—

HEFT 365
Sozialforschungsstelle an der Universität Münster, Dortmund
Standort und Wohnort
1957, Textband: 350 Seiten, 28 Karten, 73 Tab.
Anlageband: 15 Karten, 21 Tab., DM 99,—

HEFT 366
Versuchsanstalt für Binnenschiffbau e. V., Duisburg
Bei Flachwasserfahrten durch die Strömungsverteilung am Boden und an den Seiten stattfindende Beeinflussung des Reibungswiderstandes von Schiffen
1957, 96 Seiten, 39 Abb., 28 Tab., DM 20,40

HEFT 367
Dr. rer. nat. D. Horstmann, Düsseldorf
Der Angriff eisengesättigter Zinkschmelzen auf kohlenstoff-, schwefel- und phosphorhaltiges Eisen
1957, 52 Seiten, 22 Abb., 6 Tab., DM 12,85

HEFT 368
Prof. Dr. phil. H. Kaiser, Dortmund
Entwicklung betriebsmäßiger spektrochemischer Analysenverfahren für technische Gläser
1957, 40 Seiten, 11 Abb., DM 9,10

HEFT 369
Prof. Dr.-Ing. R. Jaeckel und Dipl.-Phys. F. J. Schittko, Bonn
Gasabgabe von Werkstoffen ins Vakuum
1957, 48 Seiten, 20 Abb., 6 Tab., DM 13,30

HEFT 370
Dr. phil. habil. F. Schwarz, Köln
Physikochemische Grundlagen der Bildsamkeit von Kalken unter Einbeziehung des Begriffes der aktiven Oberfläche
in Vorbereitung

HEFT 371
Dr. phil. W. Lejeune, Köln
Beitrag zur statistischen Verifikation der Minderheiten-Theorie
in Vorbereitung

HEFT 372
Prof. Dr. phil. M. von Stackelberg, Bonn
Untersuchungen zur Ausarbeitung und Verbesserung von polarographischen Analysenmethoden. 2. Bericht
1957, 44 Seiten, 9 Abb., 7 Tab., DM 10,10

HEFT 373
Dipl.-Ing. H. J. Koch, Essen
Druckgasfeuerung — ein Verfahren zum Betrieb von Gasfeuerstätten
1957, 38 Seiten, 8 Abb., 10 Tab., DM 8,50

HEFT 374
Dr. E. Paproth, Krefeld
Paläontologische Bearbeitung der in den devonischen Schichten des Siegerlandes enthaltenen Faunen
1957, 38 Seiten, 3 Tab., DM 8,30

HEFT 375
Technischer Überwachungsverein e. V., Essen
Wanddickenmessungen mittels radioaktiver Strahlen und Zählrohrgerät
in Vorbereitung

HEFT 376
Technischer Überwachungsverein e. V., Essen
Wasserumlaufprobleme an Hochdruckkesseln
in Vorbereitung

HEFT 377
Technischer Überwachungsverein e. V., Essen
Versuche an Wanderrostkesseln mit befeuchteter Verbrennungsluft
in Vorbereitung

HEFT 378
Oberingenieur H. Stein, M.-Gladbach
Beobachtung und maßtechnische Erfassung der Vorgänge im Spinn- und Aufwindefeld von Ringspinn- und Ringzwirnmaschinen
1957, 104 Seiten, 88 Abb., 3 Tabellen, DM 26,90

HEFT 379
Laboratorium für textile Meßtechnik, M.-Gladbach
Schußfadenspannung beim Weben
1957, 76 Seiten, 17 Abb., 3 Tabellen, DM 18,60

HEFT 380
Dipl.-Phys. R. Trappenberg, Karlsruhe
Theoretische und experimentelle Untersuchungen zur Staubverteilung einer Rauchfahne
1957, 64 Seiten, 7 Abb., 18 Tabellen, DM 14,90

HEFT 381
Dr. J. Juilfs, Krefeld
Zur Dichtebestimmung von Fasern. Methoden und Beispiele der praktischen Anwendung
1957, 76 Seiten, 34 Abb., 18 Tabellen, DM 17,—

HEFT 382
Dr. phil. habil. P. Hölemann, Ing. R. Hasselmann und Ing. G. Dix, Dortmund
Die Messung von Flammen und Detonationsgeschwindigkeiten bei der explosiven Zersetzung von Acetylen in Rohren
1957, 36 Seiten, 7 Abb., 4 Tab., DM 8,10

HEFT 383
Dr. phil. habil. P. Hölemann und Ing. R. Hasselmann, Dortmund
Verlauf von Azetylenexplosionen in Rohren bei Gegenwart von porösen Massen
1957, 68 Seiten, 10 Abb., 15 Tabellen, DM 16,60

HEFT 384
Prof. Dr.-Ing. H. Opitz, Aachen
Schwingungsuntersuchungen an Werkzeugmaschinen
in Vorbereitung

HEFT 385
Prof. Dr.-Ing. H. Opitz, Aachen
Zerspanbarkeit hochwarmfester und nichtrostender Stähle. Teil II
1957, 86 Seiten, 54 Abb., 5 Tabellen, DM 19,30

HEFT 386
Prof. Dr.-Ing. H. Opitz, Aachen
Standzeituntersuchungen und Verschleißmessungen mit radioaktiven Isotopen
in Vorbereitung

HEFT 387
Prof. Dr. med. W. Kikuth und Dozent Dr. med. L. Grün, Düsseldorf
Die Verhütung von Infektion durch Desinfektion des Raumes und der Raumluft
1957, 96 Seiten, 14 Abb., 20 Tab., DM 22,50

HEFT 388
Prof. Dr. rer. nat. habil. W. Baumeister und Dr. rer. nat. H. Burghardt, Münster
Die Bedeutung der Elemente Zink und Fluor für das Pflanzenwachstum
1957, 48 Seiten, 17 Abb. DM 10,20

HEFT 389
Prof. Dr.-Ing. habil. H. Fink und K. W. Hoppenhaus, Köln
Die biologische Eiweiß-Synthese von höheren und niederen Pilzen und die alimentäre Lebernekrose der Ratte
1957, 76 Seiten, 2 Abb., 24 Tab., DM 15,60

HEFT 390
Dr.-Ing. J. Endres und Dr.-Ing. G. Hiebel, München
Berechnung der optimalen Leistungen, Kraftstoffverbräuche und Wirkungsgrade von Luftfahrt-Gasturbinen-Triebwerken am Boden und in der Höhe bei Fluggeschwindigkeiten von 0–2000 km/h und bei vorgegebenen Düsenausströmgeschwindigkeiten
in Vorbereitung

HEFT 391
Prof. Dr. phil. F. Wever, Dr. phil. W. Koch und Dipl.-Chem. F. Stricker, Düsseldorf
Die quantitative spektrographische Analyse von Gasgemischen aus Kohlenmonoxyd, Wasserstoff und Stickstoff
1957, 48 Seiten, 21 Abb., 3 Tab., DM 11,30

HEFT 392
Prof. Dr. phil. F. Wever u. a., Düsseldorf
Untersuchungen über den Konverterrauch im Hinblick auf die spektrale Überwachung des Thomasprozesses
1957, 48 Seiten, 14 Abb., 4 Tab., DM 12,10

HEFT 393
Dr.-Ing. O. Viertel und S. Brückner-Lucas, Krefeld
Arbeitszeitstudien an Haushaltwaschmaschinen
1957, 74 Seiten, 8 Abb., 13 Tab., DM 17,30

HEFT 394
Privatdozent Dr. med. W. Koch, Münster
Die Ablagerung radioaktiver Substanzen im Knochen
in Vorbereitung

HEFT 395
Dipl.-Phys. L. Hahn, Clausthal-Zellerfeld
Untersuchungen zur Frage des optimalen Bohrloch- und Patronendurchmessers
1957, 132 Seiten, 49 Abb., 19 Tab., DM 31,25

HEFT 396
Prof. Dr.-Ing. F. Schultz-Grunow, Dr.-Ing. A. Jogerich, Essen, Dipl.-Ing. H. Meyer, cand. ing. P. Sand, Aachen
Untersuchungen des Luftwiderstandes von Güterwagen
1957, 42 Seiten, 18 Abb., 5 Tab., DM 10,90

HEFT 397
Techn.-Wissenschaftliches Büro für die Bastfaserindustrie, Bielefeld
Ungleichmäßigkeiten in Bändern von Bastfaserkarden, ihre Ursachen und Auswirkungen
1957, 60 Seiten, 18 Abb., 1 Tab., DM 14,80

HEFT 398
Prof. Dr. habil. H. E. Schwiete, Aachen, u. a.
Einlagerungsversuche an synthetischem Mullit I. — Die Zusammensetzung der Schmelzphase in Schamottesteinen I
1957, 58 Seiten, 6 Abb., 9 Tab., DM 14,40

HEFT 399
Prof. Dr. habil. H. E. Schwiete und Dr.-Ing. R. Vinkeloe, Aachen
Möglichkeiten der quantitativen Mineralanalyse mit dem Zählrohrgerät unter besonderer Berücksichtigung der Mineralgehaltsbestimmung von Tonen
in Vorbereitung

HEFT 400
Prof. Dr. phil. W. Fuchs und Dipl.-Chem. H. Weyerstrass, Aachen
Entwicklung eines Heißfilters zur Reinigung von Gichtgas eines mit Kohle betriebenen Niederschachtofens
1958, 88 Seiten, 30 Abb., DM 20,20

HEFT 401
Prof. Dr.-Ing. M. Lipp und Dipl.-Chem. G. Frielingsdorf, Aachen
Darstellung reaktionsfähiger Verbindungen des Camphansystems und Versuche zu deren Fluorierung
1957, 84 Seiten, DM 17,—

HEFT 402
Prof. Dr. W. Linke, Aachen
Die Wärmeübertragung durch Thermopane-Fenster
in Vorbereitung

HEFT 403
Prof. Dr.-Ing. P. Denzel und Dipl.-Ing. W. Cremer, Aachen
Verbesserung der Benutzungsdauer der Höchstlast in ländlichen Netzen durch Anwendung elektrischer Geräte in der Landwirtschaft
1957, 46 Seiten, 23 Abb., DM 12,10

HEFT 404
Prof. Dr. R. Jaeckel und Dipl.-Phys. F. Gross, Bonn
Die Löslichkeit von Gasen in schwerflüchtigen organischen Flüssigkeiten
1957, 46 Seiten, 17 Abb., 1 Tab., DM 11,50

HEFT 405
Prof. Dr.-Ing. H. Opitz und Dipl.-Ing. H. Schuler, Aachen
Untersuchungen für einen Wirtschaftlichkeitsvergleich der Feinbearbeitungsverfahren
in Vorbereitung

HEFT 406
W. Kirsch, Remscheid
Entwicklungsarbeiten auf dem Gebiete des Korrosionsschutzes
1957, 86 Seiten, 28 Abb., 11 Tabellen, DM 19,—

HEFT 407
Prof. Dr.-Ing. H. Schenk, Aachen, und Dr.-Ing. W. Wenzel, Bad Godesberg
Entwicklungsarbeiten auf dem Gebiete der Verhüttung von Erzstaub in Schmelzkammern
1957, 82 Seiten, 9 Abb., 18 Tabellen, DM 17,10

HEFT 408
Prof. Dr. phil. F. Wever, Dr.-Ing. W. Lueg und Dr.-Ing. H. G. Müller, Düsseldorf
Kraft- und Arbeitsbedarf beim Warmscheren von Stahl in Abhängigkeit von Temperatur und Schnittgeschwindigkeit
1957, 46 Seiten, 15 Abb., 3 Tab., DM 11,35

WESTDEUTSCHER VERLAG · KÖLN UND OPLADEN

HEFT 409
Prof. Dr. phil. F. Wever, Dr. phil. W. Koch, Dr. rer. nat. Ch. Ilschner-Gensch und Dipl.-Phys. H. Rohde, Düsseldorf
Das Auftreten eines kubischen Nitrids in aluminiumlegierten Stählen
1957, 38 Seiten, 12 Abb., 3 Tabellen, DM 10,10

HEFT 410
Prof. Dr. phil. F. Wever, Prof. Dr. rer. techn. A. Kochendörfer, Dr. phil. nat. M. Hempel, Düsseldorf und Dipl.-Phys. E. Hillenhagen, Köln
Biegewechselversuche mit Flachproben aus Alpha-Eisen-Einkristallen zur Bestimmung der Wechselfestigkeit und der Gleitspuren
1957, 112 Seiten, 58 Abb., 3 Tabellen, DM 30,—

HEFT 411
Prof. Dr. W. Halbsguth und Dr. L. Sommer, Frankfurt/M.
Grundlegende Versuche zur Keimungsphysiologie von Pilzsporen
1957, 100 Seiten, 13 Abb., 32 Tabellen., DM 22,70

HEFT 412
Prof. Dr.-Ing. H. Opitz, Aachen
Kennwerte und Leistungsbedarf für Werkzeugmaschinengetriebe
in Vorbereitung

HEFT 413
Prof. Dr.-Ing. H. Opitz, Aachen
Richtwerte für das Fräsen von unlegierten und legierten Baustählen mit Hartmetall, Teil II
1957, 56 Seiten, 35 Abb., 4 Tabellen, DM 14,40

HEFT 414
Dr. med. H. K. Parchwitz und Dr. med. C. Winkler, Bonn
Speicherung organischer Farbstoffe und künstlich radioaktiver Substanzen in Geschwülsten
1958, 46 Seiten, 14 Abb., DM 13,35

HEFT 415
Prof. Dr.-Ing. W. Paul, Dr. rer. nat. O. Osberghaus und Dipl.-Phys. E. Fischer, Bonn
Ein Ionenkäfig
in Vorbereitung

HEFT 416
Oberreg.-Gewerberat Dipl.-Ing. G. Steinicke, Hamburg
Die Wirkung von Lärm auf den Schlaf des Menschen
1957, 46 Seiten, 14 Abb., 8 Tab., DM 11,60

HEFT 417
Prof. Dr.-Ing. habil. E. Rößger, Berlin
I. Teil: Die Entwicklung des Weltluftverkehrs, Ergänzungsbericht 1954
II. Teil: Die zivile Luftfahrtpolitik der USA
1957, 230 Seiten, 6 Abb., 83 Tab., DM 48,—

HEFT 418
O. Gdaniec, Mülheim/Ruhr
Über die Randlochkarte als Hilfsmittel in der Dokumentation
1957, 44 Seiten, 15 Abb., 8 Tab., DM 10,10

HEFT 419
Dipl.-Ing. K. Brooks
Die Messungen der Reflexionseigenschaften künstlicher und natürlicher Materialien mit quasi-optischen Methoden bei Mikrowellen
1957, 78 Seiten, 52 Abb., DM 20,35

HEFT 420
Dipl.-Ing. M. Vogel, Oberpfaffenhofen
Das Spektralgebiet zwischen dem langwelligen Ultrarot und Mikrowellen
1957, 66 Seiten, 2 Abb., DM 13,50

HEFT 421
ORR Dipl.-Volkswirt Dr. H. Rogmann, Düsseldorf
Die Erforschung der Verkehrskonjunktur und der langzeitigen Dynamik in der Verkehrswirtschaft (Zusammenfassung der eingegangenen Stellungnahmen und Vorschläge)
1957, 168 Seiten, 3 Falttafeln, DM 26,60

HEFT 422
Prof. Dr.-Ing. K. Leist und Dipl.-Ing. W. Dettmering, Aachen
Prüfstände zur Messung der Druckverteilung an rotierenden Schaufeln
in Vorbereitung

HEFT 423
Prof. Dr.-Ing. K. Leist und Dr.-Ing. O. Thun, Aachen
Strömungsmessungen über Brennkammer-Wirkungsgrade
in Vorbereitung

HEFT 424
Prof. Dr.-Ing. K. Leist und Dipl.-Ing. I. Weber, Aachen
Spannungsoptische Untersuchungen von rotierenden Scheiben mit exzentrischen Bohrungen
in Vorbereitung

HEFT 425
Dipl.-Ing. H. Lübke, Hamburg
Gasturbinen und Strahlantriebe für Hubschrauber
in Vorbereitung

HEFT 426
Prof. Dr.-Ing. H. Opitz und Dipl.-Ing. W. Scholz, Aachen
Untersuchungen über den Räumvorgang
1957, 74 Seiten, 36 Abb., 7 Tab., DM 16,55

HEFT 427
Dr.-Ing. J. Endres, München
Kinematische Untersuchung eines Zweitakt-Hochleistungs-Dieseltriebwerks mit achsparallelen Zylindern und gegenläufigen Kolben
in Vorbereitung

HEFT 428
Dr.-Ing. J. Endres, München
Untersuchungen der Beschleunigungsverhältnisse eines Zweitakt-Hochleistungs-Dieseltriebwerks mit achsparallelen Zylindern und gegenläufigen Kolben
in Vorbereitung

HEFT 429
Prof. Dr. O. Kuhn, Köln
Selektive Wirkung verschiedener Stoffgruppen auf tierische Gewebe
1957, 54 Seiten, 32 Abb., DM 13,15

HEFT 430
Prof. Dr. G. Garbotz, Aachen und Dr.-Ing. G. Dress, Cadiz
Untersuchungen über das Kräftespiel an Flachbagger-Schneidwerkzeugen in Mittelsand und schwach bindigem, sandigem Schluff unter besonderer Berücksichtigung der Planierschilde und ebenen Schürfkübelschneiden
in Vorbereitung

HEFT 431
Prof. Dr.-Ing. H. Winterhager, Dr.-Ing. R. Kammel und Dipl.-Ing. W. Barthel, Aachen
Fortschritte auf dem Gebiet der Titanmetallurgie 1950—1955
1957, 160 Seiten, DM 34,50

HEFT 432
Dipl.-Phys. R. Werz, Bonn
Die Entwicklung einer Synchrozyklotron-Ionenquelle
in Vorbereitung

HEFT 433
Dr.-Ing. G. Satlow, Aachen
Über einige physikalische und chemische Eigenschaften der Wolle von der gewaschenen Wolle bis zum Kammzug
1957, 72 Seiten, 15 Abb., 19 Tab., DM 15,25

HEFT 434
Dipl.-Ing. W. Rohs und Dr. J. Geurten, Bielefeld
Schlichten für Baumwollgarne
1957, 108 Seiten, 3 Abb., zahlreiche Tab., DM 23,70

HEFT 435
Dipl.-Ing. W. Rohs und Dipl.-Ing. L. Steinmetz, Bielefeld
Die Masseungleichmäßigkeit von Flachstreckenbändern in Abhängigkeit von Verzug und Dopplung
1957, 42 Seiten, 4 Abb., 2 Tabellen, DM 9,90

HEFT 436
Priv.-Doz. Dr. habil. J. Juilfs, Krefeld
Zur Bestimmung der Reißlast (Zugfestigkeit) von Fasern, Fäden und Garnen
in Vorbereitung

HEFT 437
Prof. Dr. G. Schmölders und Dr. I. Meyer, Köln
Geldwertbewußtsein und Münzpolitik. — Das sogenannte Gresham'sche Gesetz im Lichte der ökonomischen Verhaltensforschung
1957, 92 Seiten, DM 20,30

HEFT 438
Prof. Dr.-Ing. H. Winterhager und Dr.-Ing. L. Werner, Aachen
Bestimmung des elektrischen Leitvermögens geschmolzener Fluoride
1957, 52 Seiten, 18 Abb., 10 Tab., DM 11,90

HEFT 439
Prof. Dr. phil. H. Lange, Köln und Dr. rer. nat. R. Kohlhaas, Neuß/Rh.
Anwendung der thermomagnetischen Analyse zum Studium des Umwandlungsverhaltens von Eisenwerkstoffen im Temperaturbereich von —150°C bis +1500°C
in Vorbereitung

HEFT 440
Dr.-Ing. H. Wolf, Aachen
Gekoppelte Hochfrequenzleitungen als Richtkoppler
in Vorbereitung

HEFT 441
Dr. phil. habil. P. Hölemann und Ing. R. Hasselmann, Düsseldorf
Messung des Temperatur- und Druckverlaufes beim Füllen und Entspannen von Dissousgas
1957, 52 Seiten, 6 Abb., 7 Tab., DM 11,25

HEFT 442
Dipl.-Ing. W. Rohs, Text.-Ing. Griese und Text.-Ing. W. Lauer, Bielefeld
Die Auswirkungen der Trocknungsart naßgesponnener Leinengarne auf deren Verarbeitungswirkungsgrad sowie auf die Festigkeits- und Dehnungseigenschaften der Garne und Gewebe
1957, 28 Seiten, 2 Abb., 3 Tab., DM 6,50

HEFT 443
Prof. Dr. phil. W. Weizel und K. Kluth, Bonn
Über die Struktur der positiven Gleitentladungen
1957, 44 Seiten, 30 Abb., DM 12,20

HEFT 444
Dr.-Ing. W. Wilhelm, Aachen
Einfluß der Saugrohrabmessung, der Einlaßsteuerlage und der Größe des Kurbelkastenvolumens auf den Ladungswechsel eines Einzylinder-Zweitakt-Dieselmotors
in Vorbereitung

HEFT 445
Dr.-Ing. E. Barz, Remscheid
Fertigungs- und Prüfverfahren für Feilen
vergriffen

HEFT 446
Dr. med. G. Schäfer
Glutationsstoffwechsel und Sauerstoffmangel
1957, 28 Seiten, 5 Tab., DM 6,40

HEFT 447
Prof. Dr.-Ing. F. Bollenrath, Aachen, Dr.-Ing. H. Füllenbach, Seesen/Harz und Dipl.-Ing. J. Schumacher, Neubeckum/Westf.
Entwicklung rationell arbeitender Spritzkabinen
in Vorbereitung

HEFT 448
Dr. med. C. Winkler, Bonn
Ein Koinzidenz-Szintillometer zum Zwecke der Schilddrüsenfunktionsdiagnostik und der Tumordiagnostik
1957, 32 Seiten, 12 Abb., DM 8,35

HEFT 449
Priv.-Doz. Oberbaurat Dr.-Ing. W. Meyer zur Capellen und Mitarbeiter, Aachen
Bewegungsverhältnisse an der geschränkten Schubkurbel
in Vorbereitung

HEFT 450
Prof. Dr.-Ing. W. Paul, Bonn, und Dipl.-Phys. H. P. Reinhard, M.-Gladbach
Das elektrische Massenfilter als Isotopentrenner
in Vorbereitung

HEFT 451
Prof. Dr. G. Schmölders, Köln
Rationalisierung und Steuersystem
1957, 78 Seiten, DM 17,15

HEFT 452
Prof. Dr. rer. nat. W. Weltzien und Dr. phil. K. Windeck, Krefeld
Veränderungen an Fasern bei der Bleiche mit Natriumchlorid und über einige Vergilbungserscheinungen
1957, 64 Seiten, 3 Abb., 13 Tabellen, DM 14,85

HEFT 453
Forschungsinstitut der Feuerfest-Industrie, Bonn
Die Arbeiten der technisch-wissenschaftlichen Kommission der PRE (Vereinigung der europäischen Feuerfest-Industrie)
1957, 62 Seiten, 9 Abb., 18 Tabellen, DM 14,75

HEFT 454
Dr.-Ing. W. Piepenburg, Dipl.-Ing. B. Bühling und Bauing. J. Behnke, Köln
Haftfestigkeit der Putzmörtel
in Vorbereitung

WESTDEUTSCHER VERLAG · KÖLN UND OPLADEN

HEFT 455
Dr.-Ing. W. A. Fischer, Dr.-Ing. H. Treppschuh und Dipl.-Phys. K. H. Köthemann, Düsseldorf
Erschmelzung von Reineisen nach dem Kohlenstoffproduktionsverfahren und Kerbschlagzähigkeit-Temperatur-Kurven dieses Eisens
1957, 38 Seiten, 7 Abb., 6 Tabellen, DM 9,35

HEFT 456
Priv.-Doz. Dir. Dr.-Ing. K. Bungardt, Essen
Zeitstandversuche an austenitischen Stählen und Legierungen
in Vorbereitung

HEFT 457
Prof. Dr. phil. F. Wever, Düsseldorf und Dr. phil. W. Wepner, Köln
Dämpfungsmessungen an schwach gereckten Eisen-Kohlenstoff-Legierungen
1957, 34 Seiten, 7 Abb., 3 Tab., DM 8,40

HEFT 458
Prof. Dr.-Ing. H. Schenck und Dr.-Ing. E. Schmidtmann, Aachen
Das Frischen von Thomas-Roheisen mit Sauerstoff-Wasserdampf-Gemischen und die Eigenschaften der damit erblasenen Stähle
1957, 62 Seiten, 56 Abb., DM 16,35

HEFT 459
Prof. Dr. phil. F. Wever, Dr. phil. O. Krisement und Hanna Schädler, Düsseldorf
Ein isothermes Mikrokalorimeter zur kinetischen Messung von Umwandlungs- und Ausscheidungsvorgängen in Legierungen
1957, 44 Seiten, 14 Abb., DM 10,75

HEFT 460
Prof. Dr. phil. F. Wever und Dr. rer. nat. B. Ilschner, Düsseldorf
Ein isothermes Lösungskalorimeter zur Bestimmung thermo-dynamischer Zustandsgrößen von Legierungen
1957, 44 Seiten, 7 Abb., 4 Tabellen, DM 10,40

HEFT 461
Prof. Dr.-Ing. habil. E. Piwowarski †, Prof. Dr.-Ing. W. Patterson und Dipl.-Ing. F. W. Iske, Aachen
Verbesserung der Zähigkeitseigenschaften von Bessemer-Stahlguß
1958, 54 Seiten, 15 Abb., 16 Tabellen, DM 12,75

HEFT 462
Prof. Dr. rer. nat. J. Weissinger
Zur Aerodynamik des Ringflügels — II. Die Ruderwirkung
Zur Aerodynamik des Ringflügels — III. Der Einfluß der Profildicken
1957, 82 Seiten, 7 Abb., 6 Tabellen, DM 18,20

HEFT 463
Dipl.-Ing. G. Plüss, Essen-Steele
Die Aufteilung der verbrennlichen Bestandteile in Verbrennungsgasen auf CO und H_2 bei Verbrennung mit Luftunterschuß und bei Luftüberschuß und künstlicher Flammenkühlung
1957, 34 Seiten, 7 Abb., 2 Tabellen, DM 8,40

HEFT 464
Dr. phil. habil. P. Hölemann und Ing. R. Hasselmann, Dortmund
Die Möglichkeit der Zündung von Acetylen in Rohrleitungen beim Ausbleiben mit Stickstoff
1957, 38 Seiten, 6 Abb., 6 Tabellen, DM 9,20

HEFT 465
Dr.-Ing. R. Koch, Köln
Amerikanische Fertigungsunterlagen und ihre Werkstattreifmachung für deutsche Betriebe
in Vorbereitung

HEFT 466
Prof. Dr.-Ing. J. Mathieu, Aachen
Überbetrieblicher Verfahrensvergleich
in Vorbereitung

HEFT 467
Prof. Dr. Dr. h. c. E. Klenk und Dr. phil. H. Faillard, Köln
Neue Erkenntnisse über den Mechanismus der Zellinfektion durch Influenzavirus
Die Bedeutung der Neuraminsäure als Zellreceptor für das Influenzavirus
1957, 52 Seiten, 5 Abb., DM 14,40

HEFT 468
Prof. Dr. med. Dr. med. dent. G. Korkhaus und Dr. med. R. Alfter, Bonn
Die Vakuumwurzelbehandlung
in Vorbereitung

HEFT 469
Dr. sc. agr. F. Riemann und Dipl.-Volksw. R. Hengstenberg, Göttingen
Zur Industrialisierung kleinbäuerlicher Räume
1957, 138 Seiten, 4 Karten, 23 Tab., DM 27,—

HEFT 470
O. Wehrmann
Hitzdrahtmessungen in einer aufgespaltenen Kármánschen Wirbelstraße
1957, 42 Seiten, 14 Abb., 4 Tabellen, DM 10,90

HEFT 471
Prof. Dr. phil. habil. A. Naumann, Dr.-Ing. A. Heyser und Dr. phil. Dipl.-Ing. W. Trommsdorf, Aachen
Der Überdruck-Windkanal in Aachen
1957, 44 Seiten, 20 Abb., DM 11,—

HEFT 472
Dipl.-Ing. A. Freitag, Essen-Steele
Verhalten von Katalytstrahlern bei Betrieb mit Luftvormischung zum Gas und der Verbrennung von Luft gegen eine Gasatmosphäre
in Vorbereitung

HEFT 473
Prof. Dr. phil. F. Wever, Dr.-Ing. W. Lueg und Dipl.-Ing. P. Funke jr. Düsseldorf
Versuche an einer hydraulischen 25 t-Stangenziehbank
1957, 34 Seiten, 11 Abb., DM 8,95

HEFT 474
Dr.-Ing. R. Ibing und Dipl.-Ing. G. Meier, Hannover
Eichung und Entwicklung von Staubentnahmesonden
in Vorbereitung

HEFT 475
Prof. Dipl.-Ing. W. Sturtzel, Obering. Helm und Dipl.-Ing. Heuser, Duisburg
Systematische Ruderversuche mit einem Schleppkahn und einem Binnenselbstfahrer vom Typ „Gustav Koenigs"
in Vorbereitung

HEFT 476
Prof. Dipl.-Ing. W. Sturtzel und Dipl.-Ing. Schmidt-Stiebitz, Duisburg
Einfluß der Hinterschiffsform auf das Manövrieren von Schiffen auf flachem Wasser
in Vorbereitung

HEFT 477
Dr. K. Utermann, Dortmund
Freizeitprobleme bei der männlichen Jugend einer Zechengemeinde
1957, 56 Seiten, DM 12,75

HEFT 478
Prof. Dr.-Ing. habil. W. Petersen und Dr.-Ing. S. Wawroschek, Aachen
Brikettierungsversuche zur Erzeugung von Möllerbriketts unter Verwendung von Braunkohle
1957, 102 Seiten, 42 Abb., 6 Tabellen, DM 24,25

HEFT 479
Prof. Dr.-Ing. W. Wegener, Aachen, und Dipl.-Ing. H. Fourné, Bochum
Ursachen des Überschreitens der Toleranzgrenze nach oben oder unten (Meter pro Gramm) an der Strecke
1958, 60 Seiten, 17 Abb., 3 Tabellen, DM 14,60

HEFT 480
Dr. phil. K. Brücker-Steinkuhl, Düsseldorf
Anwendung mathematisch-statistischer Verfahren bei der Fabrikationsüberwachung
in Vorbereitung

HEFT 481
Oberbaurat Dr.-Ing. W. Meyer zur Capellen, Aachen
Fünf- und sechspunktige Geradführung in Sonderlagen des ebenen Gelenkvierecks
in Vorbereitung

HEFT 482
Dipl.-Ing. R. Pels-Leusden und Dr. K. Bergmann, Essen
Die Frostbeständigkeit von Ziegeln; Einflüsse der Materialzusammensetzung und des Brandes

HEFT 483
Prof. Dr.-Ing. habil. F. A. F. Schmidt, Aachen
Gemischbildungs-, Selbstzündungs- und Verbrennungsvorgänge als Grundlage für Entwicklungsarbeiten an Gasturbinenbrennkammern

HEFT 484
Prof. Dr. habil. H. E. Schwiete und Dr. G. Schwiete, Aachen
Beitrag zur Struktur des Montmorillonit
in Vorbereitung

HEFT 485
Prof. Dr. phil. E. Jenckel, Aachen, Dr. H. Wilsing, Dormagen, Dr. H. Dörffurt, Wesseling/Bez. Köln und Dipl.-Phys. H. Rinkens, Eschweiler
Kristallisation und Hochpolymeren
in Vorbereitung

HEFT 486
Doz. Dr. med. E. Lerche und Dr. med. J. Schulze, Aachen
Hörermüdung und Adaptation im Tierexperiment
in Vorbereitung

HEFT 487
Prof. Dipl.-Ing. W. Blume, Duisburg
Festigkeitseigenschaften kombinierter Leichtbaustoffe im Hinblick auf die Verkehrstechnik, insbesondere des Flugzeugbaus
in Vorbereitung

HEFT 488
Prof. Dr. habil. H. E. Schwiete und Dipl.-Chem. H. Westmark
Beitrag zur Kennzeichnung der Texturen von Schamottesteinen
in Vorbereitung

HEFT 489
Dipl.-Math. K. H. Müller
Strenge Lösungen der Navier-Stokes-Gleichung für rotationssymmetrische Strömungen
1957, 64 Seiten, 23 Abb., DM 14,85

HEFT 490
Hauptstelle für Staub- und Silikosebekämpfung des Steinkohlenbergbauvereins, Essen-Rüttenscheid
Zur Staub- und Silikosebekämpfung im Steinkohlenbergbau
in Vorbereitung

HEFT 491
Prof. Dr. Fr. Lotze und K. Kötter, Münster
Chloridgehalte des oberen Emsgebietes und ihre Beziehungen zur Hydrogeologie
in Vorbereitung

HEFT 492
Prof.-Dr. phil. J. Meixner und B. Manz, Aachen
Zur Theorie der irreversiblen Prozesse in α-Eisen
in Vorbereitung

HEFT 493
Prof. Dr. phil. habil. A. Naumann und Dipl.-Ing. H. Pfeiffer, Aachen
Versuche an Wirbelstraßen hinter Zylindern bei hohen Geschwindigkeiten
in Vorbereitung

HEFT 494
Dipl.-Ing. W. Rohs und Text.-Ing. Griese, Bielefeld
Entwicklung und Erprobung eines verbesserten elektrischen Kettfadenwächtergeschirrs für die Leinen- und Halbleinenweberei
1957, 56 Seiten, 9 Abb., 11 Tabellen, DM 13,—

HEFT 495
Prof. Dr. phil. E. Asmus und Dr. rer. nat. H.-F. Kurandt, Berlin
Einige analytische Anwendungen der Zincke-Königschen Reaktion
in Vorbereitung

HEFT 496
Dipl.-Chem. P. Vogel, Krefeld
Färberische Eigenschaften von zur Herstellung von Verdickungen in der Stoffdruckerei bestimmten Sorten
1957, 38 Seiten, 3 Abb., 3 Tabellen, DM 9,30

HEFT 497
Oberarzt Dr. med. G. Mußgnug, Bottrop
Die Knochenveränderungen und der Knochenstoffwechsel beim Sudeck-Syndrom
1958, 58 Seiten, 18 Abb., DM 13,85

HEFT 498
Prof. Dr.-Ing. H. Zahn und Dr. rer. nat. W. Gerstner, Aachen
Herstellung säurefester technischer Gewebe
1957, 40 Seiten, 8 Tabellen, DM 9,65

HEFT 499
Priv.-Doz. Dr. J. Juilfs, Krefeld
Die Bestimmung des Wasserrückhaltevermögens (bzw. des Quellwertes) von Fasern
in Vorbereitung

WESTDEUTSCHER VERLAG · KÖLN UND OPLADEN

HEFT 500
Priv.-Doz. Dr. J. Juilfs, Krefeld
Vergleichende Untersuchungen am Schopper-Scheuerprüfgerät
in Vorbereitung

HEFT 501
Dipl.-Ing. W. Rohs und Dr. J. Geurten, Bielefeld
Untersuchungen in der Leinengarnbleiche
in Vorbereitung

HEFT 502
Prof. Dr. M. Diem und Dr. R. Trappenberg, Karlsruhe
Berechnung der Ausbreitung von Staub und Gas
1957, 200 Seiten, mit zahlreichen Diagr., DM 37,30

HEFT 503
Dr. rer. nat. J. Faßbender, Bonn
Untersuchungen über die Eigenschaften von Cadmiumsulfid-Sandwich-Zellen
1957, 36 Seiten, 8 Abb., DM 8,80

HEFT 504
Prof. Dr. phil. F. Wever, Dr. phil. W. Wink und Dr. rer. nat. W. Jellinghaus, Düsseldorf
Versuchsanordnung zur Messung der Suszeptibilität paramagnetischer Stoffe und Meßergebnisse an Nickel-Chrom- und Kobalt-Nickel-Chrom-Werkstoffen
in Vorbereitung

HEFT 505
Prof. Dr.-Ing. F. A. F. Schmidt und Dipl.-Ing. H. Heitland, Aachen
Einfluß des Selbstzündungsverhaltens der Kraftstoffe auf den Verbrennungsablauf, Wirkungsgrad und Druckverlust von Hochleistungsbrennkammern
in Vorbereitung

HEFT 506
Prof.-Ing. W. Meyer zur Capellen, Aachen
Der Flächeninhalt von Koppelkurven. — Ein Beitrag zu ihrem Formenwandel
in Vorbereitung

HEFT 507
Prof. Dr. H. Kaiser, Dr. G. Bergmann und Dr. G. Gresze, Dortmund
Kartei zur Dokumentation in der Molekülspektroskopie
in Vorbereitung

HEFT 508
Dr. Schmidt-Ries, Krefeld
Limnologische Untersuchungen des Rheinstromes I (Hydrobiologische und physiographische Untersuchungen)
in Vorbereitung

HEFT 509
Dr. Schmidt-Ries, Krefeld
Limnologische Untersuchungen des Rheinstromes I (Tabellenwerk)
in Vorbereitung

HEFT 510
Prof. Dr. rer. nat. W. Groth und Dr.-Ing. K. Bayerle, Bonn
Anreicherung der Uranisotope nach dem Gaszentrifugenverfahren
in Vorbereitung

HEFT 511
H. Wahl, G. Kantenwein und W. Schäfer, Essen
Gesteinsbohr-Modellversuche zur Frage des Drehbohrens, Schlagbohrens und Drehschlagbohrens
in Vorbereitung

HEFT 512
Prof. Dr. H. Strassl, Bonn
Azimut-Monogramme für alle Stundenwinkel und Deklinationen im Bereich der geographischen Breiten von —80° bis +80°
in Vorbereitung

HEFT 513
Prof. Dr. W. Schmitz und Dr. rer. F. Schmitt, Mülheim/Ruhr
Die Verwendung des Magnetbandgerätes zur Speicherung des Kurvenverlaufs elektrischer Ströme
in Vorbereitung

HEFT 514
Dr. rer. nat. M.-E. Meffert, Essen
Die Kultur von Scenedesmus obliquus in Abwasser
1957, 46 Seiten, 7 Abb., 7 Tabellen, DM 10,85

HEFT 515
Prof. Dr. habil. H. E. Schwiete und Dr.-Ing. Chr. Hummel, Aachen
Thermochemische Untersuchungen im System SiO_2 und Na_2O—SiO_2
in Vorbereitung

HEFT 516
Prof. Dr.-Ing. H. Müller, Dipl.-Ing. F. Reinke und Dipl.-Ing. W. Sorgenicht, Essen
Gesamtstrahlungsmessungen der Temperaturstrahlung
in Vorbereitung

HEFT 517
Prof. Dr. med. G. Lehmann und Dr. med. J. Meyer-Delius, Dortmund
Gefäßreaktionen der Körperperipherie bei Schalleinwirkung
in Vorbereitung

HEFT 518
Dr.-Ing. H. Scheffler, Dortmund
Funktionelle Zusammenhänge der dynamischen Einflußgrößen beim handgeführten Druckluft-Abbauhammer und ihre Berücksichtigung für die Konstruktion rückstoßarmer Hämmer
in Vorbereitung

HEFT 519
Prof. Dr. phil. F. Wever, Dr. phil. W. Koch und Dr. phil. S. Eckhard, Düsseldorf
Die spektrographische Bestimmung der Spurenemente in Stahl ohne vorherige Abbrennung
in Vorbereitung

HEFT 520
Prof. Dr.-Ing. H. Opitz, Dipl.-Ing. H. Obrig und Dipl.-Ing. P. Kips, Aachen
Untersuchung neuartiger elektrischer Bearbeitungsverfahren
in Vorbereitung

HEFT 521
Prof. Dr.-Ing. H. Opitz und Dipl.-Ing. K. E. Schwartz, Aachen
Das Abrichten von Schleifscheiben mit Diamanten
in Vorbereitung

HEFT 522
J. Lorentz und K. Brocks
Elektrische Meßverfahren in der Geodäsie
in Vorbereitung

HEFT 523
K. Eberts
Entwicklungen einiger Meßverfahren und einer Frequenz- und amplitudenstabilisierten Meßeinrichtung zur gleichzeitigen Bestimmung der komplexen Dielektrizitäts- und Permeabilitätskonstante von festen und flüssigen Materialien im rechteckigen Hohlleiter und im freien Raum bei Frequenzen von 9200 und 33000 MHz
in Vorbereitung

HEFT 524
Dr. rer. nat. S. Lockau, Emlichheim
Versuche zur Gewinnung von Kartoffeleiweiß
in Vorbereitung

HEFT 525
Prof. Dr. Dr. h.c. H. P. Kaufmann und Dr. F. Weghorst, Münster
Beiträge zur Chemie und Technologie der Fetthärtung I
in Vorbereitung

HEFT 526
Dr. phil. habil. P. Hölemann und Ing. R. Hasselmann, Dortmund
Einfluß der Oberflächenbeschaffenheit der Wandung auf den Ablauf von Azetylenexplosionen
in Vorbereitung

HEFT 527
Dr. rer. nat. K. G. Müller, Hanau/W.
Wärmeübertragung von der Flugstaubströmung im senkrechten Rohr sowie auf eine durchströmte Schüttgutschicht
in Vorbereitung

HEFT 528
Dr. P. Ney und Dr. F. Schwarz, Köln
Physikochemische Grundlagen der Bildsamkeit von Kalken unter Einbeziehung des Begriffs der aktiven Oberfläche
Kristallchemische Betrachtung der Bildsamkeit
in Vorbereitung

HEFT 529
Dr. phil. G. Riedel, Dortmund
Messung und Regelung des Klimazustandes durch eine die Erträglichkeit für den Menschen anzeigende Klimasonde
in Vorbereitung

HEFT 530
Prof. Dr. med. O. Graf, Dortmund
Nervöse Belastung im Betrieb — I. Teil: Nachtarbeit und nervöse Belastung
in Vorbereitung

HEFT 531
Prof. Dr.-Ing. habil. K. Krekeler, Dipl.-Ing. H. Verhoeven und Dipl.-Ing. H. Ernenputsch, Aachen
Autogenes Entspannen bei niedrigen Temperaturen
in Vorbereitung

HEFT 532
Prof. Dr.-Ing. habil. K. Krekeler, Dipl.-Ing. H. Verhoeven und Dipl.-Ing. W. Krieweth, Aachen
Schutzgasschweißen mit kontinuierlich abschmelzender Elektrode von niedriglegierten Kohlenstoffstählen (Sigma-Schweißen)
in Vorbereitung

HEFT 533
Prof. Dr.-Ing. H. Opitz und Dipl.-Ing. W. Hölken, Aachen
Untersuchung von Ratterschwingungen an Drehbänken
in Vorbereitung

HEFT 534
Oberbergamtsdirektor H. Sanders, Dortmund
Seismische Forschungsarbeiten im Ostteil des Grubenfeldes König Ludwig
in Vorbereitung

HEFT 535
Dr.-Ing. J. Lennertz, Köln
Einfluß des Ausbaugrades und Benutzungsgrades nachrichtentechnischer Einrichtungen auf die Gesamtwirtschaft
in Vorbereitung

HEFT 536
Dr. rer. nat. C. W. Czernin-Chudenitz, Krefeld
Limnologische Untersuchungen des Rheinstromes. — Quantitative Phytoplanktonuntersuchungen
in Vorbereitung

HEFT 537
Dr.-Ing. N. Gössl, Frankfurt/M.
Probleme der Zugförderung im Zusammenhang mit der Ausnutzung der Atom-Energie
in Vorbereitung

HEFT 538
Prof. Dr. K. Hinsberg, Düsseldorf
Reaktion zur Frühdiagnose von Krebserkrankungen
in Vorbereitung

HEFT 539
Prof. Dr. L. v. Ubisch, Norwegen
Die philogenetischen Symmetrieveränderungen bei den Seeigeln
in Vorbereitung

HEFT 540
Prof. Dr. rer. nat. H. Krebs, Bonn
Die katalytische Aktivierung des Schwefels
in Vorbereitung

HEFT 541
Prof. Dr. O. Schmitz-DuMont, Bonn
Reaktionen in flüssigem Ammoniak zur Gewinnung von 1. Titanylamid, 2. Oxykobalt (III)-amiden, 3. Ammonobasischen Kobalt (III)-benzylaten
in Vorbereitung

HEFT 542
Dr. phil. nat. G. Zapf, Schwelm
Entwicklung eines Verfahrens zur Herstellung von Formteilen aus Sintermessing
in Vorbereitung

HEFT 543
Prof. Dr. phil. habil. H. E. Schwiete, Dr. phil. H. Müller-Hesse und Dipl.-Ing. G. Gelsdorf, Aachen
Einlagerungsversuche an synthetischem Mullit. Teil II
in Vorbereitung

HEFT 544
Prof. Dr. phil. habil. H. E. Schwiete, Dr.-Ing. A. K. Bose und Dr. phil. H. Müller-Hesse, Aachen
Die Schmelzphase in Schamottesteinen. — Teil II
in Vorbereitung

HEFT 545
Prof. Dr. phil. habil. H. E. Schwiete, Dr. rer. nat. G. Ziegler und Dipl.-Ing. Ch. Kliesch, Aachen
Thermochemische Untersuchungen über die Dehydration des Montmorillonits
in Vorbereitung

HEFT 546
Prof. Dr.-Ing. K. Leist und K. Graf, Aachen
Vergleich von Gleichdruck- und Verpuffungsgasturbinen
in Vorbereitung

HEFT 547
Prof. Dr.-Ing. K. Leist, K. Graf und D. Stojek, Aachen
Das betriebliche Verhalten von Gasturbinen-Fahrzeugen
in Vorbereitung

WESTDEUTSCHER VERLAG · KÖLN UND OPLADEN

HEFT 548
Prof. Dr.-Ing. K. Leist und J. Weber, Aachen
Spannungsoptische Untersuchungen von Turbinenscheiben mit angefrästen und eingesetzten Schaufeln
in Vorbereitung

HEFT 549
Dr.-Ing. R. Merten, Duisburg
Resonanzanpassung bei einem Tiefpaß
in Vorbereitung

HEFT 550
Dr. H. Stephan, Bonn
Elektrisches Standhöhenmeßgerät für Flüssigkeiten
in Vorbereitung

HEFT 551
Prof. Dr. phil. W. Weizel und Dipl.-Phys. B. Brandt, Bonn
Betriebsbedingungen einer stromstarken Glimmentladung
in Vorbereitung

HEFT 552
Dr.-Ing. G. Leiber und Dipl.-Ing. D. Schauwinhold, Duisburg-Hamborn
Versuche zur Erzeugung halbberuhigten Stahles
in Vorbereitung

HEFT 553
Prof. Dr. rer. pol. G. Garbotz und Dipl.-Ing. J. Theiner, Aachen
Untersuchungen der Walzverdichtungsvorgänge auf Lößlehm, Kies und Schotter
in Vorbereitung

HEFT 554
Prof. Dr.-Ing. H. Müller, Essen
Untersuchung von Elektrowärmegeräten für Laienbedienung hinsichtlich Sicherheit und Gebrauchsfähigkeit. — Teil II: Temperaturen an und in schmiegsamen Elektrogeräten
in Vorbereitung

HEFT 555
Prof. Dr. med. H. Elbel und Dipl.-Phys. K. Sellier, Bonn
Der Nachweis kleinster CO-Mengen in Körperflüssigkeiten
in Vorbereitung

HEFT 556
Prof. Dr. A. Gütgemann und Dr. med. G. Karcher, Bonn
Klinische und experimentelle Untersuchungen mit Hilfe einer künstlichen Niere
in Vorbereitung

HEFT 557
Dr.-Ing. H. Schiffers, Dipl.-Ing. D. Ammann, Dipl.-Ing. E. Brugger und R. Dicke, Aachen
Härtbarkeit von Gußeisen mit Lamellen- und Kugelgraphit in Abhängigkeit von Zusammensetzung und Gefüge
in Vorbereitung

HEFT 558
Dr. phil. C. A. Roos, Aachen
Menschlich bedingte Fehlleistungen im Betrieb und Möglichkeiten ihrer Verringerung
in Vorbereitung

HEFT 559
Prof. Dr. H. E. Schwiete und Dipl.-Chem. R. Gauglitz, Aachen
Die Verflüssigung von Montmorillonitschlämmen
in Vorbereitung

HEFT 560
Prof. Dr. med. J. Vonkennel und Dr. G. Froitzheim, Köln
Zur Prüfung silikonhaltiger Hautschutzsalben
in Vorbereitung

HEFT 561
Prof. Dipl.-Ing. W. Sturtzel und Dr.-Ing. Schmidt-Stiebitz, Duisburg
Verbesserung des Wirkungsgrades von Düsenpropellern durch zusätzlich angeordnete Mischdüsen
in Vorbereitung

HEFT 562
Prof. Dr.-Ing. H. Schenck, Prof. Dr. phil. habil N. G. Schmahl und Dr.-Ing. G. Funke, Aachen
Die Reduzierbarkeit von Eisenerzen
in Vorbereitung

HEFT 563
Dr. D. v. Oppen, Dortmund
Beiträge zur Soziologie der Gemeinde im Ruhrgebiet. — II. Familien in ihrer Umwelt
in Vorbereitung

HEFT 565
Dr. K. Hahn und Dr. R. Mackensen, Dortmund
Beiträge zur Soziologie der Gemeinde im Ruhrgebiet. — IV. Die kommunale Neuordnung des Ruhrgebietes, dargestellt am Beispiel Dortmunds
in Vorbereitung

HEFT 566
Dr. H. Klages, Dortmund
Der Nachbarschaftsgedanke und die nachbarliche Wirklichkeit in der Großstadt
in Vorbereitung

WESTDEUTSCHER VERLAG · KÖLN UND OPLADEN

MIX
Papier aus verantwortungsvollen Quellen
Paper from responsible sources
FSC® C105338

If you have any concerns about our products, you can contact us on
ProductSafety@springernature.com

In case Publisher is established outside the EU, the EU authorized representative is:
Springer Nature Customer Service Center GmbH
Europaplatz 3, 69115 Heidelberg, Germany

Printed by Libri Plureos GmbH
in Hamburg, Germany